呼吸器疾患ペディア

監修 髙橋和久

編集 出雲雄大／大曲貴夫／權 寧博／杉浦弘明／宮﨑泰成

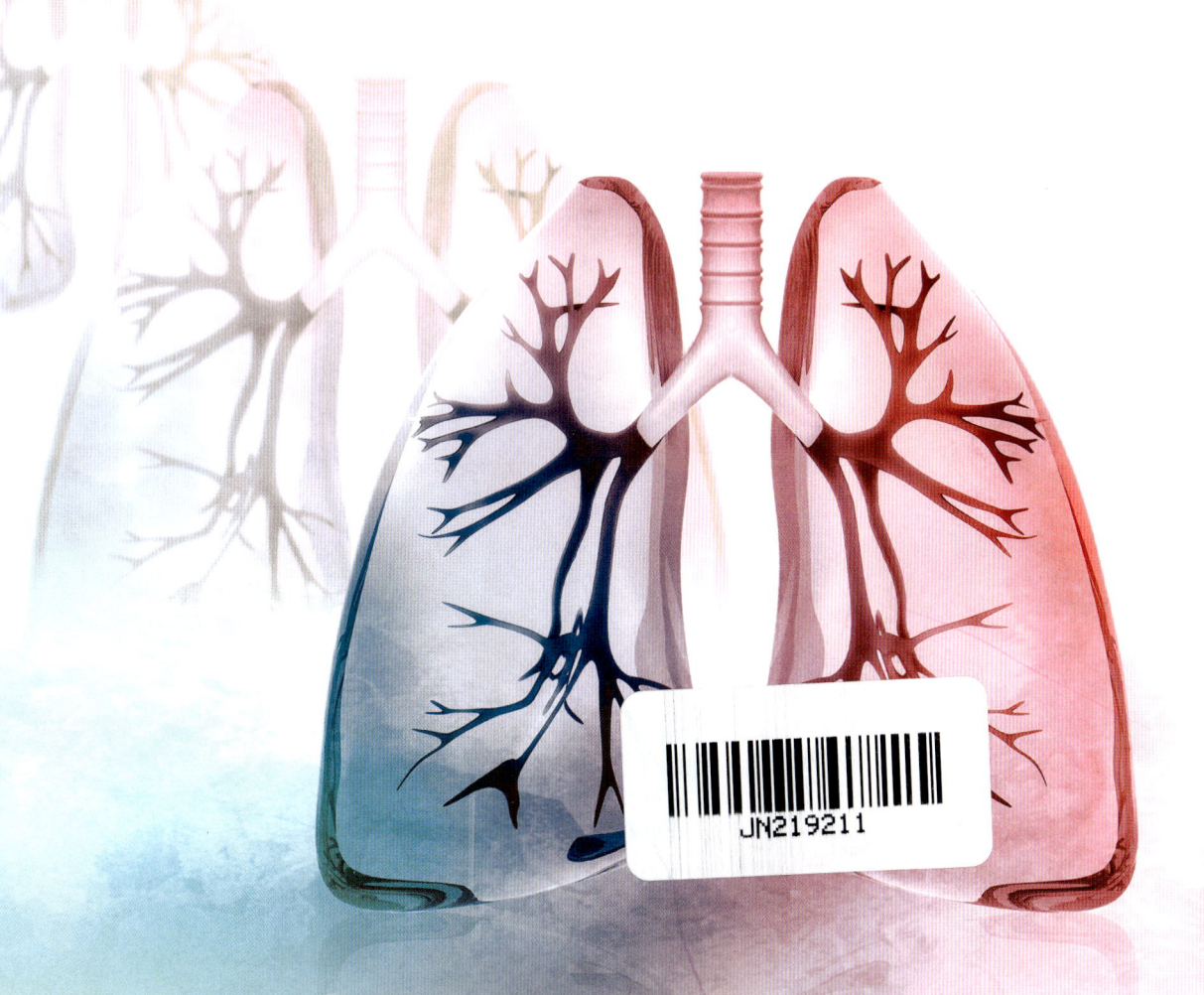

日本医師会 発行／南江堂 発売

A　非定型肺炎，ウイルス性肺炎

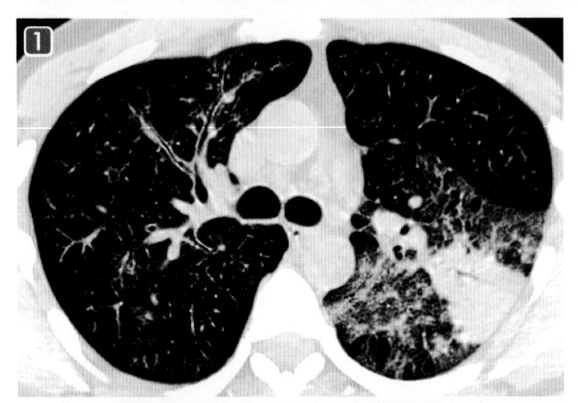

1 マイコプラズマ肺炎

30歳台男性．発熱，咳嗽．左肺にコンソリデーションを認め，周囲にすりガラス影を伴っている．右肺には気管支壁肥厚が，右上葉S3縦隔側末梢には小葉中心性の粒状影，分岐状影が認められ，細気管支病変を合併していると考えられる．気管支肺炎の像である．

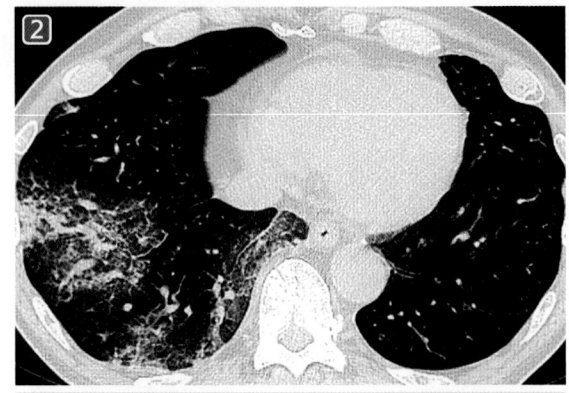

2 レジオネラ肺炎

60歳台男性．発熱．右下葉にすりガラス影を主体とした陰影が認められ，内部にコンソリデーションが混在している．すりガラス影主体の肺炎では非定型肺炎の可能性が疑われる．

[画像提供：松島秀和先生（さいたま赤十字病院呼吸器内科）]

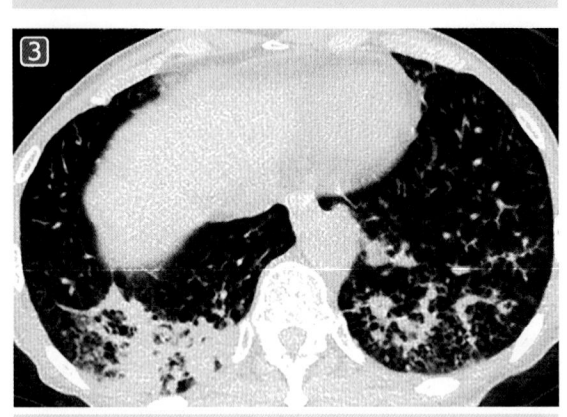

3 誤嚥性肺炎

70歳台女性．発熱，咳嗽．両側下葉の気管支内に粘液貯溜が認められ，右下葉優位に気管支周囲に分布する傾向があるコンソリデーションが認められる．誤嚥性肺炎の典型的な所見である．

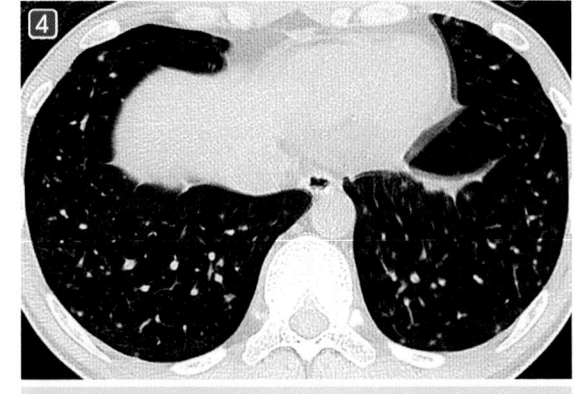

4 水痘ウイルス肺炎

20歳台男性．発熱．両肺にランダムに分布する形状不整な結節が多発している．水痘ウイルス肺炎に特徴的な所見である．

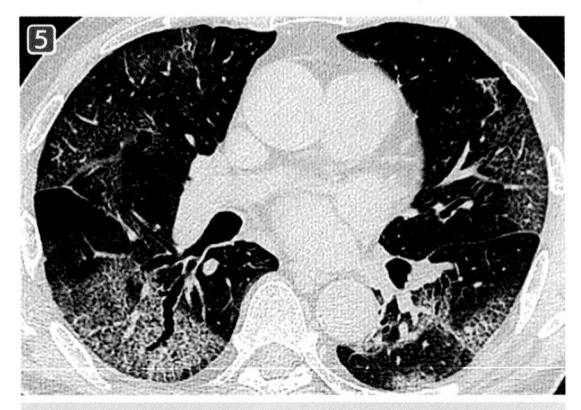

5 COVID-19肺炎①

70歳台男性．発熱，呼吸困難．両肺末梢優位に斑状のすりガラス影が多発し，右下葉では陰影内に微細網状影が重畳し，crazy-paving patternの所見である．

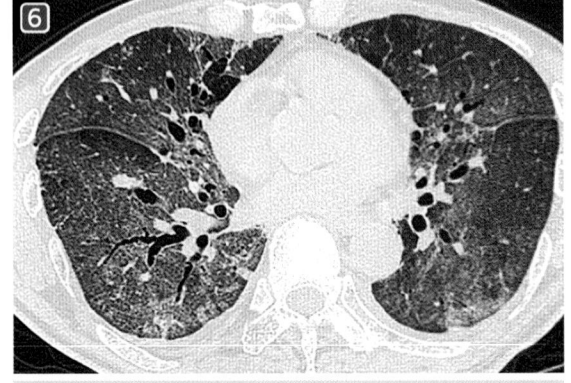

6 COVID-19肺炎②

60歳台男性．発熱，呼吸不全．両肺にびまん性のすりガラス影が広がり，牽引性気管支拡張を伴っている．COVID-19肺炎にびまん性肺胞障害（DAD）の合併が疑われる所見である．

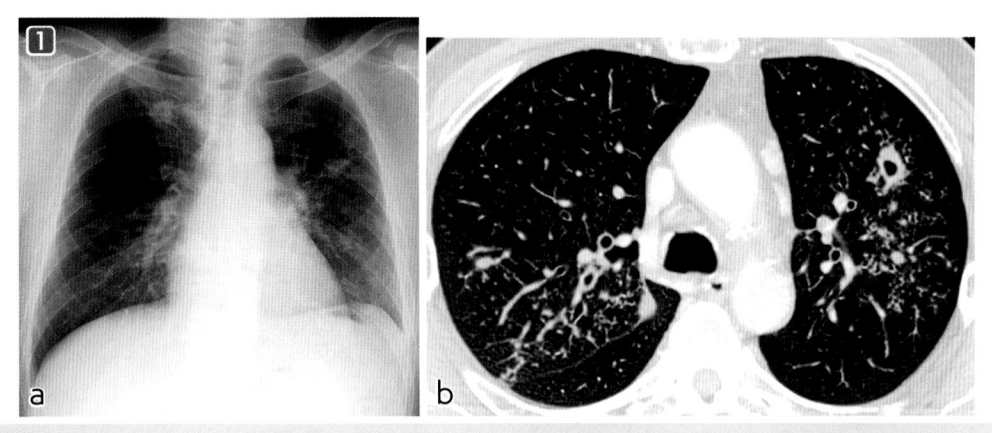

❶ 肺結核

60歳台男性．胸部異常陰影．
a：左上中肺野優位に多発結節が認められる．
b：左上葉に空洞が認められる．両肺に小葉中心性の粒状影，分岐状影が認められ，細気管支に沿った肉芽腫性病変をみていると考えられる．空洞性病変に散布巣を伴った典型的な肺結核の所見である．

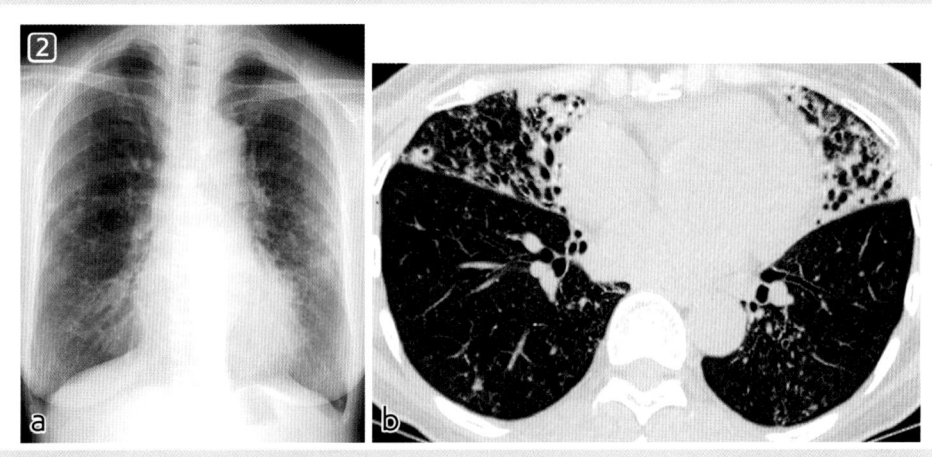

❷ 非結核性抗酸菌症（結節気管支拡張型）

50歳台女性．咳嗽．
a：両側中肺野に形状不整な結節影が散見される．両側下肺野内側に浸潤影が疑われる．
b：中葉舌区にコンソリデーションを認め，気管支拡張を伴っている．両肺下葉末梢に小葉中心性の分布を示す微細粒状影が散在している．結節気管支拡張型の典型的な所見である．

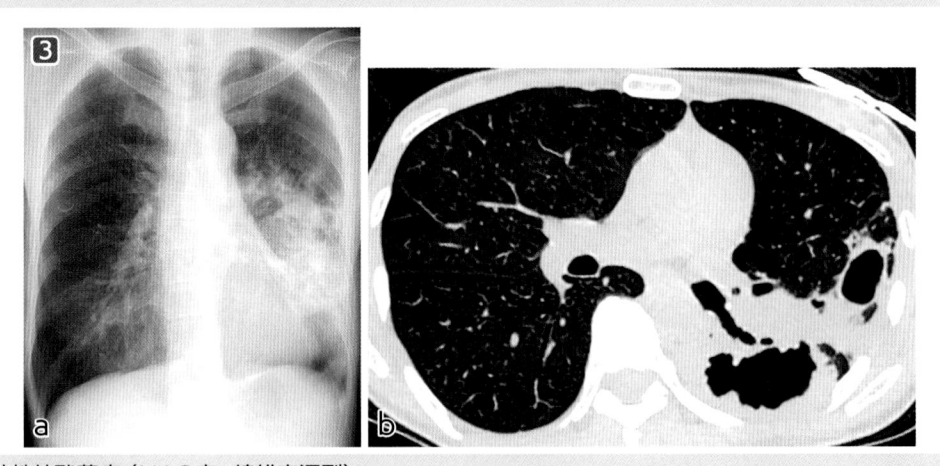

❸ 非結核性抗酸菌症（MAC症，線維空洞型）

50歳台女性．咳嗽，喀痰．
a：左中～下肺野にコンソリデーションが認められ，空洞を伴っている．
b：左下葉を中心にコンソリデーションが広がり，形状不整な空洞を伴っている．線維空洞型の非結核性抗酸菌症の所見である．

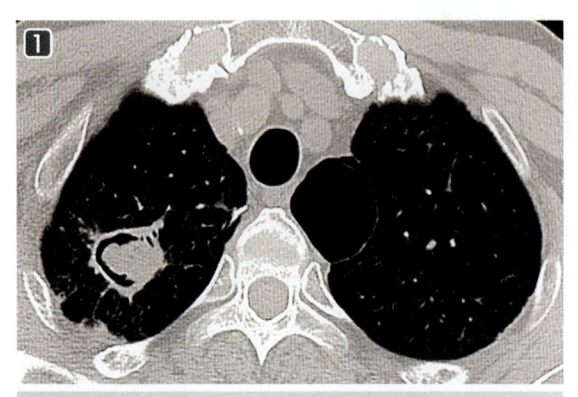

■1 肺アスペルギルス症（菌球形成）
60歳台男性．胸部異常陰影．右上葉に空洞を認め，内部に軟部腫瘤が認められる．病理学的に空洞は著明に拡張した気管支で，空洞内には真菌集塊が充満した菌球が認められた．

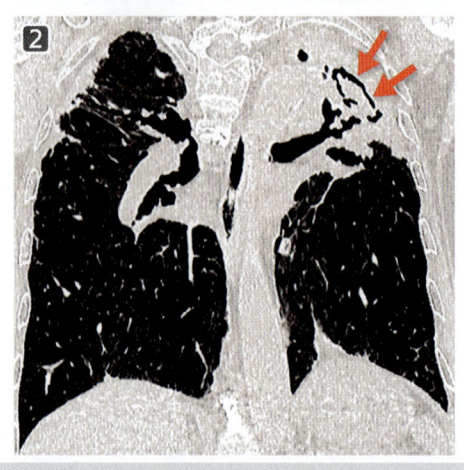

■2 慢性進行性肺アスペルギルス症
70歳台男性．胸部CT再構成冠状断像による胸部異常陰影．左上葉にコンソリデーションが広がり，上葉が虚脱し，内部に菌球様の腫瘤が認められる．壊死をきたした肺をみていると考えられる．画像上，慢性進行性肺アスペルギルス症が疑われる所見である．

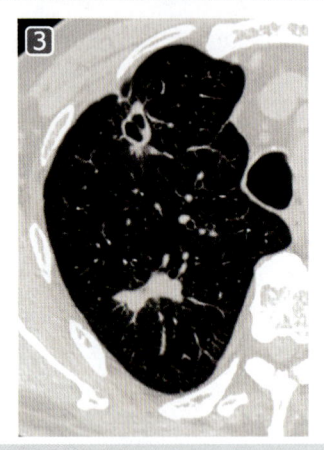

■3 肺クリプトコックス症①
70歳台男性．胸部異常陰影（無症状）．右上葉に形状不整な結節が散見され，一部空洞を伴っている．

■4 肺クリプトコックス症②
50歳台男性．発熱．両肺に斑状のコンソリデーションが認められ，周囲に充実性結節が散見される．結節を伴った器質化肺炎パターンを呈する肺クリプトコックス症の所見である．特発性器質化肺炎との鑑別に苦慮することがある．
[画像提供：松島秀和先生（さいたま赤十字病院呼吸器内科）]

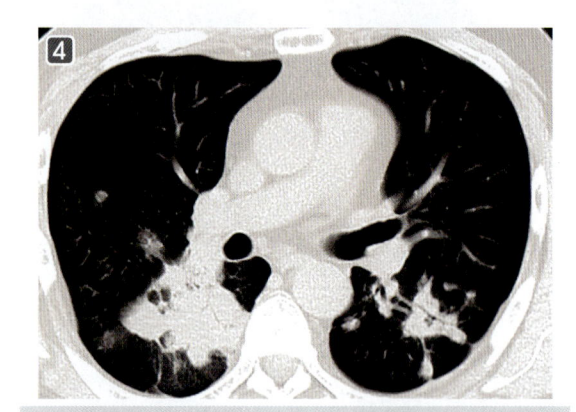

■5 AIDSに合併したニューモシスチス肺炎①
40歳台男性．発熱，呼吸困難．両肺にびまん性のすりガラス影が不均一に広がり，胸膜直下がspareされる傾向である．ニューモシスチス肺炎に典型的な所見である．

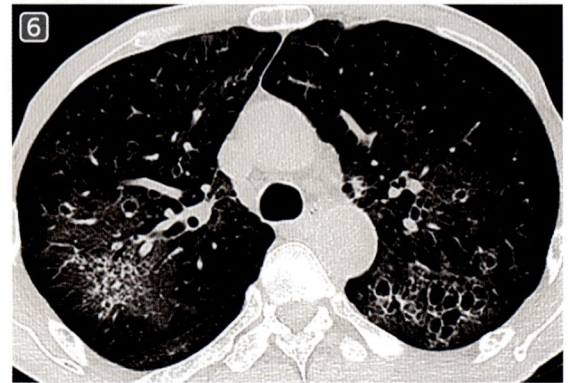

■6 AIDSに合併したニューモシスチス肺炎②
50歳台男性．発熱．両肺に斑状のすりガラス影が認められ，内部に嚢胞が混在している．AIDSに認められるニューモシスチス肺炎ではしばしばすりガラス影に嚢胞が散見される．

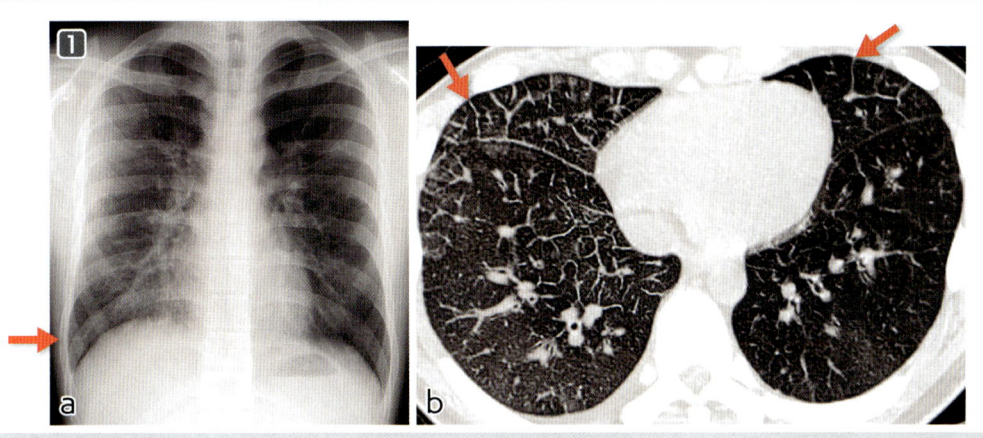

1 急性好酸球性肺炎

10歳台後半の男性，喫煙開始数日後の発熱，咳嗽，呼吸困難．

a：右肺優位に淡いすりガラス影が認められる．両肺に線状影が多発し，右下肺野末梢にKerley's B line（矢印）が描出されている．

b：両肺に淡いすりガラス影が認められ，びまん性の気管支壁肥厚，小葉間隔壁の肥厚，葉間胸膜の肥厚（矢印）が認められる．画像上は非心原性肺水腫と類似した所見を示している．

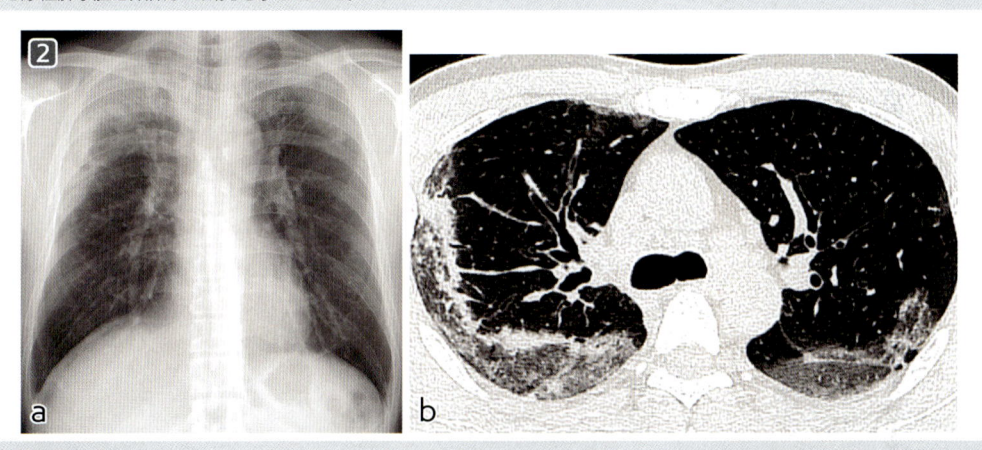

2 慢性好酸球性肺炎

40歳台男性．発熱，咳嗽．

a：両側上肺野末梢優位に陰影が認められる．いわゆるphotographic negative of pulmonary edemaの所見である．

b：両肺上葉末梢優位に非区域性のすりガラス影，コンソリデーションが認められる．器質化肺炎パターンの所見である．

[画像提供：松島秀和先生（さいたま赤十字病院呼吸器内科）]

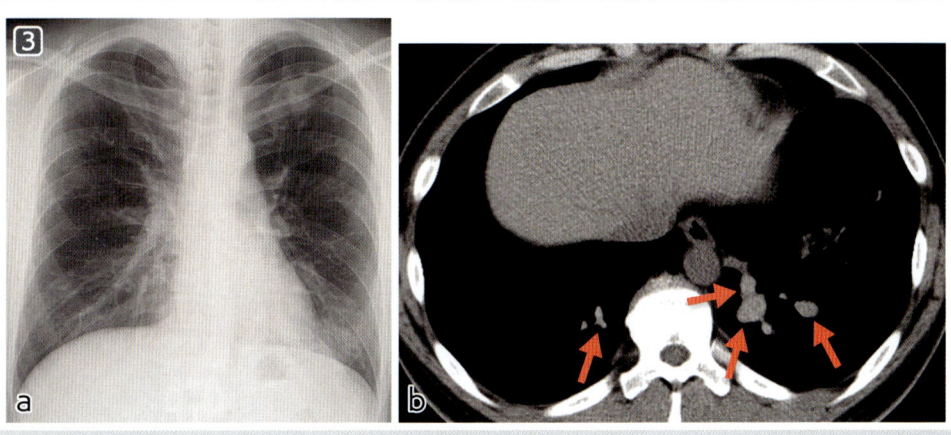

3 アレルギー性気管支肺アスペルギルス症

40歳台男性．咳嗽．

a：左上肺野，両側下肺野に棍棒状の陰影が散見される．いわゆる"gloved finger" signをみていると考えられる．

b：縦隔条件では気管支粘液栓は淡い高吸収を示し（矢印），high attenuation mucus（HAM）の所見である．HAMはアレルギー性気管支肺アスペルギルス症／アレルギー性気管支肺真菌症に特徴的な所見である．

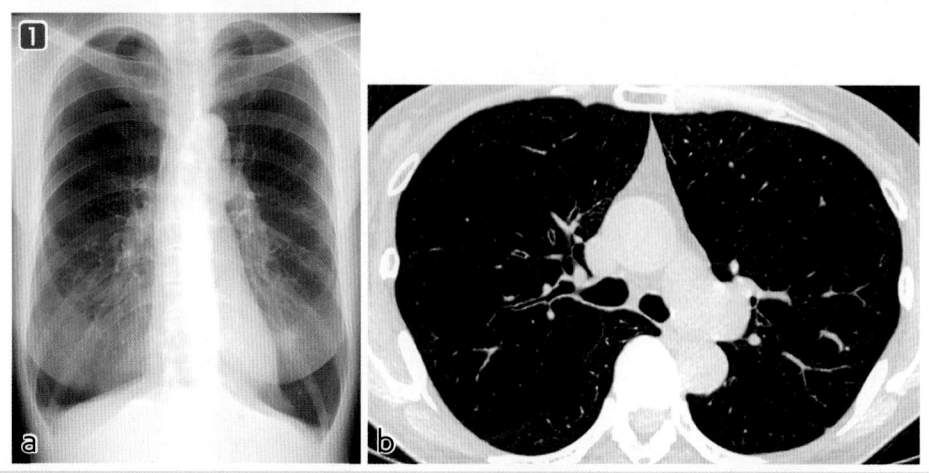

① COPD
50歳台女性.
a：両肺は全体的に過膨張を認め，両側横隔膜は低位で平坦化している.
b：肺の透過性が亢進し，広範な肺気腫の所見である．びまん性の気管支壁肥厚を認め，内腔が狭小化し，肺内血管も全体的に狭小化している.

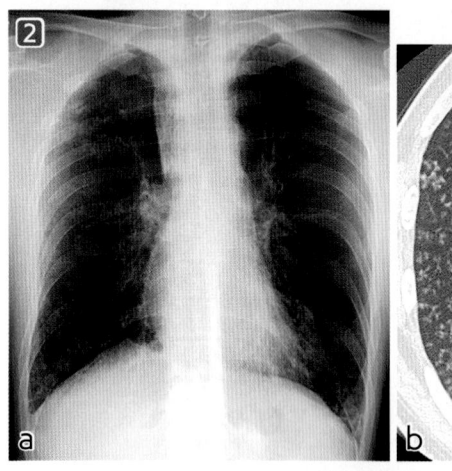

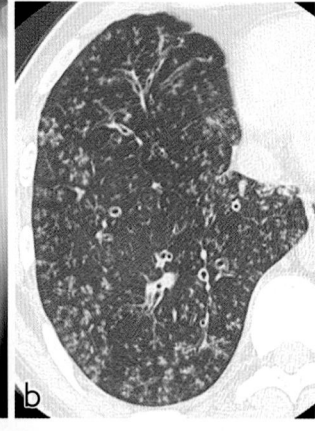

② びまん性汎細気管支炎
30歳台男性.
a：両肺下肺野優位に結節，粒状影が多発している．気管支壁肥厚が認められる.
b：全体的に気管支壁が肥厚し，びまん性の小葉中心性の粒状影，分岐状影が認められる．いわゆる "tree-in-bud" appearance の所見である．びまん性の気管支・細気管支炎をみていると考えられ，びまん性汎細気管支炎に典型的な所見である.

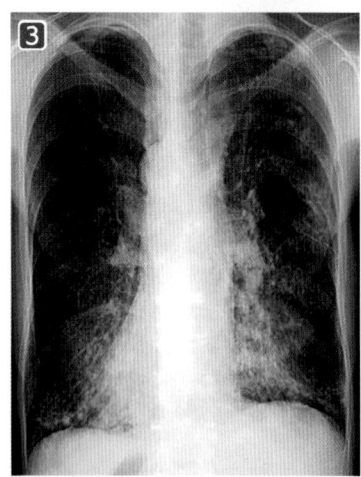

③ 原発性線毛機能不全症候群（Kartagener症候群）
50歳台女性．胸部X線像上に右胸心を認め，肺は全体的に過膨張をきたしている．両側下肺野優位にびまん性の結節が認められる．気管支壁肥厚，気管支拡張を伴っている.

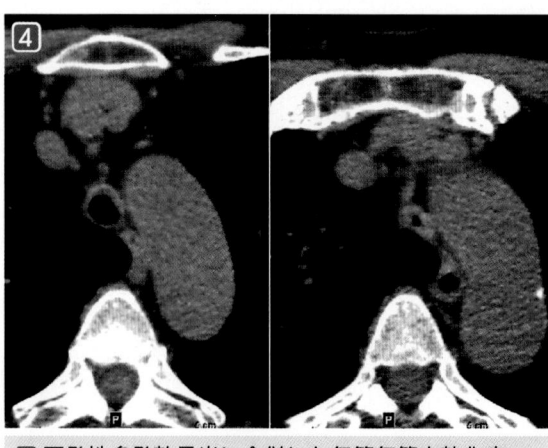

④ 再発性多発軟骨炎に合併した気管気管支軟化症
60歳台女性．左吸気時および右呼気時のCT画像．気管壁肥厚を認め，気管壁肥厚の所見は膜様部がspareされる傾向がある．再発性多発軟骨炎が疑われる所見である．吸気時（左図）と比較して呼気時（右図）に気管内腔が著明に狭小化している．呼気時の内腔の虚脱が顕著であり，気管気管支軟化症が疑われる所見である.

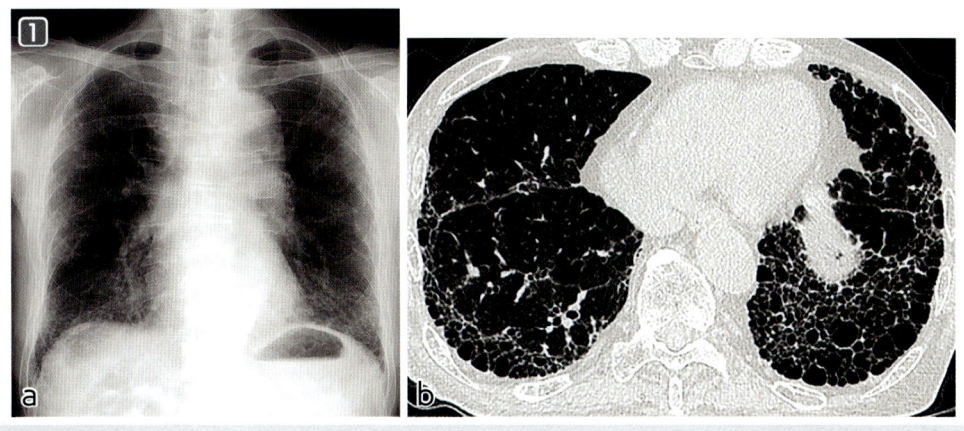

1 特発性肺線維症①

70歳台男性，労作時呼吸困難．
a：両肺下肺野肺底部優位に網状影が認められる．
b：両肺下葉末梢優位，肺底部優位に蜂巣肺を含む網状影が広がっている．蜂巣肺と正常肺との境界が明瞭である．蜂巣肺を含む典型的なUIP patternの慢性間質性肺炎であり，特発性肺線維症に特徴的な所見である．

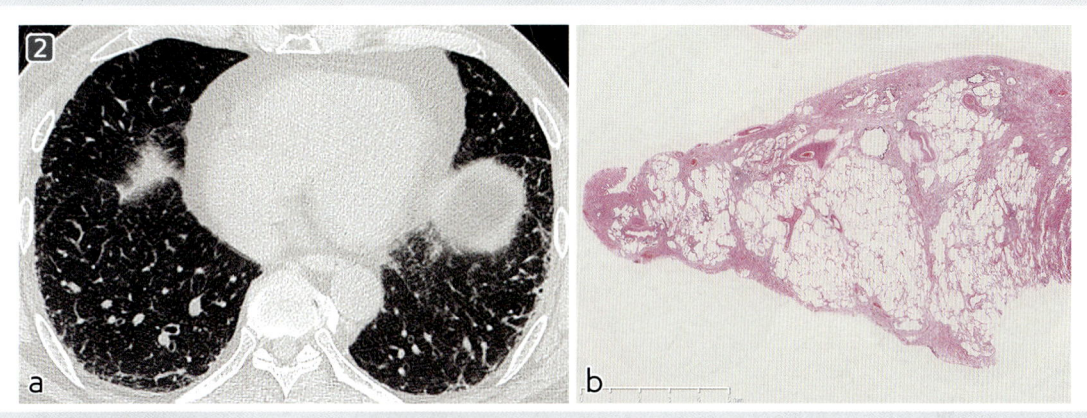

2 特発性肺線維症②

60歳台男性，胸部異常陰影．
a：両肺末梢優位，胸膜直下優位に線状影，網状影が認められる．蜂巣肺は認められないが，画像上UIP patternの慢性間質性肺炎が疑われる所見である．
b：HE染色（低倍率）．病理学的には小葉辺縁主体の線維化が認められ，正常肺との境界が急峻である．UIP patternの慢性間質性肺炎の所見である．　　　[画像提供：江頭玲子先生（佐賀大学医学部放射線医学教室）]

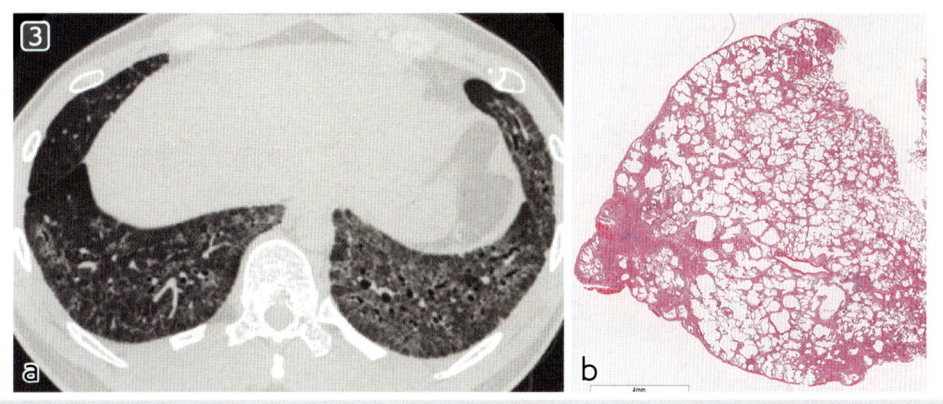

3 特発性NSIP

30歳台男性．
a：両肺下葉優位にすりガラス影，網状影が不均一に広がり，牽引性気管支拡張を伴っている．fibrotic NSIP patternが疑われる所見である．
b：HE染色（低倍率）．病理学的に胸膜下はspareされ，汎小葉性，時相の均一な肺隔の線維化が認められる．fibrotic NSIPが疑われる所見である．　　　[画像提供：武村民子先生（神奈川県立循環器呼吸器病センター病理診断科）]

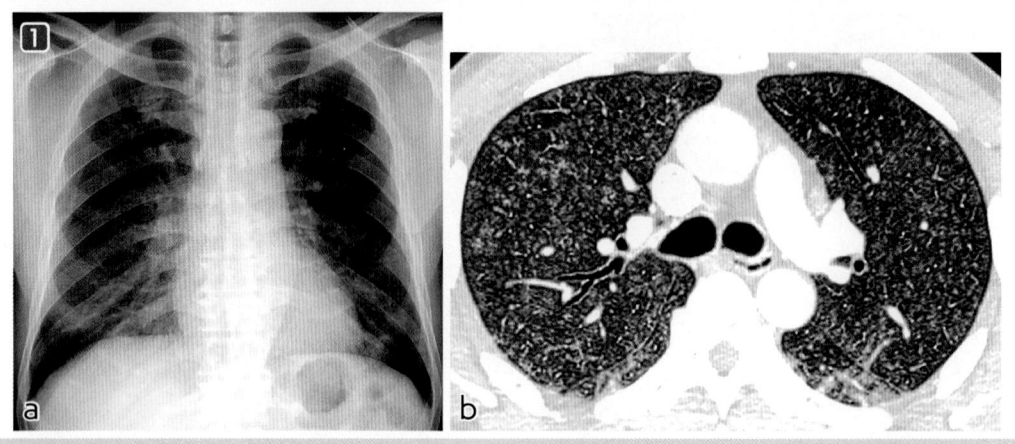

① 非線維性過敏性肺炎（夏型過敏性肺炎）
50歳台男性.
a：両肺にびまん性の粒状影が認められる.
b：両肺にびまん性の小葉中心性のすりガラス影が広がっている. 非線維性過敏性肺炎の典型的な所見である.

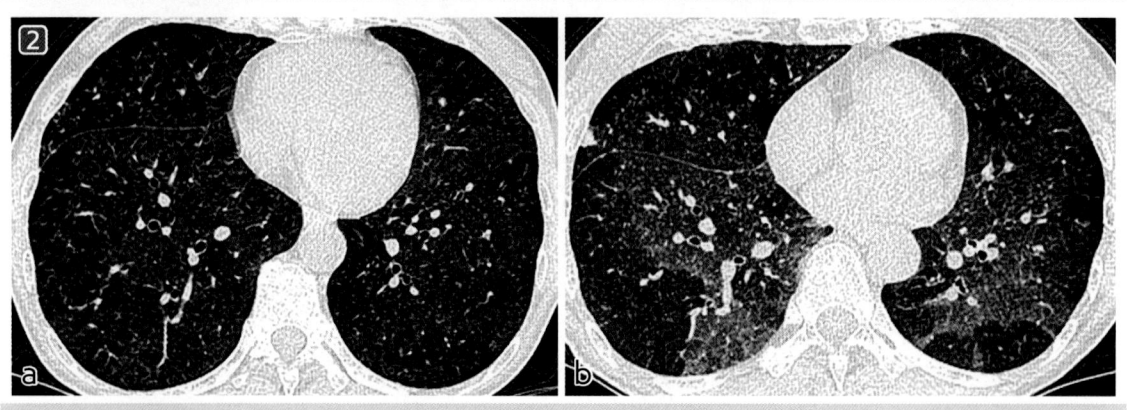

② 非線維性過敏性肺炎（空調機肺）
50歳台女性. 呼吸困難, 発熱, 咳嗽, 全身倦怠感.
a：両肺にびまん性の粒状影が認められる. 肺実質のわずかな濃淡不均一が認められる.
b：呼気CT画像. 吸気時と比較して呼気時では濃淡のコントラストが強調されている. 呼気時に肺の濃度上昇が認められず, 低吸収を示している領域はair trappingをみていると考えられる.

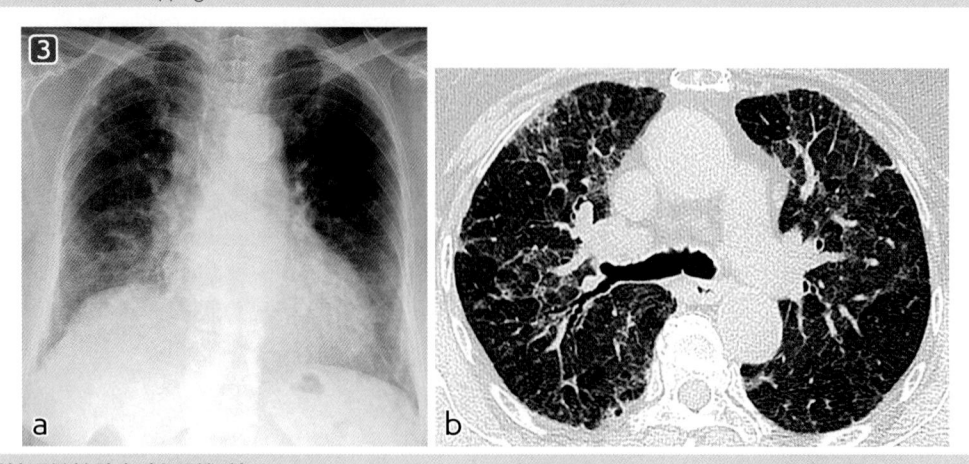

③ 線維性過敏性肺炎（空調機肺）
70歳台女性. 乾性咳嗽, 労作時呼吸困難.
a：両肺末梢優位に境界不明瞭な浸潤影すりガラス影が不均一に広がっている. 右横隔膜の挙上, 心拡大を伴っている.
b：両肺にびまん性のすりガラス影, 網状影が認められ, 小葉単位で濃淡が不均一でモザイクパターンを示している. 線維性過敏性肺炎に特徴的な所見である.

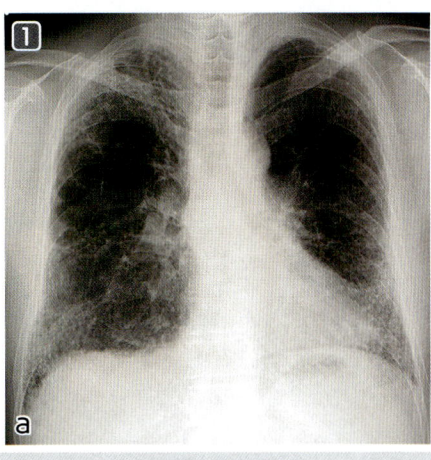
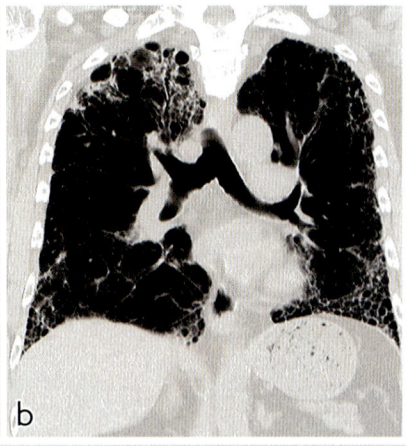

1 関節リウマチに合併した慢性間質性肺炎
50歳台男性.
a：両肺びまん性の網状影，両肺下肺野の容積減少を認める．慢性間質性肺炎が疑われる所見である.
b：胸部CT再構成冠状断像．両肺末梢優位にすりガラス影，網状影を認め，嚢胞の集簇を認め，蜂巣肺を含むUIP patternの慢性間質性肺炎の所見である.

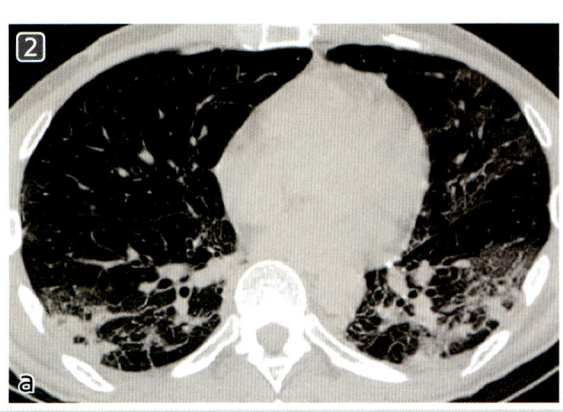
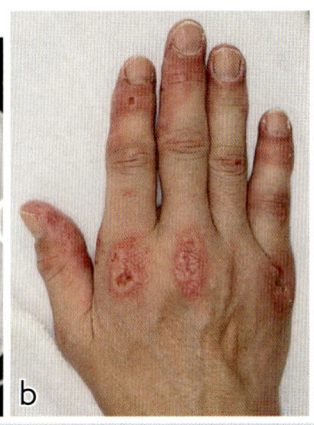

2 無筋症性皮膚筋炎に合併した急速進行性間質性肺炎
50歳台男性．労作時呼吸困難にて発症し，1ヵ月間で著明な低酸素血症になり入院.
a：両肺下葉背側優位にすりガラス影とコンソリデーションが不均一に混在し，両肺下葉の容積減少を伴っている．急速に進行する間質性肺炎が疑われる所見である.
b：手指伸側面の皮疹が認められ，一部潰瘍を伴っている．Gottron徴候の所見である．抗MDA5抗体陽性の皮膚筋炎に特徴的な所見である.
[画像提供：近藤　泰先生（慶應義塾大学リウマチ・膠原病内科）]

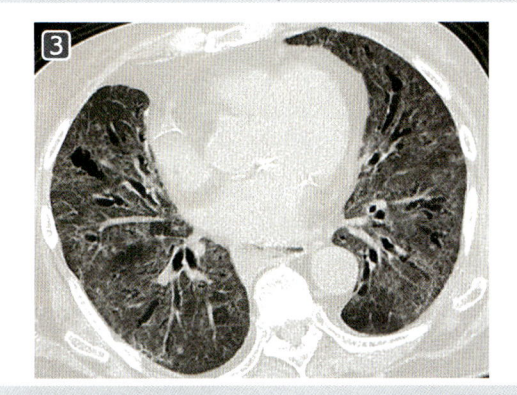
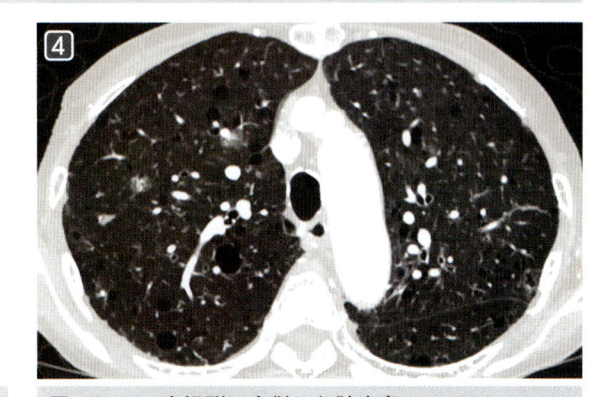

3 強皮症に合併したfibrotic NSIP patternの慢性間質性肺炎
70歳台女性．中葉，舌区，両側下葉にびまん性のすりガラス影，網状影を認め，牽引性気管支拡張を伴っている．典型的なfibrotic NSIPの所見である.

4 Sjögren症候群に合併した肺病変
80歳台女性．呼吸器症状なし．両肺に嚢胞と境界不明瞭なすりガラス影が散見される．Sjögren症候群に合併したリンパ増殖性肺疾患，アミロイドーシスが疑われる所見である.

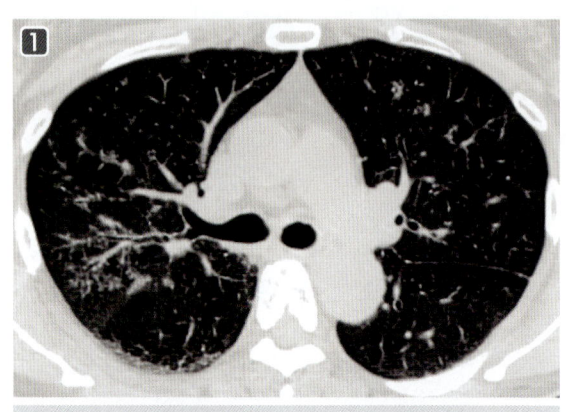

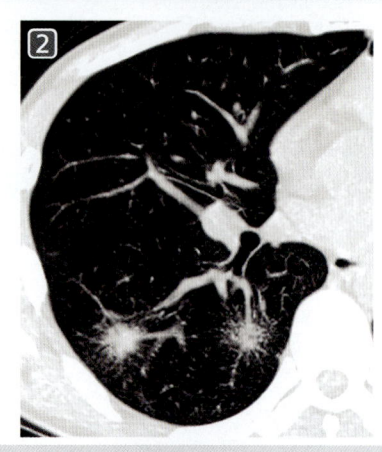

1 肺サルコイドーシス①
50歳台女性．両肺に結節，粒状影が散在し，主に気管支周囲，血管周囲に分布する傾向がある．典型的な肺サルコイドーシスの所見である．

2 肺サルコイドーシス②
20歳台男性．右肺下葉に微細粒状影の集簇による星芒状の結節を認める．銀河のようにみえることからgalaxy signと呼ばれる．

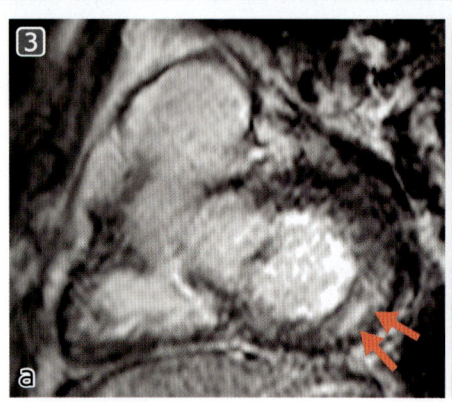

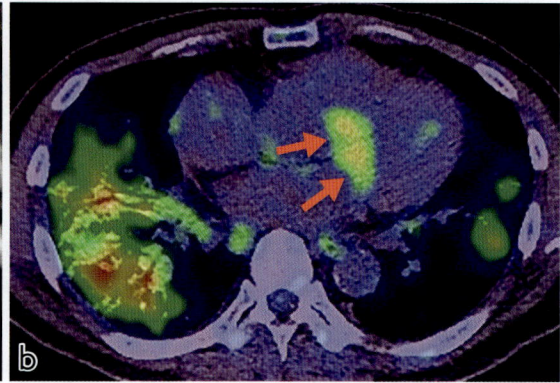

3 心臓サルコイドーシス
60歳台男性．
a：造影MRI所見．左室心基部寄りの側壁に造影効果が認められ（矢印），サルコイドーシスの心臓病変をみていると考えられる．
b：^{18}F-FDG-PET/CT所見．左室の心基部寄りに淡いFDG集積が認められ（矢印），サルコイドーシスの心病変が疑われる．両肺にもFDG集積が認められ，肺病変へのFDG集積をみていると考えられる．

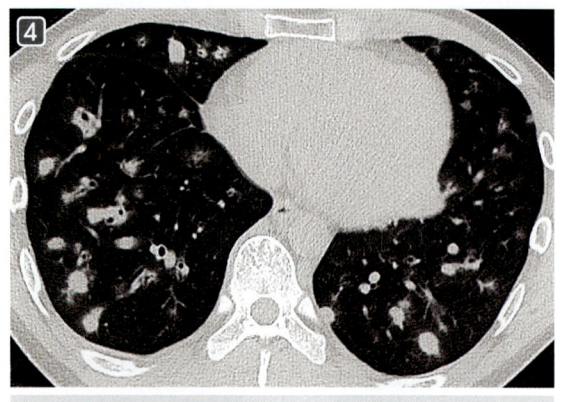

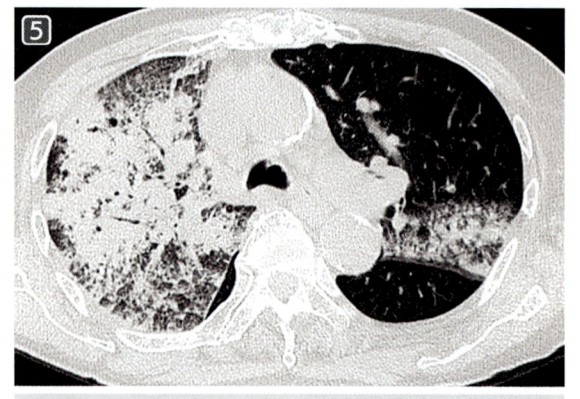

4 多発血管炎性肉芽腫症
20歳台男性．胸痛，発熱，息苦しさ，炎症反応高値．両肺に多発結節が認められる．気管支周囲に分布する傾向がある．

5 顕微鏡的多発血管炎（MPO-ANCA）に合併した肺胞出血
80歳台女性．1ヵ月前より感冒様症状．右肺優位，両肺にコンソリデーションを認め，周囲にすりガラス影が認められる．MPO-ANCA陽性で，びまん性肺胞出血の所見である．

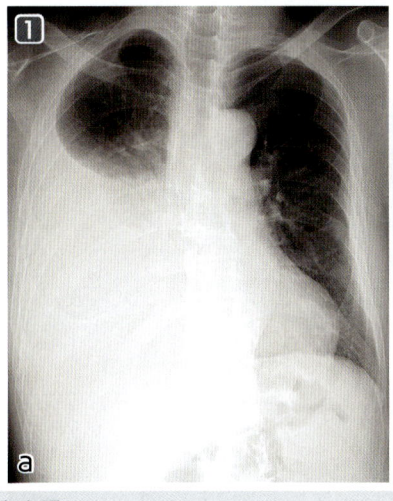
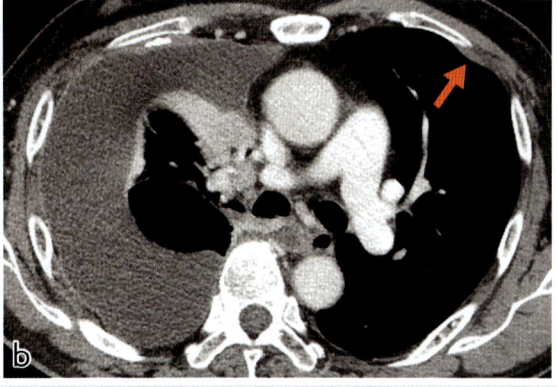

1 悪性中皮腫

60歳台男性.
a：大量の右胸水貯留.
b：大量の右胸水貯留，不整な胸膜肥厚を認める．悪性中皮腫が疑われる所見である．左胸膜プラークが認められる（矢印）.

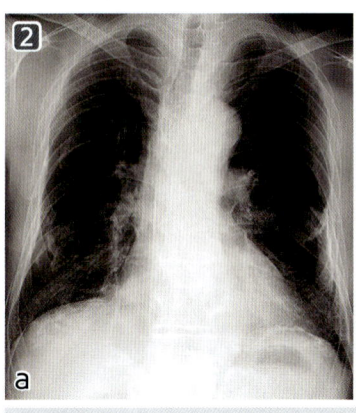
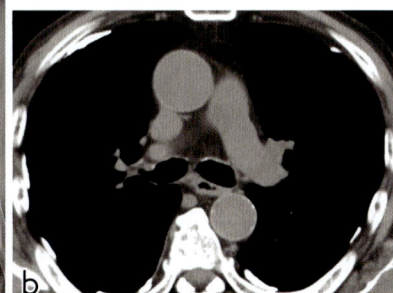
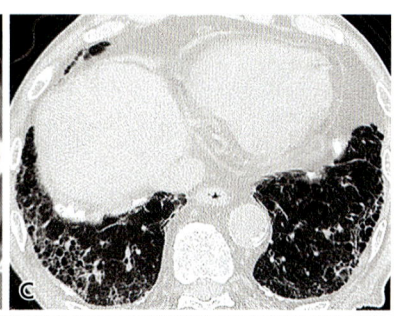

2 胸膜プラーク，石綿肺

80歳台男性.
a：両肺中～下肺野末梢に形状不整な石灰化，左胸膜肥厚，石灰化を認め，胸膜プラークの所見である．両側肺底部優位に網状影が認められ，慢性間質性肺炎が疑われる.
b：断続的な両側胸膜肥厚を認め，石灰化を伴っている．胸膜プラークの所見である.
c：両側下葉末梢優位にすりガラス影，網状影を認め，慢性間質性肺炎の所見である．胸膜プラークの所見から石綿曝露の既往が疑われ，石綿肺が疑われる．病理学的に石綿小体が認められ，石綿肺と診断された.

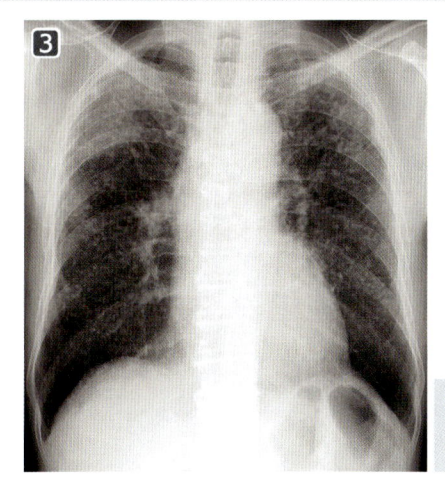

3 珪肺症

70歳台男性．両肺上肺野優位に結節が多発している．珪肺症として典型的な所見である.

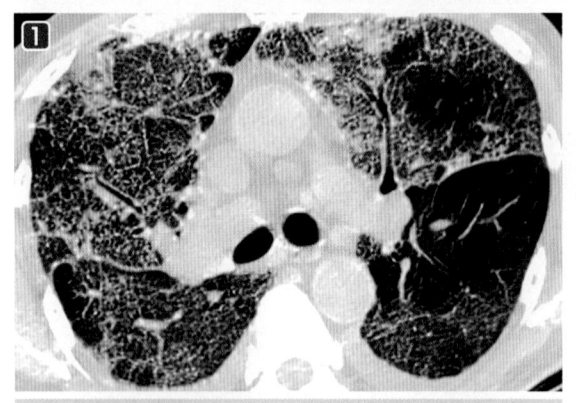

1 抗菌薬による薬剤性肺障害
70歳台男性．肺炎に対して抗菌薬が処方され，両肺の陰影が増強．両肺にびまん性のすりガラス影が不均一に広がっている．

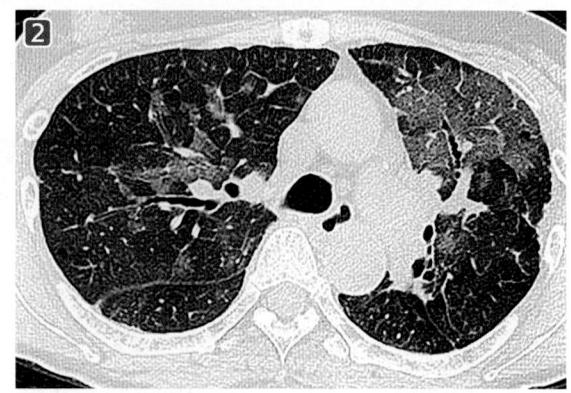

2 漢方薬による薬剤性肺障害
50歳台女性．両肺に汎小葉性のすりガラス影が散在している．薬剤性肺障害が疑われる所見である．

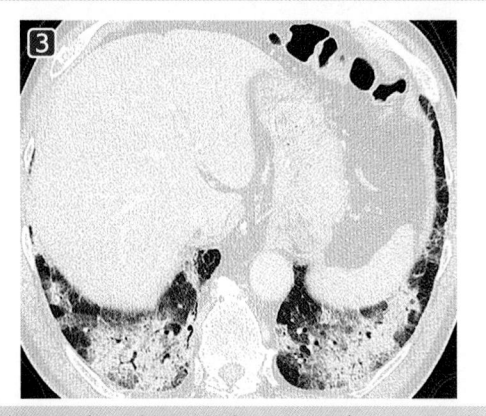

3 腎細胞がんに対する免疫チェックポイント阻害薬による薬剤性肺障害
50歳台男性．腎細胞がんに対して免疫チェックポイント阻害薬治療中に出現した胸部異常陰影．両肺下葉末梢優位に斑状のコンソリデーションが多発し，器質化肺炎パターンの薬剤性肺障害の所見である．

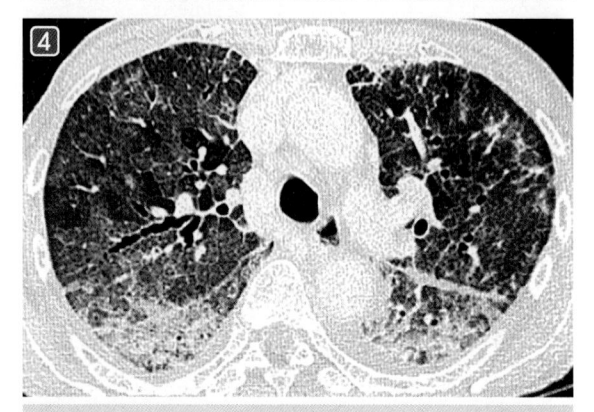

4 薬剤性肺障害（びまん性肺胞障害）
80歳台女性．肺がんに対して投与された上皮成長因子受容体（EGFR）チロシナーゼ阻害薬が投与され，呼吸困難を自覚．両肺にびまん性すりガラス影，網状影が認められ，牽引性気管支拡張を伴っている．薬剤によるびまん性肺胞障害が疑われる所見である．

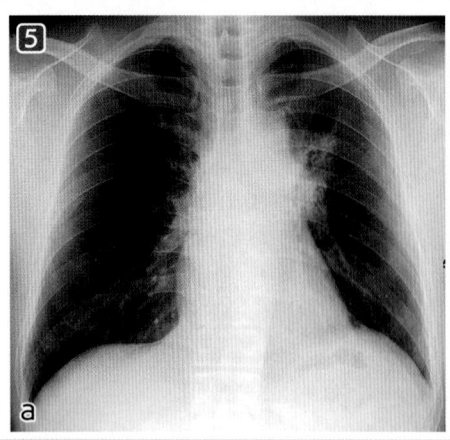
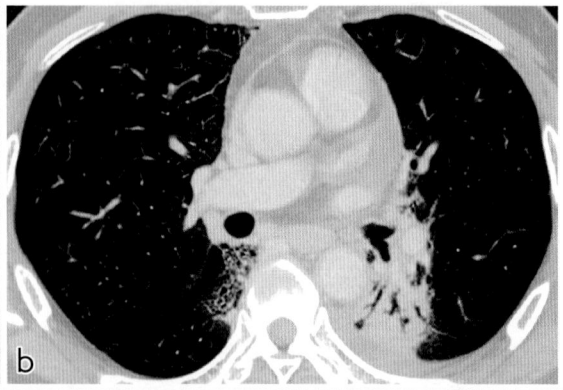

5 放射線肺臓炎
60歳台男性．小細胞がんに対する放射線肺臓炎．
a：左上肺野縦隔側にコンソリデーションを認める．
b：左肺縦隔側にコンソリデーションを認める．右肺下葉縦隔側にも浸潤影が認められる．放射線照射野と一致し，放射線肺臓炎の所見である．

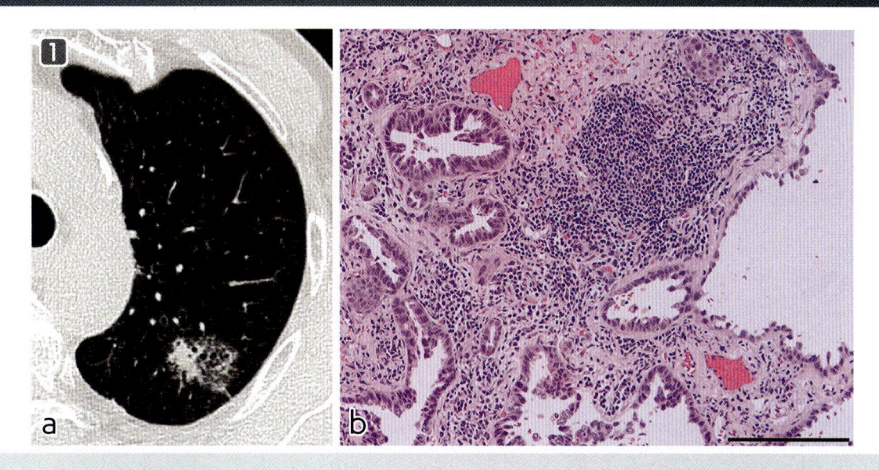

1 肺腺がん

a：左上葉背側にすりガラス結節が認められ，辺縁部に充実成分が認められる．胸膜に達する線状影が認められる．
b：HE染色（10倍）．肺胞上皮置換性に増殖する腫瘍細胞，および主に腺房状に増殖し浸潤する腫瘍細胞が認められる．

［画像提供：中野祥子先生（国立がん研究センター中央病院放射線診断科），加島淳平先生（同 病理診断科）］

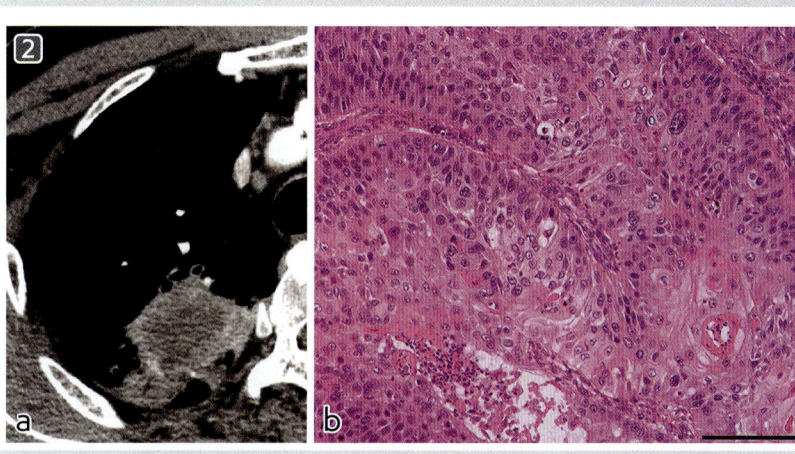

2 扁平上皮がん

a：右上葉背側に境界不明瞭な腫瘤性病変を認め，内部に壊死を伴っている．
b：HE染色（10倍）．大小不同のある核を有する腫瘍細胞が角化を伴いながら増殖する．

［画像提供：中野祥子先生（国立がん研究センター中央病院放射線診断科），加島淳平先生（同 病理診断科）］

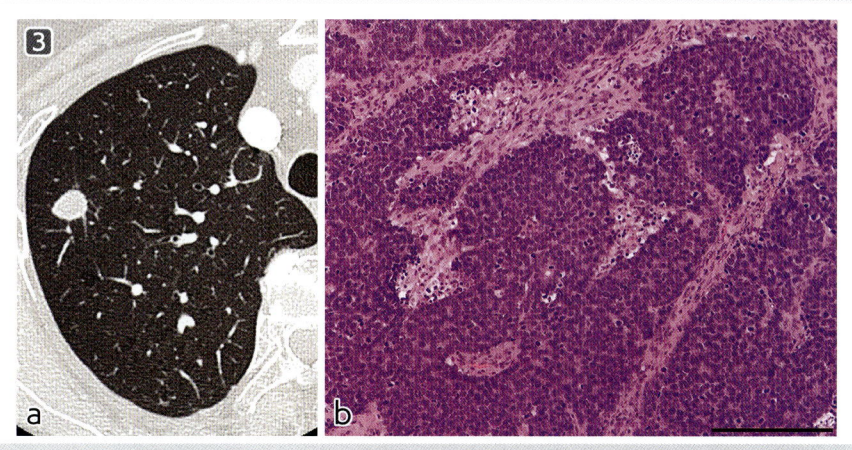

3 小細胞がん

a：右上葉末梢に境界明瞭な充実性結節が認められる．
b：HE染色（10倍）．小型で細胞質の乏しい腫瘍細胞が充実性に増殖している．

［画像提供：中野祥子先生（国立がん研究センター中央病院放射線診断科），加島淳平先生（同 病理診断科）］

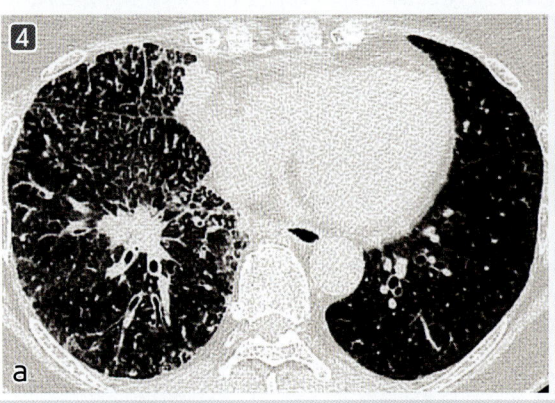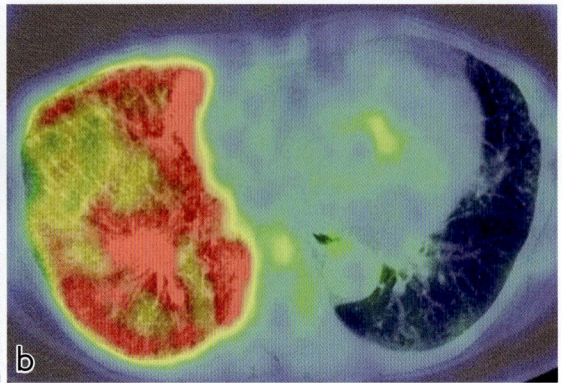

4 肺腺がん，がん性リンパ管症

60歳台女性．咳嗽．
a：右肺下葉中心部に星芒状の結節を認め，気管支血管束の肥厚，小葉間隔壁の肥厚，葉間胸膜の肥厚が認められる．両肺に微細粒状影がびまん性に多発している．肺がんにがん性リンパ管症，多発肺転移（粟粒転移）が疑われる所見である．
b：^{18}F-FDG-PET/CT所見．右下葉の結節のみならず，右全体に不均一なFDG集積が認められる．がん性リンパ管症，多発肺転移へのFDG集積をみていると考えられる．

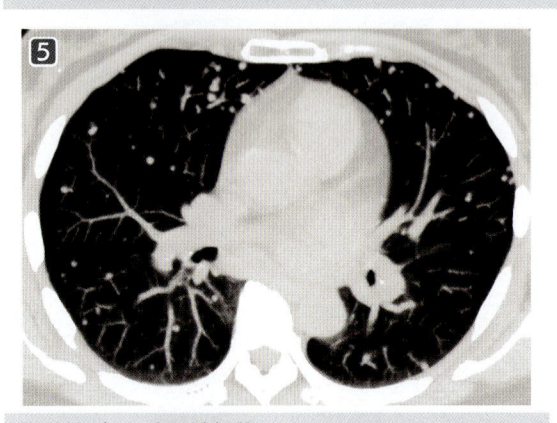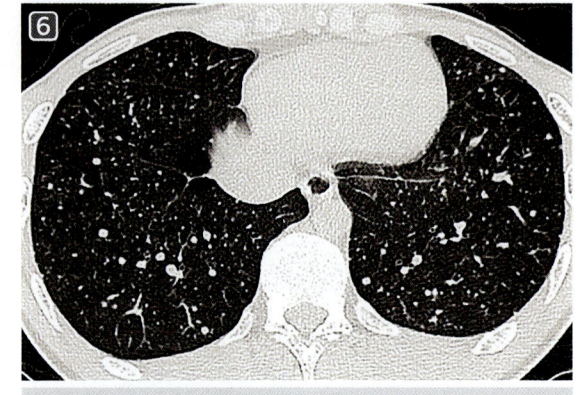

5 肺腺がん，多発肺転移

50歳台女性．両肺末梢に境界明瞭な結節が散在している．小葉と無関係にランダムに分布し，血行性転移が疑われる所見である．

6 甲状腺がん，粟粒肺転移

20歳台男性．甲状腺がん，粟粒転移．両肺下葉肺底部優位にランダムに分布する結節，粒状影が多発している．血行性転移，粟粒転移が疑われる所見である．

[画像提供：松島秀和先生（さいたま赤十字病院呼吸器内科）]

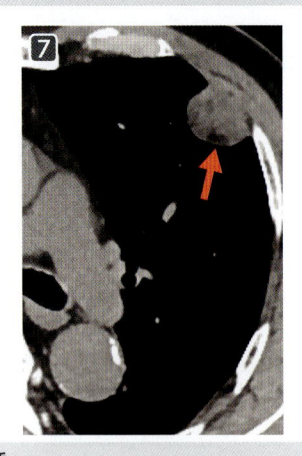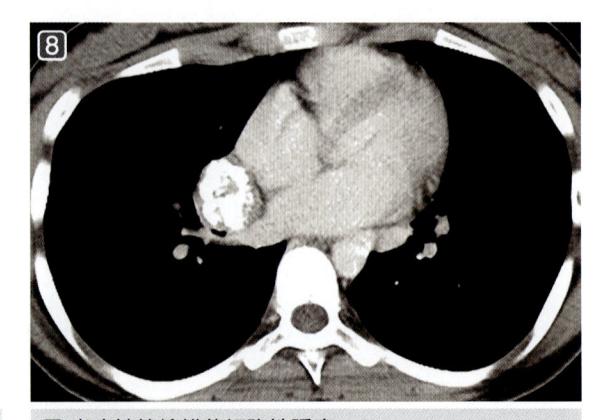

7 肺過誤腫

70歳台女性．無症状．左肺上葉末梢に境界明瞭な腫瘤性病変を認める．腫瘤辺縁部に低吸収域を認め（矢印），脂肪成分をみていると考えられる．別の断面では石灰化も認められる（未提示）．肺過誤腫が疑われる所見である．

8 炎症性筋線維芽細胞性腫瘍

10歳台女性．健診異常陰影．右中葉肺門部に境界明瞭な腫瘤を認め，内部に高度の石灰化を伴っている．摘出され，炎症性筋線維芽細胞性腫瘍と診断された．

S14

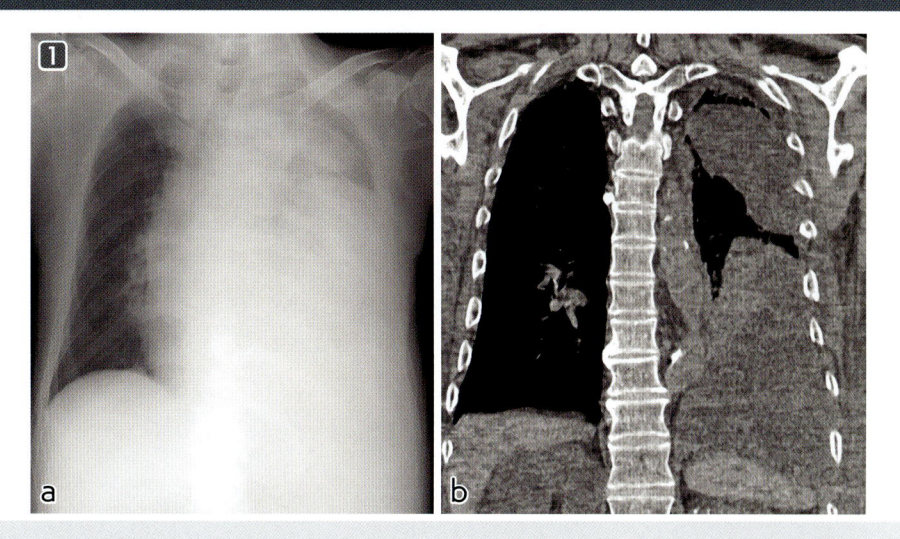

❶ 膿胸

60歳台男性.
a：大量の左胸水貯留を認め，気管・縦隔が右に偏倚している.
b：胸部CT再構成冠状断像．大量胸水を認め，左下葉は受動性無気肺をきたしている.

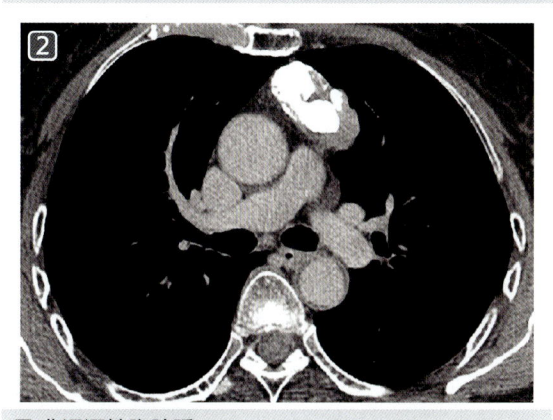

❷ 非浸潤性胸腺腫

70歳台女性．胸部異常陰影．前縦隔に境界明瞭な腫瘤を認め，粗大石灰化が認められる.

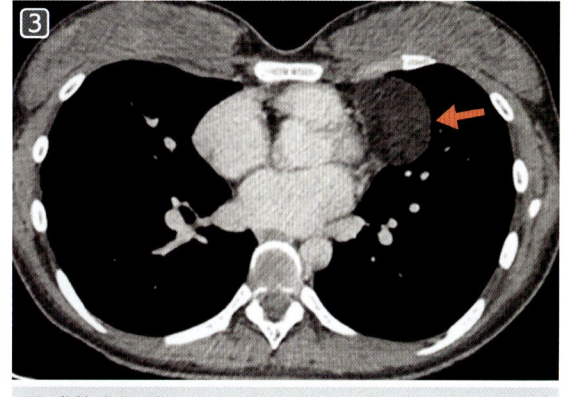

❸ 成熟奇形腫

20歳台女性．無症状．左前縦隔に境界明瞭な腫瘤性病変を認める（矢印）．内部は皮下脂肪と同様の低吸収を示し，脂肪成分を含む奇形腫が疑われる.

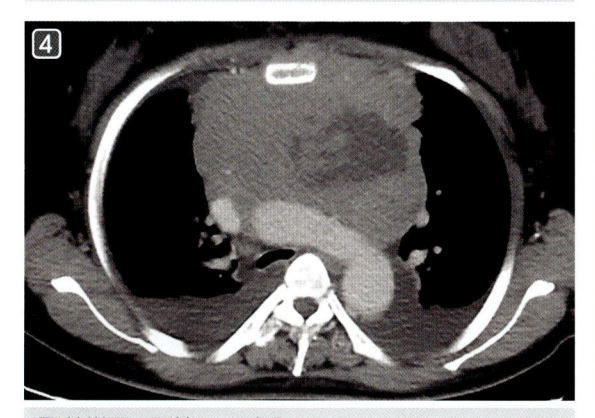

❹ 前縦隔の悪性リンパ腫

30歳台女性．胸部異和感，呼吸困難感．前縦隔に境界不明瞭な軟部腫瘤を認め，内部に低吸収域を伴っている．胸骨周囲にも進展し，浸潤傾向の強い腫瘤性病変である．気管が圧排され，内腔狭窄をきたしている．両側胸水貯溜が認められる.

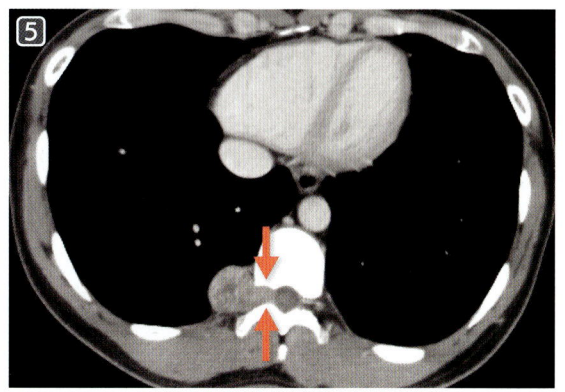

❺ 後縦隔の神経鞘腫

30歳台男性．無症状．胸椎の右神経孔（矢印）から右後縦隔に軟部腫瘤が認められる．神経原性腫瘍が疑われる所見である.

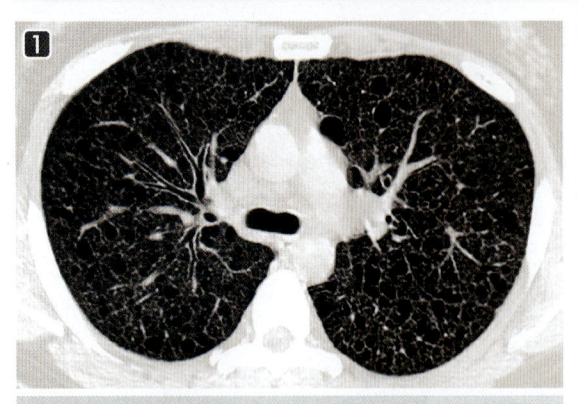

❶ リンパ脈管筋腫症
30歳台女性．両肺に大小不同の囊胞がびまん性に広がっている．

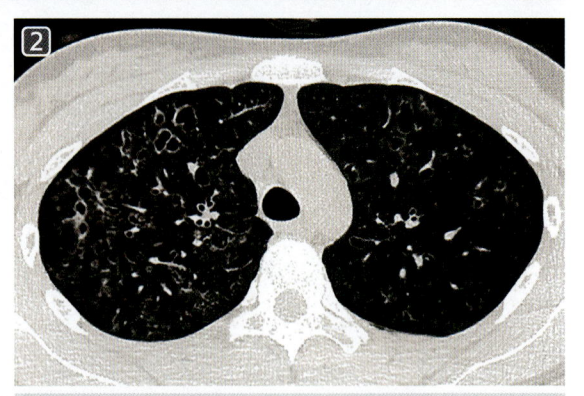

❷ Langerhans 細胞組織球症
20歳台女性．両肺上葉優位に形状不整なすりガラス影，結節，囊胞が混在している．Langerhans 細胞組織球症に典型的な所見である．

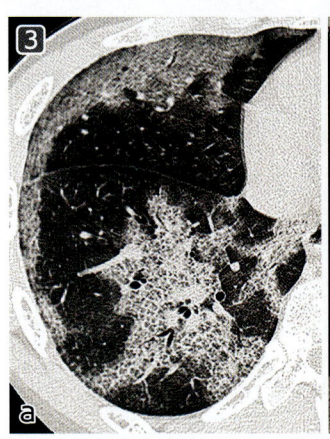

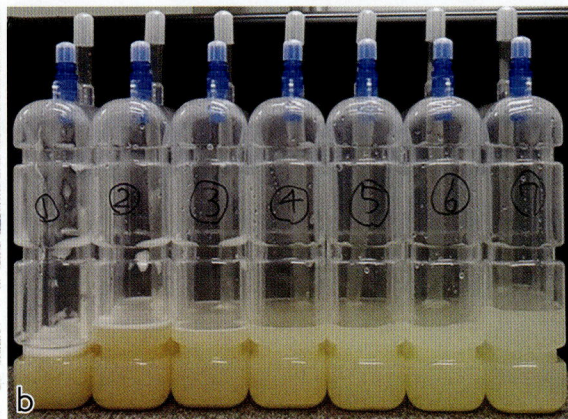

❸ 肺胞蛋白症
20歳台男性．
a：両肺にびまん性のすりガラス影が認められ，小葉内網状影が重畳している．いわゆる crazy-paving pattern の所見である．肺胞蛋白症に典型的な所見である．
b：肺胞蛋白症に対する全肺洗浄回収液．治療目的で全肺洗浄が施行され，回収液は米のとぎ汁様の所見を示している．

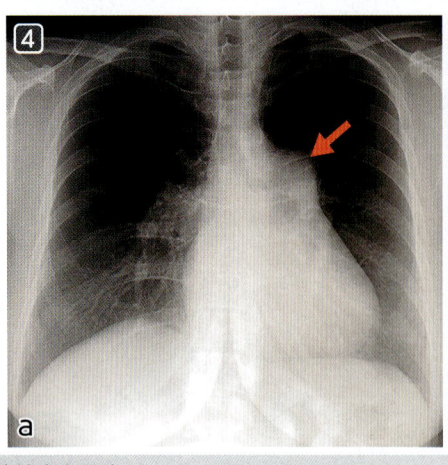

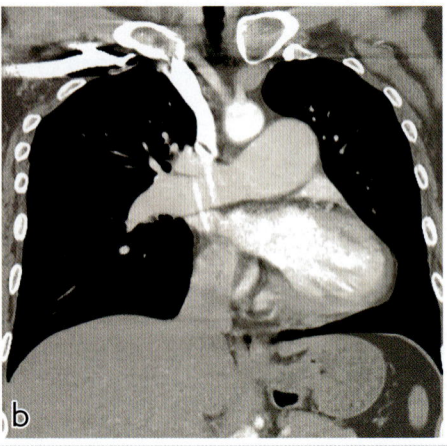

❹ 肺動脈性肺高血圧症
30歳台女性．
a：左第2弓の膨隆（矢印），右肺門腫大が認められる．軽度の心拡大が認められる．
b：造影胸部CT再構成冠状断像．肺動脈本幹の拡張が描出されている．　　　　　［画像提供：赤坂圭一先生（さいたま赤十字病院呼吸器内科）］

［COI開示］本論文に関して筆者に開示すべきCOI状態はない

序

　日本医師会生涯教育シリーズは，これまでにさまざまなテーマを取り上げ，専門外の諸先生方に向けて幅広い診療知識を紹介してきた．われわれ医師は，日々の診療において適切な医療を提供するとともに，必要に応じて専門医療機関へ紹介することが求められている．そのために必要な最新の知識を学び続ける医師にとって好適なテキストとして，同シリーズは企画されている．

　本特別号は，呼吸器疾患をテーマに，実地医家のみならず専門医にとっても役立つバイブルとなることを期待して企画された．厚生労働省による診療科別医師数の調査によれば，呼吸器内科医6,992人，呼吸器外科医2,135人（2022年12月31日現在）であり，その数は十分とはいえないのが現状である．実地医家の先生方が呼吸器疾患に遭遇した際に，然るべき診断・治療を行うとともに，時には適切なタイミングで専門医へ紹介することができるよう，日々の診療にご活用いただければ幸いである．

　最後に，本書の刊行に際してご尽力いただいた監修の髙橋和久先生，編集の出雲雄大先生，大曲貴夫先生，權 寧博先生，杉浦弘明先生，宮﨑泰成先生，そして日々の診療・学術活動を行いながらご執筆いただいた諸先生方へ心より感謝申し上げる．

2024年10月

公益社団法人 日本医師会会長

松本吉郎

監修・編集のことば

　本誌特別号にて呼吸器疾患を取り上げたのは，今から16年前の2008年に発刊された「呼吸器疾患診療マニュアル」まで遡る．当時と比べても，わが国の人口の高齢化は加速しており，高齢者に多い呼吸器疾患が増加しているとともに，呼吸器疾患の疾患構成，疾患概念，診断方法，治療法などが大きく変化してきている．実際，2021年のWHO統計では日本人の死亡率の第3位は肺炎，第4位は肺がん，第9位は慢性閉塞性肺疾患（COPD）と呼吸器疾患の占める割合が多くなっており，これらの疾患に対する適切な診断と治療は喫緊の課題となっている．

　2023年（令和5年）5月31日に公表された「健康日本21（第三次）」（厚生労働省告示第二百七号として，令和5年5月31日付官報に厚生労働大臣告示）では，COPDの認知度の向上を継続して行うことに加え，「COPDの発症予防，早期発見・治療介入，重症化予防」など総合的に対策を講じていくことの必要性から，2021年度（令和3年度）に人口10万人あたり13.3人であったCOPD死亡を2032年（令和14年）には10万人あたり10.0人まで減少させるという新たな目標案が掲げられた．

　一方，難治性疾患である肺がん，間質性肺炎にも分子標的治療薬や免疫療法，抗線維化薬など年々新しい治療法，治療薬が上市されている．さらに，COPD，肺炎，間質性肺炎，過敏性肺炎，気管支喘息を含む各種呼吸器疾患の診断と治療のガイドラインも改訂され，エビデンスが多数蓄積されている．2020年以降いまだに完全には終息をみない新型コロナウイルス感染症に対する治療法も，ここ数年間で革新的な進歩をみている．また，いくつかの呼吸器希少疾患が新たに指定難病に選出された．

　本企画では，多彩な呼吸器疾患の各分野のエキスパートの先生方に編集者になっていただき，実地医家のみならず大学病院でしかみられない呼吸器疾患も含め，診断の流れや各疾患の概要と診断・治療について多くの第一人者の先生方にご執筆いただいた．さらに，在宅医療，遠隔医療，患者指導と支援，AI，呼吸器治療薬の特徴，主な治療手技と救急対応などの横断的項目についても取り上げた．

　本誌が実地医家の先生方のみならず専門医にとっても有用・有益な情報となることを祈念している．

2024年10月

監修・編集者を代表して

髙橋和久

目次

VI章 その他

監修・編集・執筆者紹介

監修

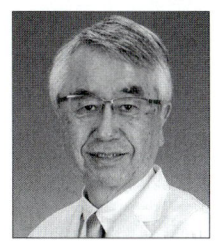

髙橋和久　たかはし かずひさ
順天堂大学呼吸器内科 教授

編集

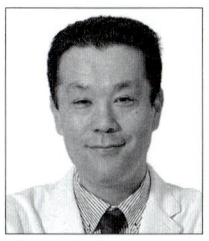

出雲雄大　いづも たけひろ
日本赤十字社医療センター
呼吸器内科 部長

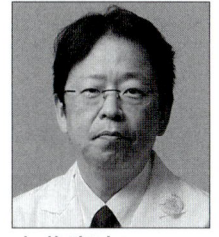

大曲貴夫　おおまがり のりお
国立国際医療研究センター 副院長/
国際感染症センター センター長

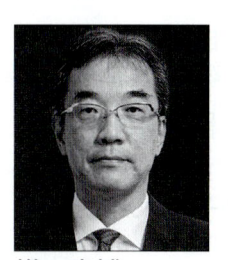

權　寧博　ごん やすひろ
日本大学呼吸器内科 教授

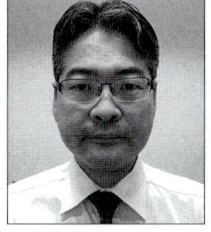

杉浦弘明　すぎうら ひろあき
防衛医科大学校放射線医学 講師

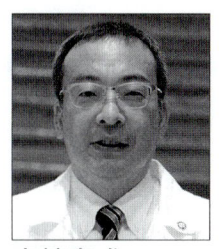

宮﨑泰成　みやざき やすなり
東京科学大学呼吸器内科 教授

執筆 (掲載順)

杉浦弘明　すぎうら ひろあき
防衛医科大学校放射線医学 講師

髙橋和久　たかはし かずひさ
順天堂大学呼吸器内科 教授

平井豊博　ひらい とよひろ
京都大学呼吸器内科学 教授

塩田智美　しおた さとみ
順天堂大学呼吸器内科 准教授

鈴木拓児　すずき たくじ
千葉大学大学院医学研究院呼吸器内科学 教授

海老原　覚　えびはら さとる
東北大学臨床障害学 教授

今泉和良　いまいずみ かずよし
藤田医科大学呼吸器内科学 教授

中島　啓　なかしま けい
亀田総合病院呼吸器内科 主任部長

芦澤和人　あしざわ かずと
長崎大学医学部臨床腫瘍学 教授

藤本公則　ふじもと きみのり
久留米大学放射線医学講座 教授

岩渕　雄　　いわぶち ゆう
慶應義塾大学放射線科学教室（診断）専任講師

十合晋作　　とうごう しんさく
順天堂大学呼吸器内科 准教授

粟野暢康　　あわの のぶやす
日本赤十字社医療センター呼吸器内科/内視鏡診断治療科
副部長

中塚誠之　　なかつか せいし
慶應義塾大学放射線診断科 専任講師

橋本正弘　　はしもと まさひろ
慶應義塾大学放射線診断科 助教

小川惠美子　　おがわ えみこ
滋賀医科大学保健管理センター 准教授

石井　聡　　いしい さとる
帝京大学医学部内科学講座呼吸器・アレルギー学 講師

中島千穂　　なかしま ちほ
佐賀大学呼吸器内科 特任講師

荒金尚子　　あらがね なおこ
高木病院がんセンター センター長

藤井博之　　ふじい ひろゆき
国立がん研究センター中央病院臨床検査科

角南久仁子　　すなみ くにこ
国立がん研究センター中央病院臨床検査科 医長

森本耕三　　もりもと こうぞう
結核予防会複十字病院呼吸器センター 医長/
臨床医学研究科 科長

國近尚美　　くにちか なおみ
山口赤十字病院 院長補佐/呼吸器内科 部長

倉原　優　　くらはら ゆう
国立病院機構近畿中央呼吸器センター臨床研究センター
感染予防研究室長

宮本　篤　　みやもと あつし
虎の門病院呼吸器センター内科 医長

山田英恵　　やまだ ひでやす
神楽坂アレルギーといびきのクリニック 院長

名嘉村　敬　　なかむら けい
名嘉村クリニック 院長

笹田真滋　　ささだ しんじ
同愛記念病院 呼吸器・腫瘍センター長/
呼吸器内科 部長

鷺坂彰吾　　さぎさか しょうご
日本赤十字社医療センター救急科

杉本　龍　　すぎもと りゅう
相澤病院救急科 医長

吉池昭一　　よしいけ しょういち
相澤病院救命救急センター センター長

竹田健一郎　　たけだ けんいちろう
千葉大学呼吸器内科学

重田文子　　しげた あやこ
千葉大学呼吸器内科学 講師

飛野和則　　とびの かずのり
飯塚病院呼吸器内科 部長

丹羽　崇　　にわ たかし
神奈川県立循環器呼吸器病センター呼吸器内科 医長

山本舜悟　　やまもと しゅんご
大阪大学大学院医学系研究科変革的感染制御システム開発学
寄付講座准教授

進藤有一郎　　しんどう ゆういちろう
名古屋大学呼吸器内科 講師

池宮城七重　　いけみやぎ ななえ
琉球大学大学院医学研究科感染症・呼吸器・消化器内科学
講座

山本和子　　やまもと かずこ
琉球大学大学院医学研究科感染症・呼吸器・消化器内科学
講座 教授

岩永直樹　　いわなが なおき
長崎大学病院呼吸器内科 助教

迎　　寛　　むかえ ひろし
長崎大学呼吸器内科学分野（第二内科）教授

小宮幸作　　こみや こうさく
大分大学呼吸器・感染症内科学 教授

荒川　悠　　あらかわ ゆう
高知大学臨床感染症学 助教

山岸由佳　　やまぎし ゆか
高知大学臨床感染症学 教授

倉井大輔　　くらい だいすけ
杏林大学臨床感染症学教室 教授

忽那賢志　　くつな さとし
大阪大学感染制御学 教授

佐々木結花　　ささき ゆか
国立病院機構東京病院 副院長

菊地利明　　きくち としあき
新潟大学呼吸器・感染症内科学 教授

田代将人　たしろ まさと
長崎大学大学院医歯薬学総合研究科臨床感染症学 講師

照屋勝治　てるや かつじ
国立国際医療研究センター エイズ治療・研究開発センター
臨床研究開発部長

冲中敬二　おきなか けいじ
国立がん研究センター東病院感染症科 科長

山元　佳　やまもと けい
国立国際医療研究センター国際感染症センター

相良博典　さがら ひろのり
昭和大学呼吸器・アレルギー内科学部門 特任教授/
昭和大学病院 病院長

伊藤玲子　いとう れいこ
日本大学呼吸器内科 兼任講師

原田紀宏　はらだ のりひろ
順天堂大学呼吸器内科 准教授

福永興壱　ふくなが こういち
慶應義塾大学医学部呼吸器内科 教授

浅野浩一郎　あさの こういちろう
東海大学呼吸器内科 教授

長瀬洋之　ながせ ひろゆき
帝京大学医学部内科学講座呼吸器・アレルギー学 教授

小林このみ　こばやし このみ
帝京大学医学部内科学講座呼吸器・アレルギー学

柴田陽光　しばた ようこう
福島県立医科大学呼吸器内科学 教授

室　繁郎　むろ しげお
奈良県立医科大学呼吸器内科学 教授

松本久子　まつもと ひさこ
近畿大学呼吸器・アレルギー内科学 主任教授

金子　猛　かねこ たけし
横浜市立大学呼吸器病学 主任教授

黒川敦志　くろかわ あつし
東京女子医科大学呼吸器内科学

多賀谷悦子　たがや えつこ
東京女子医科大学呼吸器内科学 教授

放生雅章　ほうじょう まさゆき
国立国際医療研究センター病院呼吸器内科 科長

須田隆文　すだ たかふみ
浜松医科大学内科学第二講座 教授

近藤康博　こんどう やすひろ
公立陶生病院 副院長

立石知也　たていし ともや
東京科学大学呼吸・睡眠制御学 准教授

早稲田優子　わせだ ゆうこ
福井大学医学系部門呼吸器内科学分野 講師

錦織博貴　にしきおり ひろたか
札幌医科大学医学部呼吸器・アレルギー内科学講座 講師

千葉弘文　ちば ひろふみ
札幌医科大学医学部呼吸器・アレルギー内科学講座 教授

澤幡美千瑠　さわはた みちる
自治医科大学内科学講座呼吸器内科部門 講師

今野　哲　こんの さとし
北海道大学呼吸器内科学 教授

槇野茂樹　まきの しげき
大阪医科薬科大学 功労教授

馬場智尚　ばば ともひさ
神奈川県立循環器呼吸器病センター呼吸器内科 部長

松井祥子　まつい しょうこ
富山大学保健管理センター 教授

坂東政司　ばんどう まさし
自治医科大学内科学講座呼吸器内科学部門 教授

坂本　晋　さかもと すすむ
東邦大学医療センター大森病院呼吸器内科 准教授

木島貴志　きじま たかし
兵庫医科大学医学部呼吸器・血液内科学 教授

大塚義紀　おおつか よしのり
北海道中央労災病院 院長

橘　和延　たちばな かずのぶ
国立病院機構近畿中央呼吸器センター 特命副院長

新井　徹　あらい とおる
国立病院機構近畿中央呼吸器センター 臨床研究センター長

久田剛志　ひさだ たけし
群馬大学大学院保健学研究科 教授

峯岸裕司　みねぎし ゆうじ
三井記念病院呼吸器内科 部長

花岡正幸　はなおか まさゆき
信州大学内科学第一教室 教授

原田英幸　はらだ ひでゆき
静岡県立静岡がんセンター放射線治療科 部長

田坂定智　たさか さだとも
弘前大学呼吸器内科学 教授

陳　和夫　ちん かずお
日本大学睡眠学分野睡眠医学・呼吸管理学 特任教授

佐藤　晋　さとう すすむ
京都大学大学院医学研究科呼吸管理睡眠制御学 特定准教授

丸岡秀一郎　まるおか しゅういちろう
日本大学医学部内科学系呼吸器内科学分野 准教授/
日本大学医学部附属板橋病院心療内科 部長

松田俊明　まつだ としあき
鹿児島大学呼吸器内科学 助教

田中謙太郎　たなか けんたろう
鹿児島大学呼吸器内科学 准教授

永井隆寛　ながい たかひろ
和歌山県立医科大学呼吸器内科・腫瘍内科 学内助教

山本信之　やまもと のぶゆき
和歌山県立医科大学呼吸器内科・腫瘍内科 教授

米嶋康臣　よねしま やすと
九州大学病院呼吸器内科 講師

里内美弥子　さとうち みやこ
兵庫県立がんセンター 副院長

田中文啓　たなか ふみひろ
産業医科大学病院 院長

津端由佳里　つばた ゆかり
島根大学呼吸器・化学療法内科 診療教授

岸　一馬　きし かずま
東邦大学医学部内科学講座呼吸器内科学分野（大森） 教授

滝口裕一　たきぐち ゆういち
翠明会山王病院腫瘍内科・呼吸器内科 部長

江花弘基　えばな ひろき
東京都立墨東病院呼吸器外科 責任医長

礒部　威　いそべ たけし
島根大学呼吸器・臨床腫瘍学 教授

新谷　康　しんたに やすし
大阪大学大学院医学系研究科呼吸器外科学 教授

栁谷典子　やなぎたに のりこ
がん研究会有明病院呼吸器内科 副部長

瀬山邦明　せやま くにあき
順天堂大学呼吸器内科 客員教授

岡本翔一　おかもと しょういち
大阪府済生会茨木病院呼吸器内科 部長

佐藤篤靖　さとう あつやす
京都大学呼吸器内科学 講師

長谷川久弥　はせがわ ひさや
東京女子医科大学附属足立医療センター新生児科 特任教授

長谷川好規　はせがわ よしのり
国立病院機構名古屋医療センター 名誉院長

石井晴之　いしい はるゆき
杏林大学呼吸器内科 教授

長岡鉄太郎　ながおか てつたろう
順天堂大学呼吸器内科 准教授

石塚　全　いしづか たもつ
福井大学病態制御医学講座呼吸器内科学分野 教授

佐藤雅昭　さとう まさあき
東京大学呼吸器外科 教授

平間　崇　ひらま たかし
東北大学病院呼吸器外科学 病院講師

岩永賢司　いわなが たかし
近畿大学病院総合医学教育研修センター 教授

佐藤一洋　さとう かずひろ
秋田大学呼吸器内科学 特任准教授

中山勝敏　なかやま かつとし
秋田大学呼吸器内科学 教授

富井啓介　とみい けいすけ
神戸市立医療センター中央市民病院呼吸器内科 参事

植木　純　うえき じゅん
順天堂大学大学院医療看護学研究科臨床病態学分野呼吸器系
特任教授

呼吸器の解剖と機能

1　呼吸器の解剖

髙橋和久

呼吸器の構造は，主に空気の通路である気道と，O_2の取り込みやCO_2の排出などのガス交換を行う肺からなる．気道は鼻腔から喉頭までの上気道と喉頭以下の気管から終末細気管支までの下気道からなる管腔臓器を指し，肺は呼吸細気管支から肺胞までの領域を指す．

肺は，上端が第1胸椎，第1肋骨，胸骨の上縁で，底辺が第12胸椎，肋骨弓，横隔膜によって形づくられる円錐形の胸郭内に存在する．縦隔は左右の肺に挟まれた胸郭の中央部であり，解剖学的に，上縦隔，前縦隔，中縦隔，後縦隔に分類され，重要な器官が含まれる．肺動脈は低圧系血管であり，気管支に沿って分岐する．肺静脈は肺実質領域では小葉間隔壁に分布し，左心房に戻る．気管支動脈は右が1本，左が2本あることが多く，高圧系血管である．

気　道

■上気道

上気道の入り口である鼻腔は空気の入り口で，吸入された空気は上気道でほぼ37℃となり，飽和水蒸気に加温・加湿されている．また鼻腔には鼻毛があり，粗大な粒子をここで捕捉し下気道へ侵入させない防護機構が存在する．

■下気道

下気道は気管（trachea）から終末細気管支（terminal bronchiole）に至る気管支のことを指す．気管は第7頸椎の高さで始まり，食道の前に接しながら下方に伸びる．気管分岐部は第4～5胸椎に位置する．気管分岐部の角度は70度で，右主気管支（right main bronchus）は左に比べて急に分岐し，太くて短い．

一方，左主気管支（left main bronchus）は右に比べて緩やかに分岐し，細くて長い．そのため，誤嚥性肺炎は右に多い．気管支は気管から

末梢に向かい2分岐を繰り返しながら，17分岐した時点で肺実質系と気道系との移行部である呼吸細気管支（respiratory bronchiole）になる．第9分岐から終末細気管支までの直径2mm以下の細気管支（bronchiole）を末梢気道（small airway）と呼ぶ．気道軟骨は第8～12分岐ではっきりしなくなり，細気管支で完全消失する（図1）．

終末細気管支以降はガス交換を行う呼吸細気管支から肺胞管を経て肺胞（alveoli）に至る．肺胞は気管分岐部から数えて23分岐で出現する．呼吸細気管支は気道と肺胞領域との中間に当たるため，中間領域または移行領域と呼ばれる．気管は馬蹄形の軟骨（輪状軟骨）部と膜様部と呼ばれる柔軟な組織からなる．

気管の内腔は，3～6μmの長さの線毛を有する線毛細胞とその間に存在する杯細胞からなる．気道壁には気管支腺も存在する．細気管支の上皮は，線毛細胞とわずかな杯細胞からなり，終末細気管支から呼吸細気管支になると肺胞が出現する．その後，数次の分岐をした後，肺胞に至る（23分岐）．線毛運動は1日に80～100mL分泌される気道粘液を2～3cm/分の速さで喉頭に向けて運び出す動きをしており，気道を浄化する役割を果たしている．気道粘液は線毛上皮細胞と協働して浄化機能を発揮するとともに，分泌型IgAなどが含まれ粘膜免疫と生体防御に深く関わる．

肺

肺は成人で左右とも約1kg，最大に膨らむと片肺で2,000～3,000mLの空気を入れることができ，肺胞管，肺胞囊，肺胞と肺胞上皮細胞からなる．これらは肺実質と呼ばれ，主にガス交換が行われる場である．

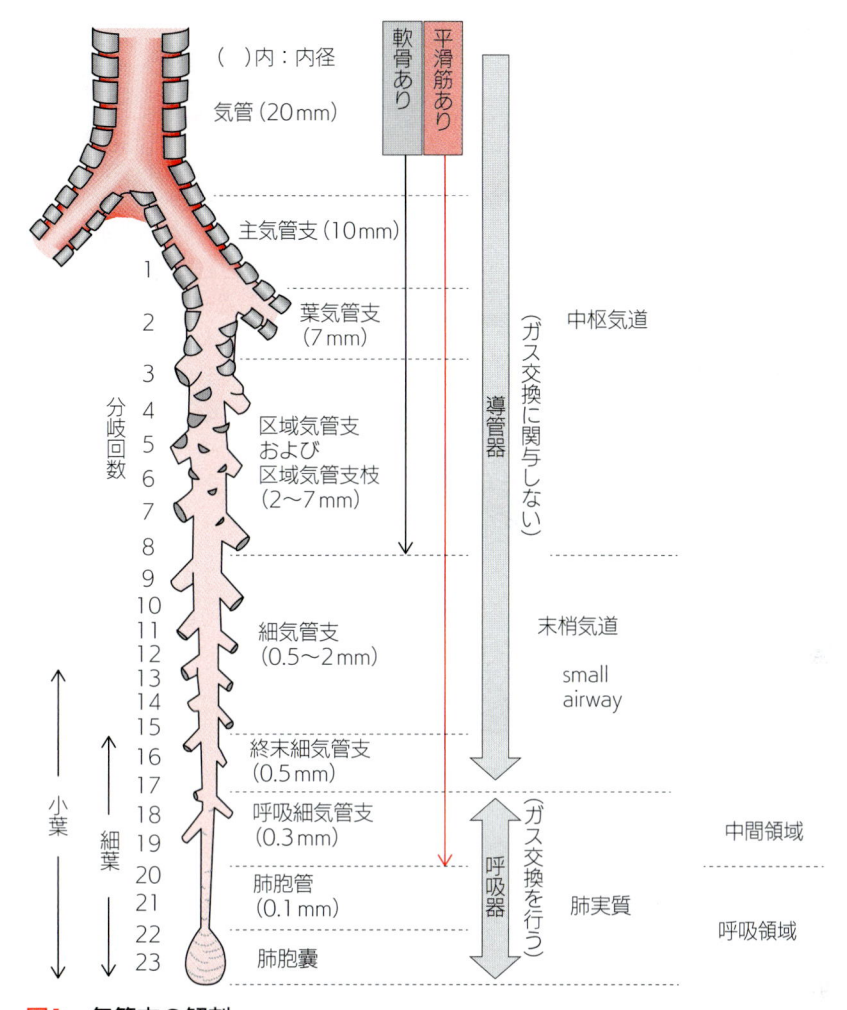

図1　気管支の解剖

気管支は気管から末梢に向かい2分岐を繰り返しながら，17分岐した時点で肺胞実質系と気道系との移行域である呼吸細気管支になる．9分岐から終末細気管支までの直径2mm以下の細気管支を末梢気道（small airway）と呼ぶ．

終末細気管支から呼吸細気管支になると肺胞が出現する．その後，数次の分岐をした後，肺胞に至る．

［牛木辰男，小林弘祐：人体の正常構造と機能：第1巻．呼吸器．日本医事新報社，2002より作成］

■ 肺 胞

　肺胞は気道の末端にブドウの房のように存在し，成人で約3億個にもなる．その総表面積は約100m²で，テニスコート半面に該当する．また，肺胞の周囲は毛細血管が取り囲んでいる．呼吸細気管支に連続する肺胞道には3〜6個の肺胞嚢が付属しており，これらの壁には肺胞が開口している．肺胞におけるガス交換は肺胞-毛細血管膜を介して行われる（図2）．

　肺胞壁に毛細血管が付着した部位は厚みが

あるため，肥厚部（thick portion）と呼ばれる．一方，血管がなく一層の基底膜とⅠ型肺胞上皮細胞からなる部位を，菲薄部（thin portion）と呼ぶ．ガス交換は菲薄部で行われる．すなわち，肺胞腔と血液のガス交換は，肺胞被覆層，肺胞上皮細胞，基底膜，血管内皮細胞を介して拡散によって行われる．肺胞内面には，被覆層にある肺サーファクタントがあり，肺胞の形態の安定性を保っている．このサーファクタントの産生細胞はⅡ型肺胞上皮細胞である．

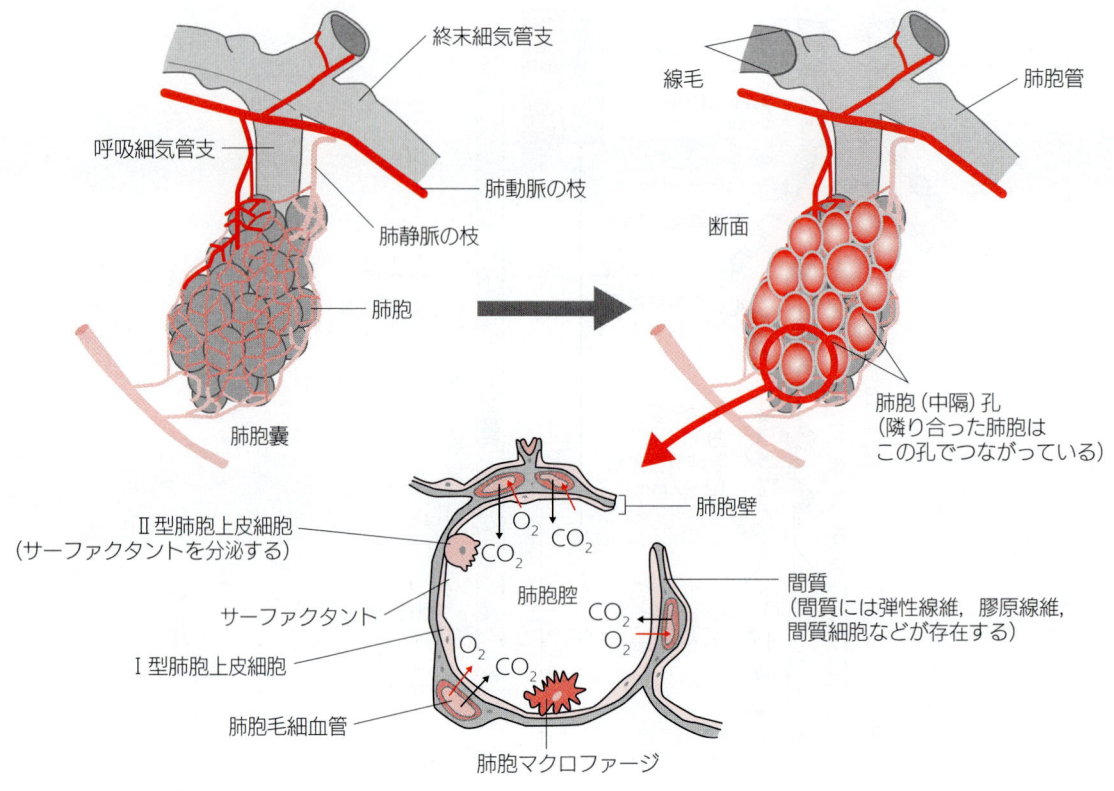

図2　肺実質と間質

肺胞上皮細胞と肺胞を含めて肺実質と呼ぶ．一方，肺間質とは結合組織などによってそのようなガス交換の場を形成している肺の骨格的な部分を指す．

[工藤翔二：呼吸器の構造と機能．新体系看護学全書：成人看護学2：呼吸器．工藤翔二，青木きよ子編，メヂカルフレンド社，2016；19より作成]

細葉，小葉

3〜5つの終末細気管支と付属する肺胞管，肺胞，間質の毛細血管からなる構造を肺小葉（二次小葉）と呼ぶ．1つの小葉には約200個の細葉（一次小葉）が含まれる．小葉の中心には肺動脈が細気管支と平行して走行する．小葉と小葉の間を小葉間隔壁と呼び，リンパ管や肺静脈が含まれる．肺水腫などでは小葉間隔壁が肥厚する．

血管系

肺動脈（肺循環系）

肺動脈は気管支と並行に走行する低圧系の血管（大循環系の1/5）である．右主肺動脈は右中間幹気管支の上を，左主肺動脈は左上葉気管支の上を前方から後方にかけてまたぐため，通常では左肺門のほうが右肺門よりも高い（図3）．

外径1mm以上の肺動脈は弾性動脈と呼ばれ，それ以下の外径0.1mmまでの動脈を筋性動脈もしくは小動脈と呼ぶ．外径0.1mm以下は肺細動脈と呼ばれ，筋層をもたず一層の弾性板と毛細血管からなる．

径5〜7mmの肺胞毛細血管は肺胞壁に毛細血管網を形成する．肺胞毛細血管を経て動脈血となった血液は，肺小葉間の肺細小静脈に集まり，さらに肺小静脈，肺静脈に合流して左房に至る．肺動脈は気管支に伴走する．肺静脈は一般的に肺動脈より太く，肺動脈との間を直線的に走行する．

気管支動脈

気管支動脈は第1，第2，あるいは第3肋間動脈から右に1本，胸部大動脈から左に2本で分岐することが多い．血流は全心拍出量の1〜2%であり，60%が肺動脈に，全体の30%が気管

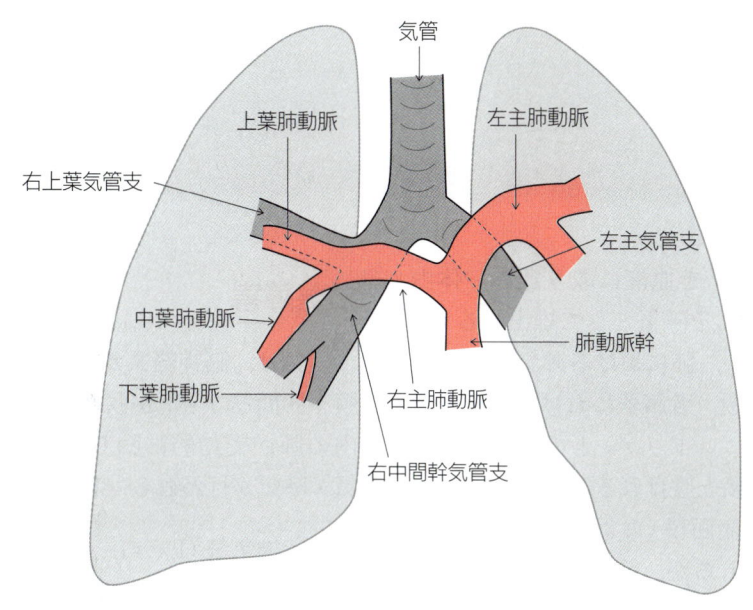

気管

上葉肺動脈

右上葉気管支

中葉肺動脈

下葉肺動脈

左主肺動脈

左主気管支

肺動脈幹

右主肺動脈

右中間幹気管支

図3 葉気管支と肺動脈の関係
右主肺動脈は右中間幹気管支の上を，左主肺動脈は左主気管支の上を前方から後方にまたぐため，通常では左肺門のほうが右肺門よりも高い．

支静脈から奇静脈，半奇静脈へ流れる．したがって，気管支動脈は高圧系血管である．一般的に気管支に沿って左右肺に分岐し，呼吸細気管支までの気道壁や臓側胸膜，リンパ組織に栄養を与える栄養血管である．それより末梢の組織は肺循環系から栄養される．

縦　隔（表1）

　縦隔は左右の肺に挟まれた胸郭の中央部である．縦隔は上縦隔と下縦隔に分類され，上縦隔は胸骨柄の下端と第4胸椎とを結ぶ線の上方であり，下縦隔はさらに前・中・後縦隔に分かれる．前縦隔は前方が胸骨で後方が心嚢によって囲まれる領域である．後縦隔は心嚢の後方を占める空間である，前縦隔と後縦隔の間が中縦隔である．

表1 各縦隔の概要

上縦隔	胸腺，無名静脈，上大静脈，大動脈弓などが存在する
中縦隔	心臓，上行大動脈，肺動脈，上大静脈下部，気管下端，主気管支，所属リンパ節，横隔神経などがある
後縦隔	下行大動脈，食道，胸管，奇・半奇静脈，交感神経，迷走神経，縦隔神経などが含まれる

[COI開示] 本論文に関して筆者に開示すべきCOI状態はない

2 呼吸生理

平井豊博

肺は，空気中のO_2を血液に取り込み，体内の代謝で生じたCO_2を呼気として排出する（ガス交換）役割をもつ．肺における外気と血液とのガス交換は外呼吸，各臓器における血液と細胞（細胞内のミトコンドリア）との間で行われるガス交換は内呼吸と呼ばれる．

外呼吸は，広い表面積（およそ$1m^2$/体重kg）をもつ肺胞で行われるが，肺胞は空気と毛細血管中の血液とがきわめて薄い膜で隔てられて接する場を提供しており，ガス（O_2，CO_2）は分圧の差に従い物理的な拡散によって血中と肺胞気間を移動する．したがって，動脈血中の酸素分圧は吸入気の酸素分圧に依存し，その値を超えることはできないことになる．

肺疾患では，肺の構造や機能に何らかの異常をきたした状態となるが，疾患の病態を理解するのに役立つ呼吸生理学の主な項目として，換気障害，血流障害，拡散障害，換気・血流比の不均等等などがある．

換気障害

換気は，脳神経系からの伝達で呼吸筋（横隔膜や肋間筋など）が収縮・弛緩することで胸郭内の肺が受動的に膨らんだり萎んだりして吸気・呼気が行われる．1分間あたりの換気量は，

分時換気量（L/分）
＝呼吸数（回/分）×1回換気量（L）

で表現されるが，ガス交換できる肺胞換気量は解剖学的死腔分を差し引いたものになる（図1）．正常な呼吸では，吸気と呼気が休みなく規則的なリズムで繰り返されるが，このようなリズムは呼吸調節システムによりもたらされる．すなわち，脳幹部の呼吸中枢からの出力は脊髄を介して呼吸筋にシグナルが伝達され呼吸運動となるが，逆に呼吸中枢へは化学受容器からの化学調節，機械受容器からの神経調節，大脳皮質からの行動調節（随意調節）が働いており，さま

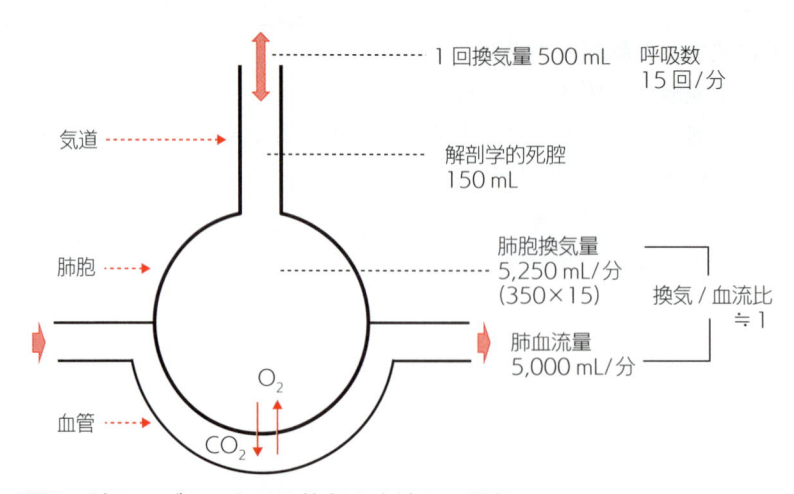

1回換気量 500 mL　呼吸数 15 回/分

気道 → 解剖学的死腔 150 mL

肺胞 → 肺胞換気量 5,250 mL/分（350×15）

血管 → 肺血流量 5,000 mL/分

換気/血流比 ≒ 1

O_2
CO_2

図1　肺のモデルにおける換気と血流との関係
複雑な肺の構造と機能を理解するのに図に示すような1つの気道，肺胞と血管からなるモデルがよく用いられる．数値は成人健常者における代表的な値を示したもの．ガス交換は肺胞で行われるが，理想的な肺胞では，換気・血流比はおよそ1となる．

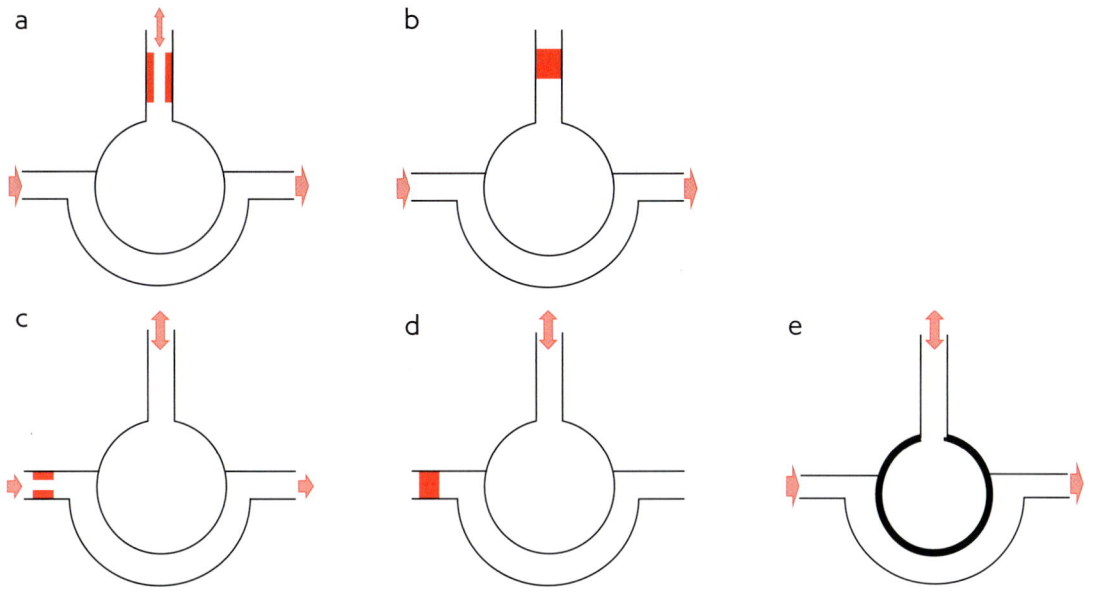

図2　さまざまな肺の障害モデル
a, b：換気の障害例．気道が完全に閉塞すると静脈血は酸素化されずシャントとなる（b）．
c, d：血流の障害例．血流が完全に途絶するとガス交換に寄与しない死腔換気となる（d）．
e：肺胞壁の肥厚による拡散障害の例．

ざまな疾患や病態はこのような呼吸調節システムに影響を与え，異常呼吸が生じる．

　換気障害には閉塞性と拘束性がある．前者の典型例は，気道が狭窄して気道内を流れる空気の抵抗が大きくなり気流の制限が生じる場合であり（図2ab），気管支喘息やCOPDなどの閉塞性肺疾患が挙げられる．後者の例としては，肺実質の線維化で肺胞が固くなる［コンプライアンス（単位圧あたりの容積の変化）が小さくなる］場合や，神経筋疾患や胸壁の異常で胸郭が十分に広がらない場合などであり，肺容量が小さくなり換気量は減少する．

血流障害

　肺毛細血管内の血栓や塞栓により局所の血流が途絶すると，その部分の肺胞はガス交換がなされず無効な換気（死腔換気）となる（図2cd）．一方，換気の乏しい肺胞では，生理学的な代償として肺胞気の酸素分圧が低下すると，その肺胞領域の肺小動脈が収縮（低酸素性血管攣縮）することで血流を減少させる機構が働く．

拡散障害

　肺胞でのガス交換は，肺胞気（気相）と毛細血管内の血液（液相）との間の薄い膜を分圧の勾配に従ってガスが移動することでなされるため，気相と液相との間の膜が厚いとガスの拡散が障害されることとなる（図2e）．典型例としては，間質の線維化で肺胞壁が厚くなる肺線維症が挙げられる．正常肺では，血液が肺胞の毛細血管のおよそ1/3の長さを通過する時間で酸素化の飽和が達成されるが，肺線維症では酸素化に時間を要し，とくに労作時には心拍数の増加から血流が速くなって酸素化が不十分なまま肺胞を通過してしまうこととなり，低酸素血症をきたす要因となる．

換気・血流比の不均等

　図1のモデルは，肺の機能を理解しやすくする点では有用であるが，実際の肺では単一の肺胞モデルではなく，多数のモデルが組み合わさっていると考えられる．理想的な肺胞ユニットでは換気と血流が1対1に対応して効率よく

ガス交換が行われるが，すべての肺胞ユニットが均一ではない．たとえば，肺は成人だと肺尖から肺底まで30cmほどの長さがあるため，座位や立位では重力の影響で肺底のほうが肺尖よりも血流が多く，換気量は肺底のほうが大きいものの血流ほどの差はないため，健常者であっても換気/血流比は，肺底のほうが小さくなり，換気と血流の不均等が存在することになる．疾患肺では図2に示したようなさまざまな程度の換気障害，血流障害などをもつユニットからなると考えられ，換気・血流比の不均等がより強く認めることとなる．最終的なガス交換の能力はこれらの不均等なモデルからの総和となって

動脈血ガスの値が決まるため，低酸素血症などの異常を示すこととなる．

　以上が呼吸器疾患の理解に役立つ基本的な病態生理であるが，上記の各異常と疾患とは1対1に対応するものではなく，通常は1つの疾患に対して複数個の障害が混在していることが多い．このような病態生理は疾患の理解だけでなく，治療や管理方針の策定にもつながる点で重要である．

[COI開示] 本論文に関して筆者に開示すべきCOI状態はない

3　ガス交換

塩田智美

O_2とCO_2は，空気中では（気体の）ガスとして存在し，血液中では血液ガスとして存在する．呼吸によりヒトは生命維持に必要なO_2を肺から血液に取り込み，代謝過程で生じるCO_2を血液から肺に排出する「ガス交換」を行っている．気道は，気管から始まり左右の主気管支は20回以上分岐する．それぞれの分岐で気道の内径は狭くなるが，気道の数は等比級数的に増加する．気道の内径が1mm以下となり，ここから肺胞が現れる．ガス交換は肺胞と肺胞周囲の毛細血管の拡散現象によってなされる．肺胞の表面積の合計はテニスコート1面くらいになり，肺胞と毛細血管間のガス交換は，もはや空気の流れ（flow）ではなく，肺胞内と血管内のガスの圧力差による拡散作用によって行われる．このようにしてヒトは外部の空気を取り込み，全身の血液が肺を通過して体内の代謝産物を排出することから，ガス交換を行う肺は外部の環境と体内環境を映す鏡でもあるといわれる．

O_2を含んだ空気は，肺の最も深い部分である肺胞に到達する．そして肺胞の薄い壁（Ⅰ型肺胞上皮細胞）を通って血液中（毛細血管内皮細胞間の薄膜）に拡散で移動する．拡散は物理的な現象であり，肺胞と血液の間の分圧差が分子の移動を引き起こす．血液が単に水のような液体であれば，O_2はガス分圧に比例して血液中に溶解して溶解型O_2としてのみ存在し，組織に運搬されるが，その量はわずかであり生命の維持ができない．生命の維持ができているのは血液中のHbの巧みな作用による．O_2は血液中で赤血球中のHbに結合するが，Hbは2種のポリペプチド（成人Hbではα鎖とβ鎖）が2本ずつ計4本からなり，各々のポリペプチドが鉄を含むヘムを1分子ずつ含有し，各々がO_2と結合し組織にO_2を運ぶ．したがって，O_2はHb

に25%・50%・75%・100%と4段階で結合することができ，1回500mL程度の安静換気量でも十分なO_2を全身に送ることができる．O_2は末梢組織ではHbから遊離され，拡散して細胞そしてミトコンドリアに取り込まれ，細胞呼吸をサポートする．一方，細胞内で生成されたCO_2は細胞から血流に移動し，肺胞に移動する．

「ガス交換の障害」とは，肺でのO_2とCO_2の適切なガス交換が行われない状態であり，低酸素血症や高二酸化炭素血症を生じる．この障害は主に以下の4つの病態に分類される（図1）.

- 換気血流不均等 [V/Q不均等, ventilation perfusion inequality (mismatch)]：最も一般的なガス交換障害であり，呼吸器疾患による低酸素血症を最もよく説明できる生理学的現象である．肺炎，COPD，気管支喘息などの多くの疾患で生じる．病変部での肺の換気量と血流量の比率が適切でない場合に発生する．理想的なV/Q比は1に近く，これは換気と血流が完全にマッチしている状態を意味する．しかし，健常者すなわち正常な生理現象でも肺の異なる部位（上肺と下肺など）では自然にV/Q比にばらつきが存在する．病的な状態ではこの不均等がより顕著になり，ガス交換の効率が大きく低下する．

- 拡散障害：肺胞と肺の毛細血管の間のガスの拡散移動が障害される状態である．これは，肺胞壁の肥厚，線維化，または液体の蓄積によって発生しうる．拡散能の低下は，とくに運動時にO_2の血中への移動が不十分になることを意味する．間質性肺疾患や肺水腫が代表的な疾患である．

- 肺内シャント，死腔：血流はあるが，肺の含気が消失し肺胞でのガス交換が行われず血液が左心系に直接移動する状態（肺内シャント）

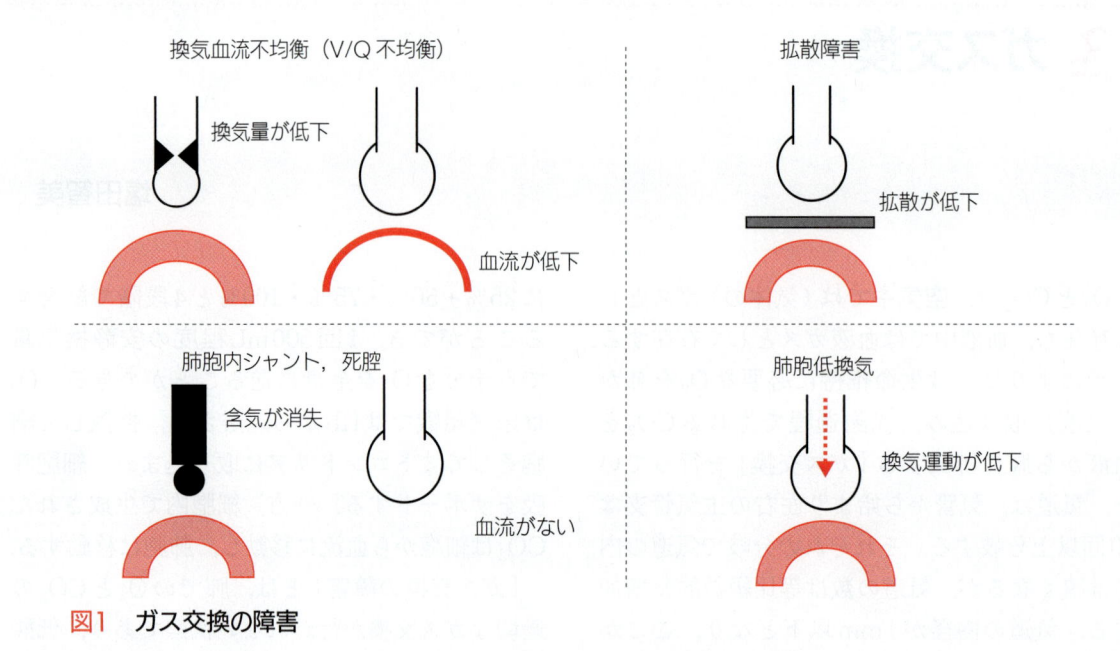

換気血流不均衡（V/Q 不均衡）

換気量が低下

血流が低下

拡散障害

拡散が低下

肺胞内シャント，死腔

含気が消失

血流がない

肺胞低換気

換気運動が低下

図1　ガス交換の障害

や，肺の含気はあるがガス交換を行う血流がない状態（死腔）である．これにより酸素化されていない血液が体循環に入り，動脈血の酸素飽和度が低下する．無気肺，肺動静脈瘻に代表される肺血管の異常が代表的な疾患である．

- 肺胞低換気：呼吸としての換気運動が十分にされない状態を指す．横隔膜を主とする呼吸筋力の低下，胸膜や胸腔の疾患による拘束（肺が拡張しない）によって引き起こされることがある．この状態では，肺胞内の CO_2 濃度が上昇し，O_2 濃度が低下する．呼吸筋力が低下した状態，高度肥満，神経筋疾患が代表的な病態である．

　ヒトのガス交換は他の生物と比べて必ずしも効率がよいわけではない．トリの肺は常に一方向に空気が流れ，毛細血管の血液は逆方向に流れることで，双方の圧較差で生じる拡散によりガス交換を行う．これを逆流性ガス交換システム（cross current exchange system）と呼ぶ．ヒトのガス交換で生じるような，吸い込む気体と排出する気体が混ざり合うことがなく，空気中の O_2 を最大限に血液に取り込むガス交換の機序となっている．この機序を現代医学に応用したものが体外式膜型人工肺（extracorporeal membrane oxygenation：ECMO）である．

［COI開示］本論文に関して筆者に開示すべきCOI状態はない

4 呼吸器系の生体防御機構
防御と過剰反応

鈴木拓児

肺は体外と接している数少ない臓器である．1日に1万リットル以上の大量の空気を呼吸していることから，肺は異物や微生物の侵入の危険に常に曝されている．

解剖学的には，鼻腔，咽頭，喉頭といった上気道が呼吸器系の生体防御の第一線であり，気管，気管支，細気管支といった下気道へ続き，気道は最終的にはおよそ23回の分岐をして肺胞へ到達する．気道においてさまざまな刺激に反応して生じる反射機能，主に三叉神経が関わる「くしゃみ反射」や迷走神経が伝える「咳反射」は異物を生体から除去する防御機能として働いている．

肺・気管支を構成する細胞成分は40種類以上あるが，主に杯細胞や粘液下腺による粘液産生と線毛上皮細胞による線毛運動の「粘液線毛クリアランス」が物理的に異物の除去を行っている．気道分泌物は粘性の低い水分である線毛周囲層（下層）のゾル層とムチンが主成分である粘液層（上層）のゲル層からなる．ゾル層の水分の厚みにより線毛運動が円滑に行われ，ゲ

ル層は喉頭方向へスライドして排出されていく「粘液線毛輸送系」は生体防御機構として重要である．粘膜下線の漿液細胞や気道上皮細胞でイオンチャネルを介して水分が分泌される．粘膜下線の粘液細胞からはMUC5B，杯細胞からはMUC5AC・MUC5Bといったムチンが産生される．気道分泌物にはムチン以外に，局所の免疫機能に関わる抗菌活性分子（IgA，ディフェンシン，リゾチーム，ラクトフェリン）や免疫調整分子（分泌型グロブリン，サイトカイン，ケモカイン）などを含んでおり，多彩な機能を有している（図1）．気道分泌の過剰は喀痰・咳嗽といった呼吸器症状と関連する[1]．一方で，原発性線毛運動不全症［線毛機能不全症候群（primary ciliary dyskinesia：PCD）］による線毛運動の障害は気道感染や炎症を繰り返し進行性の気管支拡張症を呈する．

肺の末梢では肺胞を中心に組織常在マクロファージ（tissue-resident macrophages）である「肺胞マクロファージ」が自然免疫細胞として生体防御の中心を担っている．一般に肺胞マ

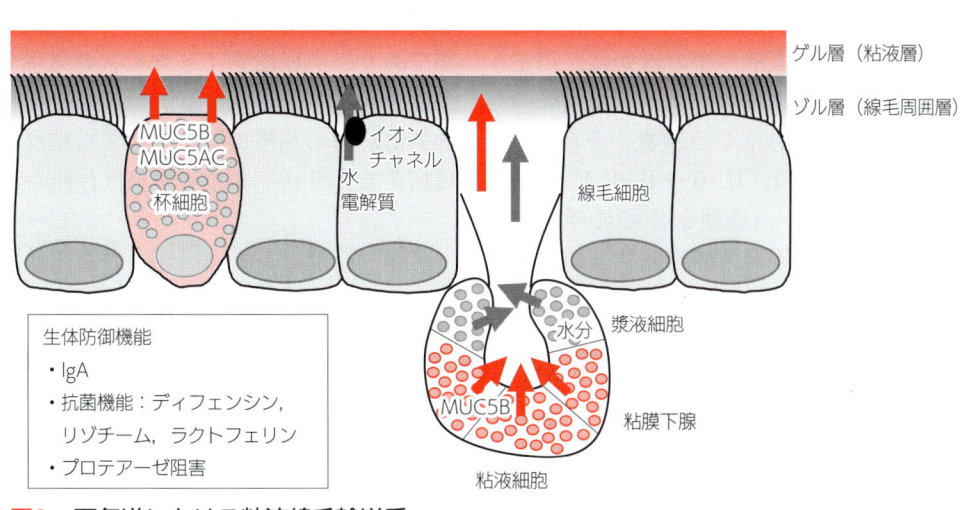

図1　下気道における粘液線毛輸送系
気道分泌物はゲル層（粘液層）とゾル層（線毛周囲層）の2層からなり，線毛運動を介して，気道の生体防御を担っている．気道分泌物には生体防御機能を担う多彩な分子が含まれている．

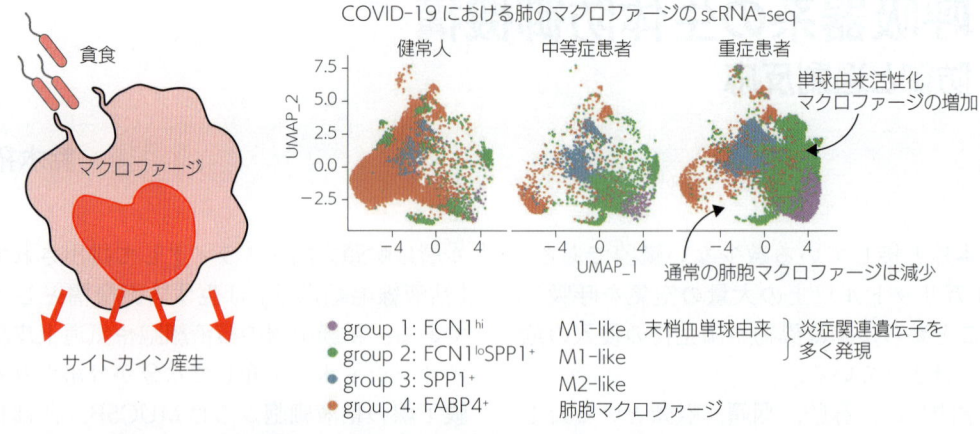

COVID-19における肺のマクロファージのscRNA-seq

図2　マクロファージの機能とCOVID-19
マクロファージは旺盛な貪食作用を有しサイトカインなどを産生する．COVID-19患者のシングルセル解析では，重症度に応じて通常の肺胞マクロファージが減少し，逆に血液単球由来と考えられる活性化した炎症性マクロファージが増大している．

［Liao M, *et al*：*Nat Med* 2020；26：842-844］

クロファージは約3つの肺胞に1つの割合で存在する．アメーバーのように動き回ることで肺の中をパトロールし，外界からの微生物に対する生体防御機構として働いている[2]．また，肺胞マクロファージはサーファクタントの恒常性維持にも重要である．マクロファージは大食細胞という名のとおり旺盛な貪食作用を有する自然免疫を担う免疫細胞（白血球）である．一方で感染・炎症時には，肺胞マクロファージのほかに血液中の単球が遊走浸潤してきて分化し，由来の異なる「血液単球由来マクロファージ（monocyte-derived macrophages）」が集積する．

しばしば重症感染の病態としては，ウイルスなどによる宿主細胞の直接障害のほかに，宿主の過剰な免疫反応が考えられ，サイトカインストーム（cytokine storm）という現象がその1つである．TNF-α，IL-1，IL-6やIL-8といった炎症性サイトカインの過剰な分泌に伴い発熱，悪心，悪寒，循環不全，神経症状といった状況になり，肺では急性呼吸窮迫症候群（acute respiratory distress syndrome：ARDS）やびまん性肺胞傷害（diffuse alveolar disease：DAD）が続発すると考えられている．肺では上皮細胞や内皮細胞といった構成細胞からマクロファージを主体とした免疫細胞が異常活性化した過剰反応状態である．ちなみに，サイトカインストームは感染以外でもがんに対する免疫チェックポ

イント阻害薬による治療の過程やCAR-T細胞療法によっても生じることが報告されている．

COVID-19における重症化においてもサイトカインストームは注目された．近年のシングルセル解析技術の進歩により，患者肺での解析結果からは軽症から重症になるにつれて，もともとの肺胞マクロファージが減少していくのに対して，活性化したサイトカイン産生能のある炎症性の強い単球由来マクロファージが肺で増加することが明らかとなっており，サイトカインストームの一端を担っているものと考えられる（図2）[3]．

ステロイドは炎症カスケードの強力な阻害薬であり，炎症性サイトカインの発現を抑制し，炎症反応の拡大を潜在的に防止しうる．重症COVID-19の治療の際においても抗ウイルス薬に加えてステロイドの治療が行われている．

［COI開示］鈴木拓児：アストラゼネカ(株)，日本ベーリンガーインゲルハイム(株)

文献
1) 日本呼吸器学会咳嗽・喀痰の診療ガイドライン2019作成委員会編：咳嗽・喀痰の診療ガイドライン2019. メディカルレビュー社，2019.
2) Neupane AS, Willson M, Chojnacki AK, *et al*：Patrolling alveolar macrophages conceal bacteria from the immune system to maintain homeostasis. *Cell* 2020；183：110-125.
3) Liao M, Liu Y, Yuan J, *et al*：Single-cell landscape of bronchoalveolar immune cells in patients with COVID-19. *Nat Med* 2020；26：842-844.

5 肺機能の加齢変化

海老原　覚

加齢に伴う換気障害

　呼吸器系も他の臓器と同じように年齢とともに機能が低下する．呼吸器系における機能低下は換気機能低下として現れ，それは結果として動脈血ガス分圧に影響を与えているものと思われる．加齢に伴う動脈血酸素分圧の低下は，そのような換気機能障害に加えて，拡散能の低下や換気血流比不均衡増大などもが総合的に関与した結果である．とくに加齢による動脈血酸素分圧の低下は仰臥位で顕著であるのも，加齢に伴う高齢者の換気障害の特徴を示していると筆者は考える．

　加齢に伴う換気障害は，閉塞性障害および拘束性障害の両者が徐々に進行していくことにある．さらに加齢に伴う換気応答の低下も複合的に関与しているものと思われる．

加齢に伴う閉塞性障害

　加齢に伴い呼吸細気管支と肺胞道の内径が拡大し，肺胞の径が増大する肺胞腔の拡大が起こる．これに伴い単位体積あたりの肺胞壁は減少するが，肺気腫とは違い肺胞壁の破壊は伴っておらず，炎症性細胞の浸潤もない．この"肺胞壁の破壊を伴わない肺胞腔の拡大"は，単位体積あたりの肺胞表面積の減少が気相-液相境界面積の減少を招き，それが表面張力を低下させ，おそらく肺弾性収縮力を低下させる主因となっている．肺弾性収縮力の低下のため肺コンプライアンスはわずかに増加し，これが1秒率低下の原因となる．

　さらに肺胞壁の減少は末梢気道を外から支える弾性線維も減少するため，末梢気道は虚脱・閉塞しやすくなり，呼気時における末梢気道の閉塞（air trapping）を招く．これによりさらなる肺胞腔の拡大を惹起し，残気量の増加に貢献する．残気量が増加すると，全肺気量が年齢とともにあまり低下しないことより，肺活量が低下することとなる．

　また，"肺胞壁の破壊を伴わない肺胞腔の拡大"による肺胞表面積の減少は，ガスが拡散する面積の減少につながり，肺拡散能が低下する一因となる．そのほか加齢による肺毛細血管の減少なども関与している可能性がある．

　以上，"肺胞壁の破壊を伴わない肺胞腔の拡大"がもたらす肺機能変化について述べてきたが，その"肺胞壁の破壊を伴わない肺胞腔の拡大"が起こる根本原因については現在のところはっきりとはわかっていない．

加齢に伴う拘束性障害

　肺実質は前述のように加齢とともに徐々に柔らかくなる（コンプライアンスが増大する）が，胸郭は高齢になるにつれて次第に硬くなることが知られている．加齢とともに肋骨，胸骨，脊椎などの石灰化や関節可動域障害により，胸郭の弾性（しなやかさ）は失われていき，胸郭コンプライアンスは低下する．

　呼吸筋力を反映する最大吸気圧や最大呼気圧も加齢とともに低下することが知られている．この原因には，他の骨格筋と同様にサルコペニアと呼ばれる筋量の低下や筋線維単位の収縮力の低下が関与していると考えられ，おそらくこれらのことも胸郭コンプライアンスの低下に関与するものと思われる．また，残気量は呼吸器全体の弾性拡張圧と呼吸筋による胸郭収縮圧とのバランスもその成因であり，呼吸筋力低下は残気量増大の方向に向かうものと思われる．

　胸郭コンプライアンスの低下は，肺実質の若干のコンプライアンス増加と比べて大きいため，

呼吸器系全体ではコンプライアンスは低下する方向，つまり拘束性の方向に向かう[1].

加齢に伴う換気応答の変化

Peterson らは，吸気開始から0.1秒後の口腔内圧変化を測定して呼吸中枢の出力を正確に捉えることにより，高齢者では低酸素負荷，高炭酸ガス負荷の両方における換気応答が低下していることを報告している[2]. これらは加齢による呼吸筋力の低下を補正しても有意に低下しており，加齢により換気応答が低下するものと考えられた. しかし，この加齢による換気応答の低下が末梢受容器レベルによるものか，呼吸中枢レベルによるものかはよくわかっていない.

睡眠時無呼吸症候群の有病率は加齢とともに増加するが，加齢による上気道開大筋群の筋緊張低下と同時に加齢による呼吸中枢の低下も指摘されており，多くの要因が関与していると思われる. 加齢に伴う換気応答変化は多くの呼吸器の病態に関与している可能性がある.

加齢に伴う肺機能変化

加齢とともに徐々に肺実質は閉塞性障害の方向へ進み，1秒量（率）は減少方向となる. 胸郭系は拘束性障害の方向へと進んでいき，肺活量も減少方向となる. 肺気量分画においては全肺気量はほとんど変化せず，機能的残気量においても有意な変化はないとの報告がある[3]. また，加齢とともに肺拡散能低下や換気応答不全が生じている. 実は，動脈血液ガス分圧では加齢とともに動脈血酸素分圧は低下するが，動脈血炭酸ガス分圧は加齢の影響を受けず一定である. まだまだ解決されていない問題は多いものと考える.

[COI開示] 本論文に関して筆者に開示すべきCOI状態はない

文献

1) Anderson WF, Anderson AE Jr, Hernandez JA, *et al*：Topography of aging and emphysematous lungs. *Am Rev Respir Dis* 1964；90：411-423.

2) Peterson DD, Pack AI, Silage DA, *et al*：Effects of aging on ventilatory and occlusion pressure responses to hypoxia and hypercapnia. *Am Rev Respir Dis* 1981；124：387-391.

3) McClaran SR, Babcock MA, Pegelow DF, *et al*：Longitudinal effects of aging on lung function at rest and exercise in healthy active fit elderly adults. *J Appl Physiol* 1995；78：1957-1968.

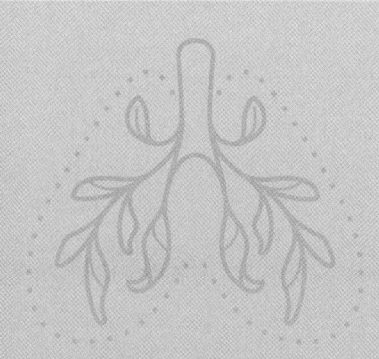

II章

呼吸器疾患の診断および検査

1 問診と症状からの鑑別診断

今泉和良

呼吸器疾患は感染症，悪性腫瘍，アレルギー疾患など多岐にわたり，1つの症状や所見から鑑別すべき疾患は多く，適切な問診と幅広い知識が必要とされる．本稿では呼吸器疾患の症状として頻度の高い咳嗽，呼吸困難，胸痛，血痰をとり上げる．

咳　嗽

■ 急性咳嗽

発症から3週間以内の咳嗽は急性咳嗽と呼ばれ，気道感染による咳嗽が多い．とくに喀痰を伴う咳嗽（湿性咳嗽），咽頭痛・発熱などを伴う咳嗽，周囲に同じ症状の人がいる咳嗽では気道感染が疑われる．通常の風邪症候群（ウイルス感染）の頻度が高く，高熱を伴う場合にはCOVID-19，流行期ではインフルエンザ感染（これらに伴う細菌性気道感染）が鑑別となる．若年成人の発熱を伴う頑固な咳嗽（喀痰を伴わないことが多い）ではマイコプラズマ感染，吸気時笛声を伴うひどい咳では百日咳感染（学童期の小児に多いが成人もある）が鑑別に挙げられるが，後述する慢性咳嗽を呈する疾患が早期に受診している場合もある．

■ 遷延性・慢性咳嗽

発症から3〜8週持続する咳嗽を遷延性，8週以上持続する咳嗽を慢性咳嗽と分類する[1]．遷延性・慢性咳嗽では気管支喘息，COPD，肺がん，間質性肺炎など頻度の高い呼吸器疾患の鑑別をまず行う．聴診で呼気時の乾性ラ音を認めれば喘息の可能性を考えるが，軽症例では強制呼気をさせないと明らかなラ音が聴取できないことがある．進行性肺線維化をきたす間質性肺炎の初期では胸部X線上，線状影，網状影が目立たず下肺野の収縮（含気減少）のみを呈することがあるため注意する．また，結核有病率の

高い国の外国人患者では結核が重要な鑑別であり，胸部X線に加えて喀痰抗酸菌塗抹培養検査を必ず考慮する．

これらの疾患に該当しない場合，慢性咳嗽として鑑別を行う．よくみられる疾患として，咳喘息，アトピー咳嗽（慢性喉頭アレルギー），胃食道逆流症（gastroesophageal reflux disease：GERD），感染後咳嗽，副鼻腔気管支症候群が挙げられるが，これらの疾患の正確な診断は容易ではなく，治療的診断が行われることもある．咳喘息はわが国の慢性咳嗽の原因疾患として最も多い．明け方から早朝の咳，末梢血好酸球上昇や呼気NO濃度上昇など喘息を示唆する所見があることもあるが，まったくない場合もある．吸入ステロイド（±気管支拡張薬）を使用して効果を確認することもあり（治療的診断），使用後2週間は経過をみて効果を判断する．のどの瘙痒感やイガイガ感が強く季節性がある場合にはアトピー咳嗽の可能性があり，抗ヒスタミン薬による治療的診断がありうる．先行する上気道炎の症状があった場合には感染後咳嗽を，胸焼けの症状がある場合にはGERDによる咳嗽を考慮する．副鼻腔炎については耳鼻科との連携が重要である．

呼吸困難

呼吸困難感は何らかの理由で普通に呼吸ができないという状態であり，患者にとっては不安が強い．血中酸素濃度が保たれていても，いつもより低かったり，呼吸回数が増えているなどの症候がある場合は異常である．SpO_2のみでは判断の難しい症例もあるため，血液ガスでの$PaCO_2$あるいは$A-aDO_2$の評価も時に重要である．また労作時のみ顕著な低酸素血症を呈する例もあり，6分間歩行試験などで労作時の低酸

表1　呼吸困難を呈する疾患

原因部位	臓　器	
肺・胸郭	中枢気道	機械的気道狭窄（腫瘍，異物，痰）
	肺・末梢気道	喘息，肺気腫・COPD，間質性肺疾患，肺炎
	胸郭	胸膜炎，胸水貯留，気胸，神経筋疾患
心臓・大血管	心臓	心不全，急性冠症候群，不整脈，右左シャント（心房中隔欠損など）
	肺血管	肺血栓塞栓症，肺高血圧，肺動静脈瘻，肝肺症候群
胸部以外	全身性	貧血，アシドーシス（敗血症，糖尿病性ケトアシドーシスなど），腎不全，内分泌異常（甲状腺機能亢進症），薬物中毒
	心因性	過換気症候群

素血症を確認することも重要である．呼吸困難を呈する疾患はきわめて多く，鑑別診断を考える場合には，肺・胸郭に原因があるもの，心臓・血管に原因があるもの，全身性疾患によるものの3つに分けて鑑別を進める（表1）．

胸　痛

胸痛も日常外来でよく遭遇する．胸痛の鑑別では，心筋梗塞，狭心症，大動脈解離，心膜炎など緊急性の高い循環器・血管疾患が優先される．通常は，発症が急性・激烈であるが，高齢患者では症状が非典型的である場合があり注意が必要である．呼吸器疾患の疼痛の多くは胸膜か肋骨に由来するため吸気時に増強することが多く，気胸，胸膜炎（胸膜炎を伴う肺炎），胸膜（胸壁）に浸潤する腫瘍，肺梗塞などが鑑別に挙げられる．そのほか腫瘍の肋骨転移，肋骨骨折，肋間神経痛も呼吸により疼痛が増強する．呼吸との関連のはっきりしない胸痛に肋間神経領域の帯状疱疹，胸壁・乳腺の腫瘍・感染症，縦隔気腫，肋軟骨炎，胸骨の病変などが挙げられる．まれにサルコイドーシスで胸痛を訴えることがあり，通常は漫然とした締めつけ感のみで自然に軽快することが多いが，強い胸部痛を呈する事例も報告されている[2]．また逆流性食道炎，急性膵炎，急性胆囊炎などの胃腸疾患が胸痛として感じられる場合もある．

血痰・喀血

血痰・喀血の場合には，まず下気道からの出血であるかどうかを見極める．嘔吐を伴う場合には吐血の可能性が高く，咳嗽を伴わず喀出される場合には鼻腔，副鼻腔，口腔などからの出血との鑑別が必要になる．血痰・喀血の原因疾患として頻度の高いものに気管支拡張症，結核後遺症，非結核性抗酸菌症があるが，そのほか中枢気管支に進展した肺がん，空洞を有する感染症や血管炎病変（多発血管炎性肉芽腫症など），肺胞出血，アミロイドーシス，肺血栓塞栓症なども原因となる．心不全による肺水腫のピンク色痰，重症肺炎の鉄さび色痰（肺炎球菌性肺炎）なども血痰として認識されていることがある．抗凝固薬の内服で喀血を生じることもあり，とくに肺の基礎疾患を有する症例では内服薬の確認は重要である．また，精査してもなお原因不明の喀血例もある．

[COI開示] 本論文に関して筆者に開示すべきCOI状態はない

文献

1) 日本呼吸器学会咳嗽・喀痰の診療ガイドライン2019作成委員会編：咳嗽・喀痰の診療ガイドライン2019．メディカルレビュー社，2019；9-13．
2) Gulati M, Levy PD, Mukherjee D, et al：2021 AHA/ACC/ASE/CHEST/SAEM/SCCT/SCMR Guideline for the Evaluation and Diagnosis of Chest Pain：a report of the American College of Cardiology/American Heart Association Joint Committee on Clinical Practice Guidelines. Circulation 2021；144：e368-e454.

2 触診，打診，聴診

中島 啓

呼吸器疾患の診療では，患者の病歴に基づき，五感を最大限に活用して身体所見を評価することが重要である．丁寧に診察することは，患者と医師の信頼関係の強化にもつながる．本稿では，呼吸器診療における身体所見のうち，触診・打診・聴診について解説する．

触 診

頸部の触診としては，気管の変位と短縮の有無について評価を行う．胸骨上縁より甲状軟骨下縁までのくぼみに指を入れて，2横指以下であれば気管短縮と判断する（正常では3〜4横指）[1]．気管短縮は，肺の過膨脹により縦隔と気管が下方に牽引されることで生じる．呼吸補助筋である胸鎖乳突筋にも触れて肥大の有無を確認する．とくにCOPDなどの閉塞性肺疾患では，胸鎖乳突筋の肥大を認める．胸鎖乳突筋の筋腹が患者自身の親指よりも大きくなったときに病的な発達と判断することができる．

胸部の触診としては，まず胸壁の圧痛と腫瘤の触知がある．外傷や激しい咳嗽などに伴う胸痛がある場合は，急性骨折の有無を評価するために，肋骨の触診を行う．通常，骨折のある部位で強い圧痛を認める．肺がんなど悪性腫瘍の骨転移や筋肉転移を認める患者では，腫瘍の存在部位に皮膚の膨隆を認める．患者自身もすでに自覚している場合が多い．そのほか膿胸がある局所部位では皮膚の温度が上昇する．縦隔気腫や皮下気腫の患者では，前胸部や頸部における体表面の触診で「ギュギュ」という握雪感を確認することができる．

声を出している患者の胸壁に手を置くことで感じる振動を触覚振盪といい，胸部診察において有用である[2]．具体的なやり方としては，手の尺骨側を患者の背部に当てて，患者に「ひとー

つ，ひとーつ」とできるだけ低い声で長めに発声してもらう．正常では両手に振動が伝わる．左右や上下で触覚できる声の振動を比較する．大葉性肺炎では，音の伝達がよくなるため振動を感じやすくなり，触覚振盪が増強する．反対に，水や空気があると伝達を遮断して振動を感じづらくなり，触覚振盪が減弱する．たとえば，胸水が存在する場合は触覚振盪が減弱し，振動を感じなくなる．ほかにも無気肺，気胸，広範囲の胸膜肥厚などがあると触覚振盪は減弱する．

打 診

打診の一般的なやり方は，利き手ではない中指の遠位関節を体表面に密着させて，利き手中指の指尖でスナップを利かせて叩く方法である．前胸部・背部ともに上から下にかけて左右を打診して音を比較する．鼓音は含気が多い部位における「ポンポン」という軽くて高い音である．濁音は含気が少ない部位における「ドンドン」という重くて低い音である．気胸の患者では患側で打診音が鼓音になる．巨大な嚢胞や，COPDによる肺過膨脹がある場合も鼓音を呈する．大葉性肺炎，無気肺，胸水，胸壁に接する巨大腫瘍においては打診音は濁音を呈する．

聴 診

聴診は，肺区域を意識して前面・背面の左右（合計12ヵ所）を聴取し，気管前面も聴診する[1]．

呼吸音は肺胞呼吸音と気管支呼吸音の2つに分けられる．肺胞呼吸音は肺の末梢（肺底部など）で聴取される，低調で柔らかく小さい音である．吸気で聴取し，呼気ではほとんど聴取しない．肺胞呼吸音の減弱は，胸水，腫瘍，気胸，肺気腫などを示唆する．気管支呼吸音は肺の中枢（気管〜主気管支）で聴取される高調で大き

な音である．吸気と呼気の両方で聴取する．気管支呼吸音が肺の末梢など本来聞こえない部位で聴取されるのは異常であり，肺炎や無気肺を示唆する．

副雑音は，聴診上の呼吸音以外のあらゆる音のことをいい，ラ音とその他（胸膜摩擦音など）に分けられる．ラ音は，断続的な音であるcrackle（クラックル：断続性ラ音）と，連続的な音であるwheeze（ウィーズ：連続性ラ音）に分類される．cracklesのうち低調性で吸気全般に均一に聴取する「ぼこぼこ」という音をcoarse cracklesと呼ぶ．coarse cracklesは気道〜肺胞で分泌物が弾ける音で肺胞性病変を反映し，細菌性肺炎やうっ血性心不全で聴取する．また，高調性で吸気終末に漸増して「パチパチ」と聞こえる音をfine cracklesと呼ぶ．fine cracklesは虚脱した気道が開いてくる音で間質性病変を反映し，間質性肺炎，細菌性肺炎の回復期，間質性肺水腫などで聴取される．音の時相に着目した呼吸音の表現方法として，coarse cracklesはholo inspiratory crackles，fine cracklesはlate inspiratory cracklesとも表記されることがある．それぞれ前者が一般的であるが，個人的には音が高いか低いかに着目するよりも，音の時相に着目したほうが主観が入らず，他者とも所見が合致しやすいため，後者の表現を用いることが多い．また，ラ音が聴取されないことも重要な所見となることがある．胸部画像検査で粒状影があるにもかかわらず聴診で呼吸音が正常の場合は，肉芽腫性疾患の可能性が高まる．また，ニューモシスチス肺炎もラ音を聴取しないことが多い．

wheezesは，狭窄した気道の向かう振動による「ヒューヒュー」という高い笛のような音である．呼気時，あるいは吸気・呼気で聴取する．mono-phonic wheezes（1つの周波数の音）と poly-phonic wheezes（さまざまな周波数の音）に分けられる．mono-phonic wheezesは1本の狭窄気管支に由来するとされ，悪性腫瘍による気道狭窄や，軽症の気管支喘息発作で聴取する．poly-phonic wheezesは複数の気道狭窄による音で，重症の気管支喘息発作などで聴取する．poly-phonic wheezesの気管支喘息は短時間作用性 β_2 刺激薬（short-acting beta-2 agonist：SABA）だけでは改善せず，全身性のステロイド投与が必要になることがほとんどである．とくに低張な wheezes を ronchi（ロンカイ）とも表現する．

その他の副雑音としては，まず胸膜摩擦音（friction rub）がある．胸膜摩擦音は，臓側胸膜と壁側胸膜が擦れる音で，吸気と呼気に聴取する断続性の「ガサガサ」という音である．cracklesに似ているが，胸膜摩擦音は呼気にも聞こえるのが特徴である．疾患としては細菌性胸膜炎，がん性胸膜炎などで聴取する．squawkは，吸気時のみに聴取する「キューキュー」という連続性ラ音である．細気管支に強い炎症がある場合に生じ，吸気で細気管支が再開放されるときに気道壁が振動して起こる．過敏性肺炎や間質性肺炎で聴取する．rattleは，気管，両主気管支で吸気・呼気に聞こえる「ゴロゴロ」という音である．下気道分泌物の自力喀出ができない病態を示唆し，肺炎，肺水腫，死前喘鳴などで聴取する．

[COI開示] 本論文に関して筆者に開示すべきCOI状態はない

文献

1) 中島　啓：レジデントのための呼吸器診療最適解：ケースで読み解く考えかた・進めかた．医学書院，2020.
2) 日本呼吸器学会編：胸部身体所見（視診，触診，打診，聴診）．新呼吸器専門医テキスト．改訂第2版，南江堂，2020；63-64.

3 胸部単純X線

芦澤和人

詳細な読影を始める前に

　呼吸器疾患の一般外来診療において，胸部単純X線撮影は第一選択の検査法である．詳細な読影を始める前に，まず以下の3点をチェックするように心がけたい．

- 撮像体位：臥位で撮像された胸部単純X線は，立位と異なった所見を呈する．心陰影や縦隔陰影の拡大，奇静脈弓の拡張，肺血管影のequalization（上肺野と下肺野の血管の太さが同じになる）などがみられる．
- 撮像条件：画質のわるい画像の読影は，誤診や見落としの原因となる．画質の視覚的評価では，気管や主気管支の内腔，椎体や棘突起，肺下縁の視認性がよい指標である（図1a）．これらのチェックは，後述する解剖学的死角（図1b）に隠れた病変の拾い上げにも有効である．
- 被検者の呼吸状態など：術後や状態のわるい患者では吸気不良ため，呼気に近い画像となり，横隔膜挙上，心拡大などがみられ，また下肺野の透過性が低下し肺炎と誤診されることがある．また，X線束の斜入や被検者が斜位の状態では，肺野の透過性に左右差が生じ，異常と誤診されることがある．この際，腋窩の軟部組織の透過性にも左右差がないかをチェックするとよい（なければ真の異常）．

読影のチェックポイント：総論

　胸部単純X線像を正しく診断するためには，正常画像解剖・正常変異を熟知する必要がある[1-3]．過去画像との比較読影はきわめて有用

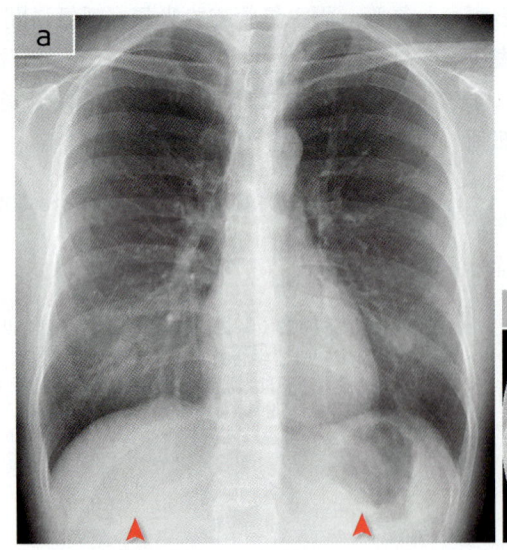
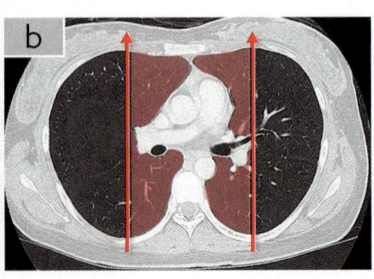

図1　30歳台女性：正常例
a：胸部単純X線．気管や主気管支の内腔，椎体や棘突起，肺下縁（矢印）がよく同定でき，よい画質と評価できる．
b：薄層CT．色付けした領域の肺はX線束が通過する際に大血管や肺門と重なって存在しており，解剖学的死角と呼ばれる．胸部単純X線上は白い領域として描出される．

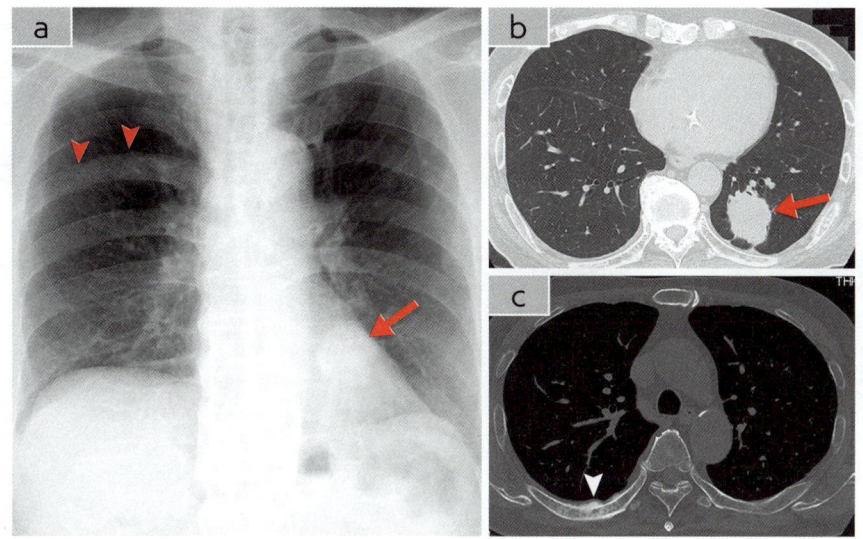

図2　70歳台男性：肺がんと骨転移

a：胸部単純X線．心陰影に重なって径4cm大の腫瘤影がみられる（矢印）．右6肋骨後枝には硬化性変化がみられる（矢頭）．

b, c：薄層CT（b），骨条件（c）．左下葉の肺がん（矢印）と骨転移による肋骨の硬化性変化（矢頭）が認められる．

であり，過去画像が得られる場合は必ず行うべきである．また，読影力アップのトレーニングとして症状や検査所見などの臨床情報なしで読影を開始してもよいが，最終的には臨床情報を合わせて総合的に判断することが望まれる．

　筆者が読影の際にとくに重要視している3点を以下に挙げる．

- 全体を概観する：胸部単純X線像では，一枚の画像から多くの情報が一度に得られる．細部にわたる読影を始める前に，まずは全体を概観する習慣を身に付けることが重要である．
- 解剖学的死角を意識する：胸部単純X線正面像で，肺は心大血管，横隔膜，肺門，骨などにも重なって存在しており，解剖学的死角（単純X線像では白い領域）と呼ばれる．心大血管，横隔膜に重なる肺の面積は43％，体積は26％と報告されている（図1b）[4]．肺下縁や肺・縦隔境界線を意識しながら，肺の病変が隠れていないかを注意深く観察する必要がある（図2）．
- 固定した順序で読影する：読影の順序に決まったものはないが，見落としを防ぐためにも，自分なりの固定した順序で読影を行うの

が望ましい．筆者は，骨・軟部組織→横隔膜→心大血管・縦隔→肺門→肺野の順序で読影を行っている[5]．各領域のチェックすべきポイントに関して，次に述べる．

読影のチェックポイント：各論

■ 骨・軟部組織

　"全体の概観"として，胸郭，軟部組織の変形・左右差がないかをチェックする．胸郭や脊椎の変形では，肺野や縦隔の陰影が修飾されることがあり，注意が必要である．たとえば，漏斗胸の患者では心陰影の左側偏位に加えて，右下肺野内側の透過性低下がみられ，右中葉の肺炎や無気肺と誤診されることがある．胸郭形成術後や乳房切除後の症例では，結核再燃や乳がんの転移がないかに注目する必要がある．

　骨や軟部組織には，肺の結節・腫瘤影と紛らわしい構造物が存在する．第1肋軟骨の石灰化・骨化，骨島，骨折後の仮骨や，軟部組織では乳頭，皮膚の皺（仰臥位）などが挙げられる．

　担がん患者では，溶骨性・造骨性変化，軟部腫瘤がないかをチェックする．骨・軟部組織の異常を見つけたら，肺・縦隔病変と関連がない

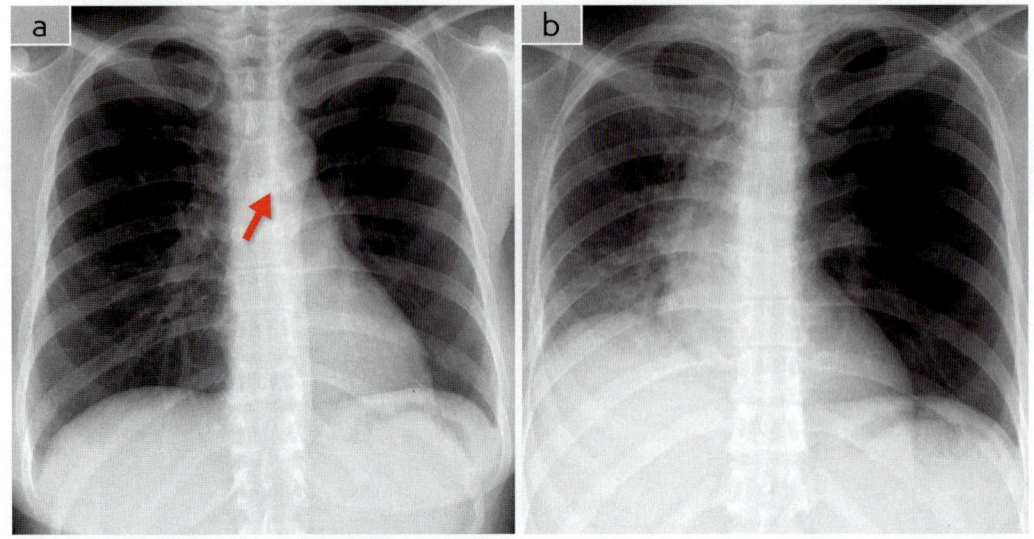

図3　30歳台女性：左主気管支腫瘍
a：胸部単純X線（吸気）．左肺の透過性が対側と比較すると軽度亢進し，肺血管影は減少している．左主気管支内腔の不明瞭化も認められる（矢印）．
b：胸部単純X線（呼気）．肺野透過性の左右差が明瞭化し，縦隔影が右側に偏位している．

か（たとえば肺がんと骨転移，図2a）を検討することも重要である．

■ 横隔膜

"全体の概観"として，横隔膜ドームの高さをチェックする．正常では右がやや高く，後ろの第10肋骨レベルに位置する．一側の横隔膜挙上がある場合は，無気肺や横隔神経麻痺などを疑う．肺下胸水は横隔膜挙上と紛らわしいが，頂点が正常横隔膜より外側にみられることが鑑別点となる．肋骨横隔膜角の鈍化は，胸膜癒着ないし胸水貯留でみられる．心横隔膜角の不鮮明化・鈍化は，心外膜脂肪層でしばしば認められる．

背側の肺は横隔膜ドームより下方に存在し，撮像条件のよい画像では肺下縁が同定できる（図1a）．前述したように，横隔膜ドームより下方は見落としが多い領域の1つであり，心臓と同程度の透過性（白さ）であるか，横隔膜に重なる肺血管や肺下縁がみえるかをチェックする習慣を身に付けたい．

■ 心臓・縦隔

"全体の概観"として，心臓・縦隔影の大きさと位置をチェックする．仰臥位や呼気撮像で，心臓・縦隔影は拡大する．また，血管の蛇行や縦隔内の脂肪蓄積によっても陰影の拡大がみられる．心臓・縦隔影の偏位は，無気肺，胸水，気胸などさまざまな要因で認められる．

適切な撮像条件の画像では，気管・左右主気管支の内腔がよく同定できる（図1a）．必ず気管から末梢に向かって気道の内腔・走行を追跡することが重要である．肺野の透過性に左右差がある場合，中枢気道の内腔が十分に同定できるかをチェックすることで，鍵となる所見を指摘できることがある（図3）．

肺・縦隔境界線は，心臓・縦隔影に重なって肺と縦隔との境界面が線状・索状構造にみられるもので，前述の解剖学的死角および同部の肺病変（図2a）を意識するうえで重要である．大動脈・肺動脈窓は線ではないが，嗄声の患者ではチェックすべき重要な部位である．

■ 肺 門

"全体の概観"として，肺門影の高さ・大きさ・透過性の左右差をチェックする．肺門影は，正常では左側が1〜2cm高く，原則的に大きさ・透過性には左右差はみられない．

肺門影を構成する中間気管支幹の外側を併走

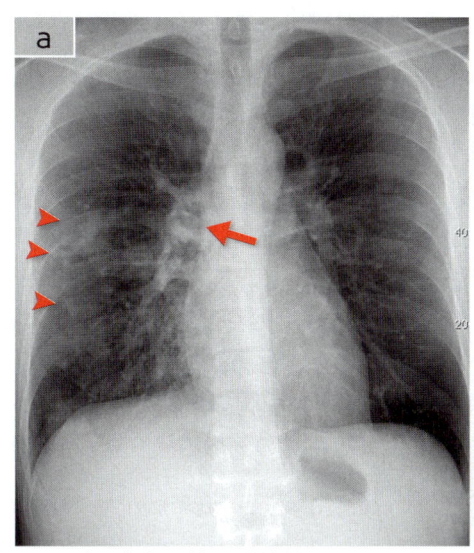
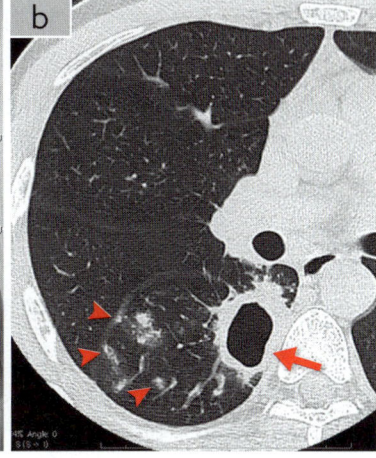

図4　20歳台男性：肺結核

a：胸部単純X線．右中肺野に多発性に不整形の結節影がみられる（矢頭）．肺門影は左側に比べて右側は透過性が低下している．よくみると右肺門に重なって空洞性病変が疑われる（矢印）．

b：薄層CT．右肺門の背側，右S6に平滑な壁をもつ空洞性腫瘤がみられる（矢印）．周囲には散布巣が認められる（矢頭）．

する下行肺動脈の太さは後部肋骨の幅とほぼ同じであることから，同部と比較することで簡便に評価することができる．肺門影の腫大が認められる場合，肺動脈の拡張（肺血流増大や肺高血圧，肺塞栓症），肺門リンパ節の腫大（サルコイドーシス，悪性リンパ腫，初感染結核，転移など），肺・縦隔病変の重なり（図4）のいずれであるかを検討し，必要に応じてCT検査を施行する．

　肺門影の透過性の左右差，とくに一側の肺門影の透過性低下が病変の発見の手がかりとなることがある．肺門影に重なる肺がんやS6の肺結核病巣（図4）などが臨床的に重要であるが，見落とされやすい部位であり，注意が必要である．

■肺　野

　"全体の概観"として，肺野の透過性の左右差をチェックする．肺がんや肺結核の好発部位である肺尖部は骨が重なり合っており，見落としの多い部位である．左右差を意識しながら読影することが大切である．一側肺野の透過性低下は，大量の胸水，一側肺の無気肺や広範な肺炎

でみられるが，まれである．一方，一側肺野の透過性亢進をきたす病態は多くのものがあるが，なかでも主気管支の閉塞・圧迫によるチェックバルブ機序が重要である（図3a）．中枢気道の同定や血管攣縮による末梢肺血管影の減少・狭小化がないかを確認する．また，呼気を撮像することでair trapping現象を確認することができる（図3b）．ある程度以上の気胸では，一側肺野の透過性亢進がみられ診断が容易であるが，軽微なものは見落とされる可能性がある．肺尖部から外側にみられる無血管領域と萎縮肺の辺縁の細い線状影（hair line）を同定することが診断の鍵となる．

　肺血管影の増強は，肺血流の増大（左右短絡疾患，心拍出量増大）ないし肺うっ血でみられる．肺うっ血では，立位撮像にもかかわらず上肺野の血管の径が下肺野より太くなるという逆転現象（肺血流の再分布）が特徴的である．一方，肺血管影の減弱は，右左短絡疾患による肺血流減少，肺塞栓症，Swyer-James症候群などでみられる．肺気腫の診断では，肺野透過性の亢進と肺血管影の狭小化，不明瞭化に注

目したい．気管支影の異常としては，壁肥厚（peribronchial cuffing sign，tram line）や拡張が挙げられる．喘息やアレルギー性気管支肺真菌症の患者では，粘液栓が棍棒状の陰影として認められることがある．肺野末梢の微細な病変は，末梢肺血管影との区別が困難な場合がある．健常者では，外側胸壁から1〜2cmの末梢領域では肺血管は同定しにくいので（図1a），線状・粒状影などがみられたら異常と判断してよい．

解剖学的死角を意識して読影する重要性に関しては前述したとおりである（図2，4）．

肺野にみられる異常影が必ずしも肺内病変とは限らない．前後の肺外病変が肺野に重なって描出され，一見肺内病変のようにみえることは認識すべきである．陳旧性胸膜炎や石灰化胸膜プラークなどでみられる肺野に重なる胸膜の石灰化は，不整形で地図状の分布を呈することが多い．小葉間裂の葉間胸水は紡錘状の形態を呈し診断は容易であるが，大葉間裂の葉間胸水は下肺野に境界不明瞭な腎臓様の腫瘤影として認められ，肺内病変と紛らわしいことがある．

読影のチェックポイントのまとめ

- 詳細な読影を始める前に，撮像条件の良悪や，患者の撮像体位，呼吸状態をチェックする．
- 胸部全体を概観する習慣を身に付ける．
- 心臓・縦隔，肺門，横隔膜に重なる肺の解剖学的死角を意識する．
- 固定した順序で読影する．
- 正常画像解剖・正常変異を熟知する．
- 過去画像が得られる場合は必ず比較読影を行う．
- 肺野，縦隔だけでなく，骨，軟部組織などにも注意を払う．
- CT所見を胸部単純X線にフィードバックし，X線所見の画像の成り立ちを理解する．

[COI開示] 本論文に関して筆者に開示すべきCOI状態はない

文献

1) 林 邦昭，中田 肇編著：新版胸部単純X線診断：画像の成り立ちと読影の進め方．秀潤社，2011；12-55.
2) 芦澤和人，楠本昌彦編著：胸部X線診断再入門：症例から学ぶ読影法．画像診断2023年増刊号Vol.43 No.4．秀潤社，2023；12-24.
3) 栗原泰之訳：シェーマでわかる胸部単純X線写真パーフェクトガイド．メディカル・サイエンス・インターナショナル，2012；2-13.
4) Chotas HG, Ravin CE：Chest radiography：estimated lung volume and projected area obscured by the heart, mediastinum, and diaphragm. *Radiology* 1994；193：403-404.
5) 芦澤和人編：X線所見を読み解く！胸部画像診断：読影の基本知識から浸潤影・結節影などの異常影，無気肺，肺外病変のみかたまで．レジデントノート 2018；20：353-417.

4 CT

杉浦弘明

胸部CTの読影においては肺全体をくまなく観察することが重要である．肺尖部から肺底部まで，肺門部から末梢まで各肺葉を丁寧に観察する．ひと通り所見を拾い上げたら，まず大まかに頭尾側方向と水平方向の病変分布を観察する．次に陰影の性状を解析する．微細な病変がみられる場合は二次小葉との関連性の有無を解析する．肺の二次小葉は小葉間隔壁で囲まれた領域を指す．小葉中心部には細気管支，細動脈があり，小葉辺縁部は小葉間隔壁，胸膜である．小葉間隔壁内に肺静脈が走行する．病変の分布，性状，二次小葉との関連性を解析することで病態を推測し，鑑別診断を絞ることができる．

日常的に肺の感染症に遭遇する頻度は高い．典型的な細菌性肺炎は肺胞性肺炎と気管支肺炎に大別される．前者は区域性・非区域性の浸潤影，コンソリデーションを示すのに対して，後者は気管支周囲に分布する区域性浸潤影で気管支壁肥厚を伴っている [口絵A-1参照]．

成人市中肺炎の診断では定型肺炎か非定型肺炎か鑑別する必要がある[1]．両者の鑑別は臨床的になされるが，画像所見から鑑別の手がかりが得られることも多い．陰影内に空洞や液面形成を認める場合には肺膿瘍，肺化膿症が疑われる．病変が多発している場合や，すりガラス影（ground-glass opacity：GGO）を主体とした陰影では非定型肺炎が考慮される [口絵A-2, A-5参照][1]．

肺結核は上葉優位に空洞性結節/腫瘤を認め，周囲に散布巣を伴う所見が典型的である [口絵B-1参照]．小葉中心性の境界明瞭な粒状影や分岐状影を認めることが多い．近年は非結核性抗酸菌症が増加している．非結核性抗酸菌症は結節気管支拡張型，空洞形成型，全身播種型に分類される．結節気管支拡張型は気管支型，中葉舌区型とも呼ばれ，中高年女性に好発する．中葉舌区を主体とした陰影に両肺に小葉中心性の粒状影や分岐状影，気管支拡張を認める [口絵B-2参照]．空洞形成型は上葉に好発し，空洞性形成し，肺結核に類似した所見を呈する [口絵B-3参照]．

高齢者や院内肺炎では誤嚥性肺炎が重要である[1]．陰影が下葉背側周囲に分布する傾向があり，気管・気管支内に液体貯溜，気道分泌物の貯溜がみられることが多い [口絵A-3参照]．AIDSや免疫抑制薬などによる免疫抑制状態ではしばしばニューモシスチス肺炎 [口絵C-5, C-6参照] をはじめとする日和見感染症を鑑別として考慮することが重要である．

コンソリデーション

コンソリデーションは血管の走行が確認できない均一な肺野濃度の上昇と定義される[2]．しばしば気管支透亮像を伴う．急性経過のコンソリデーションでは肺炎の頻度が高く，肺水腫，肺胞出血 [口絵I-5参照]，びまん性肺胞障害，好酸球性肺炎などが挙げられる．亜急性〜慢性経過のコンソリデーションの原因としては器質化肺炎が多い．器質化肺炎は感染症，膠原病肺，薬剤性肺炎など [口絵K-3参照] に合併する二次性の器質化肺炎と，特発性器質化肺炎（cryptogenic organizing pneumonia：COP）が含まれる．他の鑑別として慢性好酸球性肺炎 [口絵D-2b参照]，浸潤性粘液腺がん，悪性リンパ腫などが挙げられる．

すりガラス影（GGO）

GGOとは，内部の血管が認識できる程度の肺野濃度上昇と定義される[2]．急性の症状を有する場合は感染症，とくに非定型肺炎（ウイル

ス性肺炎, ニューモシスチス肺炎), 肺水腫 (心原性, 非心原性), びまん性肺胞障害, 肺胞出血, 薬剤性肺炎 [口絵K-1, K-2参照] などが疑われる. 慢性経過の場合は過敏性肺炎, 慢性間質性肺炎 (non-specific interstitial pneumonia: NSIP) [口絵F-3参照], 浸潤性粘液腺がん, 肺胞蛋白症などが挙げられる.

GGO内に小葉中心性の結節が混在している場合は過敏性肺炎が疑われ [口絵G-1b参照], モザイクパターンやair trappingの所見が併存している場合には過敏性肺炎の蓋然性が高くなる. モザイクパターンとはGGOと正常肺と透過性が亢進した領域が小葉単位で濃淡不均一に混在する所見を指す [口絵G-3b参照]. 呼気時の撮像を追加して通常の吸気時と比較して, 肺の濃淡のコントラストが強調される領域があれば, air trappingの存在が示唆され, 閉塞性肺障害が疑われる所見である [口絵G-2参照].

crazy-paving pattern

GGOに平滑な小葉間隔壁肥厚, 小葉内線状影が重畳した所見をcrazy paving patternという[2]. 鑑別として肺胞蛋白症 [口絵N-3a参照], 肺水腫, 肺胞出血, びまん性肺胞障害, 急性好酸球性肺炎が挙げられ, 近年パンデミックを引き起こしたCOVID-19肺炎でもしばしばみられる所見である [口絵A-5参照].

網状影

網状影の所見は間質性肺炎や肺線維症の存在を疑わせる所見である[2]. 不整網状影, 肺実質索状影, 胸膜下線状影, 不整の小葉間隔壁の肥厚を主体とした陰影である. 蜂巣肺や牽引性気管支拡張を伴うことがある. 鑑別として特発性間質性肺炎 [idiopathic pulmonary fibrosis (IPF)/usual interstitial pneumonia (UIP), NSIP), 線維性過敏性肺炎, 膠原病肺 [口絵H-1b参照], サルコイドーシスなどが挙げられる.

蜂巣肺は肺線維症を示唆する所見で, 明瞭な壁を有する3〜10mm程度の囊胞が集簇する所見である. 囊胞壁は比較的厚く, 胸膜下に重層

していることが多い [口絵F-1b参照]. 通常型間質性肺炎 (UIP) の組織パターンに一致して認められ, 診断的価値の高い所見である[2].

牽引性気管支拡張は周囲肺の線維化によって受動的に気管支が拡張する病態であり, 気管支壁自体の異常所見ではない. 気管支は不整に拡張し, 末梢にいくに従って細くなるtaperingの所見を欠き, 蛇腹状の形状を呈するようになる. 周囲には不整網状影やGGOを認め, 間質性肺炎, 肺の構造改変が示唆される所見である[2] [口絵H-3参照].

肺の孤立性陰影

肺の孤立性結節をみた場合には, まず肺がんか否かを鑑別することが重要である.

近年は健診などで胸部CTが施行されることも多く, 偶発的にすりガラス結節が発見されることもまれではない. GGOか否かを判定するときには必ずthin slice (2mm以下) で観察することが重要である. GGOのみで構成される場合はpure ground-glass nodule (pure-GGN) と呼ばれ, 予後良好である.

GGOに充実成分を含む場合はpart-solid GGNと呼ばれる所見であり, 腺がんであることが多い. part-solid GGNでは充実成分の大きさ, 性状, 増大傾向によって経過観察されることもあれば治療適応とされることもある.

充実性結節, 腫瘤の場合は悪性腫瘍の可能性がある. 一般的に画像所見から肺がんの組織学的な推定は困難で生検によって確定診断がなされるが, 星芒状の形状, 辺縁にspiculaを伴う, 胸膜と連続する線状影, 胸膜陥入像などの所見を認める場合には肺腺がんが示唆される.

肺の良性腫瘍は比較的まれで, 過誤腫や硬化性肺胞上皮腫が多い. 比較的境界明瞭な弧発性結節で, 偶発的に発見されることが多い. 過誤腫は軟骨組織, 上皮組織, 脂肪組織が混在することが多く, CTで石灰化や脂肪成分を認めると過誤腫を疑う一助となる [口絵L-7参照]. 一見すると境界明瞭で良性病変のようにみえる場合も, 増大速度が高い場合は悪性の可能性を考慮

する必要がある.

びまん性，多発結節影・粒状影

多発結節，粒状影では病変の分布，形状，二次小葉との関係を解析することで鑑別を絞ることができる．上肺野優位の分布を示す疾患としてサルコイドーシス，じん肺症 [口絵J-3参照]，Langerhans細胞組織球症が挙げられる．下肺野優位を示す疾患として血行性肺転移が挙げられる．

比較的粗大な多発結節では転移性腫瘍であることが多い．鑑別として肺クリプトコックス症 [口絵C-3参照] などの肉芽腫性感染症，サルコイドーシス，多発血管炎性肉芽腫症 [口絵I-4参照] などの肉芽腫性疾患が挙げられる．

小葉中心性結節は小葉中心部の細気管支，細気管支周囲，肺動脈に沿って病変が認められ，結節同士は比較的等間隔で並び，胸膜直下がspareされる傾向がある．鑑別として気管支肺炎，過敏性肺炎，じん肺症が挙げられる．浸潤性粘液腺がんの経気道性転移も小葉中心性のGGOを呈することがある．

小葉中心性の分岐状影は細気管支病変をみていることが多く，感染性細気管支炎とくにマイコプラズマ肺炎や結核，非結核性抗酸菌症の頻度が高い．

肺内では気管支血管束周囲，小葉間隔壁，胸膜に沿ってリンパ管が発達し，広義間質と呼ばれる．代表的な広義間質病変としてサルコイドーシス，がん性リンパ管症，リンパ増殖疾患，悪性リンパ腫，じん肺症が挙げられる．サルコイドーシスは最も頻度が高く，個々の結節は境界明瞭で，気管支血管束周囲，肺静脈周囲，小葉間隔壁に沿って微細粒状影，結節がみられることが多い [口絵I-1参照]．がんや悪性リンパ腫のリンパ行性進展は小葉間隔壁，気管支血管束周囲間質，胸膜下間質の平滑な肥厚として認められることが多く，ときに結節性病変が混在する [口絵L-4参照]．

ランダム分布を示す病変は既存の気管支血管や小葉構造と一定の関係をもたずに広がる．一般的には数mm大の境界明瞭な結節，粒状影である．このような分布を示す病変は血行性進展が疑われる所見である [口絵L-5参照]．肺底部では相対的に血流が多いため，病変の密度が高く，サイズもやや大きい傾向にある．

肺の透過性亢進，囊胞性肺疾患

肺実質の透過性亢進をきたす病態としては肺気腫，肺血流の低下，閉塞性細気管支炎，囊胞形成などが挙げられる．肺気腫は喫煙，酵素欠損，薬剤などにより生じ，肺構造が破壊されることによって生じる所見である [口絵E-1b参照]．

肺内の囊胞は1mm以下の壁を有する境界明瞭な気腔の拡張所見である．囊胞性肺疾患の鑑別としてリンパ脈管筋腫症 [口絵N-1参照]，Langerhans細胞組織球症 [口絵N-2参照]，Birt-Hogg-Dubé症候群，Sjögren症候群に合併したアミロイドーシス [口絵H-4参照] が挙げられる．

気道病変

気道病変は大きく気管支病変と細気管支病変に分けられる．代表的な気管支病変は気管支拡張，気管支壁肥厚，粘液栓である．気管支拡張は気管支の非可逆的な拡張所見である．気管支拡張の原因として感染症，慢性炎症，膠原病，先天性などが挙げられる．感染や炎症によって気管支壁が肥厚する．気道内腔に分泌物が充満すると粘液栓と呼ばれる状態を呈する．縦隔条件で高吸収を示す気管支粘液栓は highattenuation mucus（HAM）と呼ばれ，ABPA/ABPM に比較的特的な所見である [口絵D-3b参照]．

細気管支病変は細気管支壁肥厚，細気管支拡張，モザイクパターン，air trapping が挙げられる．細気管支は正常では描出されないが，小葉中心性の粒状影，分岐状影として描出されると細気管支病変の存在が疑われる [口絵E-2b参照]．air trapping は閉塞性細気管支炎の存在が示唆される所見である．

胸膜病変

胸水貯留はしばしばみられる所見である．画像上は漏出性か滲出性か鑑別は困難である．画像上は胸膜肥厚の有無を確認することが重要である．胸膜肥厚を伴っている場合は胸膜炎や胸膜播種などの可能性を考慮する必要がある．断続的な胸膜肥厚，石灰化がみられる場合は胸膜プラークが疑われる [口絵J-2b参照]．胸膜プラークがあれば石綿曝露が示唆される．

胸膜の不整な肥厚，多発する胸膜腫瘤の鑑別として悪性中皮腫と胸膜播種が重要である．胸水貯留を伴うことが多い．悪性中皮腫は石綿曝露の確認が重要である [口絵J-1参照]．悪性腫瘍の胸膜播種の原発巣として肺，乳腺，消化管が多い．

縦隔病変

縦隔ではまずは心大血管の観察が重要である．心拡大，大動脈瘤，肺動脈の拡張の有無を確認する．次に肺門，縦隔リンパ節腫大の有無を確認する．

代表的な前縦隔腫瘍の鑑別は胸腺腫，奇形腫，悪性リンパ腫である．胸腺腫は最も頻度が高い [口絵M-2参照]．奇形腫は境界明瞭な囊胞性腫瘤で，しばしば内部に脂肪成分や石灰化を伴う [口絵M-3参照]．悪性リンパ腫は境界不明瞭な軟部腫瘤を形成し，気道圧排などの症状をきたすことがある [口絵M-4参照]．

中縦隔に好発する腫瘤性病変として気管支原性囊胞，重複囊胞，心膜囊胞，食道裂孔ヘルニア，大動脈瘤が挙げられる．

後縦隔に好発する代表的な腫瘍は神経原性腫瘍である．境界明瞭で内部が不均一に造影されることが多い．脊柱管内から神経孔を経由して後縦隔に広がりダンベル状を呈することがある [口絵M-5参照]．肋骨に沿って進展する傾向がある．鑑別として神経節神経腫，神経芽腫，リンパ管腫，髄外造血巣などが挙げられる．

[COI開示] 本論文に関して筆者に開示すべきCOI状態はない

文献

1) 日本呼吸器学会編：成人肺炎診療ガイドライン2024. メディカルレビュー社，2024.
2) Hansell DM, Bankier AA, MacMahon H, *et al*：Fleischner Society：glossary of terms for thoracic imaging. *Radiology* 2008;246:697-722.

5 MRI

藤本公則

呼吸器疾患における画像診断法は，まず胸部単純X線撮影，次いでCT検査が行われることが一般的であり，MRIは相補的な検査で特殊な場合に行うとされてきたが，近年その発展に伴い臨床的な使用法として推奨可能な病態が明らかになってきている[1]．MRI検査の有利な点としては，X線被曝がなく繰り返し撮像できること，造影剤を用いなくてもある程度の血管（高速血流）分解能を有すること，空間分解能はCTに劣るが組織間コントラスト分解能は優れること，脂肪抑制画像や拡散強調画像のような特殊な撮像条件によって，ある組織組成の信号を抑制したり強調したりして病巣内の病理像を推測することが可能であることなどで，MRI診断がとくに役立つと思われる疾患や病態がある（表1）．また，症例によってはX線CTより優先して施行するほうがよいこともあり，MRI検査は効果的に用いられるべきである．なお，日本肺癌学会の「肺癌診療ガイドライン」[2]では，肺結節，肺がん，胸腺上皮性腫瘍に対するMRI検査の有用性について記述されている．

孤立性肺結節・腫瘤の診断

MRIは脂肪や水成分の検出に優れており，これらを含有する結節・腫瘤の診断に有用なことがある．過誤腫における軟骨基質や脂肪成分の有無，粘液産生がんにおける腫瘍内粘液貯留，気管支原性囊胞における高粘稠，高タンパク液

表1 MRI検査が有用と思われる胸部領域の疾患と病態

孤立性肺結節・腫瘤
- 結節・腫瘤内部の性状，病理像の推測
- 良性/悪性の鑑別
- 周囲構造物との関係把握

肺がんの病期診断
- T因子診断
  肺門部原発巣と末梢二次性変化（無気肺など）との区別
  周囲への浸潤診断：縦隔，胸壁，胸郭入口部（腕神経叢），椎体，心・大血管
- N因子診断
  STIR法，拡散強調画像による縦隔リンパ節転移診断
- M因子診断
  中枢神経，骨・骨髄，肝，副腎への転移診断

肺高血圧症
- 慢性血栓塞栓性肺高血圧症のスクリーニング
- 肺高血圧症の重症度評価と治療効果の経時的評価

縦隔，胸壁，横隔膜疾患
- 腫瘍の性状診断（良性/悪性の鑑別，脂肪含有の評価，腫瘍内壊死，出血，線維化などの推測）
- 腫瘍の周囲への浸潤診断
- 慢性膿胸に併発する悪性リンパ腫の局在診断

特徴的なMR所見を呈する結節・腫瘤性病変
- 結核腫，過誤腫，粘液産生性がん（細気管支肺胞上皮がん，大腸がんの転移など），気管支原性囊胞，神経鞘腫，軟骨肉腫，滑膜肉腫など

の含有の推測などである．そのほか，腫瘍内壊死，出血などの描出に優れるが，微小石灰化の描出能はCTより劣るので注意が必要である．

　造影剤を用いた多時相撮像（動的造影法）や拡散強調像を用いた方法が孤立性肺結節の良性/悪性の鑑別や精査の必要性の判断に有用とされている．一般的に悪性腫瘍内には間質や新生血管が豊富で血流に富み，造影剤を投与すると腫瘍信号が早期に強く増強されやすく，結核腫や過誤腫のような血流に乏しい良性疾患と肺がんの区別では，正診率は85〜95％と高い．結核腫におけるthin-rim enhancement，過誤腫におけるnetwork enhancement，粘液産生がんにおけるangiogram signなど特徴的な造影所見を呈するものが知られている．

肺がんのTNM因子診断

■T因子

　原発腫瘍巣の大きさと進展範囲で決定され，手術適応，手術範囲の決定に重要である．薄層CTですりガラス影を有する結節やT1・T2の診断に関してはCTの診断能が高く，MRIがCTに代用されるものではないが，MRIは組織間高コントラスト分解能を有し，縦隔，胸壁，椎体，大血管浸潤の診断，腫瘍周囲の二次性変化（無気肺など）との鑑別に優れている．とくに胸郭入口部の腫瘍では，頭尾方向の進展のみならず，胸郭や腕神経叢への浸潤診断に有用である（図1）．また，血管造影法（MRA）は心・大血管浸潤診断の正診率向上に寄与することがある．

■N因子

　所属リンパ節への転移診断であり，治療の選択と予後の観点から重要である．CTによる大きさ（短径1cm以上）を転移陽性とする判定基準が一般的で，感度は60％，特異度は80％程度であるが，FDG-PET/CTでは感度77％，特異度90％とされる．MRIではshort inversion time inversion recovery（STIR）法を用いた転移診断法や拡散強調像を用いる方法が有用とされる．STIR法では正診率は85〜95％で，拡散強調像では感度は65〜73％，特異度は93〜

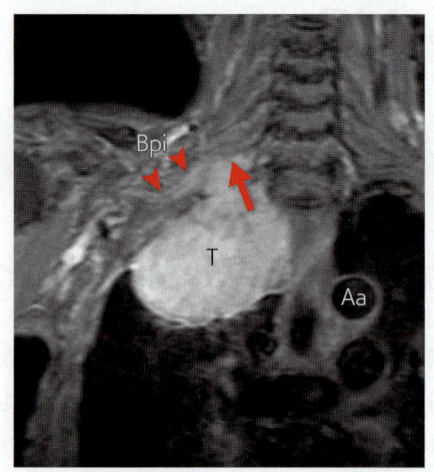

図1　STIR冠状断像
高信号として描画される右肺上葉原発の肺腺がん（T）が胸郭入口部に進展し，腕神経叢下神経幹（矢頭，Bpi）に浸潤している（矢印）のが明らかである．Aa=大動脈弓.
［藤本公則：日医会誌2008；137：114-115より改変］

97％とFDG-PET/CTと同等の診断精度が示されている．

■M因子

　遠隔転移診断であり，これまでは，造影CT，骨シンチグラフィなどで評価されてきたが，MRIはとくに中枢神経，骨・骨髄，肝，副腎転移の診断において優れている．最近では，高い診断能を有するFDG-PET/CTが全身撮像可能なことからM因子判定の大半を担っている施設も多いと推測されるが，FDGはもともと糖代謝が盛んな脳や肝臓などの臓器に集積が起こり，バックグラウンドと病巣との濃度分解能がわるい．とくに脳神経での小腫瘍巣の描出は難しく，造影MRIのほうが優れている．

肺高血圧症の評価

　動的造影肺灌流MRIは慢性血栓塞栓性肺高血圧症のスクリーニング能力に優れ，定量的造影MRAは肺高血圧症の重症度評価と治療効果の経時的評価に有用とされ，主要肺血管内の血栓の描出，肺動脈の血流低下の検出のほか，肺動脈の拡張能，右室拡張末期容積などの評価にも使用できるとされる．

縦隔・脊椎傍領域疾患の診断

MRIは縦隔腫瘍性疾患における内部性状の把握，周囲への浸潤診断に有用である．胸腺上皮性腫瘍における被膜や内部の隔壁構造などの描出能はCTより優れており，大血管浸潤診断はCTと同等である．胸腺上皮性腫瘍の病期診断では造影CTを行うことが推奨されるが，造影剤が禁忌の場合には非造影MRIを行うことが考慮される．

鑑別診断では，chemical-shift imagingにより脂肪組織を有する正常胸腺や胸腺過形成と脂肪組織が介在しない胸腺腫との区別が可能になる場合がある．また，リンパ増殖性疾患における縦隔・肺門リンパ節などリンパ路病変の描出に優れる．囊胞性病変では出血や高粘稠，高タンパク液が貯留しCTで時に充実性腫瘍と誤診されることがあり，このような場合はMRIで補助診断を行う必要がある．

神経原性腫瘍では脊椎傍領域，とくに椎間孔との関係が把握しやすい．神経鞘腫ではAntoni A，Antoni Bといった病理像を反映して，target signのような特徴的な画像所見を呈することがある（図2）．

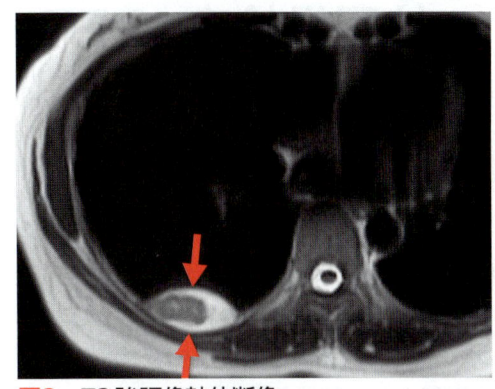

図2　T2強調像軸位断像
右第8肋間神経由来の神経鞘腫（矢印）は辺縁部が粘液器質（Antoni B）を反映して高信号，中心部が腫瘍細胞成分（Antoni A）を反映して低信号〜淡い高信号として描画されている（target sign）．

胸膜・胸壁・横隔膜疾患の診断

MRIは，とくに骨・軟部腫瘍診断に優れ，この領域ではCTを凌駕するといっても過言ではない．胸壁，横隔膜の原発腫瘍や転移性腫瘍の局在診断，性状診断，周囲との関係・浸潤の判定などに有用である．同部位を繰り返し高速撮像できるので，深吸気から呼気に至る連続画像から腫瘍と縦隔，胸壁，横隔膜などとの形態変化や位置関係の変化などを捉えることで，これらへの浸潤の有無を評価できることがある．また，慢性膿胸に併発する悪性リンパ腫が知られているが，腫瘍性病変の同定にT2強調像や造影MRIが優れている．

今後の展望

肺機能診断へのMRIの応用が期待されてお

り，肺換気を評価する方法として，特殊な気体（hyperpolarized ^{3}Heや^{129}Xe）の吸入やoxygen-enhanced MRIが成果を上げているが，まだ一般的ではない．一方，高速撮像法を応用して呼吸相のdynamic phase imagesから得られた両肺の容積変化やflow-volume curveから気道閉塞を評価する方法などは非侵襲性で実用性が高いと思われる．

MRAによる肺塞栓および静脈血栓症の診断では，高速撮像法が用いられ，比較的太い肺動脈や深部静脈血栓の検索に広く応用されつつある．非造影でも血栓がある程度描出できること，血栓の新鮮度判定がある程度可能であること，少量の造影剤で血流評価が可能なことなどCTより優れている点があり，今後のさらなる発展が期待される．

［COI開示］藤本公則：GEヘルスケアファーマ（株），杏林製薬（株），第一三共（株），日本ベーリンガーインゲルハイム（株），（株）ヘリオス

文献

1) Hatabu H, Ohno Y, Gefter WB, *et al*：Expanding applications of pulmonary MRI in the clinical evaluation of lung disorders：Fleischner Society position paper. *Radiology* 2020；297：286-301.
2) 日本肺癌学会編：肺癌診療ガイドライン2023年版：悪性胸膜中皮腫・胸腺腫瘍含む．https://www.haigan.gr.jp/guideline/2023/（2024年5月27日閲覧）
3) 藤本公則：MRI検査の役立て方．日医会誌2008；137：114-115.

6 核医学検査, PET

岩渕　雄

呼吸器疾患によく用いられる核医学検査としては，炎症や悪性腫瘍の精査目的としてのガリウムシンチグラフィや肺血栓塞栓症の評価目的で施行される肺換気血流シンチグラフィ，肺がんの病期診断・再発診断で施行されるFDG-PET/CTなどがある．本稿では，これらの核医学検査に関して呼吸器疾患診断における適応や各検査の有用性をまとめる．

ガリウムシンチグラフィ

クエン酸ガリウム（^{67}Ga）シンチグラフィ（以下，Gaシンチ）は，これまで悪性リンパ腫をはじめとした悪性腫瘍の病期分類，治療効果判定で用いられてきたが，FDG-PETが登場してからは悪性腫瘍を評価する役割としてのGaシンチの必要性は減ってきている．一方で，不明熱の精査目的としてFDG-PET検査は保険適用とはなっておらず（2024年7月現在），不明熱の精査目的では現在でもGaシンチがよく利用される．間質性肺炎やニューモシスチス肺炎，薬剤性肺炎などでは胸部X線で異常を認めない時期でもGaシンチ陽性となることがあり，集積の強さが炎症の活動性をよく反映するとされる（図1）．胸部X線やCTなどの画像診断と組み合わせて評価することでより詳細な病態把握が期待できる．

肺換気血流シンチグラフィ

肺換気血流シンチグラフィは古くから肺血栓塞栓症の評価目的で利用されてきたが，近年では肺高血圧症の鑑別診断に用いられることも多くなってきている．第1群の肺動脈性肺高血圧症（pulmonary arterial hypertension：PAH）では異常所見がみられないこともある一方で，小斑状不均一分布（mottled pattern）や

肺野に粗大な低還流域を呈する場合など，さまざまな所見を呈することがあるとされる．また，第4群の慢性血栓塞栓性肺高血圧症（chronic thromboembolic pulmonary hypertension：CTEPH）においては血流シンチにて区域性～亜区域性の欠損像を呈するため，両者の鑑別に本検査は有用とされる（図2）．さらに肺血流シンチはCTで評価困難な亜区域枝以遠の末梢塞栓の評価にも有用である[1]．ピットフォールとして，肺腫瘍血栓性微小血管症（pulmonary tumor thrombotic microangiopathy：PTTM）においてはCTEPHと同様の血流シンチ所見を呈することがあり，肺血流シンチ画像での両者の鑑別は難しい場合がある．PTTMは予後不良な疾患であるため，急な呼吸状態の悪化を認めるような症例においてはPTTMも鑑別に挙げておく必要がある．

FDG-PET/CT

FDG-PET/CTは診療報酬改定により2010年4月から早期胃がんを除くすべての悪性腫瘍に対し保険適用となっており，肺がんに対しても病期診断や転移・再発の精査目的で広く利用されている．

原発巣の評価に関して浸潤性腺がんや扁平上皮がん，小細胞がん，大細胞がんはFDG高集積を呈するため，その評価にPETはとても有用であるが（図3），一方でピットフォールとして病変サイズが小さい場合や一部の腺がん（前浸潤性病変や微少浸潤性腺がん）では，FDG集積が低くなり偽陰性となるため注意が必要である[2]．また，過誤腫や肉芽腫性疾患などの良性結節でもFDG集積を呈することがあり，FDG集積のみで良悪性を鑑別するのは困難であるため，CTでの形態情報や経時的変化を合わせた

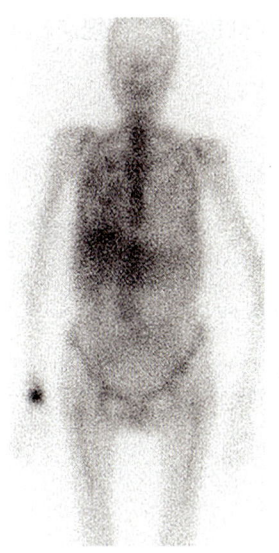

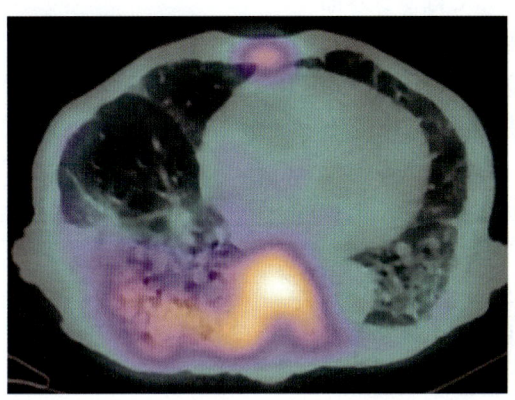

図1　ガリウムシンチグラフィ
右肺野に集積亢進を認める．SPECT/CT fusion画像では右下葉の浸潤影に一致した集積を認め，誤嚥性肺炎と診断された．

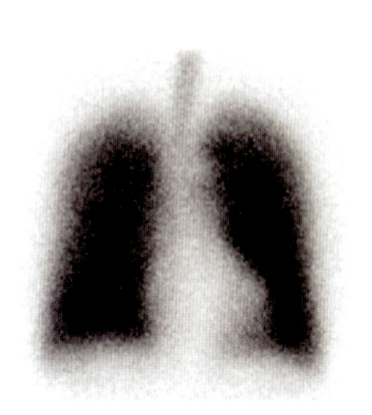

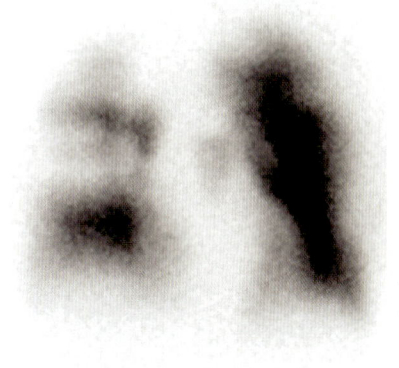

図2　肺換気血流シンチグラフィ
血流シンチ（右側）では両肺に楔状の血流低下が多発しており，換気血流ミスマッチを認める．CTEPHの症例である．

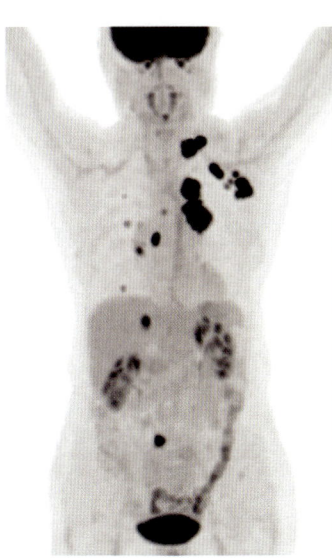

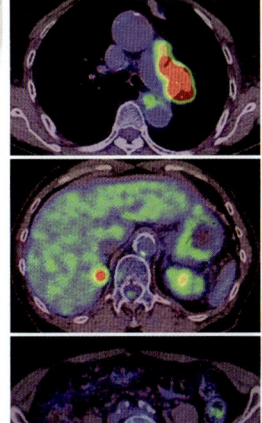

図3　FDG-PET/CT
左肺門に肺がんの原発巣を認める．左鎖骨上や左腋窩，縦隔にリンパ節転移が多発して認められる．右副腎転移，腰椎転移への異常集積も認められる．

Ⅱ
呼吸器疾患の診断および検査

総合的な評価が必要となる.

　また，FDG-PET/CTで肺がんの病期診断や再発・転移検索をする際の注意点として，肺門や縦隔リンパ節転移の評価に際してはリンパ節病変のサイズが小さい場合は偽陰性となってしまうことがあるため注意を要する．逆に炎症や反応性変化によりリンパ節が偽陽性となることもあるので，これに関してもFDG集積のみで良悪性を判断せずにリンパ節腫大の有無や形状，分布などCT所見も合わせて評価するとよい．脳転移に関しては，脳自体が生理的にFDG高集積を呈する臓器であり，PETでの正確な評価

は困難となるため，造影MRIでの精査が不可欠となる.

[COI開示] 本論文に関して筆者に開示すべきCOI状態はない

文献

1) Tunariu N, Gibbs SJR, Win Z, *et al*：Ventilation-perfusion scintigraphy is more sensitive than multidetector CTPA in detecting chronic thromboembolic pulmonary disease as a treatable cause of pulmonary hypertension. *J Nucl Med* 2007；48：680-684.
2) Erasmus JJ, Macapinlac HA：Low-sensitivity FDG-PET studies：less common lung neoplasms. *Semin Nucl Med* 2012；42：255-260.

7 エコー

十合晋作

呼吸器病学からみた超音波検査の特性

超音波検査は簡便で，放射線被曝がなく，ベッドサイドで実施可能である．呼吸器領域の病変は，非含気性であることや胸壁に近い部位であることなどの一定条件が満たされれば，描出能は向上し適応病変の範囲も拡大する．一方で，骨は無構造の無音響学的陰影（acoustic shadow）として描出される．したがって，骨の直下の腫瘍病変は描出が不可能となる．また，超音波は一般的に空気に対しては全反射する性質があり，超音波探触子と並行かつ等間隔なライン（多重エコー）のみが描出され，肺内の構造を確認することはできない．よって胸膜に接しない肺内病変は含気を有する肺が介在するため，病変を描出することができない．したがって，胸部超音波検査の評価対象部位は，胸壁，胸膜，胸水，心嚢水，胸膜に接する肺内病変や縦郭病変，表在リンパ節などを対象とした病理診断のための検査法として有用である．

超音波ガイド下腫瘍穿刺法

超音波は高い画像分解能とリアルタイム性を駆使した動的観察などに活用されている．標的病変の呼吸性移動の確認から臓側胸膜と壁側胸膜を分別し，肺がんの胸膜浸潤評価が可能となる．すなわち呼吸性移動を認める臓側胸膜までの浸潤か，呼吸性移動を認めない癒着もしくは壁側胸膜を超えた胸壁浸潤かの把握，また肺内病変と肺外・胸壁病変の識別が可能となる．

現在，日本超音波医学会において，肺がんの胸膜・胸壁浸潤の超音波診断基準uP分類が制定されている[1,2]．これらは日本肺癌学会の「肺癌取扱い規約」の手術的肉眼所見P因子と対応しており，病変の進行によりuP0～uP3の4段階に区分される（表1）．要約すると以下のとおりである（図1）．

- uP0：腫瘍が肺胸膜と接していないため描出されない．
- uP1：腫瘍が肺胸膜に接し，胸膜構造は保たれる．
- uP2：腫瘍の肺胸膜浸潤による臓側胸膜ラインの断裂を認めるが，腫瘍は呼吸性移動を認める．
- uP3：腫瘍の胸壁進展により腫瘍の呼吸性移動は欠如している．

表1 原発性肺がんにおける胸膜・胸壁浸潤の診断基準（日本超音波医学会）

超音波診断所見（uP分類）	
uP0	含気性肺のため腫瘍エコーが描出されない．末梢に無気肺，閉塞性肺炎があり，腫瘍エコーは肺胸膜に達していない
uP1	腫瘍エコーは肺胸膜に接している．肺胸膜は，平滑，連続性で，肥厚，凹凸不整はない*．腫瘤は描出されないが，強い胸膜陥入像がみられる
uP2	腫瘍エコーは肺胸膜面に達している．肺胸膜エコーの凹凸不整像，部分的な肥厚，中断をみる．壁側胸膜は，平滑，連続性で，肥厚癒着像はなく，腫瘍エコーは肺に一致した呼吸性の運動が保たれている
uP3	腫瘍エコーは肺胸膜を越えて壁側胸膜に達し，胸壁内へ連続している．胸膜エコーの凹凸不整，中断，肥厚，癒着像が壁側胸膜にもみられる．腫瘍エコーの呼吸性運動は欠如，低下している

*：既往の胸膜病変に注意する．

［日本超音波医学会 編：肺癌の胸膜浸潤の超音波診断基準．超音波診断．第2版，医学書院，1994；483］

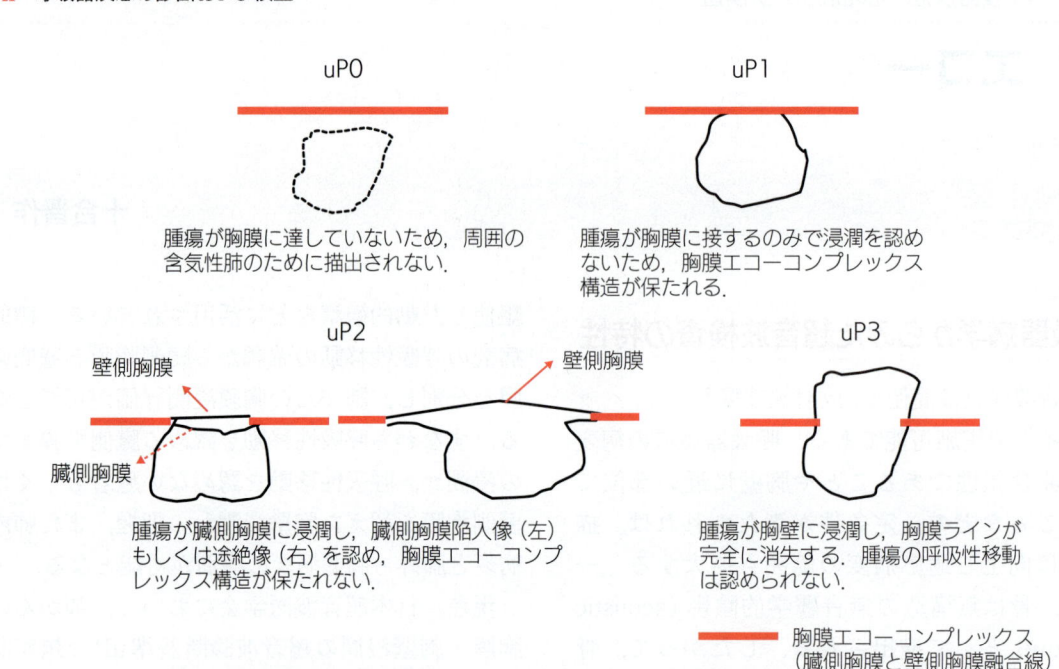

uP0

腫瘍が胸膜に達していないため，周囲の含気性肺のために描出されない．

uP1

腫瘍が胸膜に接するのみで浸潤を認めないため，胸膜エコーコンプレックス構造が保たれる．

uP2

壁側胸膜
臓側胸膜

腫瘍が臓側胸膜に浸潤し，臓側胸膜陥入像（左）もしくは途絶像（右）を認め，胸膜エコーコンプレックス構造が保たれない．

uP3

壁側胸膜

腫瘍が胸壁に浸潤し，胸膜ラインが完全に消失する．腫瘍の呼吸性移動は認められない．

━━━━　胸膜エコーコンプレックス
（臓側胸膜と壁側胸膜融合線）

図1　肺がん胸膜浸潤の超音波診断

　超音波ガイド下穿刺は，穿刺針の固定が可能な専用の探触子を用い胸膜に隣接する病変を描出し施行する．刺入時に針先の位置確認が可能なため，周囲臓器やカラードプラを用いて脈管系の損傷を回避することができ，より安全・確実に採取することが可能となる．また，骨の直下や呼吸性移動を伴う病変に対しては，体位変換や20〜30秒間の息止めにより穿刺標的の描出および固定化が可能であれば，細胞吸引もしくは組織生検が可能となる[3]．

超音波ガイド下胸腔穿刺法

　CTで指摘された胸水の90%は超音波での検出が可能であり，また微量胸水では超音波の検出能がより優れていることが多い．可搬性や被曝の侵襲を考慮すると，超音波診断法は胸水の有無を観察するのに高く評価されている．典型的な胸水は肺，胸壁，横隔膜，縦隔などに囲まれた内部エコーのないエコーフリーの構造として描出される（図2）．呼吸，体位変換により形状や内部構造の変化（フィブリン形成が海藻のように，また内部エコーが点状に浮遊）などの所見があれば流動性胸水と診断できる．

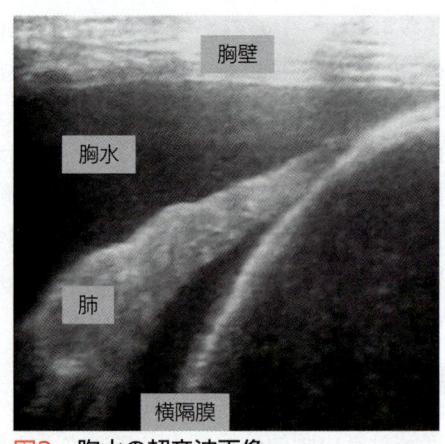

胸壁
胸水
肺
横隔膜

図2　胸水の超音波画像

　胸水量の超音波診断としては，横隔膜角または胸膜陥入部の局所に存在するもの（微量），横隔膜ドームを覆うもの（少量），横隔膜・肺表面を被覆するもの（中等量）が大半を占め，臓器の変形や圧排をみるもの（大量）として分類している．

　肺がんの臨床病期診断において，微量胸水の穿刺吸引診断は重要である．呼気時の息止めにより横隔膜を挙上させると，さらに胸水幅・深さが増すことが多いため，この状態で素早く穿

刺針を進入させて吸引できれば微量胸水の採取がより容易となる．また，胸壁腫瘍，胸膜中皮腫，胸膜・肥厚播種様所見などに対しても超音波ガイド下に穿刺吸引や生検を行うことが可能である[3]．

[COI開示] 本論文に関して筆者に開示すべきCOI状態はない

文献

1) 日本超音波医学会編：肺癌の胸膜浸潤の超音波診断基準．超音波診断．第2版，医学書院，1994；483.
2) 壇原　高：呼吸器領域の超音波医学，原発性肺癌における胸膜・胸壁浸潤の評価．克誠堂出版，2003；50.
3) 壇原　高：呼吸器領域の超音波医学，超音波ガイド下穿刺術．克誠堂出版，2003；109.

Ⅱ

呼吸器疾患の診断および検査

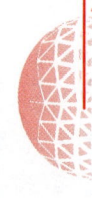

8 気管支鏡検査

粟野暢康

気管支鏡は，肺がん，間質性肺炎，原因不明の胸部異常陰影の確定診断に有用な検査である．進行・再発肺がんではprogrammed cell death ligand-1（PD-L1）発現解析や遺伝子変異のパネル検査を成功させるために十分な組織を得る必要がある．また，間質性肺炎においてもその原因や詳細な組織型の確定のために，十分な検体量の確保が必須である．さらに，昨今では気管支ステント治療や光線力学療法などの治療目的の気管支鏡も盛んになっている．本稿では，従来の気管支鏡検査に加え，最近のトピックスをまとめて概説する．

basic bronchoscopy

気管支鏡の基本手技は，気管支内腔観察，生検鉗子による経気管支生検，経気管支肺生検，経気管支針吸引生検，ブラシ擦過，気管支洗浄，気管支肺胞洗浄などがある．病変に合わせて，これらの手技を単独または組み合わせて行う．最近ではこれらの基本手技のみで完結する検査は少なく，後述する新技術を併用して検査を実施することが多い．複雑な新技術を実施するためには基本手技の確実な習得が必須条件となる．

細径気管支鏡と極細径気管支鏡

2000年代以降，気管支鏡自体の性能も飛躍的に向上した．通常径よりも細い細径気管支鏡［BF-P290®（オリンパス社）やEB-710P®（富士フイルム社）など］は先端部外径が4.1〜4.2 mmであり，細い末梢の気管支に挿入可能となった．さらに，外径が3 mm以下の極細径気管支鏡［BF-XPシリーズ®（オリンパス社）など］を用いると，細径気管支鏡でも挿入困難な末梢領域の側枝にもアプローチが可能である．これら

の気管支鏡に仮想気管支ナビゲーション（後述）を併用することで，気管支鏡を対象気管支に正確に挿入することが可能となった．しかしながら，細径・極細径気管支鏡はチャンネル径が小さいため吸引力が弱く，使用できない器具（一部の生検鉗子など）もある点に注意が必要である．

ガイドシース併用気管支腔内超音波断層法

肺末梢病変に対する診断法としてわが国で広く普及してきている方法である．超音波気管支鏡（endobronchial ultrasonography：EBUS）で病変の位置を確認し，被せておいたガイドシース（guide sheath：GS）を留置して正確に検体を採取する方法である（図1ab）．GSの中には擦過ブラシ，生検鉗子，クライオプローブなどさまざまなデバイスが挿入できる．さらに，EBUS-GSの診断率をより向上させるため，迅速細胞診を併用している施設も多い．

仮想気管支ナビゲーション

仮想気管支ナビゲーションとは，2次元のCTから3次元の内視鏡像を作成し，対象病変までの経路を機械的に示す技術である．肺末梢病変，縦隔・肺門リンパ節病変，周囲の血管を3次元で表現できる（図1c）．診断率の向上，病変までの到達時間やX線透視時間の短縮効果がある．

超音波気管支鏡ガイド下針吸引穿刺

EBUSガイド下吸引針生検（EBUS-guided transbronchial needle aspiration：EBUS-TBNA）の主な目的は，肺門・縦隔の病変（腫瘍やリンパ節）の生検である．生検用の特殊な気管支鏡と針を用いて病変に対して吸引穿刺を行う．以

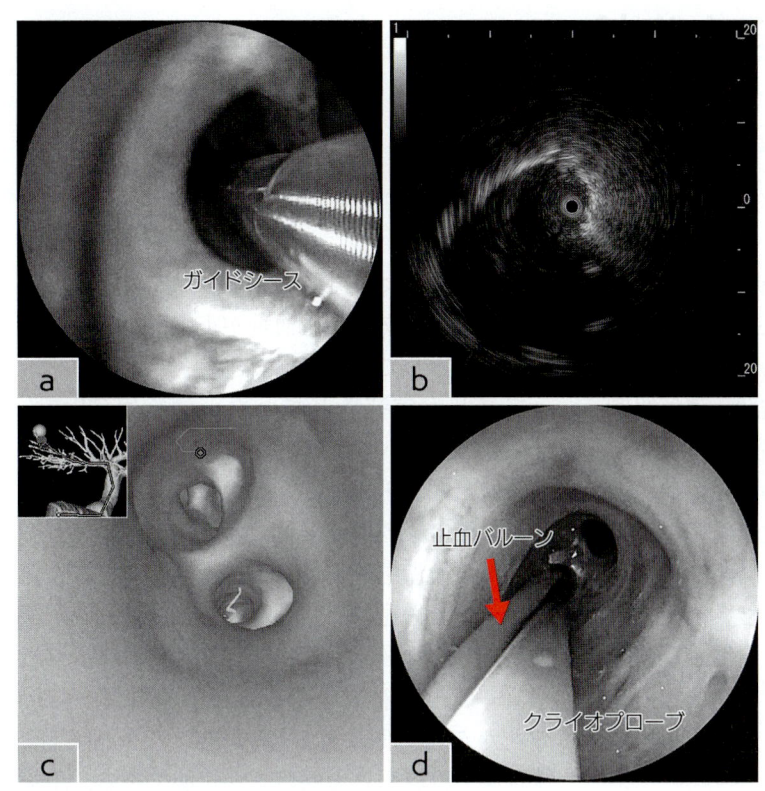

ガイドシース

止血バルーン

クライオプローブ

図1　各種新技術を用いた気管支鏡
a：GSを用いた経路気管支肺生検
b：EBUSの画像所見
c：仮想気管支ナビゲーションによる対象病変の同定
d：止血バルーンを用いたクライオバイオプシー

Ⅱ
呼吸器疾患の診断および検査

前は縦隔鏡によって同部位の生検が実施されていた．しかし，侵襲度や経済的な問題から，現在ではもっぱらEBUS-TBNAが実施されている．EBUS-TBNAは合併症が少なく安全な検査であり，得られる検体は肺がんのPD-L1解析や遺伝子変異のパネル検査の評価が可能である．

クライオバイオプシー

気管支鏡下クライオバイオプシー（transbronchial lung cryobiopsy：TBLC）は2017年よりわが国で使用可能となった気管支鏡の新しい生検方法である．TBLCではクライオプローブの先端を冷却して病変に接触させ，組織を凍結させ生検する．挫滅が少なく，大きな検体が採取可能である．TBLCは主に肺腫瘍の診断，間質性肺炎の組織型の確定のために行われる．クライオバイオプシーで得られた検体は鉗子生検やEBUS-TBNA検体で得られた検体と比較して有意に大きいため，肺がんのPD-L1解析や遺伝子変異のパネル検査に有用である．一方，TBLCの主な合併症は出血と気胸である．とく

に問題となるのは出血であり，ダブルスコープ法や止血バルーンを用いた特殊な止血方法など，適切な止血方法を習得しなければならない（図1d）．

気管支鏡治療

従来行われている気管・気管支内に誤嚥した義歯や食物などの異物除去以外にも，気管・気管支ステント治療，高周波凝固法，マイクロ波凝固法などの手技がある．これらは主に気管や気管支内の腫瘍の除去や，気道狭窄の解除目的に行われる．また，中心型早期肺がんに対しては光線力学的治療が保険適用となっており，その実践には気管支鏡による病変の評価が必須である．そのほかにも難治性気胸や有瘻性膿胸，気管支出血に対するシリコン製気管支充填材EWS®（Endobronchial Watanabe Spigot）を用いた気管支充填術や気腫型COPDに対する気管支内一方向弁留置術などが注目されている．

[COI開示] 本論文に関して筆者に開示すべきCOI状態はない

9 CTガイド下経皮生検

中塚誠之

　肺に結節が見つかり診断に難渋した場合など，CTを観察しながら細径（18～20G）生検針を体表より穿刺して組織採取することができる．一般的に経皮的肺生検は良悪性の鑑別，腫瘍組織型の判断，感染症の原因検索，薬剤感受性の判断，腫瘍のステージングに用いられる[1]が，近年はとくに *EGFR*，*ALK* などの遺伝子変異診断，細胞表面の PD-L1 発現状態の確認のほか，がん遺伝子パネル検査用の検体の採取手段としても用いられるようになっており，本検査は肺腫瘍の治療方針決定に大きく寄与する重要な検査である．

方　法

　経皮的肺生検にはCTガイド下生検とCT透視ガイド下生検がある．CT透視ガイド下生検では，多列CT装置のCT透視専用アプリケーションと，CT寝台近くで生検針の位置を確認するCT透視用モニターを必要とする．術者がCT寝台の横に立ちX線曝射を制御するペダルを踏んでCTを撮影し，穿刺中の生検針の位置をリアルタイムにモニターで確認する．1回の曝射で3断面など複数の横断像が描出できる装置が一般的であり，生検針が正確かつ安全に刺入されていることが確認できる（図1）.

　アプリが実装されていない診断用CTでもCT透視を用いずにCTガイド下生検は行えるが，安全性・正確性の観点から小結節，脈管近傍の結節の穿刺には推奨できない．

　まず被検者を適切な体位で撮影し，大きな血管や気管支を避けた穿刺経路を計画する．皮膚，壁側胸膜の麻酔後，CT透視観察下にゆっくりと18～20G生検針を穿刺する．生検針が目的方向から頭尾側に外れていても，3断面CT透視画像では容易に方向修正が可能である．生検針は，結節を適切に貫通していることが確認できる半自動式生検針が重用される．検体採取は18G生検針ではおおむね1～2回で十分であるが，がん遺伝子パネル検査では4～5回以上の採取を要する．

　終了時には必ず肺全体の胸部CTを撮影し，看過できない大量気胸，即時の対応が必要な合併症（血胸，空気塞栓）の有無を確認する．

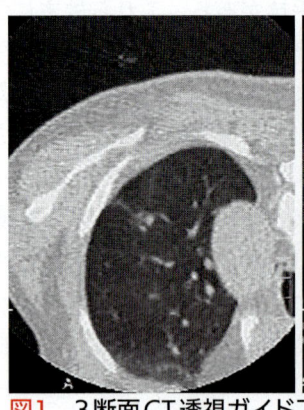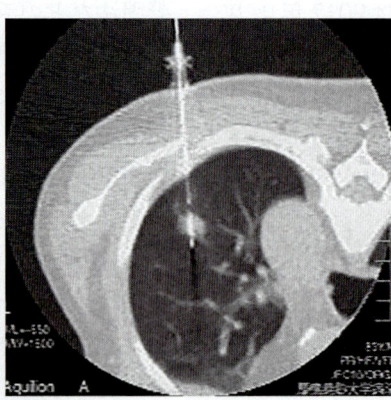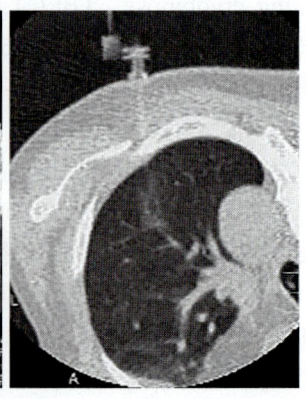

図1　3断面CT透視ガイド下経皮生検
連続する3断面が低線量CTでワンショット撮影されている．生検針刺入のためのガイドとしては十分な画像であり，腫瘍中央を18G半自動式生検針が貫通していることが判断できる．肺腺がんと病理診断された．

適 応

経皮的肺生検は穿刺後出血の中間リスクの手技であり，出血傾向のある被検者では禁忌とされる．PT-INRは1.5未満への補正，血小板5万/μL未満では血小板輸血が推奨されており，抗血小板薬，抗凝固薬も適切な期間の休薬が推奨される[2]．

日本CT検診学会のガイドラインでは，1cm以上の充実型結節，1.5cm以上の部分充実型結節，縮小傾向のない1.5cm以上のすりガラス結節で診断確定が推奨されており[3]，経気管支あるいは経皮的生検を考慮する．「肺癌診療ガイドライン2023年版」[4]では，肺がんを疑う肺末梢病変，小病変など経気管支生検が困難な症例に対して経皮的肺針生検が提案されているが，経皮的肺生検の正診率が高いことから，経気管支生検で病理診断が確定しなかった場合だけでなく経気管支生検では組織採取困難と予想される末梢肺病変も経皮的肺生検の対象となる．病変位置，大きさにより安全に実施できるか否かに関して術者との事前の相談が必要である．

なお，CTで肺がんが強く疑われ，かつ耐術能がある場合はためらわずに外科的生検も選択すべきである．進行肺がんや肺がん治療後再生検で肺外病変が併存している場合，肺病変からの生検にこだわらず，リンパ節，肝，副腎，骨転移などの肺外病変からの検体採取も選択肢とする．

成 績

経皮的肺生検の正診率は77〜96％と報告されており[1]，経気管支生検の成績を上回っている．手技時間も30分以下で被検者の身体的負担が少なく，高齢者でも容易に施行可能であることも長所である．また，すりガラス結節，長径2cm以下の小病変でも高い診断的有用性が報告されており[5]，偶発的に発見された病変の確定診断にも効力を発揮する．

合併症

気胸（12〜45％），肺内出血，喀血が頻度の高い合併症であるが，重篤となることはまれである．気胸に対しての胸腔ドレーン挿入の頻度は2〜15％と幅がある[1]が，胸腔ドレーン挿入の方針が施設により異なることが原因であり，多くの気胸は経過観察のみで改善する．

空気塞栓（0.06〜0.07％）や大量血胸といった重篤な合併症の頻度はきわめて低い[1]が，ごくまれに致死的となる．近年は学会の継続的な啓発活動の効果もあり，手技終了時CTでの早期発見と適切な初期対応により死亡・後遺症を低減できていると考えている．一方，肺生検後晩期に胸膜播種，胸壁播種が生じる可能性もあり，とくに手術症例では大きな問題となりうる．

放射線被曝防護

経皮的肺生検で，とくにCT透視を使用する場合には，術者被曝も適切に管理される必要がある．具体的にはCT透視使用時間の短縮，水晶体被曝を低減する防護メガネなどの使用，撮影条件の低減，撮影時の意図しない手指への直接線被曝の回避が重要である．低線量でCT透視撮影を行っても病変的中率，正診率，手技時間，合併症の発生に差はないと報告されており，撮影条件の低減に努めることは重要である．診断用胸部CTの撮影条件の1/50程度の低線量とすることも可能であり，これにより患者・術者被曝は大幅に低減される．

専門医への紹介のタイミング

末梢肺結節を経過観察し，確定診断が必要となった場合，まず経気管支生検の可否を相談する．経気管支生検で病理診断が確定しなかった場合，経気管支生検で確定診断がつきにくいと予想された際には，経皮的肺生検の可否を各施設の放射線科医に相談するとよい．大学病院，地域中核病院にはIVR専門外来が増えており，地域連携として紹介することも考慮する．

II 呼吸器疾患の診断および検査

[COI開示] 本論文に関して筆者に開示すべきCOI状態はない

文献

1) Gupta S, Wallace MJ, Cardella JF, *et al*：Quality improvement guidelines for percutaneous needle biopsy. *J Vasc Interv Radiol* 2010；21：969-975.

2) Patel IJ, Davidson JC, Nikolic B, *et al*：Consensus guidelines for periprocedural management of coagulation status and hemostasis risk in percutaneous image-guided interventions. *J Vasc Interv Radiol* 2012；23：727-736.

3) 日本CT検診学会編：低線量CTによる肺がん検診の肺結節の判定基準と経過観察の考え方．第6版．https://www.jscts.org/pdf/guideline/gls6th202403.pdf（2024年4月16日閲覧）

4) 日本肺癌学会編：肺癌診療ガイドライン2023年版：悪性胸膜中皮腫・胸腺腫瘍含む．https://www.haigan.gr.jp/guideline/2023/（2024年4月16日閲覧）

5) Fu YF, Zhang JH, Wang T, *et al*：Endobronchial ultrasound-guided versus computed tomography-guided biopsy for peripheral pulmonary lesions：a meta-analysis. *Clin Respir J* 2021；15：3-10.

10 AI診断

橋本正弘

これまでのAIの進歩は目覚ましい．とくに近年は大規模言語モデルをベースとした生成AIの開発が急速に進歩しており，社会を大きく変化させつつある．医療分野においても退院サマリーや紹介状作成を補助するAI製品の販売が発表されている．さまざまな領域への応用も期待されているが，ハルシネーション（誤った情報・正しくない情報を正しい情報かのように出力する現象）を完全に解決することは難しく，診断を補助するような生成AIモデルの実用化には超えるべきハードルがまだ多い．

振り返ってみると，2010年代にAIが注目されたきっかけとなったのは，言語ではなく画像を対象としたものであった．なかでも画像分類，画像内の物体検出，画像の領域分割の3つの機能については比較的早期から研究され，すでに確立した技術となり臨床応用も進んでいる[1]．本稿では，画像AIを応用した呼吸器疾患の診断における画像AI診断について紹介する．

画像診断AIの臨床応用の現状

画像診断には検査計画，撮影，画像再構成，読影，診断というステップがある．それぞれのステップにおいて，撮影時における光学3Dカメラ画像を用いた撮影位置決め補助，深層学習を応用した画像再構成，病変検出支援，レポート作成支援などのAI製品が利用されている．呼吸器疾患に関しては，表1に示すように胸部X線像の肺結節，腫瘍，浸潤影，気胸の検出が製品化されている（図1）．また，胸部CT画像の肺結節検出（図2），肋骨骨折検出が製品化されている．

画像診断AIの機能と利用方法

病変検出支援のAIは，コンピュータ支援検出（computer aided detection：CAD）とも呼ばれる．読影する優先度を自動判定するトリアージ型，読影医が読影する前に参照するファース

表1 現在わが国で認可されている呼吸器関連のCADソフトウェア一覧

胸部X線	
富士フイルム	胸部X線画像病変検出ソフトウェアCXR-AID
コニカミノルタ	胸部X線画像診断支援ソフトウェアCXR Finding-i
エルピクセル	医用画像解析ソフトウェアEIRL X-ray Lung nodule
	医用画像解析ソフトウェアEIRL Chest XR
胸部CT	
キヤノンメディカルシステムズ	COVID-19肺炎解析ソフトウェアSCO-PA01
富士フイルム	肺結節検出プログラムFS-AI688型
	肋骨骨折検出プログラムFS-AI691型
シーメンスヘルスケア	AI-RadコンパニオンCT
プラスマン	Plus.Lung.Nodule プラスラングノジュール
シーメンスヘルスケア	肺結節検出プログラムsyngo.CT Lung CAD
東陽テクニカ	胸部CT読影支援システムClearRead CT＋DC

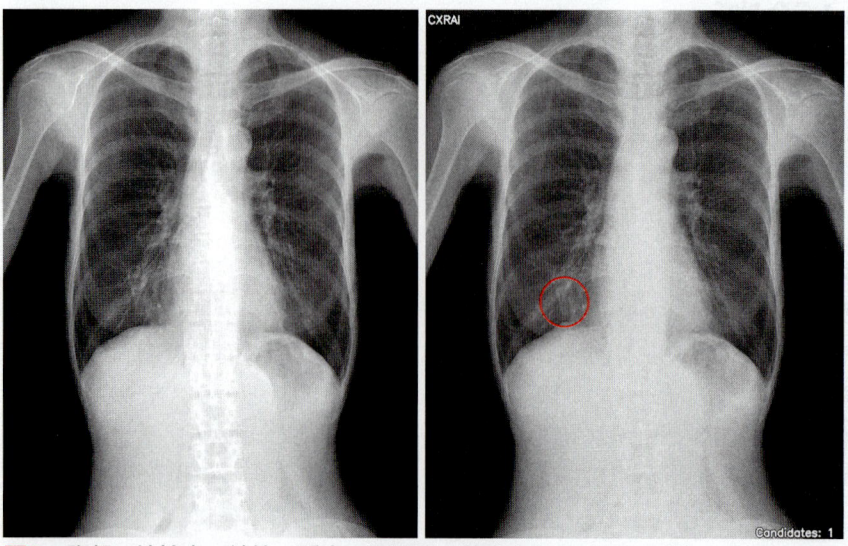

図1　胸部X線検査で結節・腫瘤・浸潤影の検出を行うCADの例
右下肺野の淡い浸潤影が検出されている（右）.

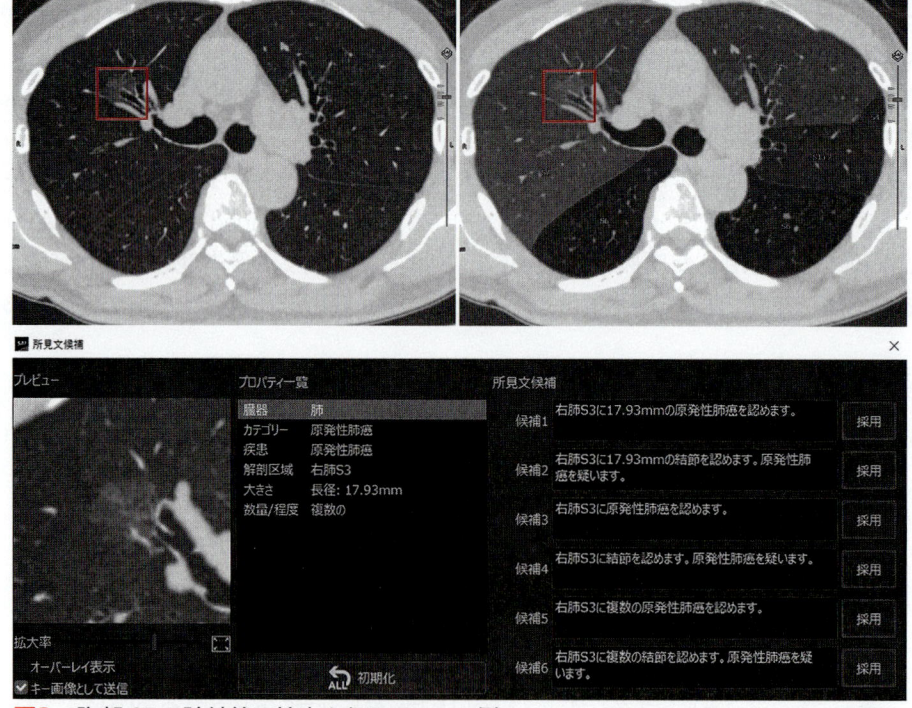

図2　胸部CTの肺結節の検出を行うCADの例
上段：右肺上葉S3に淡いすりガラス結節が検出されている. 肺腺がんであった（左）. 同時に肺葉
　　　のセグメンテーションも実行されており，病変が右肺S3に位置していることがAIにより認
　　　識されている（右）.
下段：この製品ではこれらの処理を統合し，レポートの候補文を生成する機能が実装されている.

トリーダー型，読影医が読影時に参照するコンカレント型，読影医が読影後に参照するセカンドリーダー型に分類される．

画像診断AIの臨床上の課題

CADを利用することで，一般的には見逃しが減少することにより感度が上昇し，所見の過剰診断が増加することにより特異度が減少する傾向が出ることが知られている．実際に添付文書でも読影実験環境下で感度が上昇すること，特異度が若干低下することが記載されている．今後のCADの精度向上と，AIを過信しない適正な利用が求められる．

画像診断AIの社会的な課題

本稿の執筆時点では，患者予後を改善するエビデンスが得られた病変検出支援のAI製品は存在しない．したがって，健康保険に収載されたAI製品も存在しない．今後のエビデンスの蓄積が期待される．

今後の見通し

AIによる画像のセグメンテーション技術はおおむね確立し，病変検出のみならず，臓器体積やカルシウムスコアなどの動脈硬化状態の定量化にも応用されている[2]．これまで，読影医が利用してこなかった定量値を自動で算出することが可能となっている．画像から得られた定量値と，臨床経過情報を統合することで，予後予測を行う試みも多数なされている．今後これらのエビデンスが出揃えば，これまで利用が限定されていた画像の定量情報を診療に活用される時代がくることが期待されている．

[COI開示] 本論文に関して筆者に開示すべきCOI状態はない

文献

1) Ueda D, Shimazaki A, Miki Y : Technical and clinical overview of deep learning in radiology. *Jpn J Radiol* 2019；37：15-33.
2) Tatsugami F, Nakaura T, Yanagawa M, *et al*：Recent advances in artificial intelligence for cardiac CT：enhancing diagnosis and prognosis prediction. *Diagn Interv Imaging* 2023；104：521-528.

II 呼吸器疾患の診断および検査

11　呼吸機能検査

小川惠美子

呼吸機能検査では主に換気機能とガス交換機能が評価される．そのほか呼吸筋機能や肺循環機能，ポリソムノグラフィ，呼気ガス検査，さらには負荷に対する反応をみる気道過敏性試験，運動負荷試験などがある．本稿では，呼吸機能の評価において基本となる換気機能とガス交換機能の指標をとり上げる．

換気機能

スパイロメトリーは，換気機能の評価に関わる最も基本的な検査である．換気量を時間経過とともに測定する．その記録はスパイログラムと呼ばれ，換気量と換気流量が得られる．肺気量分画は最大吸気位から最大呼気位までのさまざまな呼吸のレベルでの空気量を示している．残気量（residual volume：RV）およびRVを含む機能的残気量（functional residual capacity：FRC）や全肺気量（total lung capacity：TLC）以外の肺気量分画はスパイロメトリーにて測定することができる（図1）．RVはガス希釈法や体プレスチモグラフィにて測定する必要がある．

主な測定値では，年齢，性別，身長などから予測値が算出され，その予測値に対する割合が対標準指標となる．たとえば，肺活量（vital capacity：VC）における%VC（対標準肺活量）とは（VC/予測値×100）（%）である．

スパイロメトリーでは，緩徐な呼吸で測定する肺活量（slow VC：SVC，あるいは単にVCと呼ぶ場合も多い）と努力呼吸で得られる努力肺活量（forced VC：FVC）があり，それぞれの手技をSVC手技，FVC手技と区別する．

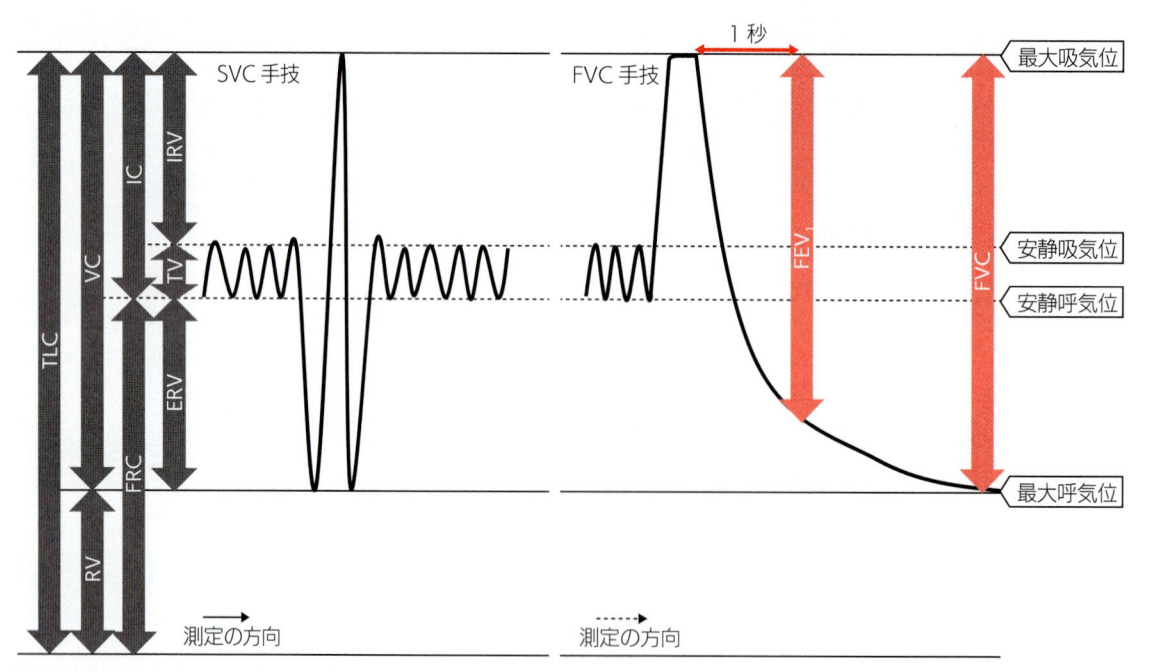

図1　肺気量分画とスパイログラム（SVC手技とFVC手技）

■SVC手技

呼吸動作1回で最大の換気量を測定するもので，疾患における呼吸機能評価のみならず，健常者においては呼吸機能の能力の指標にもされている．

VCは最大吸気位と最大呼気位の間の肺気量を指す．安静換気の一回換気量（tidal volume：TV）に対して，それを超える肺気量はそれぞれ，予備吸気量（inspiratory reserve volume：IRV），予備呼気量（expiratory reserve volume：ERV）と呼ばれる．運動時など安静時以上に換気が必要な場合の予備能力がわかり重要となる．とくにTVとIRVの和である最大吸気量（inspiratory capacity：IC）はCOPDにおいて運動耐容能や呼吸困難と関連していることが報告されている[1]．

■FVC手技

最大吸気位から最大呼気位まで一気に呼出させたときの肺活量をFVCと呼び，（S）VCとは区別する．また，呼出始めから1秒間の呼出量を1秒量（FEV_1）と呼ぶ．気道可逆性は気管支拡張薬（一般的にはβ_2刺激薬）吸入前後でFEV_1の変化を改善量と改善率で評価する．

FEV_1をVCまたはFVCで除して「％」で表した指標を1秒率（FEV_1％）という．VCで除した場合（FEV_1/VC）はTiffeneauのFEV_1％［FEV_1％（T）］と呼ばれ，FVCで除した場合（FEV_1/FVC）はGaenslerのFEV_1％［FEV_1％（G）］と呼ばれる．1秒率は閉塞性障害を示すよい指標であり，重症COPDではSVC＞FVCの傾向があり，より鋭敏に閉塞性障害を表すが，FEV_1/FVCはFVC手技のみで算出される指標であり，スクリーニングに向く．閉塞性障害を示す気管支喘息やCOPDのガイドラインでは，FEV_1/FVCが用いられている．横軸に気量（volume）を縦軸に気流量（flow）をプロットしたグラフはフローボリューム曲線と呼ばれ，そのパターンは病態を理解するのに役立つ．

ピークフローは吐き出し始めの最も気流量の大きいところを指す．携帯型の測定器（ピークフローメーター）があり，気管支喘息で症状モニターとして家庭で使用される．

■換気障害の分類

横軸に％VCを縦軸にFEV_1/FVCをとり，正常（％VC≧80％，FEV_1/FVC≧70％），拘束性換気障害（％VC＜80％，FEV_1/FVC≧70％），閉塞性換気障害（％VC≧80％，FEV_1/FVC＜70％），混合性換気障害（％VC＜80％，FEV_1/FVC＜70％）の4群に分類する．拘束性換気障害の代表は間質性肺炎，閉塞性換気障害の代表はCOPDや気管支喘息で，混合性換気障害は，進行したCOPDで気腫によりVCが低下した場合などにみられる．

ガス交換機能

主に，肺胞における気相と血液内における血液相の間のガス交換機能の評価を行う．通常一酸化炭素による1回呼吸法が用いられ，拡散能（carbon monoxide diffusing capacity：D_{LCO}）が測定される．D_{LCO}を肺容量（V_A）で除したD_{LCO}/V_Aは単位あたりの拡散能の指標となる．間質性肺炎やCOPDではD_{LCO}の低下を認めるが，肺気量が増大するCOPDにおいてはD_{LCO}/V_Aでより拡散能の低下が顕著となる．ただし，拡散能は血液循環などの影響も受けるため，病態を総合的に評価する必要がある．

［COI開示］本論文に関して筆者に開示すべきCOI状態はない

文献

1) O'Donnell DE, Revill SM, Webb KA：Dynamic hyperinflation and exercise intolerance in chronic obstructive pulmonary disease. *Am J Respir Crit Care Med* 2001；164：770-777.

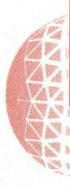

12　胸水の鑑別診断

石井　聡

疫　学

胸水貯留の原因は，悪性疾患（肺がん，悪性胸膜中皮腫など），感染症（結核性胸膜炎など），膠原病［関節リウマチ，全身性エリテマトーデス（systemic lupus erythematosus：SLE）など］，心不全，腎不全，肝硬変など多岐にわたる．先進国での頻度は320人/10万人程度である．通常は胸水貯留の男女比は同等であるが，疾患により異なる．女性では関節リウマチによる胸水が多く，悪性疾患では肺がんだけでなく乳がん・婦人科系の疾患も認める．男性では職歴が影響する悪性胸膜中皮腫，アルコールによる慢性膵炎に伴う胸水を認める．

症　状

息切れ・咳嗽・胸痛を主訴に来院することが多い．胸痛のため呼吸が浅くなる結果，呼吸困難が生じることがある．咳嗽は乾性または湿性どちらも生じうるが，喀痰や血痰も合併することがある．胸膜に炎症が及ぶと胸膜炎が起こり発熱を生じることもある．

検査，診断

まずは胸腔穿刺を行い，Lightの基準により胸水が滲出性か漏出性かを調べる（表1）．Lightの基準で1項目以上を満たすものを滲出性胸水，いずれも満たさなければ漏出性胸水とし（表2），

表1　Lightの基準

- 胸水タンパク/血清タンパク>0.5
- 胸水LDH/血清LDH>0.6
- 胸水LDH/血清LDHの基準値上限>2/3

［Light RW：*N Engl J Med* 2002;346:1971-1977］

漏出性胸水の場合は，基本的に原疾患の治療を行う．滲出性胸水で悪性疾患，結核性胸膜炎が疑われる場合は，さらに精査を必要とする場合がある（表3）．

治　療

症例に応じて胸腔ドレーンを挿入する．悪性疾患に伴う胸水であれば胸膜癒着療法も検討する．結核性胸膜炎であれば抗結核薬，悪性疾患であれば抗がん薬による薬物療法などを検討する．それぞれの疾患に応じて治療を行っていく．

専門医への紹介のタイミング

胸腔穿刺を施行しても原因疾患がわからず，胸水量も増量するときは専門医へ紹介する．

胸腔穿刺では確定診断が得られなくても，局所麻酔下胸腔鏡にて胸膜生検を施行することにより確定診断が得られることがある[2]．

［COI開示］本論文に関して筆者に開示すべきCOI状態はない

表2　漏出性胸水と滲出性胸水をきたす主な疾患

漏出性胸水	うっ血性心不全，肝硬変，ネフローゼ症候群，肺血栓塞栓症
滲出性胸水	悪性胸水：肺がん，悪性胸膜中皮腫，転移性腫瘍によるがん性胸膜炎 感染症：結核性胸膜炎，肺炎随伴性胸水，膿胸，寄生虫症など 膠原病：関節リウマチ，SLE その他：外傷，医原性胸水，Meigs症候群など

表3　滲出性胸水の鑑別のポイント

胸水所見	鑑別する疾患のポイント
CEA高値	がん性胸膜炎が疑われる．胸水細胞診にて悪性細胞の有無を確認する
ヒアルロン酸高値	悪性胸膜中皮腫が疑われる．アスベスト曝露歴確認，造影CTにて胸膜の不整な肥厚の有無を確認する
ADA高値	結核性胸膜炎，膿胸，膠原病に伴う胸膜炎，悪性リンパ腫が鑑別に挙げられる ・結核性胸膜炎は胸水にてリンパ球優位の白血球増多を認める．採血にてクォンティフェロンが陽性となることが多い ・膿胸は胸水にて好中球優位の白血球増多を認め，グルコースが著明に低下し0mg/dLになることもある ・SLEであれば採血にて抗核抗体高値，関節リウマチであればリウマチ因子陽性の有無を確認する ・悪性リンパ腫は胸水細胞診にて悪性細胞を認めることがある
白血球分画	好中球優位：膿胸，肺炎随伴性胸水，肺血栓塞栓症，急性膵炎 リンパ球優位：結核性胸膜炎，膠原病関連胸膜炎，悪性リンパ腫 好酸球性優位：寄生虫症，薬剤性，気胸

文献

1) Light RW：Clinical practice：pleural effusion. *N Engl J Med* 2002；346：1971-1977.

2) Roberts ME, Rahman NM, Maskell NA, *et al*：British Thoracic Society Guideline for Pleural Disease. *Thorax* 2023；11：1143-1156.

Ⅱ　呼吸器疾患の診断および検査

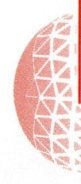

13 ドライバー遺伝子変異とコンパニオン診断薬

中島千穂・荒金尚子

2024年7月現在，非小細胞肺がんでは *EGFR, ALK, ROS1, MET, KRAS, RET, BRAF, ERBB2（HER2），NTRK*の9遺伝子のドライバー変異に対し，19種の分子標的治療薬が保険診療で使用可能である．これら薬剤を使用するためにはコンパニオン診断による遺伝子異常の検出が必須であり，とくに2022年以降，多くの遺伝子を一度に検査できる「マルチプレックス遺伝子検査」が臨床現場に浸透した．Ⅳ期非小細胞肺がんにおいては，検出した遺伝子異常に基

表1 遺伝子別コンパニオン診断薬の一覧

遺伝子名	薬剤 （一般名）	単一遺伝子検査	Amoy Dx®
EGFR	ゲフィチニブ	Cobas® v2.0など	●
	エルロチニブ	Cobas® v2.0など	●
	アファチニブ	Cobas® v2.0など	●
	ダコミチニブ	Cobas® v2.0など	—
	オシメルチニブ	Cobas® v2.0など	●
ALK	クリゾチニブ	ベンタナ OptiView ALK（D5F3） ヒストファイン ALK iAEP キット Vysis ALK Break Apart FISH	●
	アレクチニブ		●
	ブリグチニブ		●
	セリチニブ	ベンタナ OptiView ALK（D5F3） ヒストファイン ALK iAEP キット	—
	ロルラチニブ		—
ROS1	クリゾチニブ	OncoGuide AmoyDx ROS1 融合遺伝子検出キット	●
	エヌトレクチニブ		●
MET exon14 skipping	テポチニブ	—	●
	カプマチニブ	—	●
KRAS G12C	ソトラシブ	therascreen KRAS 変異検出キット RGQ「キアゲン」	●
RET	セルペルカチニブ		●
BRAF V600E	ダブラフェニブ		●
	トラメチニブ		●
ERBB2 （*HER2*）	トラスツズマブ デルクステカン	—	
NTRK1/2/3	エヌトレクチニブ	—	—
	ラロトレクチニブ		—

● ：承認済み

［医薬品医療機器総合機構：医薬品の適応判定を目的として承認された体外診断用医薬品又は医療機器の情報，2024年6月19日版より作成］

づいて適切な分子標的治療薬を届けることが生命予後の延長に直結するため[1]，性別・喫煙歴・組織型などの患者背景によらず，可能な限り全例で初回治療前にマルチプレックス遺伝子検査を実施することが求められている．

非小細胞肺がんのドライバー変異として主要なものは，*EGFR*変異（exon19欠失，L858R，uncommon mutation），*ALK*融合，*ROS1*融合，*BRAF* V600E変異，*MET* exon14 skipping変異，*RET*融合，*KRAS* G12C変異，*NTRK*融合，*ERBB2* exon20挿入変異である．わが国の肺腺がん症例で検出されたドライバー変異の頻度を図1に示す．*EGFR*遺伝子変異を中心に，約半数の症例で分子標的治療薬の対象となる遺伝子異常が検出される[2]．一方，非腺がん症例においても，約1割と頻度は低いながらドライバー変異は検出がある[1]．

実臨床でコンパニオン診断薬として使用可能なマルチプレックス遺伝子検査は，オンコマイン™ Dx Target Test マルチCDxシステム，AmoyDx®肺がんマルチ遺伝子PCRパネル，肺がんコンパクトパネル® Dxマルチコンパニオ

マルチプレックス検査		包括的がんゲノムプロファイリング検査		
オンコマイン™	肺がんコンパクトパネル®	FoundationOne®	FoundationOne® Liquid CDx	Guardant360®
●	●	●	●	—
●	●	●	●	—
●	●	●	●	—
●	—	●	●	—
●	●	●	●	—
●	●	●	●	—
●	●	●	—	—
—	—	●	—	—
●	●	—	—	—
●	—	●	●	—
●	●	—	—	—
—	—	●	●	—
—	●	—	—	●
●	—	●	—	—
●	●	—	—	—
●	●	—	—	—
●	—	—	—	●
—	—	●	●	—
—	—	●	—	—

Ⅱ　呼吸器疾患の診断および検査

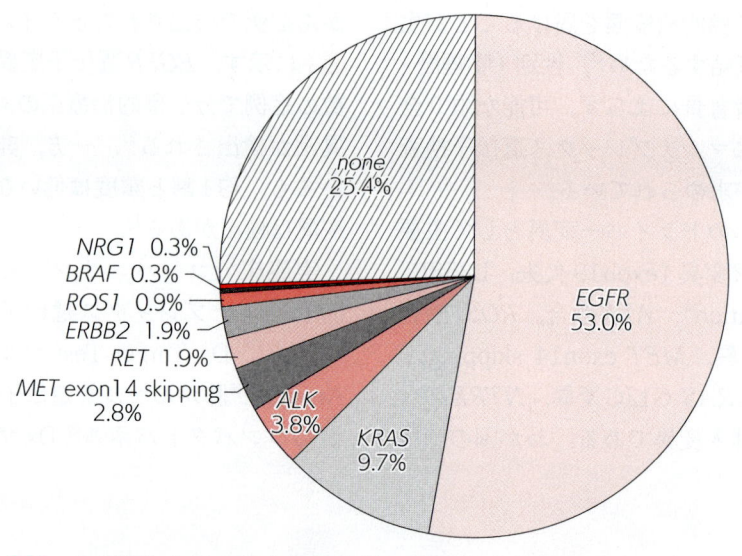

図1 わが国における非小細胞肺がん（腺がん）患者のドライバー遺伝子変異の検出頻度

[Saito M, *et al*：*Cancer Sci* 2016；107：713-720 より作成]

ン診断システムの3種であり（**表1**），いずれもDNA・RNAを解析対象とする．

　オンコマイン™は，次世代シークエンス（next-generation sequencing：NGS）技術を用いており，検出限界（limit of detection：LoD）は5％前後，検査成功には30％以上の腫瘍割合をもつ十分な組織量を出検することが鍵である．7遺伝子のコンパニオン診断機能をもち，*ERBB2* exon20挿入変異については現状唯一のコンパニオン診断である[3)]．*MET* exon14 skippingに対するテポチニブ・カプマチニブのコンパニオン診断機能が追加となり，カプマチニブの一次治療での使用に道が開かれた．Amoy Dx®はリアルタイムPCRを用いた検査系で，LoDは1〜5％，7遺伝子のコンパニオン機能をもつ．結果の返却が4〜7日程度と早く，治療を急ぐ症例でとくに有用であろう．肺がんコンパクトパネル®はNGSながらLoDが1％程度と高感度であり，腫瘍割合が低い組織（10％以上）や細胞診検体でも変異検出が期待できる．コンパニオン機能については2024年1月に7遺伝子に拡大され，この点からも今後出検増加が見込まれる．

　そのほか，FoundationOne® CDx，FoundationOne® Liquid CDx，Guardant360® CDx も非小細胞肺がんのコンパニオン機能を有する[3)]が，包括的がんゲノムプロファイリング検査としての実施がほとんどであり，本稿では言及を避ける．**表1**に単一遺伝子検査についても付記したが，保険算定上の問題から使用場面は限定的となっている．2021年以前に単一遺伝子検査のみでドライバー変異陰性とされた症例では，一部遺伝子が検索されていない可能性があり，状況次第でマルチプレックス検査または包括的がんゲノムプロファイリング検査への提出も検討されるべきであろう．

　なお，ドライバー遺伝子変異・コンパニオン診断・分子標的治療薬の紐づけは，新規分子標的治療薬の発売やコンパニオン診断機能の適応追加などにより現在も目まぐるしく変化しており，常に最新情報を確認いただきたい．

［COI開示］荒金尚子：小野薬品工業(株)，大鵬薬品工業(株)，中外製薬(株)，日本イーライリリー(株)，日本ベーリンガーインゲルハイム(株)

文献

1) Sakamoto T, Matsubara T, Takahama T, *et al*：Biomarker testing in patients with unresectable advanced or recurrent non-small cell lung cancer. *JAMA Netw Open* 2023；6：e2347700.

2) Saito M, Shiraishi K, Kunitoh H, *et al*：Gene aberrations for precision medicine against lung adenocarcinoma. *Cancer Sci* 2016；107：713-720.

3) 医薬品医療機器総合機構：医薬品の適応判定を目的として承認された体外診断用医薬品又は医療機器の情報, 2024年6月19日版. https://www.pmda.go.jp/files/000239775.pdf（2024年8月7日閲覧）

II

呼吸器疾患の診断および検査

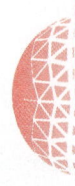

14　がんゲノム医療

藤井博之・角南久仁子

　がんゲノム医療とは，がん細胞のゲノム情報を解析し，個々のゲノムの特徴に基づいた治療法を検討・提案する医療である．2015年にオバマ大統領（当時）が米国一般教書演説にて，"Precision Medicine Initiative" を提唱し，がんゲノム医療が飛躍的に発展する契機となった．次世代シークエンサー（next generation sequencer：NGS）の低コスト化・高速化に伴って網羅的ながんゲノム解析が実臨床現場でも可能になり，わが国においては2019年6月にがんゲノムプロファイリング（comprehensive genomic profiling：CGP）検査として Onco-Guide™ NCCオンコパネルシステムと Founda-tionOne® CDxがんゲノムプロファイルが初めて保険適用となった．

がんゲノムプロファイリング検査の概要

　CGP検査は前項のコンパニオン診断とは異なり，数百前後の遺伝子領域を一度に解析し，遺伝子変異，コピー数変化，構造変化などを検出することができるほか，腫瘍変異量（TMB），マイクロサテライト不安定性（MSI）や相同組換え修復欠損（HRD）などが評価可能である．

　2024年7月時点，わが国では5種類のCGP検査が承認されている．しかし，いずれの検査も保険診療下では生涯に1回しか算定できない

表1　保険適用されているがんゲノムプロファイリング検査（2024年7月時点）

検査名	FoundationOne® CDx がんゲノムプロファイル	OncoGuide™ NCC オンコパネルシステム
対象検体	腫瘍（FFPE）	腫瘍（FFPE）＋正常（末梢血）
必要検体量	4〜5µm×10枚（原則25mm²以上）	5µm×10枚（16mm²以上を推奨）
検体適格条件	腫瘍細胞率30%以上を推奨（最低20%以上）	腫瘍細胞率20%以上
搭載遺伝子	324	124
コンパニオン診断機能のあるバイオマーカー	非小細胞肺がん：*EGFR*変異（exon19del，L858R，T790M）*ALK*融合，*ROS1*融合 *MET* exon 14 skipping 悪性黒色腫：*BRAF* V600E/K 乳がん：*PIK3CA*変異，*AKT1*変異，*PTEN*変異，*ERBB2*コピー数異常 大腸がん：*KRAS/NRAS*野生型 固形がん：*NTRK1/2/3*融合 卵巣がん，前立腺がん：*BRCA1/2*変異 胆道がん：*FGFR2*融合	胆道がん：*FGFR2*融合
遺伝子変異量（TMB）	○（CDx）	○
マイクロサテライト不安定性（MSI）	○（CDx）	○
生殖細胞系列の区別	—	○
留意点		

ため，それぞれの検査がもつ特徴を理解したうえで，どの検査をどのタイミングで行うかを選択・判断することが重要である．検査選択に際して重要となるポイントを列記し，詳細を表1にまとめる．

解析対象の検体の違い：liquid biopsyの長所と短所

末梢血液中循環腫瘍DNA（circulating tumor DNA：ctDNA）を用いるliquid biopsy検査は，低侵襲かつ追加生検が困難な場合でも実施可能であり，結果返却までのturn-around timeが短い点や，病変が複数ある場合でも全体を評価できるという利点がある．一方で，血漿中のctDNAが十分量ないことに起因する偽陰性が臨床的課題となっている．胸部悪性腫瘍に限れば，小細胞肺がんでは末梢血液中ctDNA検出頻度が高く，胸腺腫瘍では検出頻度が低いといった報告がある[1]．一般的に，腫瘍量が多いほど末梢血液中ctDNA量も高くなるため，化学療法

が奏効し腫瘍が縮小しているタイミングでの検査は避けることが望ましく，適切な症例選択および検体採取のタイミングが重要である．

生殖細胞系列バリアントの同定：matched-pair検査か否か

腫瘍検体と正常コントロールをペア（matched-pair）で検査することで，生殖細胞系列バリアントと体細胞バリアントを明確に区別することができる．一部の胸部悪性腫瘍ではLi-Fraumeni症候群などの遺伝性疾患を背景に発症することが知られており，病歴や家族歴から遺伝性疾患を疑う場合は，matched-pairのCGP検査を考慮する．検査の結果，生殖細胞系列病的バリアント（PGV）が同定された場合には適切な遺伝カウンセリングを行う．

解析対象核酸種の違い：DNAかRNAか

RNAを用いた解析は，融合遺伝子や複雑な構造異常などの検出に適する．融合遺伝子における融合点の大半がイントロン領域に存在する

II 呼吸器疾患の診断および検査

	GenMineTOP® がんゲノムプロファイリングシステム	FoundationOne® Liquid CDx がんゲノムプロファイル	Guardant360® CDx がん遺伝子パネル
	腫瘍（FFPE）＋正常（末梢血）	血液検体	血液検体
	10μm×8枚（16mm²以上を推奨）	末梢血17mL	末梢血20mL
	腫瘍細胞率20%以上	―	―
	DNA：737，RNA：455	324	74
	―	非小細胞肺がん：*EGFR*変異（exon19del，L858R，T790M）*ALK*融合，*ROS1*融合 *MET* exon 14 skipping 固形がん：*NTRK1/2/3*融合 前立腺がん：*BRCA1/2*変異	非小細胞肺がん：*KRAS* G12C *ERBB2*変異 大腸がん：*ERBB2*増幅 *KRAS/NRAS*野生型 *BRAF* V600E
	○	○	―
	―	○*	○（CDx）
	○	―	―
		*MSIは薬事承認範囲外	

が，反復配列など配列の読み取りが難しい配列が多いイントロン領域の異常はDNA解析での検出が比較的難しい．一方，RNAの場合，イントロン領域はすでにスプライシングされており，エクソン同士のつながりから融合遺伝子を検出できるため，RNAを用いる検査法のほうが有利である．実際に *NTRK1/2/3* 融合遺伝子について，米国のMemorial Sloan Kettering Cancer Centerからの報告では，RNAを用いた検査とDNAを用いたCGP検査との結果を比較した結果，DNAを用いた場合の特異度は99.86%（33,877/33,923）であった一方で，感度は81.08%（60/74）であった[2]．

保険診療におけるCGP検査の実施体制

　CGP検査の実施は，がんゲノム中核拠点病院・がんゲノム拠点病院・がんゲノム医療連携病院に限定されている．2024年7月時点でそれぞれ13施設，32施設，219施設の全国施設が指定されている．CGP検査では，検出された遺伝子異常の意義づけや，治療薬選択，二次的所見の有無などの臨床的判断を総合的に行う必要があり，「エキスパートパネル」と呼ばれる多職種の専門家会議で結果検討がなされる．これまで，エキスパートパネルは中核拠点病院もしくは拠点病院のみで実施されてきたが，2024年4月からは要件を満たす一部の連携病院でも実施可能となったため，今後はよりいっそうがんゲノム医療が日常診療に浸透するものと思われる．一方で厚生労働省の報告によると，2019年6月1日から2022年6月30日の期間にCGP検査を受けた悪性腫瘍患者のうち，エキスパートパネルが推奨した治療薬が実際に投薬されたのは9.4%（2,888/30,826WW）にとどまっており，ゲノム医療において治療に結び付く症例を増やすことが喫緊の課題である．

肺がん診療においてCGP検査を行うことの意義

　非小細胞肺がんにおいては，診断時にマルチ遺伝子検査によってドライバー遺伝子異常のコンパニオン診断を行うことが一般的であるが，PCR法やNGSでもアンプリコンシークエンス法を用いるコンパニオン診断では検出困難な複雑なドライバー遺伝子異常も存在する．一方で，ハイブリッドキャプチャーシークエンス法を用いるCGP検査ではこれらの遺伝子異常を拾い上げられる可能性があり，実際に当院でも診断時のマルチ遺伝子検査では検出できなかったEGFR exon 19 deletionのマイナーバリアントが，標準治療終了後のCGP検査で検出され，EGFR-TKIの投与により奏効を得た症例を複数経験している．保険診療下にCGP検査を施行した初回診断時ドライバー遺伝子変異陰性症例330例中のうち81例（24.5%）で対応する分子標的治療が可能なドライバー遺伝子異常が認められたという報告もあり[3]，肺がん診療においてもCGP検査は大きな意義をもつであろう．

今後の展望

　現時点で保険診療下のCGP検査は標準治療終了後に限られているが，より早いタイミングでの検査実施を求める臨床現場の声も多く，適応拡大が待たれる．また，厚生労働省から「全ゲノム解析等実行計画2022」が示され，CGP検査よりもさらに網羅的な遺伝子解析である全ゲノム解析の医療実装体制構築が進められており，今後が注目される．

[COI開示] 角南久仁子：シスメックス㈱

文献

1) Zhang Y, Yao Y, Xu Y, *et al*：Pan-cancer circulating tumor DNA detection in over 10,000 Chinese patients. *Nat Commun* 2021;12:11.
2) Solomo JP, Linkov I, Rosado A, *et al*：NTRK fusion detection across multiple assays and 33,997 cases：diagnostic implications and pitfalls. *Mod Pathol* 2020;33:38-46.
3) Ishida M, Iwasaku M, Doi T, *et al*：Nationwide data from comprehensive genomic profiling assays for detecting driver oncogenes in non-small cell lung cancer. *Cancer Sci* 2024;115:1656-1664.

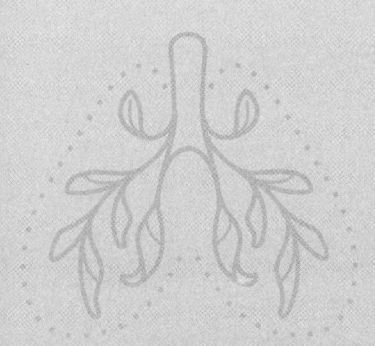

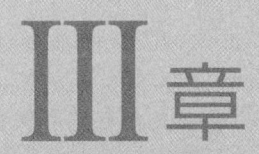

III章

呼吸器症候

1 咳
乾性, 湿性

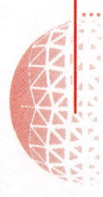

森本耕三

咳は, 気道内分泌物や異物を排出するための生体防御反応である. 防御反応以外の病的で過剰な咳は2kcalのエネルギーを消費するだけでなく, 患者の生活の質を下げる. この過程は, まず吸気に始まり, 声帯が閉じると同時に呼吸筋の収縮により気管内の圧力が急速に上昇する. 次に声帯が解放されることにより高速の空気の流れが生じ, 気道内の刺激物や分泌物が外へ排出される. よって, 閉鎖不全や呼吸筋力低下などがあれば, 声門を含む強調運動ができず, 誤嚥性肺炎を起こす. 咳は, 1) 反射的咳嗽 (異物に対する脳幹反射として起こる生体防御反応), 2) 随意的咳嗽 (末梢からの刺激を介さずに発現. 心因性咳嗽を含む), 3) 咳衝動に伴う咳嗽 (何らかの刺激による不快から起こる. 多くの病的咳嗽を含む) の3つの機序に分けられる.

咳は持続期間により, 3週間未満の急性咳嗽, 3〜8週間の遷延性咳嗽, さらに8週間以上の慢性咳嗽に分けられる. 急性咳嗽の多くは, かぜ症候群であり遷延することもあるが, 慢性咳嗽ではその頻度が下がる. 気管支喘息, 間質性肺炎, 非結核性抗酸菌症, 肺がん, COPD, 気管支拡張症などの呼吸器疾患は慢性咳嗽を示すため, 遷延性咳嗽と判断した時点では問診 (症状発現時期, 変化, 喀痰の有無, 喫煙歴, 職業歴, 住宅環境), 聴診 (wheezes, fine crackles など), 画像検査 (X線, CT), 喀痰検査 (一般細菌, 抗酸菌, 細胞診), 呼吸機能検査, FeNO濃度などによる鑑別が必要となる. 上記疾患以外の慢性咳嗽として, 報告により頻度は異なるが, 咳喘息 (夜間〜朝の悪化, 季節性), 後鼻漏, 感染後咳嗽 (かぜ症候群の有無, 症状の変化), 胃食道逆流症 (胸やけ, 食後, 体重変化, 前屈での悪化), アトピー咳嗽 (咽喉頭の瘙痒感), 慢性気管支炎 (喫煙歴), 薬物性 (ACE阻

害薬による咳) などが挙げられる. 病歴, 検査所見から治療前診断を行い, 治療により改善の有無を確認する (治療後診断). 改善がなければ, さらに問診, 追加検査を行い, 新たな治療前診断に基づき治療を行うか, 専門医へのコンサルトを検討する.

湿性咳嗽は, 下気道で過剰に生成された分泌物や喀痰を伴う咳をいう. 正常では1日50〜100mL産生されるが, 蒸発などにより減少し, 声門を越えるものはわずかで無意識に嚥下される. これにより気道の恒常性保持, 生体防御機能などの重用な役割を担う.

喀痰の構成成分には, 杯細胞と気管支粘膜下からのムチン, 上皮細胞, 好中球, マクロファージ, 好酸球などの細胞成分, これらの細胞から産生されるタンパク質やDNA, IgA, リゾチーム, 分泌型グロブリン, サイトカイン, ケモカイン, 防御分子, サーファクタントタンパク質, 電解質, 微生物, 微粒子などが含まれ, 病態によってこれらの構成成分が変化する.

喀痰は, 外観から粘液性, 漿液性, 膿性, 血性に分けられる. 膿性度の肉眼分類には, Miller & Jones分類があり (表1), M1, M2およびP1〜P3に分けられる. 下気道の病巣由来の反映を評価する顕微鏡的分類としてGeckler分類があり (表2), 上気道由来の扁平上皮細胞

表1 Miller & Jones分類 (喀痰の肉眼的評価)

M1	唾液, 完全な粘性痰
M2	粘性痰の中に膿性痰が少量含まれる
P1	膿性痰で膿性部分が1/3以下
P2	膿性痰で膿性部分が1/3〜2/3
P3	膿性痰で膿性部分が2/3以上

微生物検査にはP2, P3の喀痰が適している.

表2　喀痰の顕微鏡的品質評価（Geckler分類）

Geckler 号数	細胞数/100倍視野		評価と判断
	扁平上皮細胞	白血球	
1	>25	<10	唾液の混入が多く，口腔内の汚染を受けている可能性があるため，不適
2	>25	10〜25	
3	>25	>25	注意深い判断
4	10〜25	>25	白血球数が多く適正
5	<10	>25	
6	<25	<25	どちらも少ないが，経気管支洗浄液などでは適正

と下気道の病巣由来を反映する白血球の数により評価する．4ないし5を適正とし，6は経気管吸引法で採取した場合や顆粒球減少症を伴う場合に適用する．

　検査時には，下気道由来の喀痰が採取されることが重要であり，性状をみて良好な検体であるかを判断する．必要に応じて3%の高張食塩水の吸入による誘発喀痰を行う．微生物検査として，真菌を含む一般細菌検査，抗酸菌検査および細胞診を判断し提出する．肺炎ではグラム染色を行い，形態や貪食像から原因菌を推定し，抗菌薬選択の参考とする．数日後に培養された菌は，3＋や10^7CFU/mL以上であれば原因菌である可能性が高く，薬剤感受性検査結果を参考とする．抗酸菌検査では，塗抹検査陽性で遺伝子同定検査が結核菌陽性であれば，感染性のある病態と判断され，隔離判断の指標となる．培養検査，感受性検査は治療内容，治療期間の参考となる．非結核性抗酸菌では，塗抹陽性であれば治療開始の参考となり，培養陽性であれば頻度の高い *Mycobacterium avium* complex（MAC）は遺伝子同定検査により短時間での同定が可能である．また同様に，質量分析法などによる同定検査，クラリスロマイシンやアミカシンなどの感受性検査を行う．

　細胞診では，好中球，好酸球などの割合（好酸球は3%以上で有意），真菌菌糸，ニューモシスチス，ヘモジデリン貪食細胞の検出が診断に有用である．

[COI開示] 森本耕三：インスメッド(同)

参考文献
1）日本呼吸器学会咳嗽・喀痰の診療ガイドライン2019作成委員会編：咳嗽・喀痰の診療ガイドライン2019. メディカルレビュー社，2019.
2）大石展也：症候学. 内科学. 第12版, 矢﨑義雄, 小室一成 総編集, 朝倉書店, 2022；I -182.

III
呼吸器症候

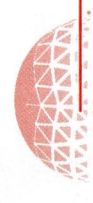

2 呼吸困難

國近尚美

呼吸困難とは，呼吸時の不快な感覚や違和感または苦痛感である．米国胸部疾患学会（ATS）では，「質的に異なる感覚からなる呼吸不快感の主観的な経験」と定義されている[1]．呼吸困難は日常診療において多く経験する訴えである．

呼吸不全とは，室内気吸入時の動脈血酸素分圧（PaO_2）が60Torr以下となる呼吸器系の機能障害，またはそれに相当する異常状態と定義されており，客観的な病態である．必ずしも呼吸困難と呼吸不全は一致しない．

呼吸困難のメカニズムは換気に対する呼吸中枢への要求と実際の換気能力とのアンバランスによるものといわれている．感覚受容器→求心性神経路→大脳皮質に外的刺激が伝えられ，呼吸困難という感覚が生じる．肺や気道に存在する迷走神経に支配されている肺刺激受容器・C線維受容器・肺進展受容器と，頸動脈小体に存在する化学受容器からの刺激が延髄の呼吸中枢に伝達されるが，その情報に対して十分な出力がなされないため呼吸困難を感じる．また，精神的要因や社会文化的要因など多くの因子が影響し，認知や表出に個人差が生じるので，診察時の評価には注意を要する．

検査，診断

呼吸困難は発症時期・発症様式により，急性呼吸困難と慢性呼吸困難と大きく2つに分類できる．急速に発症した呼吸困難は重症・重篤であることが多い．緊急度を評価し，迅速かつ的確に対応する必要がある．病歴聴取，身体診察，各種検査を行い，速やかに鑑別を進めていく（図1）．

■ 緊急度の評価

- バイタルサイン：意識状態, 体温, 血圧, 脈拍, 呼吸数, 酸素飽和度などを把握する.

- 呼吸体位，過呼吸，死戦期呼吸など異常な呼吸状態の有無を確認する.
- 酸素飽和度が90％未満の場合は呼吸不全を疑う.

■ 病歴聴取

【発症時期・発症様式】

「突然発症（発症時刻が特定できる）」と「急性〜亜急性」，「慢性」とに分けて考える．発作性，反復性，進行性，慢性の急性増悪なども考慮する．突然発症の場合は，血管・胸膜・気道の「破綻」，「閉塞」などにより発症し，緊急に治療を要する病態であることが多い．

慢性呼吸不全の場合，呼吸困難を評価する方法として以前はFletcher & Hugh-Jones分類を用いていたが，現在では修正MRC息切れスケールを用いることが多い（表1）．COPDや間質性肺炎など慢性呼吸不全をきたす疾患の評価に活用されている．慢性呼吸不全による呼吸困難は身体活動性を低下させ，フレイルやサルコペニアをきたし予後に影響する．

抗悪性腫瘍薬や免疫チェックポイント阻害薬，抗菌薬による薬剤性肺障害や，免疫抑制薬や副腎皮質ステロイドによる免疫低下に伴う日和見感染症による呼吸困難などもあるため，病歴聴取は重要である．

【発症時の状況】

発症した状況により疾患が予測できることもある．

夜間や早朝に発症する場合は，気管支喘息，手術や長期臥床後の場合は肺血栓塞栓症，食物摂取・薬剤投与後，蜂刺症時はアナフィラキシーによる呼吸困難が疑われる．

【随伴症状】

呼吸困難と同時に，胸痛，感染徴候（発熱，咳嗽，喀痰など），心不全徴候（下肢の浮腫，頸

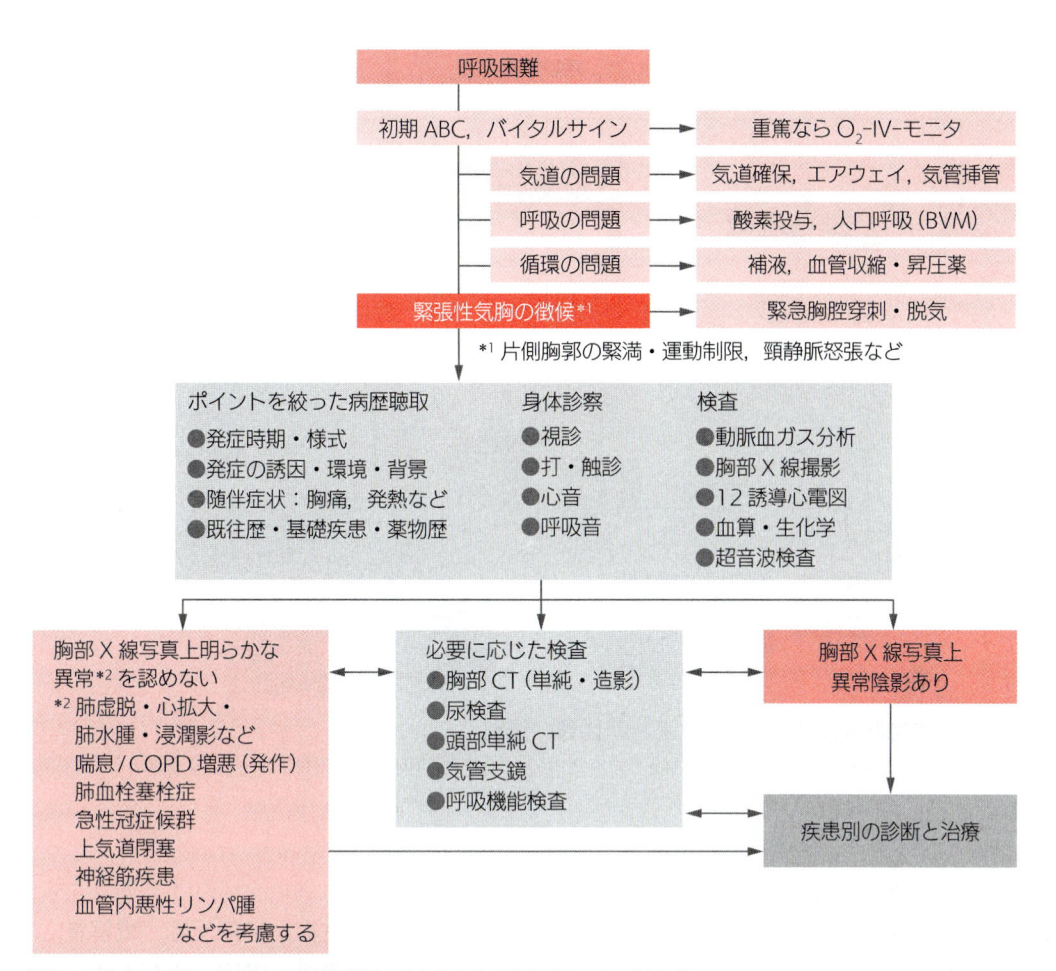

図1 救急診療における呼吸困難に対する初期診断アルゴリズム
［日本内科学会認定医制度審議会救急委員会編：内科救急診療指針2022. 日本内科学会, 2022より許諾を得て転載］

表1 修正MRC息切れスケール

グレード0	激しい運動をしたときだけ息切れがある
グレード1	平坦な道を早足で歩く, あるいは緩やかな上り坂を歩くときに息切れがある
グレード2	息切れがあるので, 同年代の人よりも平坦な道を歩くのが遅い, あるいは平坦な道を自分のペースで歩いているとき, 息切れのために立ち止まることがある
グレード3	平坦な道を約100m, あるいは数分歩くと息切れのために立ち止まる
グレード4	息切れがひどく家から出られない, あるいは衣服の着替えをするときにも息切れがある

［日本呼吸器学会編：COPD（慢性閉塞性肺疾患）診断と治療のためのガイドライン2022. 第6版, メディカルレビュー社, 2022より作成］

静脈怒張など）の症状の有無を確認する.

また, 貧血, 神経筋疾患（Guillain-Barré症候群, 重症筋無力症, 筋萎縮性側索硬化症など）, 代謝性疾患（糖尿病性ケトアシドーシスなど）, 腎疾患（代謝性アシドーシス, 尿毒症性肺水腫, 急性進行性糸球体腎炎肺障害など）, 精神神経疾患（過換気症候群, 心身症など）による呼吸

困難症状の場合もある.

【既往歴・治療歴】

呼吸器疾患（気管支喘息, COPD, 間質性肺炎など）, 心・血管疾患（虚血性心疾患, 不整脈, 高血圧症, 心筋症など）, 自己免疫性疾患（関節リウマチ, 膠原病など）, 悪性疾患, アナフィラキシー, 神経筋疾患, 睡眠時無呼吸症候

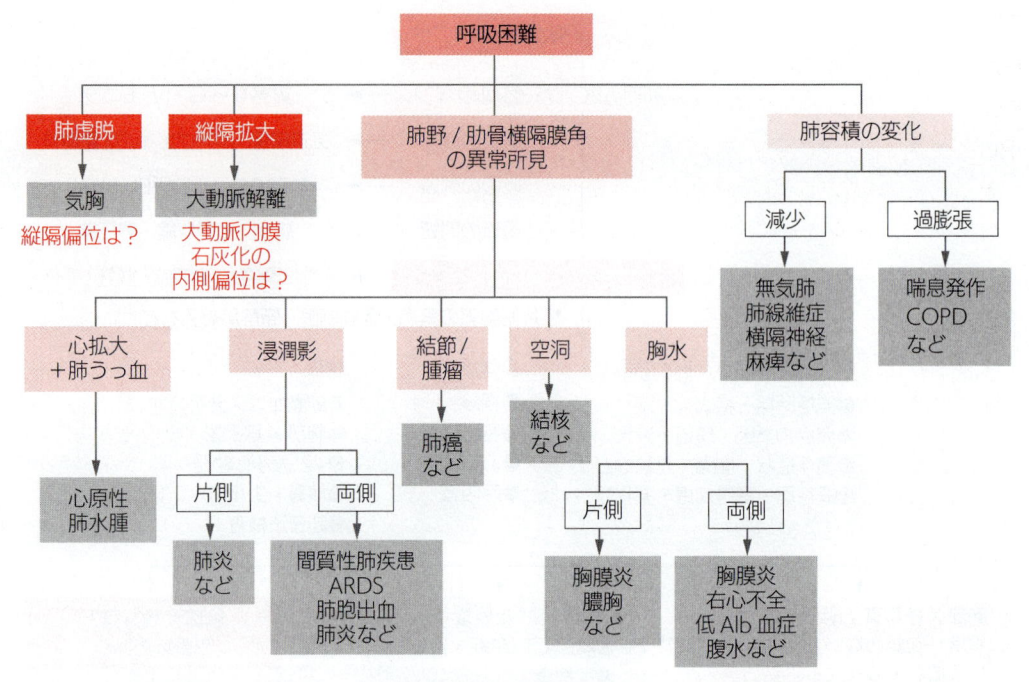

図2　基本的な胸部Ｘ線所見による呼吸困難の鑑別

［日本内科学会認定医制度審議会救急委員会編：内科救急診療指針2022．日本内科学会，2022より許諾を得て転載］

群，精神疾患など，基礎疾患や薬物服用歴，職業歴などが関連することがある．

■ 身体診察

- 視診：呼吸パターン（呼気延長，上部胸郭胸式呼吸，過呼吸など），胸郭の形態（樽状肺，漏斗胸など），胸郭の動き（左右差，奇異性呼吸など），呼吸体位（起坐呼吸など），頸静脈怒張，体型，チアノーゼ，ばち指，皮疹の有無など
- 打診：鼓音や濁音の有無
- 触診：顔面浮腫，下肢浮腫，皮下気腫，肝腫大，腹水など
- 聴診：呼吸音の左右差，連続性副雑音（wheezes，rhonchi），断続性副雑音（coarse crackles，fine crackles），胸膜摩擦音，心雑音の有無など

■ 検 査

- 動脈血液ガス分析：低酸素血症の評価，高二酸化炭素血症の有無などを確認する
- 胸部Ｘ線検査：気胸，胸水，肺炎，心拡大などを評価する（図2）

- 心電図
- 血液検査：貧血，炎症反応，電解質，心筋逸脱酵素，腎機能，BNP，Dダイマーなど
- 尿検査：タンパク尿，血尿，ケトン尿など
- 心エコー検査：壁運動異常，心機能評価，下大静脈径，右心系評価など
- 胸部単純CT検査
- 頭部CT検査
- 呼吸機能検査

治 療

　基礎疾患や病態を速やかに診断し，適切な治療を行うことが重要である．必要に応じてより適切な診療科や医療機関に引き継ぐことも検討する．

■ 緊急性が高い場合

　ただちに気道確保を行い，必要に応じてO_2投与，人工呼吸，輸液，昇圧薬などを開始する．心筋梗塞であれば経皮的冠動脈インターベンション（PCI）などを行う．

■ 呼吸不全

速やかに診断し，適切な治療を開始する．気胸であれば，胸腔ドレナージを行う．

COPDの急性増悪や神経筋疾患も呼吸不全をきたすが，Ⅱ型呼吸不全を呈する場合にはO_2投与時に高二酸化炭素血症に注意を要する．間質性肺炎急性増悪，うっ血性心不全，気管支喘息など各疾患に適した治療を行う．COPDなどの慢性呼吸器疾患は呼吸困難を起こさないよう，呼吸リハビリテーションなどの非薬物療法を予防的に行うことも重要である．

専門医への紹介のタイミング

緊急性が高い場合やPaO_2が60Torr以下の呼吸不全をきたしている場合は，速やかに気道確保やO_2投与を行い，救急医療施設や専門医に紹介する必要がある．

［COI開示］本論文に関して筆者に開示すべきCOI状態はない

文献

1) Parshall MB, Schwartzstein RM, Adams L, *et al*：An official American Thoracic Society statement：update on the mechanisms, assessment, and management of dyspnea. *Am J Respir Crit Care Med* 2012；185：435-452.
2) 日本内科学会認定医制度審議会救急委員会 編：内科救急診療指針2022．日本内科学会，2022.
3) 日本呼吸器学会 編：COPD（慢性閉塞性肺疾患）診断と治療のためのガイドライン2022．第6版，メディカルレビュー社，2022.

Ⅲ

呼吸器症候

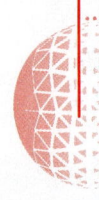

3 喘 鳴

倉原　優

　呼吸時に聴取される狭窄音のことを喘鳴（ぜんめい）と呼ぶ．喘息の主な症候であるが，さまざまな疾患できたしうることが知られている．喘鳴は，上気道である鼻腔から下気道の細気管支に至るまで，いずれの解剖学的部位の狭窄においても生じうる．吸気性喘鳴（stridor）と呼気性喘鳴（wheezes，rhonchi）に分類される．前者は鼻腔〜上気道における気道狭窄，後者はそれより末梢側の気道狭窄が原因である．これは，胸郭外気道は吸気時に，胸郭内気道は呼気時に気道径が細くなりやすいためである．

　本稿では，成人の喘鳴について述べる．

疫　学（表1）

　成人における吸気性喘鳴の原因は悪性腫瘍が最も多い．隣接する臓器からの気管浸潤が主であり，肺がんが最も多い．そのほか甲状腺がん，食道がんが気道狭窄を起こすこともある．非悪性疾患で頻度が高いものは誤嚥による気道異物である．まれであるが，気管・気管支軟化症や気管切開患者における気管チューブ狭窄なども挙げられる．

　呼気性喘鳴は，小児と同じく細気管支炎や喘息でよくみられる．細気管支炎は，一般細菌，マイコプラズマ，呼吸器ウイルス（インフルエンザ，RS ウイルスなど）感染症によるものが多い．喫煙者の呼気性喘鳴をみた場合，COPD 増悪も鑑別に挙げるべきである．また，うっ血性心不全でも気道分泌物の増加による吸気性喘鳴が発生することから，高齢者ではこの「心臓喘息」がないかを常に疑うべきである．また，悪性腫瘍などの終末期の患者において，大半に死前喘鳴が出現する．これは嚥下ができなくなり，咽頭〜気道にかけての分泌物が貯留・増加することが主因である．

　なお，アナフィラキシーと気道異物は，重症度や異物の大きさによって，吸気性喘鳴と呼気性喘鳴のいずれもきたしうる．

検査，診断

　喘鳴の診断においては聴診が重要である（「Ⅱ章-2．触診，打診，聴診」を参照）．頸部でよ

表1　喘鳴の原因

吸気性喘鳴（stridor）の原因	呼気性喘鳴（wheezes，rhonchi）の原因
・扁桃腫大，咽後膿瘍	・気管支炎
・舌根沈下	・細気管支炎
・外傷	・肺炎
・咽喉頭腫瘍	・喘息
・急性喉頭蓋炎，クループ症候群	・COPD 増悪
・声帯機能不全	・じん肺
・アナフィラキシー	・うっ血性心不全
・気道異物	・死前喘鳴
・気管腫瘍	・アナフィラキシー
・気管結核	・気道異物
・抜管後気道浮腫	・気管支腫瘍
・気管切開患者における気管チューブ狭窄	・気管支結核
・気管・気管支軟化症	

り強く聴取されるものがstridor，胸部でより強く聴取されるものがwheezes，rhonchiである．発生部位が中枢側であればあるほど，聴診器を使用せずに聴取することが可能である．wheezesとrhonchiには明確な境界線はなく互いにグラデーションのような位置づけであるが，喘息やCOPD増悪のように末梢気道が狭窄して高調性になるものをwheezes，気道分泌物が増加する細気管支炎やうっ血性心不全で低調性になるものをrhonchiと呼ぶ．うっ血性心不全では，さらにcoarse cracklesを合併しうる．気道に原因がある場合，気道径が8mm以下になると労作性の喘鳴が出現し，5mm以下になると安静時でも喘鳴が聴取される[1]．

聴診する部位も重要である．音が単一（monophonic）の場合は局所的な狭窄が生じていると考える．音が複数（polyphonic）の場合は，喘息やうっ血性心不全のように，全体的な狭窄が生じていると考える．気道抵抗は，気道の半径の4乗に反比例することから，同程度の気道収縮でも小児や小柄な女性では喘鳴の影響が相対的に大きくなる．

胸部画像検査は喘鳴の原因を検索するうえで存在診断に寄与する．stridorが聴取されたとしても胸部単純X線像で気管腫瘍の存在診断を行うことは難しく，早期に胸部単純CTの撮影に踏み切ってもよい．

肺機能検査は，喘鳴がある場合には低い1秒量になることは明白で，診断に寄与するわけではないことから，症状を悪化させるリスクを考えると通常増悪時には控えるべきである．

併存症の検索も重要である．たとえば，認知症・誤嚥の存在と突然のstridorは気道異物の検査前確率を高める．そのほか，アトピー素因の存在とwheezesの組み合わせは喘息，下腿浮腫の存在とrhonchiあるいはcoarse cracklesの組み合わせはうっ血性心不全の検査前確率を高める．

喘鳴の初期対応

緊急性の判断が重要である．窒息に至る吸気性喘鳴に遭遇する頻度はそれほど高くないが，迅速な気道確保が必要になる．可視範囲で除去できる場合は，喉頭展開のうえ摘出を試みる．気道確保が難しい場合は輪状甲状靱帯切開を検討するが，プライマリケアにおいてはハードルが高い．可及的速やかに高次医療機関へ紹介する必要があるだろう．

SpO_2が安定していない場合は適宜酸素投与を行う．喘息やCOPDの既往があり既往歴から明らかである場合など，早期に気管支拡張薬や全身性ステロイドを用いることは妥当と考えられる．具体的な治療については各疾患の項を参照されたい．

SpO_2が安定している場合は，喘鳴にとらわれずに表1から鑑別を考えていく．なお，筆者は喘息疑いで紹介されてきた患者が自然気胸であったことを過去に経験している．「どのような呼吸器疾患でも喘鳴をきたしうる」という考えをもっておくとよい．

[COI開示] 本論文に関して筆者に開示すべきCOI状態はない

文献

1) Ernst A, Feller-Kopman D, Becker HD, *et al*：Central airway obstruction. *Am J Respir Crit Care Med* 2004；169：1278-1297.

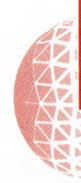
4 チアノーゼとばち指

宮本　篤

チアノーゼ

定　義[1]

　皮膚・粘膜の真皮乳頭下静脈叢内を流れる血流の還元型Hbの増加により，皮膚・粘膜の色調が青紫色に変化した状態．還元型Hb濃度が5g/dL以上になると認められる．メラニン色素が乏しく，口唇，口腔粘膜，鼻尖，指先，爪床で観察されやすい．

分　類

■ 中枢性チアノーゼ

　動脈血酸素飽和度の低下により起こり，全身に認められる．すなわち口唇などの中枢部分と四肢末梢のいずれにも認められ，必ずしも四肢冷感を伴わない．主に呼吸機能障害，右左シャント，肺胞内酸素分圧低下が原因である．呼吸機能障害は，間質性肺疾患などの酸素化障害や心不全に伴う肺水腫などにより，肺動脈血流の酸素化が不十分になるために起こる．右左シャントは肺動静脈瘻や心原性シャント疾患が原因で起こる．肺胞内酸素分圧低下は高地環境などが原因となる．また，還元型Hb量については，全Hbに対する相対値ではなく絶対量（5g/dL）で決まるため，多血症で出現しにくく貧血で出現しやすい．たとえば，Hb 15 g/dLでは動脈血酸素飽和度は82%以下で認められる．

■ 末梢性チアノーゼ

　動脈血酸素飽和度は正常であるが，組織酸素需要による血液から組織への酸素の移行に加え，毛細血管血液流量の減少により四肢末梢に認められる．口唇には認めないが，冷感を伴って四肢末梢にチアノーゼを認める．末梢循環不全（心拍出量低下や末梢血管の攣縮）が基本病態で，動脈閉塞性疾患（閉塞性動脈硬化症など）や静脈閉塞性疾患（静脈瘤など）で生じる．

■ 血液性チアノーゼ

　メトヘモグロビン（Met-Hb）血症（Hb異常）により生じる．正常の血液中Met-Hb濃度は全Hbに対して1%未満で，15%以上でチアノーゼが出現する．Met-HbはHb内に含有されるヘム鉄が2価から3価に酸化されたもので，酸素の結合，運搬能をもたない．チトクロームb5還元酵素異常による遺伝性疾患があるが，成人領域で臨床的に多いのは薬剤性である．硝酸薬，亜硝酸薬，ナフタレンなどが原因となる．

SpO_2とSaO_2

　SpO_2はパルスオキシメーターにより測定され，経皮的動脈血酸素飽和度という．手指・足趾にモニターを挟み，異なる波長の光（660 nmの赤色光と940 nmの赤外光）を透過させて吸光度の比の変化を予測式に反映し，酸素化・還元型Hbの濃度から酸素飽和度を推定している．

　SaO_2は動脈血ガス分析により測定され，動脈血酸素飽和度という．oxygen saturation（sO_2）はHb（酸素を含みうるキャパシティ）に対する酸素化Hb（実際酸素を含むHb）の割合を示し，［酸素化Hb/（酸素化Hb＋還元型Hb）］で定義される．一方，fractional oxyhemoglobin（FO_2-Hb）という概念があり，［酸素化Hb/全Hb］で定義される．全Hbは酸素化・還元型Hbに加え，Met-Hbと一酸化炭素Hb（CO-Hb）を含む．つまり，厳密にはSaO_2にはsO_2とFO_2-Hbの2つの定義が存在するが，正常者では異常Hbがきわめて少なく，sO_2とFO_2-Hbに大きな乖離は起きない．通常，SaO_2の定義はsO_2を指す．血液ガス分析でCO-HbやMet-Hbを定量すると，これらの異常Hb濃度を推定できる．

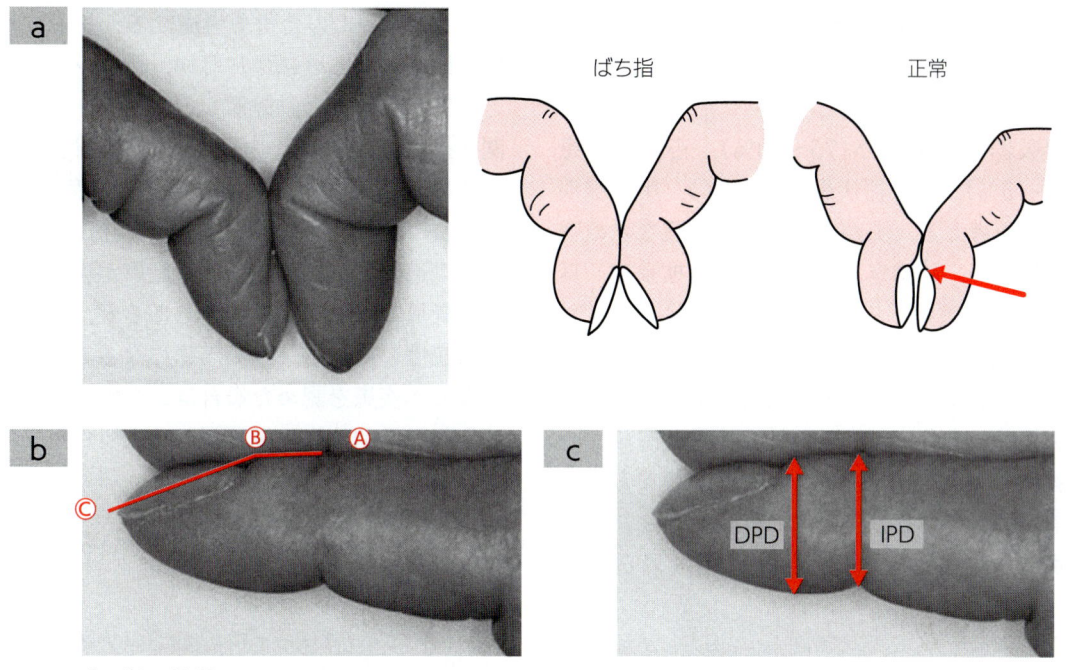

図1　ばち指の特徴
a：Schamroth sign. 指の末節背側を爪半月で合わせたときに菱形の間隙（右図矢印）が消失する.
b：hyponychial angle. ABCの角度が190度以上になる.
c：末節骨/関節厚比 [phalangeal depth ratio (PDR), DPD/IPD] ＞1.0. 健常では末節骨の厚みは遠位指節間関節の厚みより小さい. ばち指では末節骨が結合組織肥大によりDPDが増大する.

Met-Hb血症では，その吸光度がこの2波長で同じであるために，SpO_2は低下する. 血液ガス分析では，sO_2は定義上異常Hb濃度を計算しないため正常を示し，FO_2-Hbは異常Hbを含む全Hbにおける酸素化Hbの割合であるため低下する.

一酸化炭素中毒ではCO-Hbが上昇する. sO_2は影響を受けないが，一酸化炭素はO_2よりHbのヘム鉄に対して200〜250倍の親和性をもつことから容易にHbに結合し，FO_2-Hbが低下する.

チアノーゼを観察したら

中枢性か末梢性かを判断する. とくに中枢性チアノーゼは緊急性のある疾患も含まれる. 血液ガス分析，胸部X線，心電図，血算（貧血・多血）などを実施する.

ばち指

定　義[2,3]

ばち指は，爪母と末節骨の間の結合組織の増殖によって生じる，手または足の指の末端部分の肥大を特徴とする身体所見である.

Schamroth sign（図1a）が診察現場で簡単に実施可能である. 正常では第II指末節背側を合わせると爪上皮部分に菱形の間隙ができるが，ばち指では爪母の増殖によりこの間隙が消失する. 学術的にはnail-fold angles, phalangeal depth ratioによる定義がある. nail-fold angleは図1bに示すABCがなす角（hyponychial angle）が190度以上を陽性と提唱している. phalangeal depth ratioは指の末節骨の厚さ（distal phalangeal finger depth：DPD）と末節骨と中節骨の間の関節の厚さ（interphalangeal finger depth：IPD）を測定し，DPD/IPD＞1.0

で陽性となる（図1c）.

考慮すべき疾患

呼吸器疾患が主で（75〜80％），心血管疾患（10〜15％），消化器疾患（5〜10％），甲状腺疾患などを考える．肺がん，悪性中皮腫などの腫瘍性疾患や，肺膿瘍，膿胸，気管支拡張症，真菌症・抗酸菌症（とくに空洞形成例），HIVなどの感染性疾患，肺線維症や石綿肺などのびまん性肺疾患が主たる呼吸器疾患である．心血管疾患にはチアノーゼ性先天性心疾患，感染性心内膜炎，気管支動静脈瘻，肺動静脈瘻など，消化器疾患には炎症性腸疾患，肝硬変など，甲状腺疾患には甲状腺性肢端肥大症が含まれる．

ばち指を観察したら

呼吸器・循環器症状や消化器症状の有無，既往歴を確認する．胸部X線，心電図，心エコー検査，下部消化管内視鏡検査などを実施する．

COPDは原則としてばち指を認めず，これが認められた場合は間質性肺炎（気腫合併肺線維症）か，肺がんの合併を考慮する．片側性ばち指を観察したときには片麻痺，透析シャントなどの動静脈吻合，動脈瘤などを疑う．肥大性骨関節症は，ばち指，長管骨の骨膜性骨肥厚，滑膜関節炎を三徴とし，まれな遺伝性疾患（原発性）と二次性がある．ばち指が最初にみられ，病気の進行とともに骨膜性骨肥厚が現れる．これら骨異常は無症状のこともあるが，下肢優位に持続性の灼熱感，強い疼痛になることがある．成人で本疾患を認めた場合は二次性の原因として上記の鑑別疾患に挙げられた内科疾患を精査する必要がある．

[COI開示] 本論文に関して筆者に開示すべきCOI状態はない

文献

1) 立野　滋：チアノーゼについて．日小児循環器会誌 2015；31：95-101.
2) Myers KA, Farquhar DR：The rational clinical examination：Does this patient have clubbing? *JAMA* 2001；286：341-347.
3) Spicknall KE, Zirwas MJ, English JC 3rd：Clubbing：an update on diagnosis, differential diagnosis, pathophysiology, and clinical relevance. *J Am Acad Dermatol* 2005；52：1020-1028.

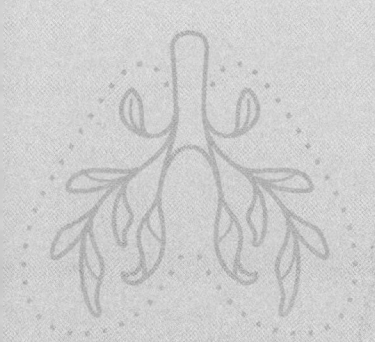

IV章

呼吸器救急

1 気管支喘息増悪（発作）

山田英恵

比較的頻度の高い呼吸器疾患のなかで，気管支喘息の増悪は死亡に直結する重要な問題である．現在でも年間1,000人前後が気管支喘息の増悪で亡くなっている．"可逆的な疾患"と定義される気管支喘息ではこれはまだまだ多い数である．一方で，気管支喘息のコントローラー治療は近年劇的な発展を遂げている．これは多くの内科医，患者にとって福音であったが，反対に救急外来において気管支喘息の増悪をみる機会が激減した．筆者が研修医であった頃は夜間の救急外来受診といえば気管支喘息であったが，現在の救急外来ではほとんどみることはなくなった．またコロナウイルス禍以降，院内での勉強会の機会も激減しており，ますます若手の先生方が気管支喘息の増悪の対応を覚える機会は少なくなってしまった．

本稿では，気管支喘息の"死亡者数ゼロ"を目標とするなかで，あらためてリリーバー（増悪時治療）の基礎とtipsを再確認する．機会の減ったクルズスの代わりにしていただければ何より幸甚である．

疫 学

気管支喘息のheterogeneity（不均一性）は他疾患に類をみない．まさに"気管支に関連するものなら何でも"といってよいほど多くのものが気管支喘息の要因となる．内因性の要因に加えてウイルス感染や真菌，カビ，喫煙，有毒ガス吸入，気圧，天気，気温など，何でも気管支喘息の原因となる．気管支喘息を"要因"で分類するのは本稿のテーマからずれるうえにかなり困難であるため，記載を控える．

気管支喘息の発症のピークは二峰性であり，全体の気管支喘息の約9割が6歳までに発症するとされる．残りの1割は60歳台前後で発症

する．小児発症の半分以上は青年期までに寛解するとされているが，成人発症の患者では寛解の頻度が少ない．このため，内科医が診察する気管支喘息の患者は幼少期発症と成人発症の割合がおおむね半々となる．また，増悪時対応として問診すべきことは，患者の能動的な行動が増悪の要因になっていないかを確認することである．喫煙，飲食などが増悪の要因になっている患者が日中の外来を受診したときは，まさに"のどもと過ぎれば熱さを忘れる"の状態であり，患者は禁煙指導などを真面目に捉えない場合もある．軽症の増悪で患者の状態が安定していれば救急外来においても積極的な問診・指導が望まれる．近年では，気管支喘息の増悪においては遺伝的要因を含む内的要因よりもこういった外的要因が重要ではないかという論文が多数報告されており，運動誘発性喘息などでは増悪時の情報がしっかりと聴取されずに増悪を繰り返す場合もある．

検査，診断

咳，息切れ，痰（感染時のように混濁することも），喘鳴，呼吸苦が5大症状といえる．特徴としては症状改善時にはまったく健常者と同等の状態となり可逆性があることと，副交感神経の強まる早朝・夜間に増悪の頻度が高い日内変動である．このため，気管支喘息は夜間に救急を受診する頻度が高い．前述のとおり気管支喘息はあまりにもヘテロな疾患であるため，増悪時に診断を確定する必要はない．可能であればスパイロメトリーや呼気NO検査を行うと診断に大きく近づくが，それは増悪が改善した後に専門医に委ねてもよい．増悪時の検査としてはとにもかくにも呼吸状態の評価である．表1に増悪時の所見を示す[1]．まず増悪時に必要な

表1　気管支喘息増悪時の所見

			小発作	中発作	大発作	呼吸不全
主要所見	症　状	興奮状況	平静		興奮	錯乱
		意　識	清明		やや低下	低下
		会　話	文で話す	句で区切る	一語区切り〜不能	不能
		起坐呼吸	横になれる	座位を好む	前かがみになる	
	身体所見	喘　鳴	軽度		著明	減少または消失
		陥没呼吸	なし〜軽度		著明	
		チアノーゼ	なし		あり	
	SpO$_2$（室内気）*		≧96%	92〜95%	≦91%	
参考所見	身体所見	呼気延長	呼気時間が吸気の2倍未満		呼気時間が吸気の2倍以上	
		呼吸数	正常〜軽度増加		増加	不変
	PEF	（吸入前）	>60%	30〜60%	<30%	測定不能
		（吸入後）	>80%	50〜80%	<50%	測定不能
	PaCO$_2$		<41mmHg		41〜60mmHg	>60mmHg

主要所見のうち最も重度のもので発作強度を判定する.
*：SpO$_2$の判定にあたっては，肺炎など他にSpO$_2$低下をきたす疾病の合併に注意する.

［Rogliani P, et al：Eur Respir J 2020；56：2000625 より作成］

検査はSpO$_2$検査である．90%台後半を示していれば問題ないことが多いが，うまく測定できないとき，高齢，その他の合併症をもっている患者に関しては血液ガスをとることが望ましい．血液ガス分析によりPaO$_2$が80mmHg未満であった場合は外来で治療への反応をみつつ入院を検討する．PaCO$_2$の上昇がみられた場合は原則的に入院させるべきである．大きく分けて中発作より軽症ではまず外来対応，大発作以上の増悪で入院である．また記載はないが，筆者の推奨としては血液ガス分析とともに採血を行い，白血球，CRPの上昇による感染を疑わせる所見がないか，また好酸球分画の上昇がないかを確認することが望ましい．前述のとおり救急対応での完全な診断は必要なく，血算を採取するだけでも感染に伴う喘息症状であるか，あるいはそもそもタイプ2炎症があるアレルギー性，好酸球性喘息の増悪であるかがおおむね判断できる．これらの情報は抗菌薬や全身ステロイドの投与などの治療にも影響する．また，白血球やCRPが高値であればそれだけで入院が推奨される.

気管支喘息の検査の詳細は成書に譲る.

治　療

検査で得た情報をもとに治療を行う．まずSpO$_2$，PaO$_2$の低下がみられた場合は迷わず酸素投与を行い，SpO$_2$が90%台後半，PaO$_2$が80mmHg以上になるように保つ．PaCO$_2$の上昇がみられる場合は，すぐに人工呼吸器を使用できるようにスタンバイしつつ詳細な状態を確認し，呼吸状態が悪化する場合は躊躇なく人工呼吸器を導入する．すぐに人工呼吸器を必要としない症例では，まずネブライザーでの吸入を行う．理想的には，問診を行い情報を集めつつ採血の結果などを得たうえで治療を選択したいが，SpO$_2$の低下がみられ，典型的な喘息症状の場合には，検査の結果を待たずにネブライザーを投与して問題ない．Global Initiative for Asthma（GINA）は最新のガイドラインにおいて，リリーバーとしての治療は気管支拡張薬のみでなく吸入ステロイドを含むことを推奨して

いる．近年では短時間作用性β_2刺激薬（short-acting beta-2 agonist：SABA）単独に対して吸入ステロイドを含むリリーバーのほうがよい効果を示すというエビデンスも出てきており[2]，当院ではブデゾニド吸入液にSABAを混ぜて投与している．そこで効果が不十分であれば全身性ステロイドを投与する．しかし，ステロイド投与に関してはいくつかの注意点があり，まず患者にaspirin-exacerbated respiratory disease（AERD）の要素がないかの確認が必要である．しかし，救急外来で100％否定することは難しく，完全に安全ではないが，当院ではより安全性の高いリン酸エステルステロイドであるヒドロコルチゾンリン酸エステルNaを唯一の即効性ステロイド製剤として救急外来に常備している．また，高度の心不全の存在が示唆される患者では，水分貯留傾向を呈す全身性ステロイドはむやみに投与されるべきではない．ネブライザーを何度か繰り返すなどの細かい対応は，患者のバックグラウンドにもよるが，全身性ステロイドの単回投与でも帰宅できない可能性が示唆される場合は入院させて経過観察しながら実施することが望ましい．

専門医への紹介のタイミング

「喘息診療実践ガイドライン2023」[3]では，いくつかの専門医紹介のタイミングが示されている．増悪を経験した場面を前提にタイミングとして適切なのは，①全身性ステロイドの使用を要した増悪が1年間で2回目以上の場合，②増悪時のSpO_2が93％以下であった場合，③自院で気管支喘息の検査（呼吸機能検査，FeNO検査）ができない場合などである．

[COI開示] 本論文に関して筆者に開示すべきCOI状態はない

文献

1) 日本小児アレルギー学会編：小児気管支喘息治療・管理ガイドライン2023．https://www.jspaci.jp/assets/documents/jpgl2023_web.pdf（2024年4月16日閲覧）
2) Rogliani P, Ritondo BL, Ora J, *et al*：SMART and as-needed therapies in mild-to-severe asthma：a network meta-analysis. *Eur Respir J* 2020；56：2000625.
3) 日本喘息学会編：喘息診療実践ガイドライン2023．協和企画，2023；80.

2 喀 血

名嘉村　敬

喀血は，気道または肺実質からの血液そのものを喀出することであり，血性の痰である血痰と区別される．喀血の原因は肺がんなどの悪性疾患，結核やアスペルギルス症などの感染性疾患，気管支拡張症などの慢性炎症がある．

喀血は喀血量が100〜1,000 mL/日に及ぶ大量喀血（massive hemoptysis）とそれ以下である非大量喀血（non-massive hemoptysis）に分類される．最近は，1）喀血量が24時間で100 mL以上，2）ガス交換異常または気道閉塞症状を伴う，3）血行動態の不安定を伴う喀血に対して "life-threatening hemoptysis" の用語も使用される．大量喀血では突然の喀血後に呼吸困難，低酸素血症を発症し致死的になる．その際は気道確保と気管支動脈塞栓術などの止血処置を要するため，迅速に専門機関へ紹介する．

疫 学

喀血の鑑別診断は多岐にわたるが，プライマリケアにおける外来診療と高度医療機関で原因疾患は異なる．外来診療では急性気道炎症が最多であるが，高度医療機関では気管支拡張症，悪性疾患が多い（表1）[1]．原因不明のまま自然に消失する場合もある．

発症年齢は原因疾患による．急性気道炎症であれば若年者も多いが，肺結核は高齢者，肺がんは喫煙歴のある男性，気管支拡張症は中高年以上の女性が多い．

症 状

喀血の原因疾患により症状は多岐にわたる．急性気道炎症では発熱，湿性咳嗽が急性経過で出現する．肺結核や気管支拡張症，肺がんなどの腫瘍性病変では亜急性から慢性の経過で咳嗽，呼吸困難，体重減少を伴うことがある．大量喀

表1 外来，入院における喀血の原因疾患

原　因	外来（%）	入院（%）
急性呼吸器感染症	64	
喘　息	10	
COPD	8	
不　明	8	8
肺がん	6	19
気管支拡張症	2	20
肺塞栓症	1	
結　核	0.4	1
出血性障害	0.3	
肺水腫	0.2	
僧帽弁狭窄症	0.1	
アスペルギルス症	0.04	
気管支炎		18
肺　炎		16
うっ血性心不全		4
出血性素因		4
その他		10

外来では急性呼吸器感染症が最多であるが，入院では肺がん，気管支拡張症が多い．
[Earwood JS, Thompson TD：*Am Fam Physician* 2015；91：243-249 より作成]

血であれば，低酸素血症を伴う呼吸困難を生じうる．

検査，診断

非大量喀血のときは，原因疾患を確認する．周囲に感染性がある肺結核を除外するために胸部単純X線検査を行う．胸部単純X線像で空洞性病変や上肺野優位の粒状影がみられるときは，肺結核を念頭に置いて喀痰抗酸菌検査を行う．また，腫瘍性病変を疑う所見があれば，喀痰細胞診や胸部CTを行う．対応が困難であればこ

の時点で専門機関への紹介を考慮する.

専門機関であれば胸部CT所見を参考に気管支鏡の適応を考慮する. 胸部CTで肺野に明らかな異常所見がなくとも, 気道に腫瘍性病変が見つかることもある. 症状が持続するときは気管支鏡の適応となる. 気道内の腫瘍はがんなどの悪性疾患以外では, まれに拡張した気管支動脈が気道内の粘膜隆起性病変を呈するDieulafoy病もある (図1).

大量喀血で緊急処置を要するときは, 出血部位を推測する目的で緊急で気管支鏡や胸部の造影CTを行う.

治 療

原因疾患に対する治療を行う. 急性気道炎症 (急性気管支炎, 気管支肺炎など) であれば抗菌薬投与, 結核であれば抗結核薬投与, 肺がんなどの腫瘍性病変であれば, 切除可能ならば手術, 切除不可能であれば放射線治療や化学療法となる.

大量喀血であれば気管挿管による気道確保, 緊急止血術を行う. 保存的治療としてトラネキサム酸の点滴静注があるが[2], 効果は限定的である. 気道確保には気管支鏡, 緊急止血術として気管支動脈塞栓術が第一選択であるが[3], 手術を要する例もある.

専門医への紹介のタイミング

喀血は原因究明と止血処置を迅速に行う必要

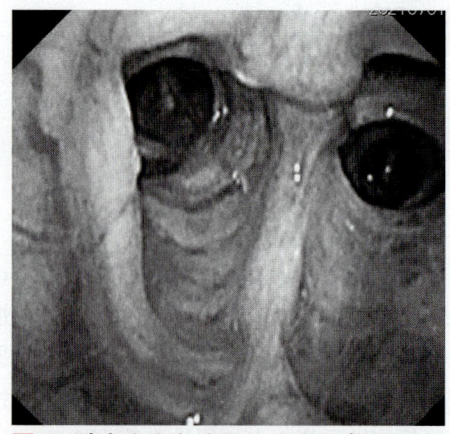

図1 喀血をきたすDieulafoy病
40歳台女性. 数回の喀血エピソードがあり, 胸部CTでは明らかな原因は不明であり気管支鏡を施行した. 右上葉気管支頭側に辺縁整の隆起性腫瘤病変がみられ, Dieulafoy病としてフォロー中である.

があり, 基本的に全例を専門医へ紹介する. 呼吸困難が強い, 低酸素素症がある, 大量喀血が疑われるときは救急搬送をする.

[COI開示] 本論文に関して筆者に開示すべきCOI状態はない

文献

1) Earwood JS, Thompson TD：Hemoptysis：evaluation and management. *Am Fam Physician* 2015；91：243-249.
2) Tsai YS, Hsu LW, Wu MS, *et al*：Effects of tranexamic acid on hemoptysis：a systematic review and meta-analysis of randomized controlled trials. *Clin Drug Investig* 2020；40：789-797.
3) Davidson K, Shojaee S：Managing massive hemoptysis. *Chest* 2020；157：77-88.

3 気道内異物

笹田真滋

気道内異物とは，気道（喉頭，気管，気管支など）に入り込んでしまった異物のことを指し，小さな子どもや高齢者に起こる頻度が高い．気道内異物の種類は歯科充填物，歯科治療釘，釘，PTPシート，骨片，野菜，豆類などが多い[1]．異物の嵌頓部位は，気管支分岐角の関係から右気管支が左気管支の約2倍の頻度といわれている．気道内異物を取り除くための一般的な対処方法は，乳幼児の場合には背部叩打法，小児や成人ではHeimlich法（腹部突き上げ法）で異物の排除を試みる．

症 状

声門への異物の嵌頓はただちに呼吸困難を引き起こすが，梨状陥凹への嵌頓は喉頭部違和感のみである場合がある．気管・気管支にまで吸入されたときには激しい咳嗽や窒息感を生じる．また，気道の閉塞症状として喘鳴を聴取することがあり，気管支喘息として経過をみられることもある．ピーナッツの誤嚥では，ピーナッツ液が気道上皮を刺激し強い気管支炎症状を呈する．異物の嵌頓が遷延化すると，異物自体の刺激や気道の閉鎖・狭窄による分泌物の排泄障害から，周囲の浮腫・炎症が生じてくる．急性期症状は目立たなくなり，喘鳴や二次的な肺感染症による発熱，膿性痰などが主訴になることが多い．また長期化すると肉芽腫が形成されてくる．

診 断

X線非透過性異物であれば胸部X線で診断は容易である．異物を示唆する間接的画像所見は気管支のチェックバルブ作用による末梢肺透過性亢進，無気肺，縦隔偏位などである．CTでは気道のどの部位に介在するかを判別でき，

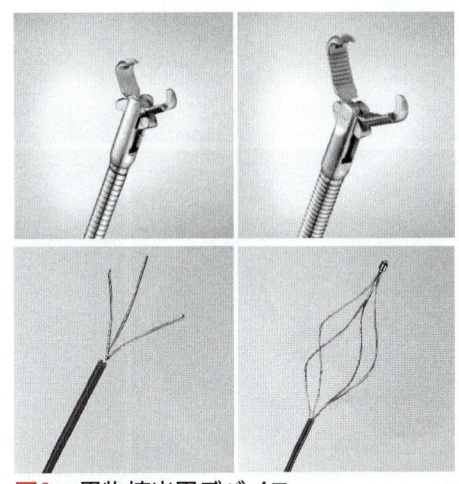

図1 異物摘出用デバイス
上段：把持鉗子（V字型，V字鰐型）
下段：バスケット把持鉗子
［画像提供：オリンパスマーケティング（株）］

MRIはピーナッツなどの油脂を含む異物の検出に有用であり，状況に応じ使い分ける．気管支鏡での観察において，誤嚥後早期であれば異物本体が直接確認できる場合が多い．しかし，長期介在例では肉芽が形成され観察困難となり，悪性腫瘍との鑑別も含め生検が必要となる．

治 療

基本的手技としては，気管チューブを通して挿入した軟性気管支鏡のチャンネルから摘出器具を挿入し行う．処置は通常の検査よりも時間を要するため，鎮静剤を使用したほうが患者の負担を軽減できる．義歯など把持可能な金属部分などが可視できる場合には，把持鉗子での摘出がよい適応である（図1）．鋭利な部分がある場合には異物の先端をチューブ先端に入れ込んだ状態で気管チューブごと引き抜くと声帯損傷のリスクが減らせる．異物の表面が平滑で把持できる部分が可視できない場合は，異物の末

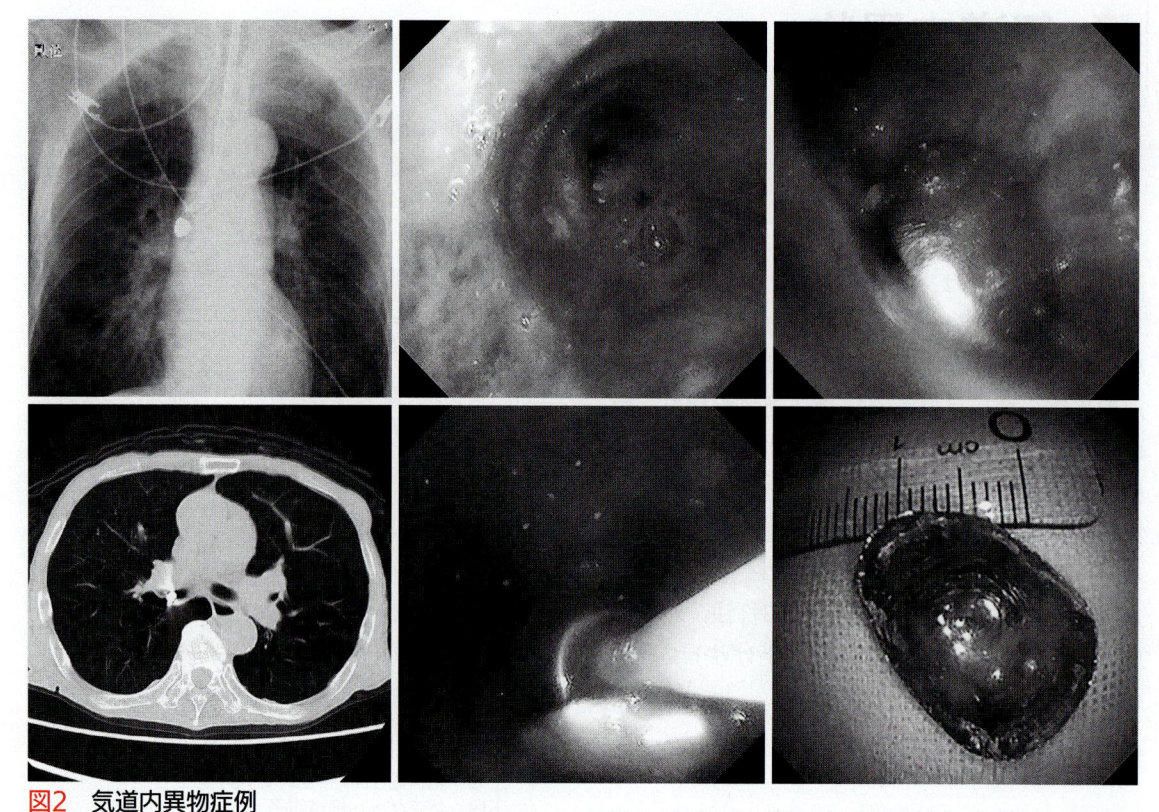

図2　気道内異物症例

右下幹に嵌頓した歯科充填物を認めた．口側に把持できる部分がないため末梢側でバルーンを拡張し，口側に引き戻し把持鉗子で除去した．

梢にバルーンカテーテルを挿入しバルーンを膨らませて中枢気管支まで引きずり出し，その後に把持鉗子やバスケット鉗子で摘出する（図2）．バルーン操作を行わず無理に把持しようとすると，表面が滑り誤って気管支の末梢側に押し込んで余計に取れなくなるため注意が必要である．また，中枢気管支に引きずり出した異物が同側または対側に落下し重篤な窒息状態に陥る場合があり，注意が必要である[2]．対策としては，タイミングよく透視台などの頭側を下げ処置を行うことで安全かつ確実な摘出が可能となる．長期介在異物など局所麻酔下での異物除去術が困難な場合には，全身麻酔下にラリンジアルマスクや硬性気管支鏡による処置を選択するほうがよいと思われる[2,3]．合併症は異物除去時

に気道上皮を傷つけて出血することがあり，多くは自然止血されるが，必要に応じトロンビンやエピネフリン添加生理食塩水の散布などを用いる．

［COI開示］本論文に関して筆者に開示すべきCOI状態はない

文献

1) Debeljak A, Sorli J, Music E, *et al*：Bronchoscopic removal of foreign bodies in adults：experience with 62 patients from 1974-1998. *Eur Respir J* 1999；14：792-795.
2) 林　栄一，中島成泰，前田　亮他：硬性気管支鏡が有用であった気管支内異物の一例．日呼外会誌2006；20：41-45.
3) Ikeda M, Kitahara S, Inouye Y：Large radiolucent tracheal foreign body found by CT scan caused dyspnea：an admonition on flexible fiberscopic foreign body removal. *Surg Endsc* 1996；10：164-165.

4 気道熱傷

鷺坂彰吾

気道熱傷は，火災や爆発によって生じた煙・有毒ガス，水蒸気や液体などを吸入・吸引することにより，気道内や肺胞に生じる一連の障害を指す．火災の熱風やその中に含まれる水蒸気などの熱エネルギーによる損傷だけではないため，その実態から気道熱傷ではなく気道損傷や吸入障害（inhalation injury）と呼ぶ動きもあるが，本稿においてはわかりやすさを優先し，現状ではより一般的に用いられている気道熱傷という用語のまま解説する．

気道熱傷は，上気道内に生じる損傷と，それより以遠の肺胞を含めた下気道に生じる損傷とに大きく分けられ，前者は吸入物質が高熱であることによる障害と化学物質吸入による障害，後者は化学物質の吸入による障害が主となる[1,2]．

さらに，気道熱傷を疑う受傷機転の患者の場合，前述のような呼吸器系への障害はなかったとしても，吸入した煙の中に一酸化炭素やシアン化合物などの有毒物質が含まれていることによる中毒症をきたしうる側面もある点に注意が必要である[3]．

疫 学

火災現場からの救出者あるいは化学実験中や調理中の爆発事故といった形での受傷が見受けられる．顔面や体幹部の熱傷に必ずしも合併するわけではない．他方でこれらの熱傷に合併した場合は，有意に死亡率が上昇するとされている[3]．

症 状

見た目からはしばしば重篤感が判断できないことがあり，注意を要する．病歴や状況からまずは気道熱傷を疑うことから始める必要がある．

すなわち，火災現場からの救出や何らかの爆発・煙吸入事象に巻き込まれたといったエピソードにより気道熱傷を合併している可能性を考慮する必要がある．

気道熱傷を疑うべき症状として古典的にいわれているのは，睫毛や鼻毛が焼け焦げている，口腔や鼻腔内に煤が付着している，煤の付着した痰を認めるといった症状であるが，これらを認めないからといって気道熱傷を否定できるわけではない[2]．嗄声や喘鳴の出現は気道熱傷だけに特異的な症状ではないが，気道や呼吸に緊急性を示唆する所見として重要である．

また，煙に含まれる化学物質の吸入による中毒症状として，たとえば一酸化炭素中毒による意識消失，頭痛・めまい，悪心・嘔吐といった症状にも注意を要する．

検査，診断 (図1)

気道熱傷を疑う場合，診断に最も確実なのは気管支鏡を用いて咽喉頭所見および気管支粘膜所見を直接観察することである[1-3]．気道粘膜への煤の付着や粘膜の易出血性，腫脹・発赤といった所見は気道熱傷があるものと判断するべきである．

また，これらの所見がなくても火災現場などの煙吸入の事実がある場合，一酸化炭素やシアン化合物による中毒の可能性を念頭に置く．一酸化炭素中毒の診断は，動脈血液ガス検査を用いたカルボキシヘモグロビン（COHb）の測定による．喫煙者ではCOHbが5%程度上昇していることがある．

シアン化合物による中毒は測定可能な施設がきわめて限られており，直接的な診断は困難であるが，乳酸値上昇を伴ったアニオンギャップ開大型の代謝性アシドーシスが遷延する場合に

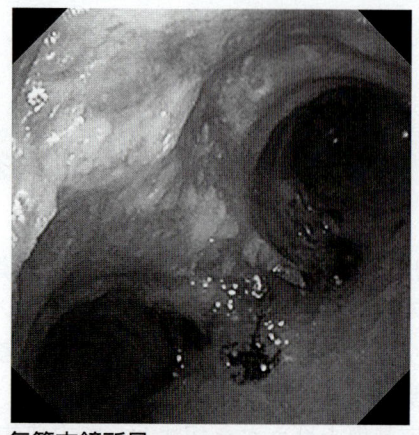

図1　気管支鏡所見
50歳台男性. 火災現場から救出された. 初期消火の際に煙の吸入あり. 来院時COHbは16.8%と高値であった. 喉頭・声門周辺に煤の付着があるが, 発赤や腫脹はなし. 本人は帰宅を希望したが説得して同日入院とした. 入院数時間後に喘鳴が出現し, 挿管・人工呼吸器管理に切り替えた. 挿管後に施行した気管支鏡検査では下気道に広範に煤の付着, 粘膜の易出血性・発赤, 分泌物の付着を認めた. 第13病日に抜管達成, 第24病日に独歩退院した.

はその存在を疑う[3].

治　療

　浮腫性変化による気道閉塞をきたしうるため, 気道熱傷を否定できない場合は挿管・人工呼吸器管理への切り替えを前提とした経過観察入院を考慮する.

　診察時にすでに上気道の浮腫性変化を認めている場合や体幹部の熱傷の程度によっては, 早期に挿管・人工呼吸器管理に切り替えることもある[3]. 挿管管理へ切り替える時期について統一した基準はなく, 施設の体制や状況に合わせて対応しているのが実情である[1]が, 自然気道で対応するにしても生体情報を持続的に監視し, ただちに挿管管理へ移行できる体制での経過観察が望ましい. また, 声門や喉頭浮腫などにより挿管困難に陥る可能性があることから, 通常の経口挿管が困難な場合もファイバー挿管や輪

状甲状靱帯切開に切り替えられるといった十分な体制があることが望ましい.

　気道熱傷では, さまざまな機序で分泌物が増加し, 脱落した粘膜上皮が固まりキャストと呼ばれる物質となり, 無気肺形成などの原因になるとされている. このキャストの影響軽減にN-アセチルシステインおよびヘパリンの吸入が有用である可能性があり, 「熱傷診療ガイドライン」においても「気道損傷患者の初期治療において, ヘパリン・N-アセチルシステインのネブライザー吸入を行うことを推奨する」とされている[1]. ただし, エビデンスレベルVI, 推奨度はヘパリンがC*, N-アセチルシステインがCと, 経験則的な部分も否めない. また, 一酸化炭素中毒が疑われる患者については, SpO_2の値にかかわらず, 速やかに高流量酸素の吸入を行うことが重要である.

専門医への紹介のタイミング

　前述のとおり, 気道熱傷は見た目や症状からの重症度判断や診断は難しい側面があること, 精査には気管支鏡や動脈血液ガス分析といった検査を要することからも, 気道熱傷を否定できない場合はその時点で専門医へ速やかに紹介する必要がある.

　可能であれば, 高次医療機関への救急搬送の間もSpO_2値にかかわらずリザーバーマスクを用いた高濃度酸素吸入が行えることが望ましい.

［COI開示］本論文に関して筆者に開示すべきCOI状態はない

文献

1) 佐々木淳一, 松嶋麻子, 池田弘人他：熱傷診療ガイドライン〔改訂第3版〕. 熱傷2021;47:S1-S108.
2) Deutsch CJ, Tan A, Smailes S, *et al*：The diagnosis and management of inhalation injury：an evidence based approach. *Burns* 2018;44:1040-1051.
3) American Burn Association：Advanced Burn Life Support Course. Provider Manual. 2018;23-30.

5 高地肺水腫

杉本　龍・吉池昭一

高地肺水腫（high-altitude pulmonary edema：HAPE）は，高所環境で発症する非心原性肺水腫である．1960年にHoustonによって初めて報告された．HAPEの病態生理は完全には解明されていないが，高所環境による酸素分圧の低下を誘因とした不均一な低酸素性肺血管攣縮（hypoxic pulmonary vasoconstriction：HPV）が原因と考えられている．HPVの生じていない肺毛細血管への過灌流による静水圧性肺水腫の要素と，肺毛細血管内皮障害や惹起された炎症による透過性肺水腫の要素が混在する[1]．他の高所障害である急性高山病やその最重症型である高地脳浮腫（high altitude cerebral edema：HACE）との合併も多く，神経症状，意識レベルにも留意すべきである．治療は迅速な下山，安静，酸素投与が主体であるが，HPVに対し肺血管拡張作用のある薬剤も適応となる．

疫　学

一般的に標高2,500m以上への登山で生じるが，1,400〜2,400mでの発症もまれながら報告されている．発症には登頂速度，到達高度，事前順応，個人の体質的素因などが大きく影響するため，一概に発症頻度を提示する意義は限定的であるが，標高2,500mへの登山で0.01〜0.1%[2]などと推定されている．急速な登頂により高地への順応が不十分な場合，発症率は非常に大きく上昇する．他のリスク因子として眠剤の使用，塩分の過剰摂取，寒暖差，激しい肉体労働，男性などがあるが，発症の最大のリスク因子は「HAPEの既往」であり，体質的素因を反映していると推察される．

症　状

標高2,500〜3,000m以上に達して2〜4日以内に，数時間〜数日かけて徐々に発症，増悪するのが一般的であるが，高所での一晩の睡眠後に急激に発症することもある．HAPE患者の63%が夜間に症状悪化を経験したという報告もあり，注目すべき病歴である[1]．症状には呼吸困難感，運動耐容能の低下，咳嗽，胸部圧迫感，頭痛，倦怠感などがあり[2]，同程度の肺野の陰影や低酸素血症を呈する心原性肺水腫と比して，自覚症状は軽い．初期には喀痰は少ないかまったくないが，進行するとピンク色の泡沫状痰が出現する．発熱を伴うこともあるが，通常38.5℃を超えない[2]．また，急性高山病，HACE合併例も多く，意識障害などの神経症状を呈することもある[1]．

検査，診断

典型的な病歴，画像所見などから臨床的に診断されるが，Hultgrenらによって診断基準が提唱されており，1）咳嗽や呼吸困難などの典型的な症状が高地到達後に新たに出現したこと，2）感染症がないこと，3）チアノーゼやラ音を認めること，4）胸部X線像で肺水腫に合致する所見があること，5）安静，酸素投与，低地搬送により急速に改善することのすべてを満たすものとされている．

身体所見では，両側肺野で湿性ラ音や喘鳴を聴取する．

血液検査所見は非特異的であるが，白血球数増多，Hb上昇，CRP上昇，CK上昇，軽度の肝酵素上昇などがある．

胸部X線像では，両側びまん性の浸潤影，斑状影が最も高頻度である．しかし，肺門部有意や限局性の陰影であったり，片側性や左右非対称であったりと多様である．両側肺門部や肺動脈幹の拡大など肺高血圧症を疑う所見も多い．

胸水貯留はほとんどないが，発症から時間が経過した場合にみられることがある．胸部CTに関する報告は少ないが，軽度のすりガラス影から気管支血管束に沿った斑状影や浸潤影，気管支透亮像を伴う広範な浸潤影まで[1]，肺水腫を反映した所見を認める．図1に実際の症例の画像を示す．

心エコー検査では，三尖弁逆流最大血流速度の上昇など，HPVによる肺高血圧を示唆する所見を呈することが多い．

気管支鏡検査を行う機会は少ないと思われるが，気管支肺胞洗浄液では細胞数の増加，好中球分画の上昇，タンパク質，アルブミン，LDHの上昇を認める[1]．

治　療

完全な下山が最善かつ最も確実な治療法である．本稿では下山，病院到着後の治療を述べる．酸素投与はSpO_2 90%以上を目標に行うべきである．一般的な適応に則って，鼻カニューレ，酸素マスク，ネーザルハイフロー，非侵襲的陽圧換気，侵襲的陽圧換気などで酸素投与を行う．

薬物療法として，肺血管拡張を期待してCa拮抗薬のニフェジピンやホスホジエステラーゼ5阻害薬（タダラフィルまたはシルデナフィル）がある．ニフェジピンは近年，酸素投与単独療法に対する上乗せ効果はないことが報告されているが，これまでの臨床経験に基づき，ニフェジピン20 mgもしくは30 mgを1日2回投与することが推奨されている．ホスホジエステラーゼ5阻害薬はニフェジピンとの併用は推奨されない．肺高血圧症の治療に準じて，タダラフィルであれば40 mgを1日1回，シルデナフィルであれば1回20 mgを1日3回投与する[3]．

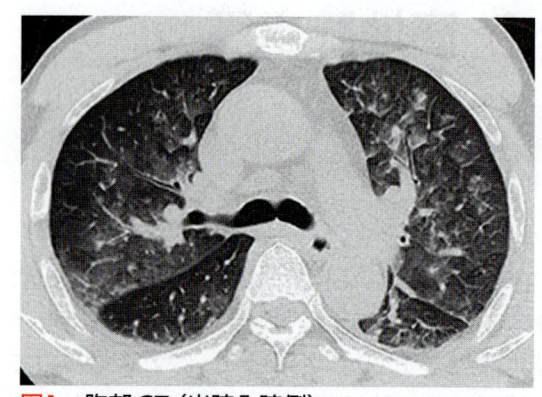

図1　胸部CT（当院入院例）

診断基準にもあるとおり，通常は下山，安静，酸素投与で速やかに改善する予後良好な疾患であるが，死亡例もあり慎重に治療にあたるべきである．

専門医への紹介のタイミング

前述の治療で改善がない，低地搬送後に増悪する，高熱を伴うといったHAPEに矛盾する所見を認める場合には，肺炎，うっ血性心不全など他疾患の鑑別のため専門医へ紹介する必要がある．

[COI開示] 本論文に関して筆者らに開示すべきCOI状態はない

文献

1) Hanaoka M, Kobayashi T, Droma Y, *et al*：Clinical and pathophysiological features of high-altitude pulmonary edema in the Japanese population：a review of studies on high-altitude pulmonary edema in Japan. *Intern Med* 2024. doi：10.2169/internalmedicine.2533-23.

2) Bhagi S, Srivastava S, Singh SB：High-altitude pulmonary edema：review. *J Occup Health* 2014；56：235-243.

3) 日本登山医学会：高山病と関連疾患のガイドライン．中外医学社，2017；23-27.

6 急性肺血栓塞栓症

竹田健一郎・重田文子

急性肺血栓塞栓症（acute pulmonary thromboembolism：APTE）の主病態は，下肢や骨盤内などに生じた静脈血栓［深部静脈血栓症（deep vein thrombosis：DVT）］を主な塞栓源とした急性肺動脈閉塞であり，換気血流不均衡による急性呼吸不全と肺動脈圧上昇による急性右心不全を呈す．塞栓子の大きさや患者の予備能次第で致死的となりうる．

疫 学

わが国のAPTE発症数は欧米ほど多くないが，増加傾向にある[1]．発症機序として血流滞留（例：長期臥床，肥満），血管内皮障害（例：手術侵襲，静脈カテーテル留置），血液凝固能亢進（例：悪性腫瘍，経口避妊薬）が挙げられ，多くのリスク因子が報告されている．また，APTE・DVTの家族歴を有する日本人症例では，アンチトロンビン・プロテインC・プロテインSの遺伝子異常が多い[1]．抗凝固療法開始前に血液凝固能異常を検索する．

検査，診断

急性の呼吸困難や胸痛など，症状は呼吸器・循環器疾患として非特異的であり，早期診断には本症を積極的に疑う姿勢が必要である．身体診察では頻呼吸や頻脈，肺高血圧症によるII音亢進や右心負荷増大による頸静脈怒張を認めるが特異的ではない．一方，下肢DVTによる下腿浮腫・把握痛を指摘できることがある．また，病歴と身体所見からAPTEの可能性を推定する修正Wellsスコアもよい参考となる[2]（表1）．

APTEの除外診断にはDダイマーの測定（カットオフ値：50歳未満は0.5μg/mL，50歳以上は年齢/100μg/mL）が簡便である．ただし，特異度が低くDダイマー高値からAPTE・DVTと診断はできない．また，心電図におけるS1Q3T3パターンは有名であるが，感度が低く用いにくい．

APTE確定診断のゴールドスタンダードは胸部造影CT検査である．肺動脈相（造影剤注入後30秒）で肺動脈内血栓を確認し（図1a），平衡相（造影剤注入後3分30秒）で胸部〜下肢を

表1 急性肺血栓塞栓症の診療に用いるスコアリング

修正Wellsスコア		簡易版PESI	
DVTの症状や所見	3.0	年齢＞80歳	1
APTE以外の可能性が低い	3.0	悪性腫瘍	1
脈拍＞100/分	1.5	慢性心疾患または慢性肺疾患	1
長期臥床（≧3日）外科手術（≦4週間）	1.5	脈拍≧110/分	1
APTEまたはDVTの既往	1.5	収縮期血圧＜100mmHg	1
喀血	1.0	酸素飽和度＜90%	1
悪性腫瘍	1.0	≧1で高リスク（30日死亡リスク10.9%）	
＞4でAPTEが疑われる			

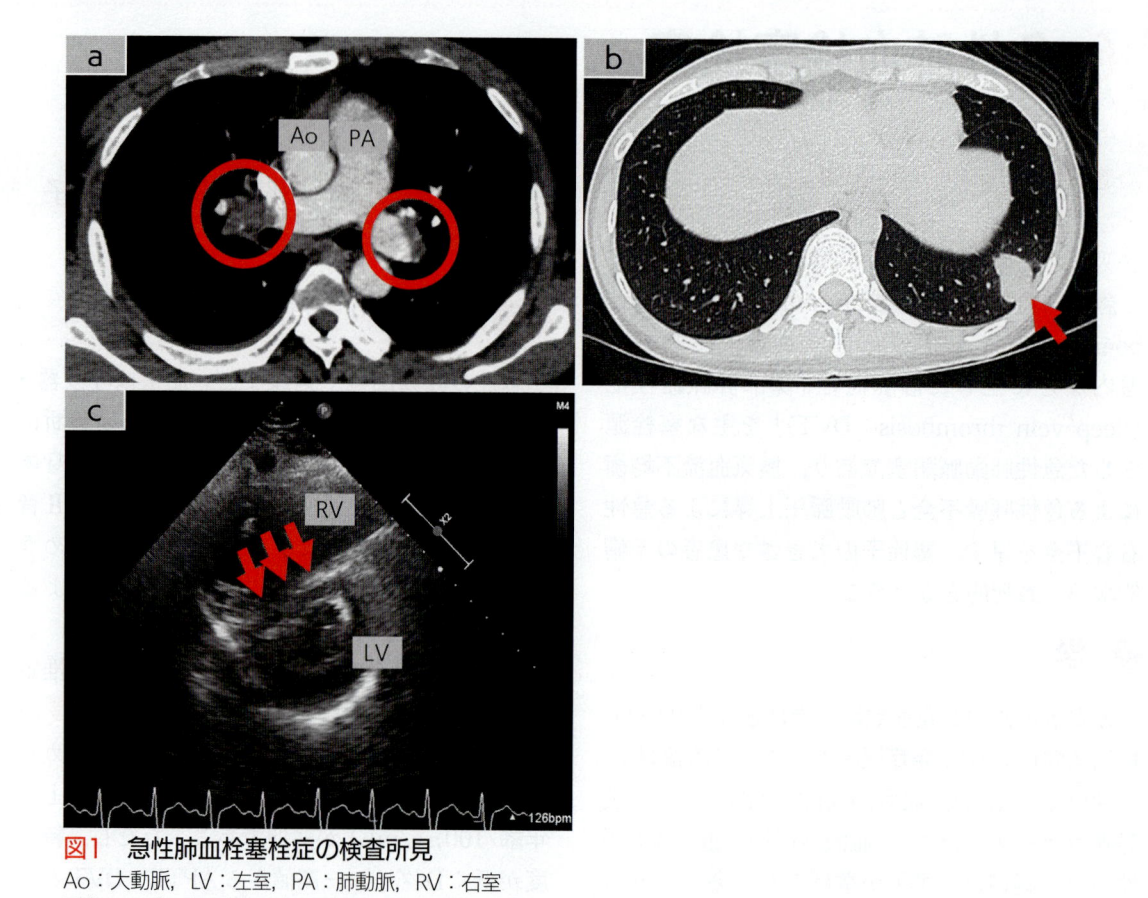

図1　急性肺血栓塞栓症の検査所見

Ao：大動脈，LV：左室，PA：肺動脈，RV：右室
画像はいずれも急性肺血栓塞栓症と診断された症例.
a：造影CT（肺動脈相・縦隔条件）では両側肺動脈中枢に血栓を認め（円），肺血栓塞栓症と診断できる.
b：単純CT（肺野条件）で左下葉末梢に楔状の結節を認める（矢印）．一見すると肺腫瘍であるが，これは肺梗塞である.
c：経胸壁心エコー（傍胸骨短軸像・拡張期）で心室中隔が左室側に圧排されている（矢印）．右心負荷の増大を反映した典型所見である.

撮影し塞栓子の供給源であるDVTを検索する．腎機能低下例ではヨード造影剤投与をためらうが，緊急性と腎保護を天秤にかけ適応を判断していただきたい．単純CTの肺動脈内高吸収域が中枢性APTEの診断において感度72.9%，特異度100%と報告されている[3]が，熟練者でなければ判定は難しい．また，肺野条件では肺梗塞を反映した浸潤影や肺結節（図1b）を認める場合があり，肺炎や肺悪性腫瘍と誤認しないよう注意する.

重症度は右心負荷所見，心臓バイオマーカー（BNP，トロポニン），血行動態，肺塞栓症重症度指数（PESI）や簡易版PESI（表1）によるリスク分類を用いて評価する[1]．右心負荷は心エコー所見（図1c）から判定できる.

治　療

抗凝固療法が基本である．軽症・低リスク例では直接経口抗凝固薬（DOAC）で治療を始め，外来治療も可能である．右心負荷所見を有する場合や血行動態不安定の場合にはヘパリンを持続静注しAPTT比を1.5〜2.5に保つ．改善後はDOACやワルファリンを使用する．静脈血栓リスクが解消され造影CTで血栓が完全に消退した場合は3ヵ月（悪性腫瘍合併例では6ヵ月）で抗凝固療法を終了できる．これに当てはまらない症例では半永久的な抗凝固療法を検討する．また，肺動脈血栓が残存する場合は，慢性経過

で肺高血圧症を発症しうるため経過観察が必要である．

　モンテプラーゼを用いた血栓溶解療法も保険適用であるが，非重症例のエビデンスは乏しい．下大静脈フィルターも抗凝固療法不能例や呼吸・循環の予備能がない症例に限り推奨される．また，重症例や上記の内科的治療への抵抗例では外科的治療も検討される．

専門医への紹介のタイミング

　本症を疑った時点で適切に検査・治療が行える医療機関への紹介が望ましい．重症例では適切な方針決定のため内科医・集中治療医・心臓血管外科医の連携が重要である．

[COI開示] 本論文に関して筆者らに開示すべきCOI状態はない

文献

1) 日本循環器学会 他編：肺血栓塞栓症および深部静脈血栓症の診断，治療，予防に関するガイドライン（2017年改訂版）．https://www.j-circ.or.jp/cms/wp-content/uploads/2017/09/JCS2017_ito_h.pdf（2024年4月16日閲覧）
2) van Belle A, Büller HR, Huisman MV, *et al*：Effectiveness of managing suspected pulmonary embolism using an algorithm combining clinical probability, D-dimer testing, and computed tomography. *JAMA* 2006；295：172-179.
3) Chien CH, Shih FC, Chen CY, *et al*：Unenhanced multi-detector computed tomography findings in acute central pulmonary embolism. *BMC Med Imaging* 2019；19：65.

IV

呼吸器救急

7　肺胞出血

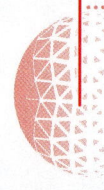

飛野和則

　肺胞出血は肺胞隔壁の血管が損傷を受け，肺胞内に出血が起こる症候群である．その病態は，肺胞毛細血管炎，単純性肺胞出血（bland alveolar hemorrhage），びまん性肺胞障害，その他の疾患によるものの4つに分類され，原因となる疾患は多岐にわたる（表1）[1,2]．症状は原因や重症度によって異なるが，咳，血痰，呼吸困難などが比較的急速に出現するのが特徴的である．重症化すると生命を脅かす状態に陥ることもあり，適切な診断と迅速な治療開始が重要となる．

疫　学

　肺胞出血はまれな疾患であり，正確な発症頻度は不明である．発症年齢や性別は原因疾患によって異なる傾向がある．若年者では特発性肺ヘモジデローシスが多く，壮年期では自己免疫性疾患（血管炎やSLEなど）の頻度が増加する．高齢者では薬剤性や慢性心疾患によるものが多くなる．男女比はほぼ同等とされているが，膠原病関連の肺胞出血は女性に多い傾向がある．

検査，診断

　胸部X線像において，両側肺野にすりガラス状あるいは斑状の浸潤影を認めることが多い．胸部HRCTではより詳細な評価が可能で，すりガラス影や斑状影の分布を確認できる（図1）．陰影の分布パターンから，特発性肺ヘモジデローシス症（びまん性），肺胞出血を伴う血管炎（末梢優位），僧帽弁狭窄症（中心性）など，原因疾患を推定できる場合がある．また，胸部CTの陰影は発症後の経過によって変化するため，画像の解釈には臨床的背景がきわめて重要である．急性期にはすりガラス影から均等影まで多様な陰影を呈し，2〜3日後にはすりガラ

ス影に小葉内網状影と小葉間隔壁の滑らかな肥厚が重なるようになり，いわゆるcrazy-paving appearanceを生じる．改善傾向にあればこれらの陰影は自然消失するが，慢性再発性出血の場合には，不定形の小葉中心性結節がみられることがある．重度の反復出血を伴う場合は，肺の線維化が生じることがある．

　血液検査では炎症反応の上昇，貧血の進行などを認めることがある．動脈血液ガス分析では低酸素血症を呈することが多い．診断を確定するためには気管支鏡検査が有用である．気管支肺胞洗浄（BAL）を行い，洗浄液が経時的に血性になることを確認する．BALは感染症の評価や出血の原因検索にも重要である．

　また，その他の原因を特定するため，各種自己抗体検査，感染症検査，凝固系の評価なども行う．心機能評価や弁膜症評価のため心エコー検査も考慮する．状況によっては肺や腎臓の生検を行い，病理組織学的に評価を行うこともある．血管炎の所見や免疫複合体の沈着などを確認することで診断の助けになる．

治　療

　肺胞出血の治療方針は原因疾患によって異なる．感染症が原因の場合は原因微生物に応じた抗菌薬治療を行う．自己免疫性疾患による場合はステロイドの全身投与が中心となる．重症例ではステロイドパルス療法を行うこともある．また，シクロホスファミドやアザチオプリンなどの免疫抑制薬を併用することもある．薬剤性の場合は被疑薬を中止することが基本であるが，重症例ではステロイド投与を行うこともある．心疾患による肺うっ血が原因の場合は，利尿薬の投与や血管拡張薬の使用を検討する．

　いずれの場合も，低酸素血症に対するO_2投

表1 肺胞出血の原因

肺胞毛細血管炎	単純性肺胞出血（炎症を伴わないもの）
血管炎 ・Behçet病 ・クリオグロブリン血症 ・多発血管炎性肉芽腫症（GPA） ・Henoch-Schönlein紫斑病 ・IgA腎症 ・顕微鏡的多発血管炎（MPA） ・pauci-immune型糸球体腎炎 ・抗糸球体基底膜腎炎（Goodpasture症候群） ・孤立性pauci-immune型肺毛細血管炎（ANCA陽性） 膠原病 ・関節リウマチ ・SLE ・強皮症 ・混合型結合組織病 ・多発性筋炎 ・原発性抗リン脂質抗体症候群 薬剤 ・カルビマゾール（抗甲状腺薬） ・レチノイン酸症候群（白血病治療薬） ・ジフェニルヒダントイン（抗痙攣薬） ・ヒドララジン（降圧薬） ・プロピルチオウラシル（抗甲状腺薬） ・TNF阻害薬（抗リウマチ薬など） その他 ・同種造血幹細胞移植 ・感染性心内膜炎 ・孤立性pauci-immune型肺毛細血管炎（ANCA陰性） ・レプトスピラ症 ・急性肺移植拒絶反応 ・潰瘍性大腸炎	血管炎，膠原病 ・抗糸球体基底膜腎炎（Goodpasture症候群） ・SLE 薬剤 ・抗凝固薬 その他 ・血小板減少症 ・特発性肺ヘモジデローシス ・レプトスピラ症 ・僧帽弁狭窄症 ・前骨髄性白血病
	びまん性肺胞障害
	感染症 ・ARDSを生じるすべての感染症 血管炎，膠原病 ・多発性筋炎 ・SLE 薬剤，中毒 ・アミオダロン ・細胞障害性薬剤（抗がん薬など） ・プロピルチオウラシル（抗甲状腺薬） ・シロリムス ・アンフェタミン ・コカイン ・イソシアネート ・ニトロフラントイン ・ペニシラミン その他 ・急性間質性肺炎 ・ARDSを生じるすべての疾患 ・器質化肺炎 ・肺梗塞 ・放射線
	その他
	・血管肉腫　　・肺静脈狭窄症 ・絨毛がん　　・肺静脈閉塞症 ・肺類上皮血管内皮腫　・肺毛細血管腫症 ・転移性腎細胞がん　・リンパ脈管筋腫症

与は重要な支持療法である．呼吸状態が悪化する場合は人工呼吸管理が必要となることもある．

また，原因が特定できない症例や，検査結果を待つ間でも患者の呼吸状態がわるい場合は，経験的にステロイド投与を開始することを検討する．

専門医への紹介のタイミング

肺胞出血は，急速に病状が悪化する可能性があるため，早期に専門医への相談・紹介を検討することが重要である．とくに以下のような場合は，早急に呼吸器専門医や膠原病専門医へ紹

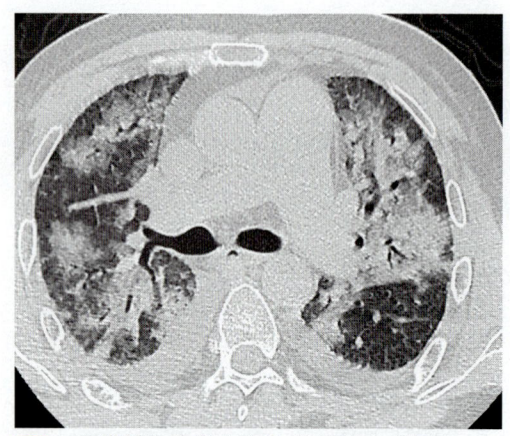

図1　顕微鏡的多発血管炎（MPA）に伴う
びまん性肺胞出血の胸部CT

介することが望ましい.
- 急速に呼吸状態が悪化している.
- 胸部画像所見で陰影の拡大が明らかである.

- 原因検索を行っても診断がつかず,症状が遷延している.

肺胞出血は,早期発見・早期治療が予後の改善につながる.肺胞出血は多彩な病態を呈する疾患群であるが,病態を理解し,適切な診断・治療を行うことが重要である.早期の専門医との連携が患者の予後改善につながると考えられる.

[COI開示] 本論文に関して筆者に開示すべきCOI状態はない

文献

1) Collard HR, King TE Jr, Schwarz MI：Diffuse alveolar hemorrhage and rare infiltrative disorders of the lung. Murray & Nadel's Textbook of Respiratory Medicine. 6th ed, Broaddus VC, Mason RJ, Ernst JD, *et al* (eds), Elsevier, 2016；1207.
2) Lara AR, Schwarz MI：Diffuse alveolar hemorrhage. *Chest* 2010；137：1164-1171.

8　呼吸器インターベンション

丹羽　崇

疫　学

　呼吸器インターベンションの対象疾患は悪性腫瘍や感染症など多岐にわたるが，おおむね疾患の治療というより症候の解除として用いられることが多い．適切なタイミングで施術することができれば，患者のQOLを大きく改善することができる領域である．気管支鏡によるインターベンションに限ると，約10万4,000件の診断的気管支鏡に対し，治療的気管支鏡は約3,000件であったと報告されており，硬性気管支鏡を保有し使用している施設は18.5％であったとも報告されている[1]．

呼吸器インターベンションの適応疾患と治療

気道狭窄
- **適応**：中枢気道に50％以上の外圧性あるいは混合性の狭窄があり，ある程度の予後（3ヵ月程度）が期待される有症状難治例[2]．
- **治療**：ステント留置術．

　大きく分けて，金属製ステントとシリコン性ステントがあり，原因疾患や狭窄部位によって使い分ける．たとえば，悪性腫瘍による気道狭窄に苦しむ患者に対し，緩和的放射線治療目的に2週間入院するのに比較し，3泊4日の入院で症状解除をもたらすことができるため，QOLに与える影響は大きい．best supportive careのオプションとして検討してよいと思われる．

気道内腫瘍
- **適応**：気道内に露出する腫瘍により閉塞ないし出血があるような症例，または気道内のみに限局する無症候性腫瘍．
- **治療**：気管支鏡下凍結生検（クライオプローブ）．

　2017年にわが国で承認された比較的新しい手技である．採取組織量が多いため，びまん性肺疾患の領域で最初にその有用性を報告しているが[3]，気道内腫瘍に対しても非常に有用である．ただし，出血に注意を要する．一時的な腫瘍減量だけでなく，根治的局所治療のオプションとしても期待されている．
- **その他の治療**：アルゴンプラズマ凝固（APC），高周波スネア，気管支鏡下光線力学的療法（PDT）．

　焼灼や凝固切除，レーザー照射などにより腫瘍を壊死・切除させることができる．

喀血・血痰
- **適応**：ティッシュで処理できないほどの喀血（50 mL程度）（絶対的治療適応）．

　抗血小板薬や抗凝固薬の服用を中止しなければならない少量喀血・血痰も相対的治療適応である．喀血診療指針が日本呼吸器内視鏡学会より発表予定されている．
- **治療**：血管塞栓術（BAE）．

　カテーテル下に喀血原因血管を塞栓するものである．塞栓物質はジェル状物質が従来使用されてきたが，近年はプラチナコイルを利用する報告が増えている．いわゆる気管支動脈塞栓だけでなく，肋間動脈や下横隔動脈，内胸動脈など，病変に関与するすべての血管を塞栓することで出血死を防ぐのが目的となる．

重症COPD
- **適応**：標準治療を実施しても解除されない重度の呼吸器症状に悩まされるCOPD．
- **治療**：気管支鏡下肺容量減量バルブ留置術．

　2023年12月に保険収載された新しい手技である．外科に代わる肺容量減量術であり，病的肺領域を支配する気管支に1方向弁を留置し，無気肺を形成する手技となる．外科的肺容量減

量術に比べ非侵襲的であり，患者の呼吸器症状の改善を得ることができる．

難治性気胸

- 適応：薬剤による胸膜癒着術によっても制御されない難治性の気胸や，胸膜癒着術の効果が期待できないような高度虚脱を伴う難治性気胸．
- 治療：気管支充填術（EWS）．

気胸を生じている肺領域を支配する気管支内に，経気管支鏡的にシリコン製のプラグを留置する手技である．

その他

呼吸器インターベンション領域は近年発展が著しい．末梢早期肺がんに対する治療やロボット気管支鏡の開発など，今後の展開に注視いただきたい．

[COI開示] 本論文に関して筆者に開示すべきCOI状態はない

文献

1) Asano F, Aoe M, Ohsaki Y, *et al*：Deaths and complications associated with respiratory endoscopy：a survey by the Japan Societyfor Respiratory Endoscopy in 2010. *Respirology* 2012；17：478-485.
2) 古川欣也，沖　昌英，白石武史他：気道ステント診療指針：安全にステント留置を行うために．気管支学 2016；38：463-472.
3) 丹羽　崇，武村民子，田畑恵里奈他：びまん性肺疾患に対する経気管支鏡下クライオバイオプシーの経験．気管支学 2018；40：453-458.

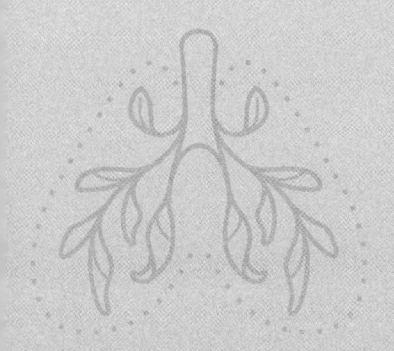

V章

各疾患

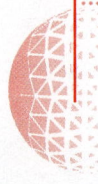

1 急性上気道炎（かぜ症候群など），急性気管支炎

山本舜悟

急性上気道炎と急性気管支炎（急性下気道感染症）を合わせて急性気道感染症とまとめることができ，一般には「風邪」や「かぜ症候群」，「感冒」などの言葉が用いられる[1]．「風邪」は，狭義には「急性上気道感染症」を意味するが，気道症状だけでなく，急性の発熱や倦怠感をはじめとしたさまざまな体調不良を「風邪」と認識する患者は少なくない．患者が「風邪をひいた」という訴えで受診した場合，「風邪」のような顔をしてやってくる，まったく別の病態である可能性を念頭に置いておくことは，重篤な疾患の見逃しを避けるために大切な心構えである．

疫学

厚労省の患者調査（2020年10月実施）では，急性上気道感染症による1日あたりの外来受療率は128（人口10万対）と報告されている[1]．新型コロナウイルス感染症（COVID-19）流行前の疫学データでは，急性気道感染症の原因微生物の約9割はライノウイルスやコロナウイルスといったウイルスであった．細菌が関与するのは1割程度で，急性咽頭炎におけるA群β溶血性連鎖球菌（GAS）や急性気管支炎におけるマイコプラズマやクラミジアが代表的な微生物である．COVID-19の流行状況に応じて，これらの疫学データは流動的になっていくことが予想される．

検査，診断

厚労省発行の「抗微生物薬適正使用の手引き」では，急性気道感染症を鼻汁・鼻閉，咽頭痛，咳・痰の3系統の症状に応じて，4つの病型に分類している（表1）[1]．症状のみでの特定のウイルスの鑑別は困難であるため，各病型でインフルエンザやCOVID-19の流行状況に応じて適宜

表1 急性気道感染症の病型分類

病型	鼻汁・鼻閉	咽頭痛	咳・痰
感冒	△	△	△
急性鼻副鼻腔炎	◎	×	×
急性咽頭炎	×	◎	×
急性気管支炎	×	×	◎

◎：主要症状，△：際立っていない程度で他症状と併存，×：症状なし〜軽度
［厚生労働省健康・生活衛生局感染症対策部感染症対策課：抗微生物薬適正使用の手引き．第三版］

検査を行う．検査の優先順位が高いのは，早期診断・早期治療により抗ウイルス薬が適応になる重症化リスクが高い集団である．

■ 感冒

発熱の有無は問わず，鼻症状（鼻汁・鼻閉），咽頭症状（咽頭痛），下気道症状（咳・痰）の3系統の症状が「同時に」，「同程度」存在する病態と定義される．この病型では，発熱の有無にかかわらず，原則抗菌薬は適応にならない．

■ 急性鼻副鼻腔炎

発熱の有無を問わず，くしゃみ，鼻汁，鼻閉を主症状とする病態を指す．ほとんどがウイルス性とされ，細菌性鼻副鼻腔炎を合併するのは2%未満とされる．症状がいったん軽快した後に悪化する（二峰性の悪化）場合は，細菌感染症の合併を疑う．

■ 急性咽頭炎

のどの痛みを主症状とする病態を指す．原因微生物の大半はウイルスで，抗菌薬の適応がある細菌はGASである（近年，A群以外のβ溶血性連鎖球菌やフソバクテリウム属も細菌性咽頭炎の原因になり，抗菌薬が有効である可能性が示唆されている）．

GASによる咽頭炎の可能性を判断する基準として，Centorの基準およびその基準に年齢

補正を追加したMcIsaacの基準が知られている（表2）．これらの基準は溶連菌咽頭炎の診断について識別力がよいわけではなく，これのみで抗菌薬の適応を判断するというよりは，検査前確率の見積もりに用いるのがよい．さまざまなガイドラインで細かい推奨は異なるが，Centorの基準2点以下ではGASの迅速抗原検査は不要とされる．ただし，GASによる咽頭炎患者の細菌の曝露歴がある場合など，ほかにGASを疑う根拠があれば，合計点が2点以下でも迅速検査を考慮してもよいと考えられる．

急性咽頭炎の鑑別として伝染性単核症がある．EBウイルス，サイトメガロウイルス，HIVなどが原因になり，急性から亜急性の経過をたどる．Centorの基準でもこれらの微生物で容易に高値になるため，伝染性単核症との鑑別は困難である．伝染性単核症では，耳介後部や後頸部リンパ節腫脹，脾腫を伴いやすく，特異度が高い．また，血液検査の白血球分画でリンパ球が35％以上あれば，伝染性単核症の可能性が高い．

急性気管支炎

発熱や痰の有無にかかわらず，咳を主症状とし，急性鼻副鼻腔炎や肺炎がない病態を指す．原因微生物の90％以上はウイルスとされる．

基礎疾患がない70歳未満の成人では，バイタルサインの異常（体温38℃以上，脈拍100回/分以上，呼吸数24回/分以上）および胸部聴診所見の異常がなければ，通常胸部X線検査は不要とされる．流行状況や強い咳が長引く場合は，百日咳も鑑別になる．百日咳の血清診断は迅速性を欠くため，実地臨床では使いづらい．2016年11月に後鼻腔ぬぐい液のLAMP（loop-mediated isothermal amplification）法による百日咳の核酸検出法が保険収載された．リアルタイムPCR法を参照基準にした場合の感度は76.2〜96.6％，特異度は94.1〜99.5％と報告されている．そのほか咳が2〜3週間以上続く場合は，結核の可能性も念頭に置きたい．

治療

抗菌薬の適応

「抗微生物薬適正使用の手引き」によると，抗菌薬の適応は表3のとおりである[1]．軽症〜中等症のCOVID-19では，病初期の細菌感染合併の割合は少なく，ルーチンに抗菌薬を投与する適応は乏しい[2]．

対症療法

急性気道感染症の治癒を早める薬物療法は確立していないため，対症療法が中心になる（表4）．

表2　MсIsaacの基準

発熱38℃以上	1点
咳がない	1点
圧痛を伴う前頸部リンパ節腫脹	1点
白苔を伴う扁桃腺炎	1点
年齢　　3〜14歳 　　　15〜44歳 　　　45歳〜	1点 0点 −1点

表3　急性気道感染症の抗菌薬の適応

病　型	抗菌薬の適応
感　冒	原則なし
急性鼻副鼻腔炎	軽症では適応なし 中等症または重症の場合，以下の抗菌薬を検討する （成人）アモキシシリン5〜7日間経口投与
急性咽頭炎	迅速検査または培養検査でGASが検出された場合に以下の抗菌薬を検討する アモキシシリン10日間経口投与
急性気管支炎	慢性呼吸器疾患などの基礎疾患や合併症のない成人例では適応なし

［厚生労働省健康・生活衛生局感染症対策部感染症対策課：抗微生物薬適正使用の手引き．第三版］

Ⅴ

各疾患

表4　急性気道感染症の対症療法

発熱，疼痛に対して
- アセトアミノフェン1回400〜500mg頓服，1日4回まで
- 強い咽頭痛：イブプロフェン1回200mg内服，1日3回まで

鼻汁，鼻閉に対して
- 水様鼻汁がメインの場合：麻黄附子細辛湯1包を毎食間または毎食前，3〜7日間
- 鼻閉，副鼻腔の圧痛，重苦感がある場合：葛根湯加川芎辛夷1包を毎食間または毎食前，3〜7日間
- 鼻閉が強く，鼻汁も膿性粘稠な場合，後鼻漏のある場合：辛夷清肺湯1包を毎食間または毎食前，3〜7日間
- もともとアレルギー性鼻炎がある場合：モメタゾン（ナゾネックス点鼻液®）各鼻腔に2噴霧ずつ1日1回

咳に対して
- デキストロメトルファン（メジコン®）1回15〜30mgを1日3〜4回内服
- リン酸コデイン1回10〜20mg，1日3回内服（ただし，コデインは急性上気道炎の咳には効果が乏しい）

[山本舜悟：かぜ診療マニュアル：かぜとかぜにみえる重症疾患の見わけ方．第3版，日本医事新報社，2019より作成]

専門医への紹介のタイミング

　咽頭痛を訴える患者では，急性喉頭蓋炎，深頸部膿瘍（扁桃周囲膿瘍，咽後膿瘍，Ludwigアンギーナなど），Lemierre症候群など，命に関わる疾患も鑑別診断として重症である．人生最悪ののどの痛み，開口障害，流涎，tripod position（三脚のような姿勢），吸気時喘鳴（stridor）などのred flagがあればこれらを疑う必要があり，耳鼻咽喉科への紹介が必要である．

　嚥下痛が乏しい場合や咽頭や扁桃の炎症所見が乏しいにもかかわらず咽頭痛を疑う患者では，頸部への放散痛としての「のどの痛み」を生じている可能性がある．急性心筋梗塞，くも膜下出血，頸動脈解離，椎骨動脈解離などを考慮する必要があるため，これら緊急性の高い疾患へ対応できる高次医療機関へ紹介する．

　また，急性気道感染症で，低酸素血症や食事摂取不良などがあれば，入院適応のある肺炎を生じている可能性があり，入院に対応できる施設へ紹介することが望ましい．

[COI開示] 山本舜悟：日本財団

文献
1) 厚生労働省健康・生活衛生局感染症対策部感染症対策課：抗微生物薬適正使用の手引き．第三版．https://www.mhlw.go.jp/content/10900000/001168459.pdf（2024年4月16日閲覧）
2) Komagamine J, Yabuki T, Matsumoto K, *et al*：Evaluation of antimicrobial drug use and concurrent infections during hospitalization of patients with COVID-19 in Japan. *JAMA Network Open* 2022；5：e220040.
3) 山本舜悟：かぜ診療マニュアル：かぜとかぜにみえる重症疾患の見わけ方．第3版，日本医事新報社，2019.

2 市中肺炎①：細菌性肺炎を中心に

進藤有一郎

疫　学

　肺炎は罹患率が高くかつ死亡率も高い急性期呼吸器感染症である．わが国における肺炎の発症頻度に関して，厚生労働省による患者調査の概況（2020年）では，入院患者の肺炎の受療率（1日あたりの患者数を人口10万人対で表した数）は19，外来患者の肺炎受療率は3と報告されており，他の呼吸器疾患（COPD，喘息，肺悪性腫瘍）よりも高くなっている．肺炎の主要死因別死亡は誤嚥性肺炎と合わせると，がん，心疾患，老衰に次いで第4位であり，とくに高齢者の肺炎は致死的経過をとる確率が上がることに留意する必要がある．

　2024年4月に日本呼吸器学会は「成人肺炎診療ガイドライン」を改訂した．肺炎治療を考える際，市中肺炎（CAP），医療・介護関連肺炎（NHCAP），院内肺炎（HAP）の3つに分類して治療薬選択を含めた治療方針を決定することを推奨している（図1）[1]．CAPと臨床診断される症例のなかには，新型コロナウイルス感染症（COVID-19），インフルエンザなどのウイルス性感染症が含まれるが，本稿では細菌性肺炎

を中心としたCAPについて解説する．筆者らが2020〜2021年のコロナ禍において行った成人肺炎を対象とした多施設共同前向き観察研究では，入院を要するCAPのうちCOVID-19を除く主に細菌性肺炎によるCAPである症例は54％であった．この研究データが取得されていた間はマスク装着などの飛沫感染対策が厳格であったためにマイコプラズマや肺炎球菌などの頻度が低下していたが，COVID-19が5類感染症に区分されるようになった2023年5月以降は，市民のマスク装着率も低下し，原因微生物分布はコロナ禍前のデータに近づく可能性がある．

■原因微生物

　主にCOVID-19パンデミック前に行われたわが国での疫学研究56報の結果に基づいたCAPにおける主な原因（検出）微生物を図2に示す[1]．肺炎球菌，インフルエンザ菌，マイコプラズマ属の順に多い．COVID-19パンデミック中のようにマスク装着率が高い時期においては，飛沫感染で伝播するマイコプラズマ属などの頻度が低下するが，飛沫感染対策では減少しない誤嚥性肺炎の病態で原因微生物になりやすい腸内細

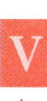

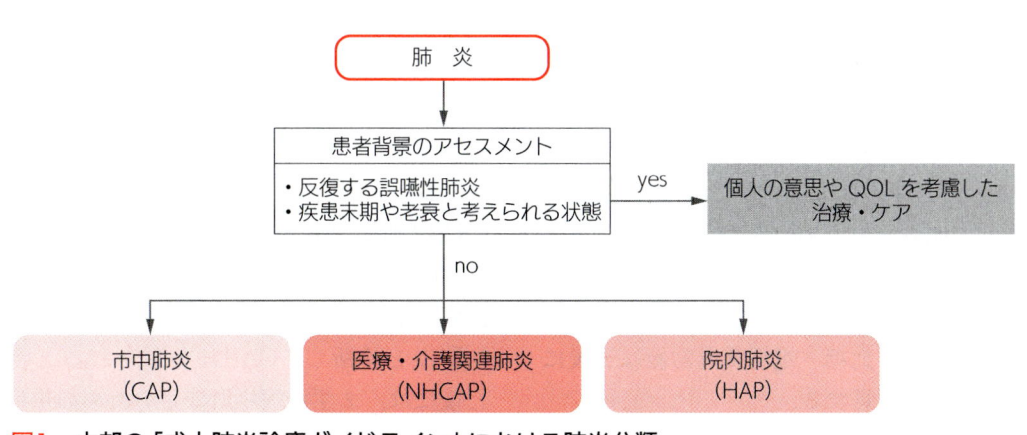

図1　本邦の「成人肺炎診療ガイドライン」における肺炎分類

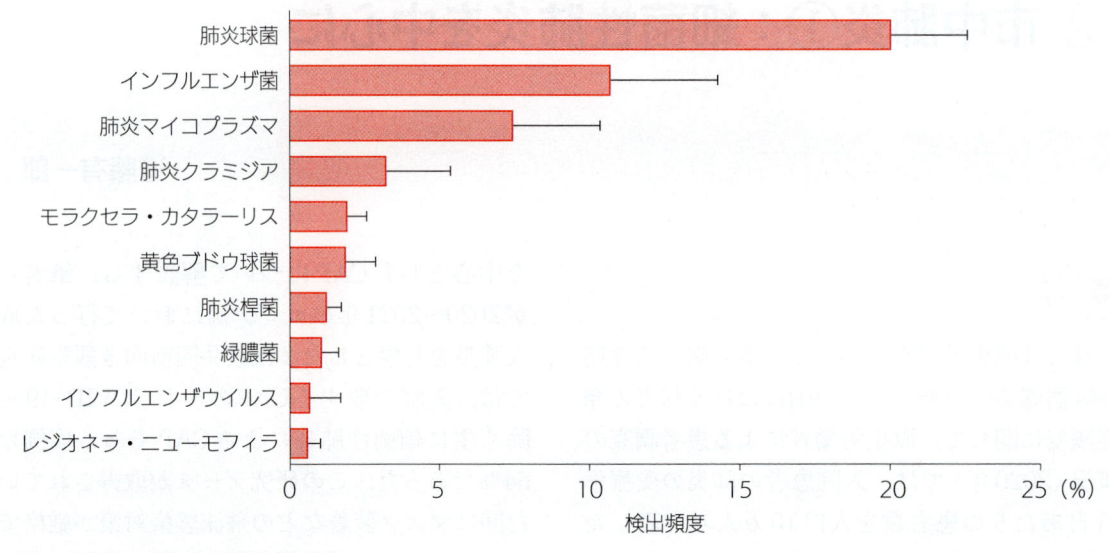

図2　CAPにおける検出微生物

［日本呼吸器学会編：成人肺炎診療ガイドライン2024. メディカルレビュー社，2024より許諾を得て転載］

菌目細菌の頻度が相対的に上昇すると考えられる．

検査，診断

■ CAPの診断基準

　CAPの診断基準を**表1**に示す．胸部画像検査において新たに出現した浸潤影が認められることが必須である．胸部画像検査においてX線のみで判別可能であれば，肺炎診断としてはそれで十分である．CTはあくまでも他疾患を鑑別するためや陰影の性状を精細に評価したい場合など，肺炎診断以外の目的がある場合に行うべきである．

■ 原因微生物検索のための検査，
■ 予後評価に必要な検査

　患者の臨床経過と画像検査から肺炎と診断した際は，原因微生物検索のための検査（培養検査と必要に応じて遺伝子検査）は必ず実施する．また，予後評価に必要な意識状態とバイタルサイン（血圧，脈拍数，呼吸数，SpO_2）を漏れなく評価し，血算・生化学検査を含めた採血を実施する．採血ではとくには白血球数減少，ヘマトクリット低値，血小板数減少，BUN高値，アルブミン低値，血糖・電解質異常値は予後に関連することに留意する．

表1　肺炎の診断基準

新たに出現した胸部X線写真またはCT上の浸潤影
　　＋
以下に示す7項目のうち1項目を満たすもの
1) 咳嗽あるいは膿性痰の出現・悪化
2) 胸痛の出現
3) 呼吸困難感の出現・悪化
4) 37.5℃を超える発熱または35℃未満の低体温
5) 末梢血白血球増加（>10,000/mm^3）または白血球減少（<4,000/mm^3）
6) CRP値またはプロカルシトニン値の上昇（施設基準値上限を超える）
7) 低酸素血症（SpO_2<90%またはPaO_2<60 Torr）の出現または酸素化の悪化

治　療

　本稿では，細菌性肺炎によるCAPに主眼を置いて，エンピリック治療（初期抗菌治療）と補助療法について解説する．

■ エンピリック治療（初期抗菌治療）

　「成人肺炎診療ガイドライン2024」で推奨される細菌性肺炎によるCAPにおけるエンピリック治療決定のためのフローチャートを**図3**に示す．
　肺炎と診断し，CAPに分類されると判断した後には，まず治療場所決定のための重症度を評価する．その後，外来治療可能な軽症〜中等

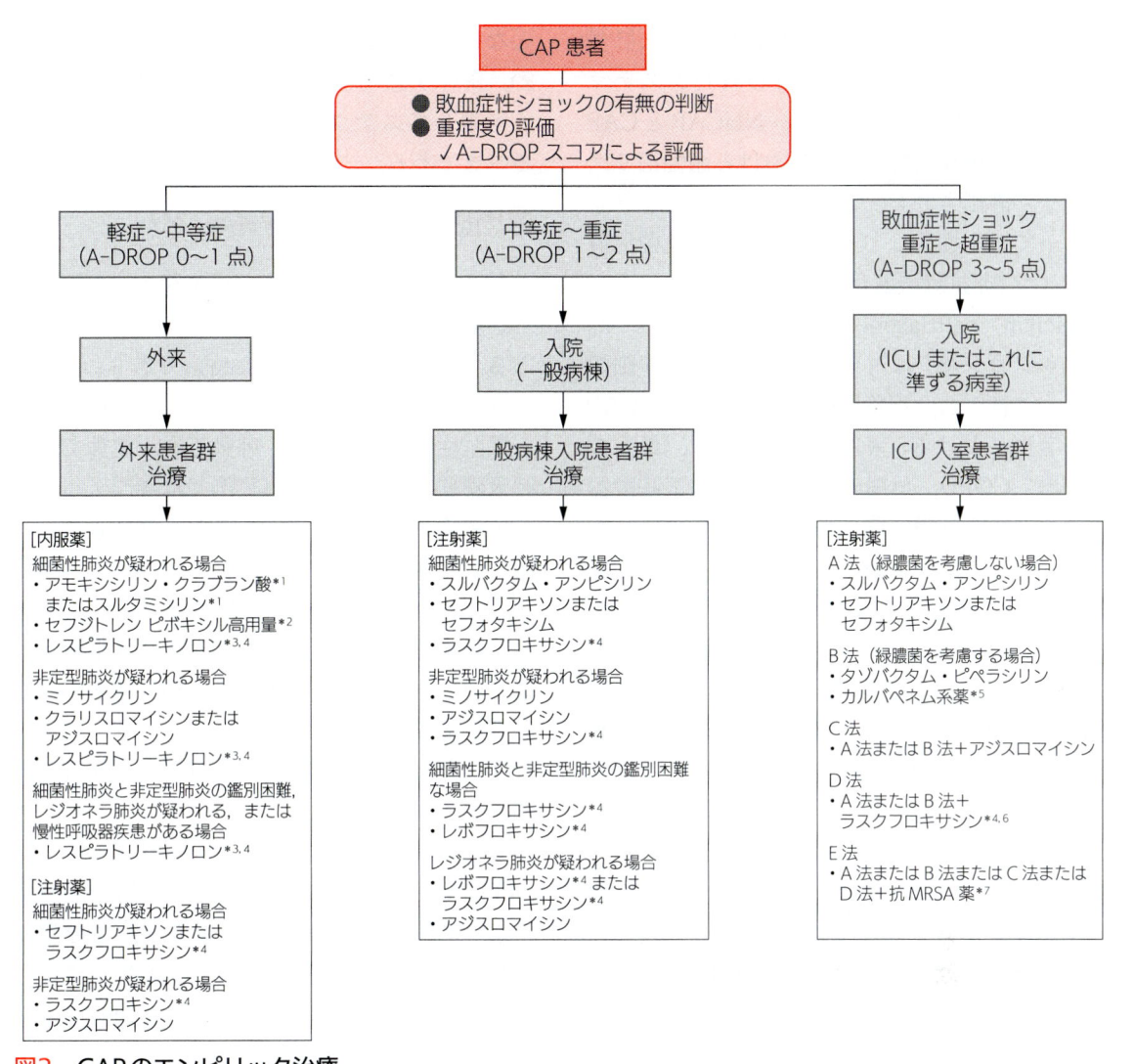

図3 CAPのエンピリック治療

*1：高用量が望ましい.
*2：インフルエンザ菌BLNARを考慮する必要がある場合.
*3：ラスクフロキサシン，ガレノキサシン，モキシフロキサシン，シタフロキサシン，トスフロキサシン，レボフロキサシン.
*4：結核に対する抗菌力を有しており，使用に際しては結核の有無を慎重に診断する.
*5：メロペネム，ドリペネム，ビアペネム，イミペネム・シラスタチン.
*6：代替薬；レボフロキサシンまたはシタフロキサシンまたはパズフロキサシン.
*7：MRSA肺炎のリスクの高い患者で選択する；リネゾリド，バンコマイシン，テイコプラニン，アルベカシン.

[日本呼吸器学会編：成人肺炎診療ガイドライン2024. メディカルレビュー社，2024より作成]

症群，一般病棟への入院の対象となる中等症〜重症群，ICUまたはこれに準ずる病室での管理を要する重症〜超重症群の3群に分けたうえで，治療内容を考えていく.

　CAPにおける抗菌薬選択で留意したい点は，非抗緑膿菌βラクタム薬を考慮する際，インフルエンザ菌のなかでもβ-ラクタマーゼ非産生

ampicillin耐性（BLNAR）を考慮する必要がある場合はペニシリン系を避けること，結核の否定ができていない段階ではキノロン薬の使用を控えることである.

　また，とくに重症例ではどの患者群に抗緑膿菌活性を有する抗菌薬（広域抗菌薬）を投与するべきかの判断が重要になる. この判断の

際には，耐性菌リスク評価を行う．「成人肺炎診療ガイドライン2024」で行われたシステマティックレビューにおいて，NHCAPとCAPを含めた市中発症肺炎患者における耐性菌リスク因子が評価された．このシステマティックレビューでの耐性菌は「CAPでの標準的抗菌治療レジメン［非抗緑膿菌βラクタム薬（sulbactam/ampicillin, ceftriaxone），マクロライド薬，呼吸器キノロン薬］に対して低感受性を示す細菌群」と定義され，培養陰性/陽性を含めたCAP全患者群における5報の統合解析では，最近の入院歴，COPD，早期の挿管による人工呼吸器管理を要する呼吸状態，神経学的疾患の既往が有意なリスク因子であり，また培養陽性群における12報での有意なリスク因子は，最近の入院歴，介護施設への入所，過去の耐性菌検出歴がある，最近の抗菌薬の使用歴，慢性肺疾患，病態が重症である，免疫抑制状態，経腸栄養，ADL不良，心疾患の既往，創傷治療を受けている，慢性腎疾患であった[1]．これらのリスク因子の情報からどのように耐性菌リスクの高低を判断するかは依然課題の1つになっているが，国際的なコンセンサスは「複数のリスク因子を患者が保有していないときは，耐性菌リスクは低いと判断する」ことである[2,3]．したがって，これらのリスク因子が2つまたは3つ以上ある際に，耐性菌リスクが高いと判断して抗緑膿菌活性を有する広域抗菌薬の使用が許容される．

■ 抗菌治療以外の補助療法

肺炎治療におけるステロイド投与の是非に関しては以前より議論があった．2015年にスペインのTorresらのグループにより，炎症プロファイルの高いCAP患者へのメチルプレドニゾロンによる治療失敗減少効果が報告され，その後に肺炎治療におけるステロイドが見直された．2023年にDequinらにより重症CAPでのhydrocortisoneによる死亡減少効果が報告され，さらに脚光を浴びることになった．ただし，Dequinらの臨床試験で組み入れられた患者層はわが国のCAP患者層よりも10歳程度若いこ

となどを考慮する必要があり，日常診療では年齢，併存疾患などのリスク・ベネフィットをよく考慮してステロイドのCAPへの適応を決めるべきである．

専門医への紹介のタイミング

CAPは呼吸器内科および感染症の非専門医でも診療を担当することが日常臨床の場ではよくある．CAPはcommon diseaseであり，図3に沿った形で治療開始を検討する．

敗血症性ショック例，呼吸不全が重篤で人工呼吸管理が必要となる重症例では専門医への紹介を考えるべきである．ただし，肺炎診断後に紹介して転院手続きをしていると結果的に後方施設に到着するまでに数時間を要することもある．肺炎診断後3〜4時間以内の治療開始が望ましいとされており，専門医に紹介する際には必要な培養検査を施行したうえで，図3に示す初期抗菌治療と補液などの全身管理を転院前に開始するべきである．

また上記以外では，"non-responding pneumonia"のケースで紹介を考える．初期治療開始48〜72時間で初期評価を行うが，この際に初期治療の反応に乏しく患者の病態が悪化していると判断される際（non-responding pneumonia）は，専門医に紹介するタイミングである．この場合は気管支鏡検査での精査も考慮し，治療方針を修正していく必要がある．

［COI開示］本論文に関して筆者に開示すべきCOI状態はない

文献

1) 日本呼吸器学会編：成人肺炎診療ガイドライン2024. メディカルレビュー社，2024.
2) Metlay JP, Waterer GW, Long AC, *et al*：Diagnosis and treatment of adults with community-acquired pneumonia：An Official Clinical Practice Guideline of the American Thoracic Society and Infectious Diseases Society of America. *Am J Respir Crit Care Med* 2019；200：e45-e67.
3) Shindo Y, Hasegawa Y：Regional differences in antibiotic-resistant pathogens in patients with pneumonia：implications for clinicians. *Respirology* 2017；22：1536-1546.

3 市中肺炎②：非定型肺炎
マイコプラズマ肺炎，クラミジア肺炎，レジオネラ肺炎

池宮城七重・山本和子

非定型肺炎は，非定型病原体が原因の，細菌性肺炎に有効なβラクタム系抗菌薬が無効な肺炎の一群である．*Mycoplasma pneumoniae*（肺炎マイコプラズマ）や *Chlamydia pneumoniae*（肺炎クラミジア），*C. psittaci*（オウム病クラミジア），*Legionella pneumophila*（レジオネラ・ニューモフィラ）などが含まれ，市中肺炎の約15%を占める．わが国では，非定型肺炎は細菌性肺炎より若年層に多いこと，臨床症状が異なること，肺炎球菌のマクロライド耐性が欧米より高く，治療内容が異なることなどを考慮し，「成人肺炎診療ガイドライン2017」の「細菌性肺炎と非定型肺炎（マイコプラズマ肺炎，クラミジア肺炎）の鑑別」を参考に，両者を鑑別し治療方針を決定することが推奨[1]されてきた．「成人肺炎診療ガイドライン2024」では，鑑別項目がマイコプラズマ肺炎の独立した診断因子をもとに作成されたことから，「細菌性肺炎とマイコプラズマ肺炎の鑑別」に変更[2]となった（表1）．

マイコプラズマ肺炎

疫 学

M. pneumoniae は，飛沫感染や接触感染により家庭内や学校などの閉鎖集団内で流行する．小児で最も多く，成人では30歳台に多い．経気道的に侵入して線毛上皮に定着し，上皮細胞障害，線毛運動障害を引き起こし，約10%で肺炎を呈する．肺炎球菌，インフルエンザ菌とともに市中肺炎の起炎菌として重要で，本症は5類感染症に指定されている．

表1 市中肺炎における細菌性肺炎とマイコプラズマ肺炎の鑑別

1. 年齢60歳未満
2. 基礎疾患がない，あるいは軽微
3. 頑固な咳がある
4. 胸部聴診上所見が乏しい
5. 迅速診断法で原因菌が証明されない*
6. 末梢血白血球数が10,000/μL未満である

[判定]
6項目中，5項目以上合致→マイコプラズマ肺炎を強く疑う
3または4項目合致→鑑別困難，または両病原体の混合感染を考慮
2項目以下合致→細菌性肺炎を強く疑う

*：マイコプラズマ抗原または遺伝子検査陽性を除く．
［日本呼吸器学会編：成人肺炎診療ガイドライン2024，日本呼吸器学会，2024より作成］

症 状

潜伏期間は2〜3週間で，発熱や全身倦怠感，咽頭痛が先行し，乾性咳嗽が出現する．次第に咳嗽は強くなり長期化する例が多い．予後は良好であるが，まれに重症呼吸不全や多臓器不全を認める例も報告されている．

検査，診断

病初期の感染主座は気管支〜細気管支領域であり，聴診では副雑音を聴取しにくい[3]．胸部画像検査（X線，CT）では，気管支血管周囲間質肥厚，小葉・細葉中心性粒状影，コンソリデーション，すりガラス影（図1）を認める[4]．血液検査では，白血球数は正常で，CRPは軽度〜中等度上昇することなどから，「成人肺炎診療ガイドライン2024」の表1の鑑別項目を用いて両者を鑑別することを推奨している．確定診断は，主に微粒子凝集（PA）法による血清抗体価を用い，IgM抗体を測定してペア血清で4倍以

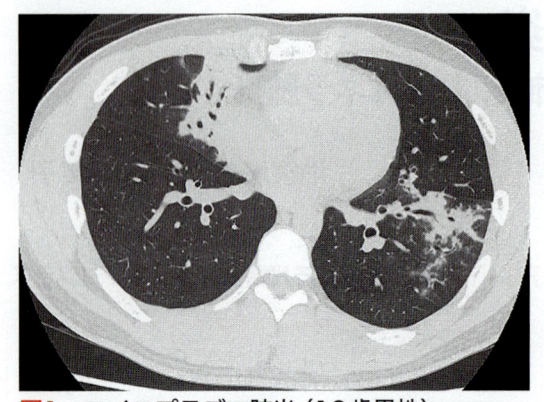

図1 マイコプラズマ肺炎（18歳男性）
右中葉に容量低下を伴う浸潤影，左下葉に気管支血管周囲間質肥厚，浸潤影，小葉中心性粒状影を認める．

上の上昇を確認するが，少なくとも2週間以上を要する．単一血清では320倍以上の抗体価が必要であるが，疑陽性が多く，イムノクロマト法によるIgM抗体検出法は発症早期の感度が低く，発症から数ヵ月間陽性が持続するため注意が必要である．また，PPLO培地による培養法は同定までに2～3週間程度を要する．そのため急性期の診断方法として，喀痰や咽頭ぬぐい液を用いたLAMP（loop-mediated isothermal amplification）法による核酸増幅法や，咽頭ぬぐい液を用いたイムノクロマト法による抗原検出法[4]が有用である．

治 療

外来治療例では，マクロライド系［クラリスロマイシン400mg/日，アジスロマイシン500mg/日（3日間），エリスロマイシン800～1,200mg/日］，テトラサイクリン系（ミノサイクリン200mg/日），ニューキノロン系（ガレノキサシン400mg/日，レボフロキサシン500mg/日）抗菌薬の内服治療を行い，入院治療例では，テトラサイクリン系（ミノサイクリン200mg/日），マクロライド系（アジスロマイシン500mg/日），ニューキノロン系（レボフロキサシン500mg/日，シプロフロキサシン600mg/日）抗菌薬の点滴治療を10～14日間行う．2000年以降，マクロライド耐性株の増加

を認めたが，2012年をピークに減少傾向にある．マクロライド系抗菌薬を投与後48～72時間で解熱しない場合は，マクロライド耐性肺炎を念頭に置き，ミノサイクリンやニューキノロン系抗菌薬への変更を検討する必要がある．また呼吸不全を呈する重症例では，マイコプラズマに対する宿主の過剰な免疫反応を考慮し，メチルプレドニゾロン500～1,000mgを3～5日間併用することが推奨されている[4]．

専門医への紹介のタイミング

マクロライド耐性マイコプラズマ肺炎が疑われる例や，呼吸不全を呈する例は，専門医に紹介する必要がある．

クラミジア肺炎，オウム病

疫 学

クラミジアは偏性細胞内寄生性細菌で，*C. pneumoniae*と*C. psittaci*が呼吸器感染症を引き起こす．*C. pneumoniae*は吸入により上気道粘膜に接着し，ヒトからヒトへ飛沫感染により伝播する．ほとんどは不顕性感染で，健常成人では約60～70%が抗体を保有している[4]．クラミジア肺炎は全年齢層でみられ，他の病原微生物との複合感染が多いことが特徴である．本症は5類感染症に指定されている．また，オウム病はインコやハト，オウムなどの鳥類の排泄物から*C. psittaci*を吸入することで発症する人獣共通感染症である．発症頻度は市中肺炎の1～2%程度と低く，4類感染症に指定されている．

症 状

■ クラミジア肺炎

潜伏期間は3～4週間で，咽頭痛や嗄声などの上気道症状が先行し，頑固な咳嗽が出現する．肺炎では発熱を認めない例や自然治癒する例があり，また他の細菌やウイルスとの複合感染が多いため，未診断例が多い可能性がある[3]．

オウム病

潜伏期は1～2週間で，悪寒を伴う発熱，頭痛，倦怠感，乾性咳嗽がみられる．軽症から呼吸不全や多臓器不全を伴う重症まで多彩な臨床像を呈する．

検査，診断

クラミジア肺炎

胸部画像検査（X線，CT）では，すりガラス影，肺胞性陰影（図2）を呈し[3]，区域性の陰影が多い．血液検査では，CRPや赤沈上昇を認め，白血球数は正常～やや上昇する．診断には主にELISA法による血清抗体価が用いられる．ただし，IgM抗体は病初期に検出されるため初感染例の診断には有用であるが，症状出現後14日以内では産生されないことが多く，再感染では上昇しない場合がある．また，IgG抗体は4週間以上の間隔を空けたペア血清の確認が必要であり迅速診断が難しい[4]．本症は抗体保有率が高いため，単血清による診断は避けたほうがよい．

オウム病

鳥との接触歴が重要で，比較的徐脈や肝脾腫を認める．胸部画像検査（X線，CT）ではすりガラス影が多く，重症例では大葉性肺炎像を呈する．血液検査では，白血球数は正常でCRPが上昇し，約半数で肝機能障害を伴う．診断には血清抗体価を用いるが，補体結合（CF）法は他のクラミジア属との交差反応がある[1]ため，種特異抗体を測定するマイクロ免疫蛍光法（MIF）が推奨され，ペア血清で4倍以上の上昇を確認する．

治療

外来治療例では，テトラサイクリン系（ミノサイクリン200mg/日），マクロライド系［クラリスロマイシン400mg/日，アジスロマイシン500mg/日（3日間）］，ニューキノロン系（ガレノキサシン400mg/日）抗菌薬の内服治療を行い，入院治療例では，テトラサイクリン系（ミノサイクリン200mg/日），マクロライド系（ア

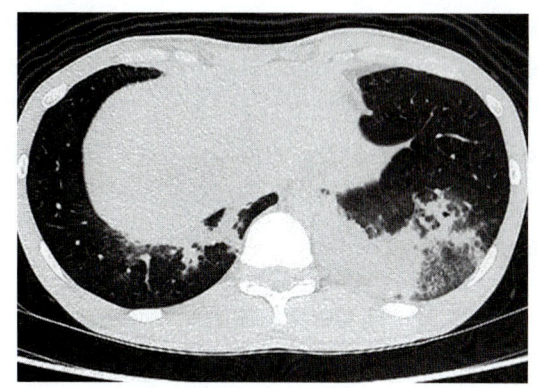

図2　クラミジア肺炎（22歳男性）
両側下葉に浸潤影，すりガラス影を認める．

ジスロマイシン500mg/日），ニューキノロン系（レボフロキサシン500mg/日）抗菌薬の点滴治療を10～14日間行う．細菌性肺炎合併例では，一般細菌に対する治療も行うことが必要である．

専門医への紹介のタイミング

抗菌薬への反応に乏しく，呼吸不全を呈する例は専門医に紹介する必要がある．

レジオネラ肺炎

疫学

L. pneumophila は弱染色性のグラム陰性桿菌で，自然環境や土壌に生息するが，循環式の入浴施設や冷却塔，加湿器などの人工環境中でも増殖し，大規模な集団感染を引き起こす．感染源から発生するエアロゾルの吸入により下気道に達し，肺胞マクロファージに貪食され増殖する[4]．レジオネラ肺炎は市中肺炎の5％程度であるが，重症肺炎に限定すると20％と多く，起炎菌となる血清型は1型が半数を占める．喫煙，糖尿病，大酒家，温泉旅行，海外渡航がレジオネラ肺炎のリスク因子とされている．

症状

潜伏期間は2～10日間で，全身性倦怠感，頭

V
各疾患

痛，筋肉痛に加え，38℃以上の発熱，悪寒，胸痛，呼吸困難を認める．咳嗽や喀痰などの呼吸器症状は初期は軽微である．また，下痢や嘔吐などの消化器症状や，意識障害やせん妄，振戦などの中枢神経症状がみられることもある．

検査，診断

　患者背景や検査所見に加えて，βラクタム系抗菌薬に反応せず肺炎が悪化する場合はレジオネラ肺炎を疑う．確定診断は，塗抹培養検査，尿中抗原検査，血清抗体価測定，遺伝子検査などで行う．胸部画像検査（X線，CT）ではコンソリデーションとすりガラス影の混在，非区域性分布，胸水などを認める（図3）[4]．血液検査では，白血球上昇，CRP上昇，腎機能障害，肝機能障害，低Na血症，CK上昇などがみられる．*L. pneumophila*はグラム染色では観察困難なためヒメネス染色を行い，BCYE培地などの特殊培地で培養する．尿中抗原検査は，*L. pneumophila*血清1型を検出する抗原検査キットが普及しているが，2019年に*L. pneumophila*すべての血清型（1〜15）が検出可能な抗原検査キットが利用可能となった．血清抗体価測定は1型以外の血清型が診断可能であるが，ペア血清で4倍以上の上昇が必要で2週間以上の期間を要する．遺伝子検査にはLAMP法があり，簡便・迅速・高感度に1型以外の血清型も診断可能である．本症は4類感染症に指定されている．

治療

　急速に重症化するリスクがあるため，入院治療が望ましい．ニューキノロン系（レボフロキサシン500mg/日，シプロフロキサシン600mg/日）抗菌薬，あるいはアジスロマイシン500mg/日の点滴治療を7〜14日間行う．

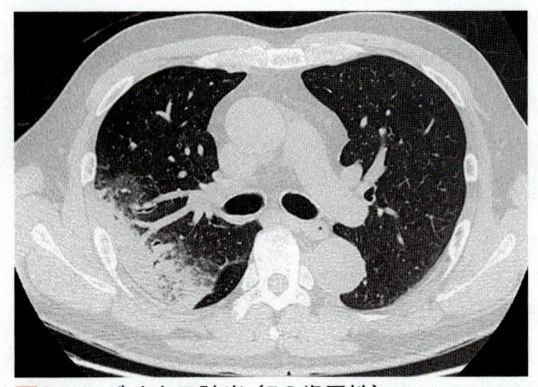

図3　レジオネラ肺炎（56歳男性）
右上葉にair bronchogramを伴う浸潤影とすりガラス影を認める．

専門医への紹介のタイミング

　レジオネラ肺炎は重症化しやすく，死亡率も5〜20％と高いため，急速に呼吸不全が進行する例では迅速に専門医へ紹介する必要がある．

ワクチン

　*M. pneumoniae*や*L. pneumophila*に対するワクチンは研究段階で開発が進められているが，実用化には至っていない．マイコプラズマ肺炎においては，とくに小児の感染予防やマクロライド耐性株などの懸念から，ワクチンの実用化を期待したい．

[COI開示] 本論文に関して筆者らに開示すべきCOI状態はない

文献

1) 日本呼吸器学会編：成人肺炎診療ガイドライン2017. https://www.jrs.or.jp/publication/file/adult_pneumonia1-3.pdf（2024年4月16日閲覧）
2) 日本呼吸器学会編：成人肺炎診療ガイドライン2024. メディカルレビュー社，2024.
3) Miyashita N, Kawai Y, Akaike H, *et al*：Influence of age on the clinical differentiation of atypical pneumonia in adults. *Respiroligy* 2012；7：1073-1079.
4) 藤田次郎：ジェネラリストのための肺炎画像診断のコツと診療の手引き．医薬ジャーナル社，2016；230-262.

4 医療・介護関連肺炎
院内肺炎を含む

岩永直樹・迎　寛

　医療・介護関連肺炎（nursing and health-care-associated pneumonia：NHCAP）は，米国で2005年に提唱された医療ケア関連肺炎（HCAP）をわが国特有の医療体制や医療方針に合わせる形で2011年にわが国で提唱された．耐性菌リスクが高く予後が不良である患者群とされていたが，米国では多くの臨床研究でHCAPの定義は耐性菌リスクや予後を十分に反映しないことが明らかになり，2016年の院内肺炎（hospital-acquired pneumonia：HAP）ガイドラインからHCAPは使用しないことが推奨されている[1]．わが国においても，2017年に上市された「成人肺炎診療ガイドライン」ではNHCAPとHAPは同一の耐性菌リスク評価とエンピリック治療が推奨されたが，以後の観察研究やデータベース研究によって，NHCAPにおける過剰な広域抗菌薬の投与と予後悪化の関連が示唆された[2]．わが国では7年ぶりに「成人肺炎診療ガイドライン2024」が発刊されており，詳細は同ガイドラインを参照されたい．

疫　学

　肺炎の死亡率は1980年代頃から増加の一途をたどっていたが，2017年に誤嚥性肺炎が追加されてからは肺炎の死亡数はやや減少傾向である．しかし，2017年の肺炎と誤嚥性肺炎を合わせた死亡数は全体の4位であり，老衰にも肺炎が混在していることから，肺炎全体としては減少していないことが推測されている．わが国の高齢化率（65歳以上人口割合）は2021年時点で28.9と世界一であり，NHCAPの占める割合が年々増加していることが推測されるが，正確な統計データは存在しない．

　NHCAP症例を対象とした検出微生物に関する統合解析では，肺炎球菌が多く分離されるものの，クレブシエラ属やメチシリン耐性黄色ブドウ球菌（methicillin-resistant *Staphylococcus aureus*：MRSA），緑膿菌が続いて上位に分離され，市中肺炎では標的にされない耐性菌が7〜15％程度に分離される．一方で，HCAP患者の気管支肺胞洗浄液を用いた細菌の16S rRNA遺伝子を標的とした網羅的細菌叢解析法では，口腔内連鎖球菌やプレボテラ属などの嫌気性菌が多く検出されている．HAPを対象とした検出微生物に関する統合解析では，MRSAやメチシリン感受性黄色ブドウ球菌（methicillin-susceptible *Staphylococcus aureus*：MSSA），緑膿菌，クレブシエラ属が上位に続き，網羅的細菌叢解析では口腔内連鎖球菌やコリネバクテリウム属，黄色ブドウ球菌，ヘモフィルス属，緑膿菌が検出され，既報同様の結果であった．わが国では2019年に多項目遺伝子検査であるFilmArray®が保険収載されており，ウイルスを含めた疫学データの蓄積が期待される．

検査，診断

　NHCAPとは，以下4項目のいずれかを満たす肺炎と定義される．

・長期療養型病床群もしくは介護施設に入所している．
・90日以内に病院を退院した．
・介護を必要とする高齢者，身体障害者．
・通院にて継続的に血管内治療（透析，抗菌薬，化学療法，免疫抑制薬などによる治療）を受けている．

　HAPは入院後48時間以上経過してから発症した肺炎であるが，呼吸状態が悪化して人工呼吸器管理が必要となる肺炎はventilated HAPと定義され，予後不良であることが報告されている．

表1　NHCAP/HAP耐性菌リスク因子

	NHCAP[*1]	HAP
臨床背景	・経腸栄養 ・免疫抑制状態 ・過去90日以内の抗菌薬使用歴 ・過去90日以内の入院歴 ・過去1年間の耐性菌検出歴	・活動性低下（歩行不能） ・慢性腎疾患（透析含む） ・最近の抗菌薬使用歴
発症時の状況	・低アルブミン血症 ・挿管による人工呼吸器管理を要する	・ICUでの発症 ・敗血症/敗血症性ショック
耐性菌高リスク	・重症[*2]：1個以上 ・非重症[*3]：3個以上	・重症[*4]または2個以上

[*1]：緑膿菌検出のリスク因子として，「慢性呼吸器疾患の既往」あり．
[*2]：A-DROP≧3点
[*3]：A-DROP≦2点
[*4]：I-ROAD中等症・重症

[日本呼吸器学会編：成人肺炎診療ガイドライン2024．メディカルレビュー社，2024より作成]

表2　NHCAPのエンピリック治療薬

外来治療群	狭域抗菌薬治療群	広域抗菌薬治療群[*4] （耐性菌を考慮する群）
内服薬 ・アモキシシリン・クラブラン酸[*1,2] 　± ・アジスロマイシンまたはクラリスロマイシン ・レスピラトリーキノロン（ラスクフロキサシン，ガレノキサシン，モキシフロキサシン，シタフロキサシン）[*3]	注射薬 ● A法 ・スルバクタム・アンピシリンまたは ・セフトリアキソンまたはセフォタキシム 　± ・アジスロマイシン（内服または注射）またはクラリスロマイシン（内服） ● B法 ・ラスクフロキサシン[*3]	注射薬 ● C法［抗緑膿菌活性（+）β-ラクタム系薬］ ・タゾバクタム・ピペラシリン ・第四世代セフェム系薬[*5] ・カルバペネム系薬[*6] ・タゾバクタム・セフトロザン ● D法[*7] ・C法+アミノグリコシド系薬[*8]またはニューキノロン系薬[*9] ● 抗MRSA薬[*10] ・C法またはD法に追加で使用することを考慮

[*1]：高用量が望ましい．具体的な投与量は「成人肺炎診療ガイドライン2024」を参照されたい．
[*2]：スルバクタム・アンピシリンやアモキシシリン・クラブラン酸が無効なインフルエンザ菌があることに注意．
[*3]：結核に対する抗菌力を有しており，使用に際しては結核の有無を慎重に診断する．NHCAPでは誤嚥が病態に関与していることが多いため，嫌気性菌への活性をもつ抗菌薬を選択する．
[*4]：この治療を選択する際は，培養結果を確認後にde-escalation治療を考慮する．「過去1年間の耐性菌検出歴」を有する患者で広域抗菌薬を使用する場合は，過去に検出された際の感受性検査結果を参考に決定する．MRSAが検出されている際は定着の可能性もあることに注意する．抗MRSA薬は重症例で考慮する．
[*5]：セフェピム，セフォゾプラン．
[*6]：メロペネム，ドリペネム，ビアペネム，イミペネム・シラスタチン．
[*7]：この方法をとる際は，C法での薬剤における各施設のアンチバイオグラムを参考にする．重症例などで考慮する．
[*8]：アミカシン，トブラマイシン，ゲンタマイシン．
[*9]：シプロフロキサシン，パズフロキサシン，レボフロキサシン．
[*10]：リネゾリド，バンコマイシン，テイコプラニン．D法を適用する際はアミノグリコシド系薬としてアルベカシンを使用できる．

[日本呼吸器学会編：成人肺炎診療ガイドライン2024．メディカルレビュー社，2024より作成]

表3 HAPのエンピリック治療における薬剤選択

狭域抗菌薬治療	広域抗菌薬（単剤）治療	広域抗菌薬（多剤）治療
重症度が低い[1]，かつ耐性菌の低リスク[3] ・スルバクタム・アンピシリン ・セフトリアキソン[5]，セフォタキシム[5] ・ラスクフロキサシン[4,12]	重症度が高い[2]または耐性菌の高リスク[3] ・タゾバクタム・ピペラシリン ・タゾバクタム・セフトロザン[5] ・カルバペネム系薬[6] ・第四世代セフェム系薬[5,7] ・レボフロキサシン[4,5,12] 　　　　＋ MRSA感染を疑う場合[10] ・抗MRSA薬[11]	敗血症性ショックまたは呼吸状態が悪化して人工呼吸器管理が必要となる肺炎については抗緑膿菌薬併用を考慮（ただし，β-ラクタム系薬の併用は避ける） ・タゾバクタム・ピペラシリン ・タゾバクタム・セフトロザン[5] ・カルバペネム系薬[6] ・第四世代セフェム系薬[5,7] 　　　　＋ （上記に加え，以下から1剤を併用） ・シプロフロキサシン，パズフロキサシン，レボフロキサシン[4,5] ・アミノグリコシド系薬[5,8,9] 　　　　＋ MRSA感染を疑う場合[10] ・抗MRSA薬の使用を考慮[11]

[1]：I-ROADスコアで軽症（A群）．
[2]：I-ROADスコアで中等症（B群）以上もしくは敗血症性ショックの場合．
[3]：表1参照．
[4]：結核に対する抗菌力を有しており，使用に際しては結核の有無を慎重に判断する．
[5]：嫌気性菌感染の可能性が高いとされる病態の場合（肺膿瘍/肺化膿症など），クリンダマイシンまたはメトロニダゾールの併用を検討する．
[6]：メロペネム，ドリペネム，ビアペネム，イミペネム・シラスタチン．
[7]：セフォゾプラン，セフェピム，セフピロム．
[8]：アミカシン，トブラマイシン，ゲンタマイシン．
[9]：腎機能低下時や高齢者，レジオネラ肺炎疑いには推奨されない．
[10]：MRSAが分離された既往，または過去90日以内の経静脈的抗菌薬の使用歴あり．MRSAは定着の可能性もあることに注意．
[11]：リネゾリド，バンコマイシン，テイコプラニン，アルベカシン．
[12]：β-ラクタム系薬へのアレルギー歴を有する場合．

[日本呼吸器学会編：成人肺炎診療ガイドライン2024．メディカルレビュー社，2024より作成]

　耐性菌出現を抑止するためには，問診・身体所見，検査所見から重症度や病原微生物を適切に推定し，必要以上に広域にならないように抗菌薬選択を行う必要があることは論を俟たない．重症度について，わが国のガイドラインではNHCAPはA-DROPスコア，HAPはI-ROADスコアを用いた評価が推奨されている[3]．また同時に，敗血症の有無についてquick SOFAを参考にスクリーニングし，SOFAスコアがベースラインから2点以上増加すれば敗血症と診断される．さらに耐性菌リスク因子の評価を行った後（表1），エンピリック治療を検討するが，喀痰培養や血液培養，鼻咽頭抗原や尿中抗原，遺伝子学的検査（PCR，LAMPなど），抗体検査などで原因微生物の同定に努めることが重要である[3]．

治療

　NHCAPの多くは高齢者肺炎であり，そのほとんどは口腔内連鎖球菌による誤嚥性肺炎であるため，なるべく狭域抗菌薬を用いた治療を開始することが望ましい．非重症（A-DROP≦2点）の場合はリスク因子2個以下，重症（A-DROP≧3点や敗血症）の場合でもリスク因子がなければ狭域抗菌薬の選択を検討することが推奨されている（表2）．一方でHAPにおいては，重症度や耐性菌検出率の高さを考慮するとエンピリック治療において広域抗菌薬の投与

がやむをえないケースも多いが，非重症で耐性菌リスク因子がなければ狭域抗菌薬が推奨されている点は本ガイドライン改訂の特徴といえるであろう（**表3**）[3].

専門医への紹介のタイミング

NHCAPの多くはガイドラインに基づいたエンピリック治療で対処可能と推測されるが，初期治療不応例は専門医への紹介が勧められる．一方，HAPでは耐性菌リスクや重症度が高い傾向にあるため，可能であれば初療から専門医へ紹介することが望ましい．

[COI開示] 迎　寬：MSD(株)，インスメッド(同)，旭化成ファーマ(株)，アストラゼネカ(株)，大塚製薬(株)，杏林製薬(株)，ギリアド・サイエンシズ(株)，塩野義製薬(株)，大正製薬(株)，中外製薬(株)，日本ベーリンガーインゲルハイム(株)，ノバルティス ファーマ(株)，富士フイルム富山化学(株)，ファイザー(株)

文献

1) Kalil AC, Metersky ML, Klompas M, *et al*：Management of adults with hospital-acquired and ventilator-associated pneumonia：2016 Clinical Practice Guidelines by the Infectious Diseases Society of America and the American Thoracic Society. *Clin Infect Dis* 2016；63：e61-e111.
2) Webb BJ, Sorensen J, Jephson A, *et al*：Broad-spectrum antibiotic use and poor outcomes in community-onset pneumonia：a cohort study. *Eur Respir J* 2019；54：1900057.
3) 日本呼吸器学会編：成人肺炎診療ガイドライン2024. メディカルレビュー社，2024.

5 誤嚥性肺炎

小宮幸作

疫 学

　2021年のわが国の死因統計において，肺炎と誤嚥性肺炎はそれぞれ第5位と第6位に位置している．近年の年次変化の特徴として，2017年より誤嚥性肺炎を肺炎と区別したことが影響し，誤嚥性肺炎による死亡は増加し，肺炎による死亡は減少する傾向がみられている．総じて肺炎による死亡は有意に減少しておらず，死因として誤嚥性肺炎の認識が高まっているといえる．

　誤嚥性肺炎という病名は肺炎の成立機序を表したものであり，発症の場所によって分類した，市中肺炎，医療・介護関連肺炎，院内肺炎のいずれの範疇にもみられる．たとえば，市中肺炎のうち，1) 長期療養型病床群もしくは介護施設に入所している，2) 90日以内に病院を退院した，3) 介護を必要とする高齢者または身障者，4) 通院にて継続的に血管内治療（透析，抗菌薬，化学療法，免疫抑制薬などによる治療）を受けている，のいずれかに該当する場合は医療・介護関連肺炎と診断されるが，おおむねADLが低下した高齢者が中心となる．そのため，医療・介護関連肺炎のほとんどは誤嚥性肺炎に該当すると判断できる．院内肺炎においても，患者の多くは基礎疾患によってADLが低下している．この場合も，肺炎の主な成立機序には誤嚥が関連していることが推測される．また，医療・介護関連肺炎に該当しない市中肺炎においても，患者の多くが高齢者であることを考慮すると，誤嚥性肺炎の割合は比較的多いことが予想される．このように，市中肺炎，医療・介護関連肺炎，院内肺炎のいずれにおいても，誤嚥性肺炎の占める割合が少なくないことを認識する必要がある[1]．

検査，診断

　誤嚥性肺炎は，「誤嚥のリスクがある宿主に生じる肺炎」と定義されるため，表1に示すような誤嚥のリスクを有する宿主における肺炎を誤嚥性肺炎と診断する[2]．嚥下機能の評価法には嚥下造影検査および嚥下内視鏡検査がゴールドスタンダードとして行われる．これらの検査で異常があると嚥下機能障害が強く考えられるが，異常がない場合に誤嚥性肺炎を否定することはできない．その理由として，嚥下機能は同

表1　誤嚥のリスク

原　因	病　態
嚥下機能低下	意識障害 全身衰弱，長期臥床 脳血管障害 慢性神経疾患（認知症，パーキンソン病等） 医原性（気管切開チューブ留置，経管栄養，頭頸部手術，鎮静薬，睡眠薬，抗コリン薬など口内乾燥を来す薬剤等）
胃食道機能不全	胃食道逆流 食道機能不全または狭窄 医原性（経管栄養，胃切除等）

［日本呼吸器学会編：成人肺炎診療ガイドライン2024．メディカルレビュー社，2024より許諾を得て転載］

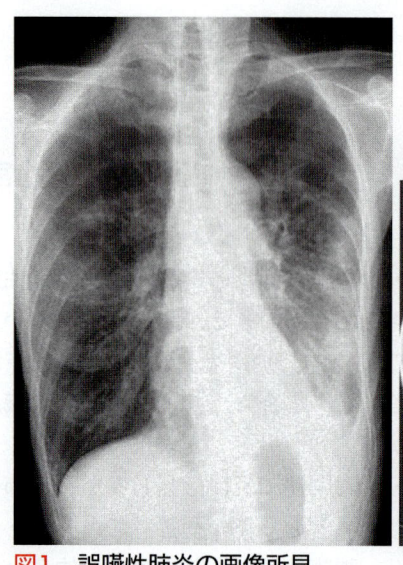
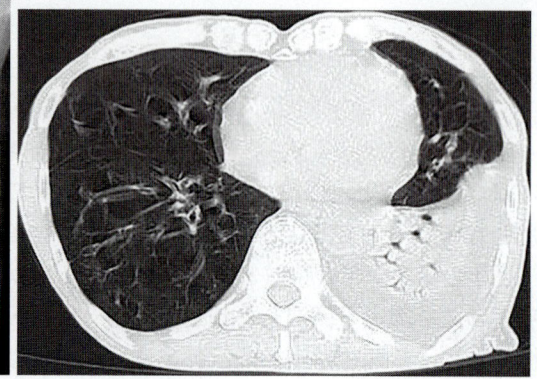

図1　誤嚥性肺炎の画像所見

じ宿主においても変動するものであり，日中に異常がみられなくとも睡眠中に低下することがあるためである．微小な誤嚥が積み重なって発症する誤嚥性肺炎もあり，軽微な誤嚥は十分に評価できないという欠点がある．

また，胸部画像所見が誤嚥性肺炎の診断の参考にされることが多い．誤嚥性肺炎を対象にした臨床研究では，誤嚥のリスクと同時に胸部画像にて重力方向の陰影を呈するものを誤嚥性肺炎と定義しているものも散見される（図1）．ただし，嚥下機能が低下していない宿主の陰影と比較した研究がないため，胸部画像のみで診断することは困難であり，あくまで参考所見となる．

肺炎診療の基本として，原因菌検索のために喀痰培養検査を提出する．この場合，可能な限り抗酸菌検査も同時に提出したい．わが国は2021年に結核低蔓延国となったものの，高齢者では結核菌と一般細菌との混合感染もいまだに少なくない．高齢者の肺結核は臨床症状および画像所見が非典型的になるため，結核以外の細菌性肺炎との鑑別が困難になる場合がある．したがって，誤嚥性肺炎をはじめとした高齢者の肺炎では，喀痰抗酸菌検査による積極的な結核の除外が望まれる．

治　療

誤嚥性肺炎患者から検出される病原微生物は，一般的な市中肺炎と比べ，肺炎球菌の頻度が低くなり，口腔内連鎖球菌，クレブシエラ，メチシリン耐性黄色ブドウ球菌（methicillin-resistant *Staphylococcus aureus*：MRSA），緑膿菌，嫌気性菌の割合が増加する特徴がある．肺炎診療における抗菌薬選択の基本はペニシリン系であり，誤嚥性肺炎に対し注射薬であればスルバクタム・アンピシリンが第一選択となる．ただし，インフルエンザ菌のうち約40％を占めるβ-lactamase negative ampicillin resistance（BLNAR）が原因となる場合はスルバクタム・アンピシリンに対して耐性であるため，セフトリアキソンなどの第3世代以上のセフェム系抗菌薬が有効である．MRSAは高頻度に検出されるがそのほとんどが定着であり，抗MRSA薬を併用しても予後は改善しないばかりか有害事象が懸念される．緑膿菌においても，当初から抗緑膿菌活性を有する抗菌薬の選択が予後を改善する明確なエビデンスは示されていない．誤嚥性肺炎に対する広域抗菌薬の有効性は，多くの研究において見出されていないのが現状である．耐性菌対策の観点からも，少なくとも当初

からカルバペネム系，タゾバクタム・ピペラシリン，キノロン系といった広域抗菌薬を使用することは避けるべきである．また，近年実施した嫌気性菌に関するシステマティックレビューの結果では，誤嚥性肺炎に対して嫌気性菌をカバーした抗菌薬選択の臨床的有用性は示されなかった[3]．

内服薬を用いる場合は，高用量のペニシリン系抗菌薬を原則とする．第二選択として，レスピラトリーキノロンや第3世代セフェムの高用量投与を検討する．ただし，キノロン系抗菌薬の多くは結核菌や非結核性抗酸菌に一定の効果を示すことから，それらの診断の遅れが生じないよう，十分な鑑別を行うことが重要である．

なお，誤嚥性肺炎は繰り返す病態であり，予防策を講じることも重要である．具体的には，口腔内衛生の改善，食事形態の変更，向精神薬やプロトンポンプ阻害薬の適正使用を見直す（表2）．また，誤嚥性肺炎によって入院した患者には身体的リハビリテーションのみならず，呼吸リハビリテーション，嚥下リハビリテーションの必要性が提唱されている．国内の大規模データベースを用いた研究では，早期のリハビリテーションの介入がADLの改善と関連していることを示している．しかし，この結果は観察研究によるものであり，介入研究を含めたさらなる研究の成果が期待される．

日本呼吸器学会の「成人肺炎診療ガイドライン」の冒頭でも紹介されているとおり，肺炎診療の前提として，患者背景のアセスメントを行うことが推奨される[2]．予防に抵抗して繰り返すような誤嚥性肺炎は，老衰の終末期として捉えることができる．そのため，反復性の誤嚥があり，疾患末期や老衰と判断される場合には，

表2　誤嚥性肺炎の予防法

目　的	対　応
誤嚥内容の病原性低下	口腔ケア
意識レベルの改善	鎮静薬，睡眠薬の適正使用
食事環境の改善	食事形態や体位の工夫
胃食道逆流の予防	制酸薬の適正使用，経管栄養や胃瘻の差し控え
ADLの改善	リハビリテーション

個人の意思やQOLを考慮する医療・ケアの原則に基づいた診療を検討する．すなわち，積極的治療から緩和的ケアへ柔軟に移行する判断も重要である．

専門医への紹介のタイミング

誤嚥性肺炎に特化した専門医は存在せず，かつ必要とされてはいけない．加齢に伴う，老衰の過程の一部として発症するのが誤嚥性肺炎である．適切な患者背景のアセスメント，抗菌薬の適正使用，そして終末期を見据えた対応は，すべての臨床医に必要とされるスキルである．

[COI開示] 小宮幸作：杏林製薬(株)，日本ベーリンガーインゲルハイム(株)

文献

1) Teramoto S, Komiya K：Aspiration Pneumonia：The Current Clinical Giant for Respiratory Physicians. Springer, 2020.
2) 日本呼吸器学会編：成人肺炎診療ガイドライン2024. メディカルレビュー社，2024.
3) Yoshimatsu Y, Aga M, Komiya K, *et al*：The clinical significance of anaerobic coverage in the antibiotic treatment of aspiration pneumonia：a systematic review and meta-analysis. *J Clin Med* 2023；12：1992.

V

各疾患

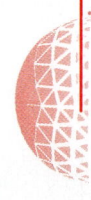

6 肺膿瘍

荒川　悠・山岸由佳

肺膿瘍は肺の内部に膿瘍を形成する病態であり，画像的に内部の空洞影や液体貯留を特徴とする肺感染症である．肺化膿症と呼ばれることもあるが，胸腔内感染症である膿胸とは区別される．複数の機序や原因微生物によるものが混在しているが，とくに口腔内衛生状態のわるい患者での口腔内嫌気性菌を原因微生物とした肺膿瘍が多いため，抗菌薬は嫌気性菌に対する活性を有する抗菌薬を用いる．膿胸と異なり，通常は抗菌薬のみで軽快することが多いが，時として経皮的/経気管支ドレナージや外科手術が必要となることがある．

疫学，病態

肺膿瘍は肺内に膿瘍を形成する疾患であり，肺外胸腔内である膿胸とは区別する．発症機序として，一般的な気道感染症として発症する原発性と血行性や気管支閉塞などに伴った続発性とに分類される．また，原因となる微生物として主に誤嚥を契機とした嫌気性菌を中心とする複数菌による混合感染と，*Klebsiella pneumo-*

niae などの高病原性微生物による単一菌による壊死性肺炎となるものに分類する方法がある（表1）．そのため，肺膿瘍はいくつかの病態を内包した概念であり，正確な疫学情報は不明であるが，改善の乏しい細菌性肺炎に遭遇した場合には鑑別に挙げる必要がある．

肺膿瘍を起こすリスク因子として，一般的には誤嚥の原因となるアルコールや薬物に対する依存症，過鎮静となるような薬剤の服用，認知症や神経疾患などによる嚥下機能低下のほか，口腔内の衛生状態，喫煙歴，糖尿病や低栄養などが挙げられる．

検査，診断

臨床症状として咳は約8割，発熱は5割程度にみられるが，いずれも特異的なものではない．肺膿瘍の原因微生物としては微好気性の連鎖球菌（anginosus group の連鎖球菌や *Streptococcus mitis* などの口腔内連鎖球菌），および *Peptostreptococcus* 属，*Prevotella* 属，*Fusobacterium* 属，*Bacteroides* 属などの偏性嫌気性菌が主体

表1 肺膿瘍の分類

分類	病態	機序およびリスク因子	主な原因微生物
原発性	誤嚥	アルコール多飲や薬物中毒などの意識レベルの低下や口腔内衛生不良，嚥下機能低下など	口腔内嫌気性菌（*Prevotella* 属，*Peptostreptococcus* 属，*Fusobacterium* 属など）や，anginosus group の連鎖球菌などを含む複数菌による感染
	壊死性肺炎	糖尿病，抗がん薬，ステロイド使用などの免疫抑制，低栄養など	*Staphylococcus aureus*，*Klebsiella pneumoniae*，*Pseudomonas aeruginosa* などによる単一菌感染
続発性	気管支閉塞	肺悪性腫瘍や気道異物による閉塞性肺炎	上記の菌や，その他の市中肺炎，院内肺炎の原因菌となる微生物
	血行性波及	感染性心内膜炎やカテーテル関連血流感染症，Lemierre症候群など	*S. aureus*，viridans group streptococci や *Fusobacterium* 属などによる単一菌感染
	直接波及	肝膿瘍，横隔膜下膿瘍，胸部外傷など	原疾患に依存する（肝膿瘍であれば腸内細菌目細菌や *Bacteroides fragilis*）

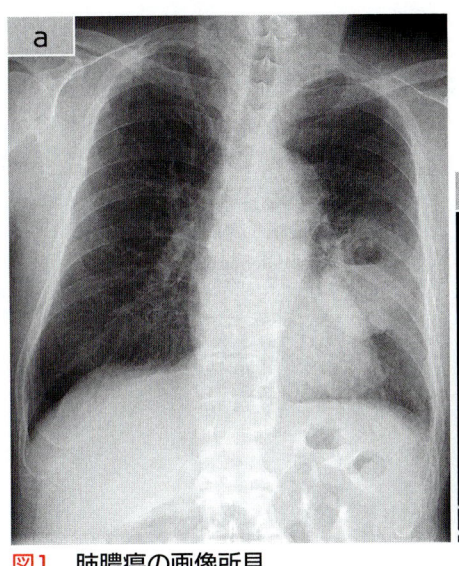
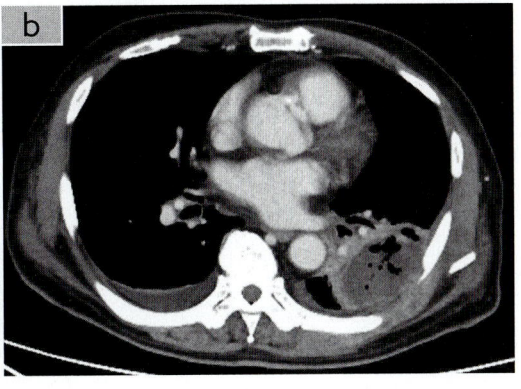

図1　肺膿瘍の画像所見

68歳男性．喀痰および経皮的ドレナージ検体より *S. aureus* が検出された．
a：胸部X線像．左中肺野にニボーを伴う空洞性病変を認める．
b：胸部造影CT．陰影の内部に液体貯留を疑う低吸収域およびair像を認める．

であり，これらは混合感染として複数の菌が検出される[1,2]．また，*Staphylococcus aureus*, *K. pneumoniae*, *Pseudomonas aeruginosa* などが単独で肺膿瘍を形成することがある．これらの原因微生物の特定のために喀痰のグラム染色および培養が重要となるが，そもそも排痰困難な高齢者における誤嚥性肺炎の合併症として発症することも多いため，良質な喀痰採取はしばしば困難である．

肺膿瘍の診断において，胸部CTを中心とした画像検査は重要である．胸部CTにおいては空洞性病変や浸潤影のなかに液体貯留を疑う低吸収域，あるいはそこにair像を伴う像などがみられる（図1）．一方で，肺の空洞性病変をきたす疾患は多岐にわたる．感染症においては *Nocardia* などの放線菌や結核，非結核性抗酸菌などの抗酸菌，あるいは *Cryptococcus* 属，*Asperguillus* 属などの真菌による呼吸器感染症が肺の空洞性病変をつくることがある．さらに肺悪性腫瘍で内部が壊死，液状化することで肺膿瘍との区別が難しく，そこに二次的に細菌感染を合併することもある．また胸膜直下などを中心に多発する陰影がみられる場合には血行性散布による敗血症性塞栓によるものを考慮する[1,3]．

評価，治療

全身状態と画像所見，微生物学的所見から上述の発症機序を推定し，対応する原因微生物を想定することは治療を行ううえで重要である．喀痰のグラム染色は複数菌によるものか単一菌によるものかを判断するのに有用である．

肺膿瘍を疑う場合の経験的治療薬は *Prevotella* 属などの誤嚥性肺炎の原因となる口腔内偏性嫌気性菌への活性を考慮して，アンピシリン・スルバクタムなどのβラクタマーゼ阻害薬配合ペニシリン系薬やセフトリアキソンなどのβラクタム系薬とメトロニダゾールなどの抗嫌気性菌活性を有する抗菌薬との併用が推奨される．

通常，治療開始後，解熱や臨床所見の改善までは3〜4日程度を要する．抗菌薬のみで改善する場合が多いが，治療不応の場合，経皮的ドレナージ，あるいは外科切除を考慮する必要がある．数日経過しても解熱が乏しい，改善がわるい場合には，原因微生物に対する抗菌薬のスペクトラム外れよりもドレナージ不足の可能性

V

各疾患

が高く，さらなる画像的評価を加え，積極的に気管支鏡などの検査を考慮する．抗菌薬の投与期間については定まったものはなく，画像所見の改善を目安の1つとして合計4〜8週程度，状況によってはさらに延長することもある[1,3]．通常は点滴治療を2週間程度行った後，アモキシシリン・クラブラン酸などのβラクタマーゼ阻害薬配合ペニシリン系内服薬へと変更する．

[COI開示] 本論文に関して筆者らに開示すべきCOI状態はない

文献

1) Kuhajda I, Zarogoulidis K, Tsirgogianni K, *et al*：Lung abscess-etiology, diagnostic and treatment options. *Ann Trans Med* 2015；3：183.
2) 日本呼吸器学会編：成人肺炎診療ガイドライン2024. メディカルレビュー社，2024.
3) Klompas MCS, Dieffenbach P, Bond S：Lung abscess in adults. UpToDate, 2023. https://www.uptodate.com/contents/lung-abscess-in-adults（2024年1月24日閲覧）

7 ウイルス性肺炎
RS, インフルエンザ, ヒトメタニューモ, 水痘など

倉井大輔

呼吸器ウイルスは，成人でも肺炎の原因となることがわかってきた．しかし，疫学研究では診断方法に違いがあり，頻度や原因微生物については研究ごとのばらつきが大きい．また，ウイルス性肺炎とウイルス感染後の細菌性肺炎合併の判断は難しいことが多い．臨床的に改善しない下気道感染時は，治療方針の決定のために胸部画像の評価が望ましい．呼吸器ウイルスの診断時治療薬が存在する疾患は，インフルエンザとCOVID-19に限られる．また，免疫不全患者では水痘やサイトメガロウイルスの肺炎が臨床上問題となることがある．

疫 学

原因微生物の疫学研究は，肺炎の定義，微生物の診断方法などにより呼吸器ウイルスの関与の割合は大きく異なる．COVID-19のパンデミック前における成人市中肺炎の原因微生物に関するシステマティックレビューでは，わが国で呼吸器ウイルスを遺伝子検査で調べた研究は2つ採用されている．その結果では，ライノウイルス/エンテロウイルス9.4％，ヒトメタニューモウイルス4.6％，RSウイルス4.2％の順となっている[1]．それ以外に，呼吸器ウイルスの原因として，インフルエンザウイルス，パラインフルエンザウイルス，アデノウイルスが一般的である．米国の前向き観察研究（EPIC study）では，胸部X線検査で肺炎を認め，検体が採取できた2,259例の患者のうち，853例（38％）で病原体が検出された．530例（23％）で1つ以上の呼吸器ウイルス，247例（11％）で細菌，59例（3％）で細菌とウイルスの両者が検出された．この研究では検出頻度の高い病原微生物は，ライノウイルス，インフルエンザウイルス，肺炎球菌の順であった．また，免疫抑制患者では，サイトメガロウイルスや水痘帯状疱疹ウイルスなど再活性化するウイルスも原因となる．

症 状

呼吸器ウイルス感染症の症状は，鼻汁・鼻閉などの上気道症状，咳・痰・喘鳴などの下気道症状，発熱・倦怠感などの全身症状に分かれる．インフルエンザは発熱や倦怠感・関節痛などの全身症状が強いことが知られている．しかし，症状から原因微生物を特定することは難しい．また，下気道症状が存在する患者に肺炎の併発があるかは画像検査を行わない限り判断できない．わが国の高齢者での呼吸器ウイルスごとの症状の持続期間は，中央値で2〜3週間程度のことが多い．実際に，気管支炎の診断では咳の持続期間は3〜4週間であることが英国のNICEのガイドラインにも記載されている．

検査, 診断

微生物学的検査

インフルエンザウイルスやCOVID-19では，鼻咽頭ぬぐい液などの上気道検体を用いた迅速抗原検査が臨床的に頻用されている．また，その他の呼吸器ウイルスは成人では多項目同時測定などの遺伝子検査で診断されることが一般的である．多項目同時測定の遺伝子検査は集中治療室を使用する患者での利用に対して保険適用となっている．COVID-19のパンデミック前は価格などの問題があり導入している医療機関が限られていた．しかし，COVID-19の診断目的でCOVID-19を含む多項目同時測定の遺伝子検査が多くの医療機関に導入された．なお，RSウイルスの抗原定性検査は入院症例に限り以前より成人を含め保険診療で使用可能であったが，

表1　成人でのウイルス感染診断方法

	検査精度	迅速性	価　格	操作性
抗原定性検査	×～△*	○	○	○
遺伝子検査	○	△～○	×	△
血液（抗体）検査	△	×	○	○

＊：対象とするウイルスにより検査精度は異なる.

成人では感度が著しくわるく，治療薬も存在しないため，検査をされることは少なかった．インフルエンザやCOVID-19の抗原定性検査は成人でも臨床的に使用可能な精度である．成人での微生物検査の特徴を**表1**に示す．ウイルス感染の診断に使用可能な血液検査として抗体のペア血清測定があるが，診断に時間がかかるため臨床で役に立つことは少ない．また，抗体価の上昇を認めウイルス感染が示唆されても，肺炎の原因であることを証明することが難しい．

■上気道からの検出の意義

一般的には，上気道の検体からウイルスの検出を認め，肺炎がある場合にウイルス性肺炎を疑う．上気道からウイルスが検出されたことだけでは下気道の病変がそのウイルスによるものであることを証明したことにはならない．しかし，下気道からの検体を用いてウイルスを診断している研究もあり，ウイルス性肺炎が臨床に及ぼす影響は大きいと考えられる．臨床的な問題としては，抗菌薬の投与の有無が重要である．ウイルス単独の感染の場合と，ウイルス感染後の二次性の細菌感染とを臨床的に区別することは難しい．英国のプライマリケアのデータベースを用いた後ろ向き研究で，65歳以上の高齢者では風邪様症状の後に抗菌薬の使用が増加することが報告されている[2]．この結果から，高齢者では二次性の細菌感染が増加している可能性がある．

■画像検査

咳・痰などの下気道症状と胸部X線像の異常があれば，臨床的に肺炎と診断することができる．しかし，心不全，肺塞栓症，未診断の肺がんなどの非感染性疾患との区別が難しい場合がある．これらの判断に胸部CT検査が有用な場合がある．ただし，臨床的に治療方針の変更がある場合を除き，ウイルス性肺炎の確定診断にCTを撮影する必要性は乏しい．ウイルス性肺炎のCTでの特徴は，すりガラス影やコンソリデーションといった肺実質の陰影と，気管支壁肥厚・木の芽様（tree-in-bud）所見など小葉中心性の陰影の報告が多い．ただし，画像所見だけで，細菌感染を除外することは難しい．

■免疫正常者と免疫不全患者

サイトメガロウイルスは一部の免疫患者で肺炎を引き起こす．治療薬として，ガンシクロビル，ホスカルネットが存在する．ヘルペスや水痘・帯状疱疹ウイルスは，免疫不全患者では皮膚病変だけでなく，肺病変を伴うことがある．治療薬にはアシクロビルが用いられる．水痘・帯状疱疹ウイルスの初感染である水痘では，成人の免疫正常者でも肺病変を伴うことがあるとされる．しかし，わが国での水痘ワクチンの定期接種導入後に成人の水痘の発症は減少している．高度免疫不全患者でのサイトメガロウイルス肺炎は予後が不良である．そのため，サイトメガロウイルスの発症抑制目的で，同種造血幹細胞移植患者で使用可能な薬剤としてレテルモビルが存在する．

治　療

呼吸器ウイルスでは，インフルエンザとCOVID-19に対して，抗ウイルス薬が存在する．また，免疫不全患者で問題となるサイトメガロウイルスでは，同様に抗ウイルス薬が使用できる．インフルエンザ後の肺炎が日常臨床で問題となりやすいため，抗インフルエンザ薬の治療

表2 抗インフルエンザ薬の治療薬・予防

薬剤名	経路	作用機序	治療期間	予防の適応
オセルタミビル	経口	ノイラミニダーゼ阻害	5日	○
ザナミビル	吸入	ノイラミニダーゼ阻害	5日	○
ベラミビル	点滴	ノイラミニダーゼ阻害	1日	×
ラニナミビル	吸入	ノイラミニダーゼ阻害	1日	○
バロキサビル	経口	キャップ依存性エンドヌクレアーゼ阻害	1日	○

表3 高齢者に使用可能な呼吸器ウイルスのワクチン

疾患名	ワクチンの種類	注意点
インフルエンザ	不活化ワクチン	成人では，原則1シーズン1回接種 65歳以上および60～64歳で対象となる者は定期予防接種の対象
COVID-19	mRNAワクチン 不活化ワクチン	65歳以上および60～64歳で対象となる者は定期予防接種の対象
RSウイルス	不活化ワクチン	60歳以上が接種可能 1シーズンの有効性で認可されたが，有効期間は未確定

薬・予防の適応に関して表2に示す．また，成人で重症化リスクの高い患者は，高齢者や免疫不全患者，慢性心疾患・肺疾患など基礎疾患を有する患者などである．抗インフルエンザ薬の有効性を確認した研究では，投薬で症状改善が約1日早くなっている．インフルエンザは自然経過でも約72時間で解熱することから，発症から48時間以内の投与が標準的である．しかし，入院が必要な重症患者では，発症から48時間以降でも予後を改善する可能性が示唆されており，投与を検討してもよい．なお，吸入薬は慢性呼吸器疾患などで適切な吸入手技が困難な高齢者などでは，吸入の抗インフルエンザ薬の使用には不向きである．また，抗インフルエンザの予防投与の判断は，基礎疾患などのリスクや集団発生の状況を考慮して検討すべきである．

■ワクチン

成人向けのワクチンとして，インフルエンザ，COVID-19，RSウイルスが存在する．また，小児に関してはRSウイルスの抗体製剤がハイリスク患者に使用可能である．

表3に国内で使用可能な高齢者を主な対象とした呼吸器ウイルスワクチンを示す．これらのワクチンの使用により重症化リスクを下げるこ

とが期待される．また，RSウイルスの初感染による乳幼児期の重症化を防ぐ目的で，妊婦を対象にしたRSウイルスワクチンの製造が承認されている．これは妊婦に接種することで移行抗体で新生児を守る目的で使用される．

専門医への紹介のタイミング

ウイルス感染が先行し，その後に呼吸器症状が悪化する場合は，細菌性の二次感染やウイルス性肺炎の悪化の可能性がある．そのため，抗菌薬投与が望ましい．そのうえで，症状が改善しない症例や早期から呼吸不全を呈している重篤な症例では専門医への紹介が望ましい．

[COI開示] 倉井大輔：グラクソ・スミスクライン(株)，塩野義製薬(株)

文献

1) Fujikura Y, Somekawa K, Manabe T, *et al*：Aetiological agents of adult community-acquired pneumonia in Japan：systematic review and meta-analysis of published data. *BMJ Open Respir Res* 2023；10：e001800.

2) Petersen I, Johnson AM, Islam A, *et al*：Protective effect of antibiotics against serious complications of common respiratory tract infections：retrospective cohort study with the UK General Practice Research Database. *BMJ* 2007；335：982.

V 各疾患

8 COVID-19

忽那賢志

疫　学

2019年末に中国湖北省の武漢市で最初の集団感染例が報告されて以降，世界中で感染者が報告されている．WHOによると，2024年2月時点で7億7,000万人の症例が報告されているが，すでに多くの国が正確な症例数を報告していないことから，実際の感染者数ははるかに多いと考えられている．ある研究では流行から約2年経過した2021年11月の時点で世界の人口の約4割が感染していたと推定している．

わが国では，2020年1月15日に最初の症例が報告されて以降，2023年5月7日までに2,497万人の感染者，61,000人の死亡者が報告された．2023年5月8日からは，感染症法上の5類感染症に位置づけられたことから，定点報告となったため正確な感染者数は把握できなくなっているが，2023年11月に行われた「献血時の検査用検体の残余血液を用いた新型コロナウイルスの抗体保有割合実態調査」では56.4%がN抗体陽性となっていることから，すでにこの時点で人口の半分以上が感染していたものと考えられる．

検査，診断

SARS-CoV-2に感染した人の約4割は無症候性感染者であるとされる．有症状者では，発熱，咽頭痛，鼻汁，咳嗽，呼吸苦，下痢，頭痛，関節痛などの症状を呈する．オミクロン株が広がった2021年12月以降は，味覚障害・嗅覚障害がみられる頻度は大きく低下している．

新型コロナウイルスの排出は，症状が出る前から始まり，発症前後に最も高くなり，その後は徐々に伝播リスクが減少する．発症3日前から発症5日後が最も強く，とくに免疫不全のない軽症〜中等症の患者では発症後7〜10日後に

は感染性はなくなる．感染経路は主に飛沫感染・エアロゾル感染であり，一部は接触感染による感染である．

重症化リスク因子としては，高齢であること，特定の基礎疾患を有することなどが挙げられる．60歳台以上では重症化しやすくなるとされているが，年齢が高ければ高いほど重症化しやすくなる．また，重症化しやすい基礎疾患としては表1に示すような疾患・病態が知られている．

年齢や基礎疾患などの，いわゆる添付文書上の重症化リスク因子には当てはまらないものの，ワクチン接種の回数や最後の接種からの期間によって重症化の頻度が異なることは既知の事実である．また，新型コロナウイルス感染症の急性期の症状の種類がその後の重症化と関連しており，持続する発熱，倦怠感，呼吸困難の症状についてはその後の重症化と関連していたという国内からの報告もあり，症状についても加味する必要がある．

重症度の評価については，日本国内では「新型コロナウイルス感染症（COVID-19）診療の手引き」の重症度分類が用いられることが多い（表2）．この分類は，当初は肺炎の悪化によって重症化する症例が多かったことから臨床現場での重症度評価とよく合致していたが，現在のワクチン接種率が一定程度高くなった状況でオミクロン株が広がっている状況においては，原疾患の悪化による重症化が増えていることから，実際の重症度と相関しない事例がある．

COVID-19の確定診断は，SARS-CoV-2を抗原検査または核酸検出検査によって検出することによってなされる．診断はPCR検査，抗原定量検査，抗原定性検査によって行われる．PCR検査は感度が高く少ないウイルス量でも検出できるという利点があるが，検査結果まで

表1　重症化に関連する基礎疾患など

エビデンスレベル	高		低
悪性腫瘍	悪性腫瘍（血液腫瘍）		
代謝疾患	1型および2型糖尿病 肥満（BMI≧30）	肥満（25≦BMI＜30）	
心血管疾患	脳血管疾患 心不全 虚血性心疾患 心筋症		高血圧症
呼吸器疾患	間質性肺疾患　　気管支拡張症 肺塞栓症　　　　COPD 肺高血圧　　　　結核 気管支喘息　　　嚢胞性線維症		気管支肺異形成
肝疾患	肝硬変 非アルコール性脂肪肝 アルコール性肝障害 自己免疫性肝炎		B型肝炎 C型肝炎
腎疾患	慢性腎臓病（透析患者）		
精神神経疾患	気分障害 統合失調症 認知症	薬物中毒	
運動不足	運動不足		
妊　娠	妊娠・産褥		
喫　煙	喫煙（現在および過去）		
小　児		基礎疾患のある小児	
遺伝性疾患	ダウン症候群	鎌状赤血球症	α_1-アンチトリプシン欠乏症 サラセミア
免疫不全	HIV感染症 臓器移植・幹細胞移植 ステロイド等の免疫抑制薬の投与 原発性免疫不全症候群		

[厚生労働省：新型コロナウイルス感染症（COVID-19）診療の手引き．第10.0版]

に時間を要すること，回復後に感染性がなくなった後も数ヵ月以上陽性になり続ける場合があることが欠点である．抗原検査は感度が劣るが，結果までの時間が早く，回復後に陽性が続くことも少ない．抗原定性検査よりも抗原定量検査のほうが感度が高く，唾液検体でも使用できる．定性検査は迅速診断キットとして使用可能であり，自宅でも使用できるという利点がある（**表3**）．

治　療（図1）

COVID-19の流行初期においては2割の人が重症化するといわれていたが，新型コロナワクチンの接種が進み，オミクロン株が拡大している現在は重症化する感染者の割合は激減している．

COVID-19の患者は，発症早期は体内でウイルスの増殖が起こっていることから，この時期に抗ウイルス薬を使用することで重症化を防ぐことができる．一方で，中等症Ⅱ～重症へと移行した患者では宿主の過剰な免疫反応によって

表2　重症度分類

重症度	酸素飽和度	臨床状態	診療のポイント
軽症	$SpO_2 \geqq 96\%$	呼吸器症状なし or 咳のみで呼吸困難なし いずれの場合であっても肺炎所見を認めない	多くが自然軽快するが，急速に病状が進行することもある
中等症Ⅰ 呼吸不全なし	$93\% < SpO_2 < 96\%$	呼吸困難，肺炎所見	入院のうえで慎重な観察が望ましい 低酸素血症があっても呼吸困難を訴えないことがある 患者の不安に対処することも重要
中等症Ⅱ 呼吸不全あり	$SpO_2 \leqq 93\%$	酸素投与が必要	呼吸不全の原因を推定 高度な医療を行える施設へ転院を検討
重症		ICUに入室 or 人工呼吸器が必要	人工呼吸器管理に基づく重症肺炎の2分類（L型，H型）が提唱 L型：肺はやわらかく，換気量が増加 H型：肺水腫で，ECMOの導入を検討 L型からH型への移行は判定が困難

［厚生労働省：新型コロナウイルス感染症（COVID-19）診療の手引き．第10.0版］

表3　各種検査の特徴

検査の対象者		核酸検出検査			抗原検査（定量）			抗原検査（定性）		
		鼻咽頭	鼻腔	唾液	鼻咽頭	鼻腔	唾液	鼻咽頭	鼻腔	唾液
有症状者 （症状消退者を含む）	発症から9日目以内	○	○	○	○	○	○	○	○	○[*1]
	発症から10日目以降	○	○	―	○	○	―	△[*2]	△[*2]	―
無症状者		○	○	○	○	―[*3]	○	―[*3]	―[*3]	―

*1：唾液検体での薬事承認を得た製品に適用される点に留意．
*2：使用可能だが，陰性の場合は臨床像から必要に応じて核酸検出検査や抗原定量検査を行うことが推奨される．
*3：確定診断としての使用は推奨されないが，感染拡大地域の医療機関や高齢者施設等において幅広く検査を実施する際にスクリーニングに使用することは可能．ただし，結果が陰性の場合でも感染予防策を継続すること，また，結果が陽性の場合であって医師が必要と認めれば核酸検出検査や抗原定量検査により確認すること．感染拡大地域の医療機関や高齢者施設等以外の有病率が低い場合には，スクリーニングの陽性的中率が低下することに留意が必要である．なお，スクリーニングとは，主に診断目的ではなく感染リスクを下げる目的で実施するものである．

［厚生労働省：新型コロナウイルス感染症（COVID-19）診療の手引き．第10.0版］

増悪しているためステロイドやトシリズマブなどを使用することで予後を改善することができる．つまり，発症からの時間や重症度に合わせて抗ウイルス薬または抗炎症薬を選択する（場合によっては併用する）ことになる．発症早期では抗ウイルス薬の効果が期待されるが，重症化してからでは効果は期待できない．一方，抗炎症薬も発症早期では効果は期待できず，重症化してからの使用が推奨される．流行初期は発症してから重症化するまでに平均1週間〜10日ほどかかっていたが，オミクロン株が主流になってからは発症から2〜3日で重症化することも珍しくなくなっており，早期診断・早期治療がより重要となっている．

　2024年7月時点で，軽症・中等症Ⅰの患者に対する抗ウイルス薬としては，ニルマトレルビル/リトナビル，レムデシビル，モルヌピラビル，エンシトレルビルの4剤が承認されている．こ

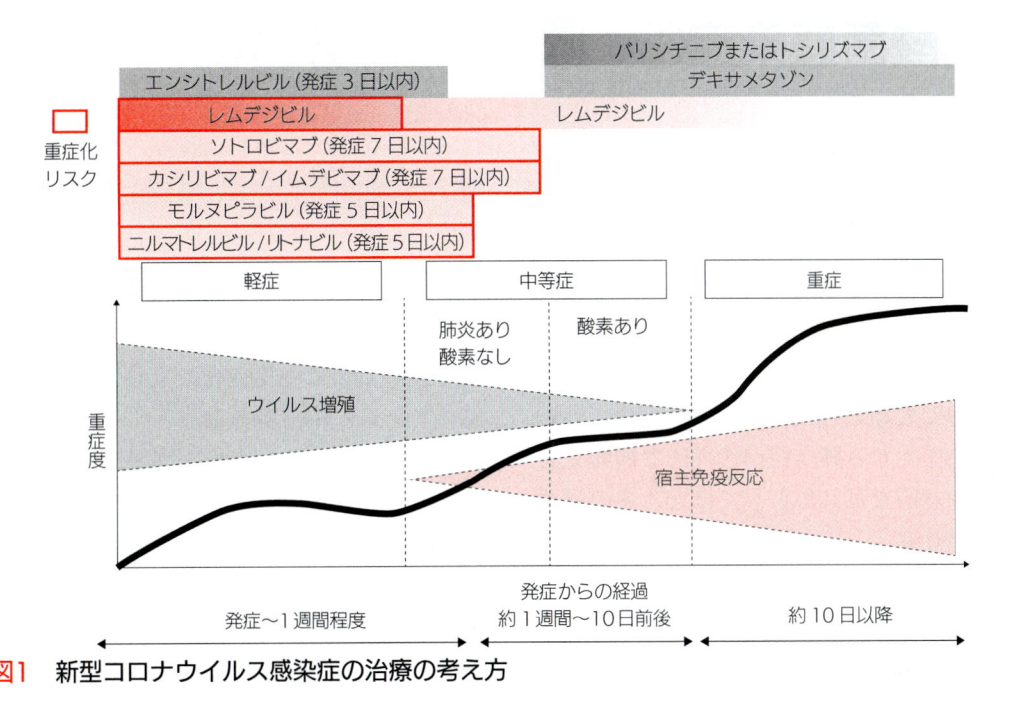

図1　新型コロナウイルス感染症の治療の考え方

のうちニルマトレルビル/リトナビル，レムデシビル，モルヌピラビルについては年齢または基礎疾患のうちいずれかの重症化リスク因子を有する患者に対してのみ適応がある．

　なお，オミクロン株が拡大する以前は軽症・中等症Ⅰの患者に対する治療薬として中和抗体薬も選択肢の1つであった．しかし，オミクロン株ではSARS-CoV-2のスパイクタンパクの変異が多くなっていることから，試験管内における有効性が大幅に低下しているため原則として中和抗体薬は使用せず抗ウイルス薬を優先して使用することが推奨される．

　酸素投与が必要となる中等症Ⅱ以上の重症例ではデキサメタゾンなどのステロイドの投与が推奨される．バリシチニブ，トシリズマブについては，ステロイド投与にもかかわらず酸素投与量が増加するような症例ではいずれか1剤を追加投与する．

　さらに，これに加えて凝固異常に対してヘパリンなどの抗凝固薬を使用することが行われてきたが，オミクロン株が拡大して以降は有効性が減弱していると考えられることから，現在は抗ウイルス薬を優先して使用することを検討する．

専門医への紹介のタイミング

　入院を要する重症度2のCOVID-19患者では，医療機関への紹介を行う．

　細胞性免疫不全患者，とくにリツキシマブなどの抗CD20抗体製剤を投与されている患者では長期間ウイルスの排出が続き，再燃・増悪を繰り返すことがある．このような患者の治療および感染対策については感染症専門医に相談することが望ましい．

［COI開示］忽那賢志：MSD(株)，栄研化学(株)，ギリアド・サイエンシズ(株)，塩野義製薬(株)，ファイザー製薬(株)，モデルナ・ジャパン(株)，

参考文献

1) Kutsuna S：Clinical manifestations of coronavirus disease 2019. *JMA J* 2021；4：76-80.
2) 厚生労働省：新型コロナウイルス感染症(COVID-19)診療の手引き．第10.0版．https://www.mhlw.go.jp/content/001136687.pdf (2024年4月16日閲覧)
3) Watson OJ, Barnsley G, Toor J, *et al*：Global impact of the first year of COVID-19 vaccination：a mathematical modelling study. *Lancet Infect Dis* 2022；22：1293-1302.

Ⅴ

各疾患

9 抗酸菌感染症① : 肺結核, 肺外結核

佐々木結花

結核は結核菌による感染症であり，世界3大感染症の1つである．空気感染で蔓延し，感染後長期に潜伏可能であるという特徴があるため，結核はいまだ人類の強大な敵であり続けている．他者に感染を生じる肺結核が代表的な病類であるが，リンパ節をはじめとしてほとんどの臓器に病巣を生じる．

疫 学[1]

2022年のわが国の人口10万人あたりの新登録結核患者数すなわち罹患率は8.2と低下し，結核低蔓延状態が維持されている．COVID-19前の罹患率は2016年から2019年で13.9から11.5と0.6人/年の低下であったが，2019年から2022年は1.1人/年の低下となった．COVID-19パンデミックの影響があったと考えられるが，明らかに患者数は減少している．今後この減少傾向を継続するためには，既感染者からの発病予防，既感染者，とくに高齢者から次の世代に感染を拡大しないこと，および海外出生者の結核発病予防が重要となる．2022年はすでに20歳台患者の77.5％が海外出生者で占められており，入国前結核スクリーニングがCOVID-19パンデミックで遅れており，早期の実施が望ましい．

症 状

肺結核に特異的な症状はない．他の呼吸器感染症と同様に，咳，痰，発熱などを認める．高齢者ほど呼吸器症状を認めず，全身症状として食欲低下，起居不能，倦怠感が認められる．

呼吸器系結核症は，鼻腔，咽喉頭，気管・気管支，胸膜に生じるが，最も高率であるのは胸膜炎である．鼻結核では鼻汁増加，鼻詰まり感，咽喉頭は，局所の違和感と咳嗽や嗄声，気管・気管支は咳嗽と喘鳴を発熱以外に生じることがある．呼吸器系以外の結核症として，重篤な症状を生じるのは中枢神経系，心嚢炎，骨・関節結核である．中枢神経系，とくに結核性髄膜炎の症状は，通常の髄膜炎と同様，意識状態の変化，四肢の麻痺などである．心嚢炎の症状は心嚢液の貯留が進むとともに心拍出が保てなくなり，頻拍・血圧の低下が生じる．骨・関節結核は周囲に膿瘍を形成し，熱感が少ないため「冷膿瘍」と呼ばれる．脊椎カリエスは骨の圧壊が生じるため，病巣以下の神経圧迫症状を有することがある．

検査，診断

肺結核の診断は喀痰ないしは気管支鏡検体，胃液などの検体検査から結核菌を同定することによって診断が確定する．喀痰の場合は日時を変え，3回にわたり塗抹培養検査を実施し，迅速に菌を同定するために1回核酸増幅法を行う．胃液は患者に負担があるため複数回行うことは困難であるが，喀痰が喀出されない場合はやむをえない．気管支鏡は高齢者には行いにくい場合もあるが，薬剤感受性検査を実施するためには必要に応じて実施する．

補助検査として，また重症度の判断目的で胸部画像検査を実施するが，確定診断として用いてはならない．胸部単純X線像では，片側上肺野の結節ないしは空洞，周囲の気道散布性の陰影が典型とされる（図1）が，高齢者が過半数を占める現在，浸潤影，気管支拡張を中葉舌区にきたすなどさまざまな病巣が認められ，他疾患との鑑別を行うことは困難である．

インターフェロンγ遊離試験（IGRA）は結核感染の診断に用いるが，結核発病の確定診断にはそぐわない．しかし，わが国は高齢者の結核

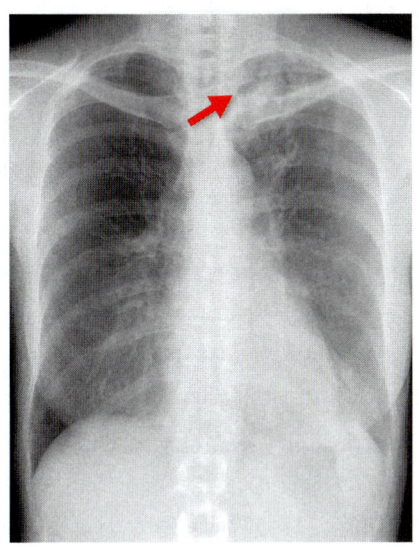

図1　胸部単純X線像（30歳台女性）
鎖骨に一致した位置に結節影, および周囲に散布した陰影を認める. 内側に空洞を有する（矢印）.

既感染者が効率であり, 高齢者に対して壮年層と同様の観血的検査の実施は不可能である. 喀痰, 胃液, 画像, IGRAにて菌の検出なく治療を開始せざるをえない場合も想定できるが, その場合は必ず患者および患者家族に説明を行い, また定期的に検査を行い, 他疾患を見逃さないよう注意すべきである. 肺外結核の診断については局所検体の採取が必須であり, 併せて画像検査を行う. なお, 結核症の治療に薬剤感受性検査の実施は必須である.

治　療[2]

結核は標準治療が定められている. 世界的にはさらなる短期化が進んでいるが, 現在, 初期2ヵ月にイソニアジド, リファンピシン, ピラジナミド, エタンブトールないしはストレプトマイシンを用い, これら薬剤に耐性を認めない場合は, 3ヵ月目から維持期の治療としてイソニアジド, リファンピシンを4ヵ月間投与する.

治療開始2ヵ月時点での喀痰培養が陽性の場合は維持期の治療を3ヵ月延長すべきである. また, 重症結核症（中枢神経結核, 結核性心嚢炎, コントロール不良の骨関節結核, 胸部画像において空洞の合計が第2肋骨前端上縁を通る水平線以上の肺野の面積を超える場合）, あるいは宿主である患者の免疫状態が低下している場合（後天性免疫不全症患者, 免疫抑制薬投与患者, 血液透析患者など）などは, 維持期の治療を3ヵ月延長してよい.

肺外結核の治療もこの標準治療を基本とするが, 結核性髄膜炎では副腎皮質ステロイドの投与が行われることが多く, 治療期間を決定しにくい. また, 漿膜炎ではドレナージが必要となり, 結核性胸膜炎で大量に胸水が貯留したままであると被包化して拘束性換気障害に至る場合がある. 胸腔に肺瘻が生じ肺野に内容物が吸引されて再燃する場合もあるため, 無理のない範囲でドレナージを行う.

専門医への紹介のタイミング

結核症は治療前検体で投与薬剤の薬剤感受性検査結果で耐性が認められた場合, 治療レジメンが大きく変化するため, イソニアジド, リファンピシンのいずれかに耐性を認めた場合は専門医にコンサルトを行う.

また, 抗結核薬の副作用によって治療が中断される場合はまれではない. 肝障害は比較的頻度が高いが, 改善後の再投与が可能な場合もある. 副作用時治療方針に迷う場合には, 必ず専門医にコンサルトを行う必要がある.

[COI開示] 本論文に関して筆者に開示すべきCOI状態はない

文献

1) 結核予防会編：結核の統計2023. 結核予防会, 2023.
2) 日本結核・非結核性抗酸菌症学会治療委員会：「結核医療の基準」の改訂：2018年. 結核2018;93:61-68.

V 各疾患

10 抗酸菌感染症②：非結核性抗酸菌症

菊地利明

疫 学

非結核性抗酸菌（nontuberculous mycobacteria：NTM）症の多くは，慢性呼吸器感染症の肺NTM症である．土壌などの自然環境や浴室などの住環境に遍在するNTMを吸入することによって発症する．NTMには200種類以上の菌種が報告されているものの，わが国の肺NTM症患者の9割は *Mycobacterium avium* と *M. intracellulare* の2菌種によるもので，臨床的にはこれらを合わせて肺MAC（*M. avium complex*）症（肺マック症）と呼ばれている．近年，この肺NTM症患者数の増加が指摘されている．全国884ヵ所の呼吸器専門病院に対して行われたアンケート調査によると，2014年の肺NTM症の罹患率は人口10万人あたり14.7と，2007年から2.6倍増加したことが推計されている．その後も肺NTM症患者数は増加し続けていると思われ，人口動態調査による肺NTM症の死亡者数は2014年の608人から2022年には1,158人まで増えてきている．

検査，診断

肺NTM症の診断には，2008年に日本結核病学会（現在の日本結核・非結核性抗酸菌症学会）と日本呼吸器学会との共同で制定された診断基準を用いる[1]．そのポイントとして，NTMが環境常在菌であることから，1回ではなく「2回以上の異なった喀痰検体での培養陽性」という細菌学的基準をまず満たす必要がある．さらに，「胸部画像所見で結節性陰影，小結節性陰影や分岐状陰影の散布，均等性陰影，空洞性陰影，気管支または細気管支拡張所見のいずれか（複数可）」を確認し，他の疾患を除外できれば，肺NTM症と診断可能である．このよう

に，肺NTM症の診断は特別な機器や技能を必要とせず，通常の内科一般外来で診断することが十分可能である．ただし，肺がんや肺結核など他の呼吸器疾患が肺NTM症に合併することもあり，「大部分の病変は治療で改善しているのに，一部の病変のみが増悪している」といった肺NTM症だけで説明できないような病態に遭遇した際は，他疾患の合併も鑑別に挙げる．

また，肺MAC症については血清診断法として血清中のMAC壁抗原（glycopeptidolipid-core）に対するIgA抗体「MAC抗体」の測定が保険収載されている．MAC抗体を肺MAC症の補助診断法として用いる際は，その特異度は0.91と高いものの，感度は0.70と決して高くはないことに留意する．とくに肺がんとの鑑別を要する孤立性結節陰影を呈するような場合や，臨床症状が軽微で喀痰の喀出がないような場合には，MAC抗体の陽性率は低くなってしまう．

治 療

本稿では，肺NTM症患者の9割を占める肺MAC症の治療について示す．なお，肺MAC症以外の肺NTM症については，欧米およびわが国の指針を参考にするとともに，専門施設と連携しながら診療を進めることが望ましい[2,3]．

近年，新たに診断される肺MAC症の多くは，月〜年単位で緩徐に進行する結節・気管支拡張型（中葉・舌区を中心に気管支拡張と小結節が多発する胸部画像を呈する）である．結節・気管支拡張型の肺MAC症と診断した際には，年齢，症状の有無，画像所見による病変の広がり，抗酸菌塗抹検査による排菌量などから，治療開始時期を判断していく．75歳以上の高齢者，自覚症状が軽微，病変の範囲が一側肺の3割以内，喀痰塗抹陰性などの症例では，診断後すぐに治

療を開始せずしばらく経過観察することもある.

結節・気管支拡張型の肺MAC症に対する初回治療は, クラリスロマイシンまたはアジスロマイシン, エタンブトール, リファンピシンの3剤併用が標準治療であり, 連日あるいは週3回の間欠で投与する. なお70歳以上の高齢者などに治療を開始する際は, 複数薬剤の忍容性を確保するために, 内服薬3剤を一挙に開始せず1～2週間ごとに1薬剤ずつ追加する投与法が勧められている. ただし, クラリスロマイシンとアジスロマイシンは肺MAC症治療のキードラッグである. エタンブトールやリファンピシンの副作用を過度に懸念して, 肺MAC症患者にクラリスロマイシンまたはアジスロマイシンの単剤を漫然と投与することは耐性を誘導してしまうため, 決して行ってはならない.

治療効果の判断には, 喀痰の抗酸菌培養検査が最も重要視されている. そのほか自覚症状や画像所見の改善も参考にしながら薬物治療を進める. 4週間隔を目安に3回連続して喀痰培養の陰性が確認された際に「排菌陰性化」とし, そこから最低1年間は薬物治療を継続する. しかし, 薬物治療で排菌陰性化するのは7割弱の症例である. 6ヵ月以上薬物治療を行っても排菌陰性化しないような難治例に対しては, アミカシンリボゾーム製剤吸入や, アミノグリコシド系薬(アミカシンまたはストレプトマイシン)注射の追加併用を行う. なお, いったん排菌陰性化した症例も, 治療終了後5年で4割の症例は再排菌してしまう. 再排菌と再治療を繰り返しながら, 最終的に排菌が慢性的に持続するようになってしまう症例もまれではない. そのため, 空洞性病変や高度の気管支拡張病変を有するような60歳未満の症例などでは, 外科的治療を併用する集学的治療の適応を積極的に検討する.

専門医への紹介のタイミング

肺NTM症の診断は比較的容易ではあるものの, 他疾患の合併を疑う場合や, *M. avium*および*M. intracellulare*以外のまれな菌種による肺NTM症を診断・治療する際は, 専門医にも一度みていただくことを勧める. また, 肺MAC症と診断した際にも, その病勢は症例ごとに大きく異なることから, 治療の開始時期や外科的治療の適応なども含め治療全般に関して専門医へ一度相談しておくことが望まれる.

[COI開示] 菊地利明：アストラゼネカ(株), 杏林製薬(株), 塩野義製薬(株), 中外製薬(株), 日本ベーリンガーインゲルハイム(株), ノーベルファーマ(株), ヤンセンファーマ(株)

文献

1) 倉島篤行, 鈴木克洋, 網島　優他：肺非結核性抗酸菌症診断に関する指針2008年. 結核 2008；83：525-526.
2) Daley CL, Iaccarino JM, Lange C, *et al*：Treatment of nontuberculous mycobacterial pulmonary disease：an official ATS/ERS/ESCMID/IDSA clinical practice guideline. *Eur Respir J* 2020；56：2000535.
3) 長谷川直樹, 小川賢二, 中川　拓他：成人肺非結核性抗酸菌症化学療法に関する見解2023年改訂. 結核 2023；98：177-187.

V 各疾患

11　肺真菌症
アスペルギルス，クリプトコックスなど

田代将人

主な肺真菌症には，肺アスペルギルス症，肺クリプトコックス症，および肺ムーコル症などがある[1]．肺アスペルギルス症は，侵襲性肺アスペルギルス症（invasive pulmonary aspergillosis：IPA），慢性肺アスペルギルス症（chronic pulmonary aspergillosis：CPA），およびアレルギー性気管支肺アスペルギルス症（allergic bronchopulmonary aspergillosis：ABPA）の3病型に分けられる．CPAはその特徴から単純性肺アスペルギローマ（simple pulmonary aspergilloma：SPA）および慢性進行性肺アスペルギルス症（chronic progressive pulmonary aspergillosis：CPPA）に分けられる[2]．

疫　学

IPAは主に血液疾患領域で好中球減少を主体とした重篤な免疫不全患者に発症し，死亡率が高い．CPAは陳旧性肺結核，肺非結核性抗酸菌症，COPD，間質性肺炎，肺手術後など，肺の既存構造が破壊された部位に発症する．CPAの5年生存率は50%前後と長期予後が不良である．

肺クリプトコックス症は，後天性免疫不全症候群（HIV感染症）などの細胞性免疫の低下した患者に発症しやすいが，健常者にも発症する．

肺ムーコル症は，まれであるが重篤な免疫不全患者に発症し，死亡率が高い．

検査，診断

IPAは重篤な免疫不全患者に広域抗菌薬不応性の発熱が持続することが診断契機となる．典型的なIPAの胸部CTでは，円形の浸潤影の周囲の淡いすりガラス影（halo sign）が特徴的である（図1a）．IPAでは血清アスペルギルス抗原やβ-D-グルカンが陽性となりやすい．

CPAは既存の肺空洞内に特徴的な真菌球（ア

スペルギローマ）の形成を認めることが多い（図1b）．単一の肺空洞にアスペルギローマが形成され，臨床所見や炎症反応に乏しい場合はSPAと診断される．一方で，複数の肺空洞に病変を形成する場合や，発熱および炎症反応の上昇を伴う場合は，CPPAと診断される．CPAの診断には，血清アスペルギルス抗原やβ-D-グルカンよりもアスペルギルスIgG抗体の感度・特異度が優れている．

肺クリプトコックス症の典型的な胸部CTは結節影である（図1c）．健常者では検診が診断契機となる場合もある．肺がんとの誤診に注意する．血清クリプトコックス抗原が感度・特異度に優れており，診断に有用である．β-D-グルカンの上昇はまれである．クリプトコックス脳髄膜炎を併発していることがあり，髄液検査の追加が必要となる．

肺ムーコル症は臨床所見や画像所見がIPAと類似しており，診断が困難である．胸部CTでは円形の浸潤影の内部がすりガラス影となるreversed halo signがみられることがある（図1d）．

これらの肺真菌症は，いずれも原因菌を特定するために気管支鏡検査による塗抹検査および培養検査の提出が望ましい．

治　療

IPAの治療はボリコナゾールが第一選択薬である．ボリコナゾールが使用できない場合や肺ムーコル症もカバーする際には，アムホテリシンBリポソーム製剤を選択する．ポサコナゾールとイサブコナゾールも使用可能である．イトラコナゾール，ミカファンギン，およびカスポファンギンは単独でIPAの治療には用いない．フルコナゾールは無効である．

CPAの治療にはイトラコナゾール経口薬ある

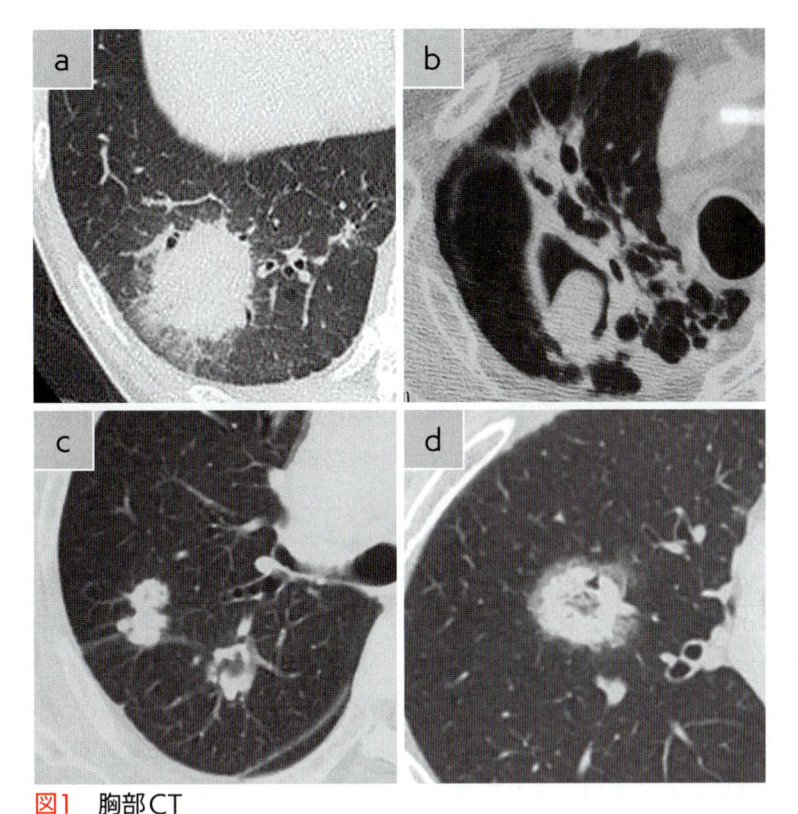

図1　胸部CT
a：侵襲性肺アスペルギルス症，b：慢性肺アスペルギルス症，
c：肺クリプトコックス症，d：肺ムーコル症

いはボリコナゾール経口薬が用いられる．イサブコナゾール経口薬も使用可能である．ポサコナゾール経口薬はわが国ではCPAに対して承認されていない．経口薬でコントロール困難な場合はミカファンギンやカスポファンギンによる点滴治療を行う．治療期間は少なくとも6ヵ月間以上，できれば1年以上が望ましい．SPAの場合は病変の外科切除が治療の第一選択である．

　肺クリプトコックス症の治療はフルコナゾール400mgの内服を行う[3]．治療期間は患者背景によって異なり，健常者では3ヵ月間であるが，HIV感染患者では12ヵ月間以上が推奨されている．クリプトコックス脳髄膜炎を伴う場合は，アムホテリシンBリポソーム製剤とフルシトシンの併用による導入治療を2週間以上かつ培養陰性化まで，続いてフルコナゾール400mgの地固め療法を8週間，最後にフルコナゾール200mgによる維持療法を6〜12ヵ月間行う．これらの治療期間は患者の状態により適宜変更される．

　肺ムーコル症の治療にはアムホテリシンBリポソーム製剤5〜10mg/kgが用いられる．第二選択としてポサコナゾールとイサブコナゾールも使用可能である．可能であれば外科切除も考慮する．

専門医への紹介のタイミング

　いずれの肺真菌症も，疑った時点で気管支鏡検査による診断確定および治療導入のために呼吸器内科に紹介する．

[COI開示] 田代将人：住友ファーマ（株）

文献

1) 深在性真菌症ガイドライン作成委員会編：深在性真菌症の診断・治療ガイドライン2014．協和企画，2014．
2) 田代将人，髙園貴弘，泉川公一：慢性肺アスペルギルス症の病態，治療戦略，および薬剤耐性の諸問題．感染症誌2023；97：75-89．
3) クリプトコックス症の診断・治療ガイドライン作成委員会編：クリプトコックス症の診断・治療ガイドライン2019．日本医真菌学会，2019．

V

各疾患

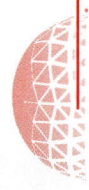

12 ニューモシスチス肺炎
HIV感染症合併を含む

照屋勝治

ニューモシスチス肺炎（*Pneumocystis pneumonia*：PCP）は，真菌である *P. jirovecii* が HIV 患者などの重度の細胞性免疫不全患者に感染・発症するものであり，かつてはカリニ肺炎と呼ばれていたものである．後に *Pneumocytis* 属は感染する宿主が異なる多数の菌種が存在することが判明し，かつて原因菌と考えられていた *P. carinii* はラットに感染してヒトへの病原性をもたないことが明らかになった．これに伴いヒトに病原性をもつ菌は *P. jirovicii* と命名されたが，これは *Pneumocytis* 属のヒトへの病原性を初めて報告した Otto Jirovec 氏にちなんだものである．菌名の変更に伴いこれまで用いられてきた「カリニ肺炎」ではなく，「ニューモシスチス肺炎」へ呼称が変更になっている[1]．

疫 学

HIV 患者における PCP（HIV-PCP）は HIV 感染症自体の治療の進歩と積極的な ST 合剤による一次予防により世界的に患者数は減少傾向となっている．その一方で，非 HIV 患者における PCP（非 HIV-PCP）の増加が報告されている．

P. jirovicii は空気感染で伝播しており，非発症保菌者からのヒト-ヒト感染である可能性が高いと考えられている．非発症保菌者は，HIV 患者，ステロイド内服などによる免疫抑制患者，慢性気管支炎患者などが想定されている．ST 合剤の予防投与が行われていない場合には，腎移植病棟などでの院内感染による PCP のクラスター事例も多数報告されている．

HIV-PCPと非HIV-PCPの病態の違い

HIV 患者と非 HIV 患者の PCP は臨床像が大きく異なっている．非 HIV-PCP は発症後の進行が急速であり，治療を行わなければ数日の経過で死亡する．病理学的には I 型肺胞上皮細胞の破壊や硝子膜形成がみられ，急性呼吸窮迫症候群（acute respiratory distress syndrome：ARDS）と同様の変化がみられる．胞隔には著明な細胞浸潤がみられるなどの強い炎症所見を示しており，病原体である *P. jirovecii* の肺内の菌量は非常に少ない．このように非 HIV-PCP の病理像は，免疫不全というよりはどちらかといえば菌体排除に伴う「過剰免疫」の様相を呈している．一方，HIV-PCP では臨床症状の進行は緩徐である．初発症状から呼吸不全までには数週以上を要するのがほとんどであり，病理学的にも炎症反応が乏しく，非 HIV-PCP とはまったく異なり肺胞腔内には *P. jirovecii* の多量の菌塊が認められる．

非 HIV-PCP と比較したこの病態の違いは，HIV-PCP が菌体排除のための細胞性免疫機能が破綻している一方で，非 HIV-PCP では高用量ステロイドなどによる重度免疫不全状態の時期に肺内での一過性の菌体の増殖を許すものの，その後に回復した免疫能が菌体排除のための過剰免疫応答を起こした結果と考えると理解しやすい．非 HIV-PCP がステロイドの減量あるいは中止に関連して発症することはよく知られた事実であるが，これもステロイド減量に伴って回復した免疫能が過剰免疫として PCP 発症に関連していると考えるとその理由をうまく説明できる．

予後についても，HIV-PCP と非 HIV-PCP ではまったく異なっており，ほとんどすべての報告が非 HIV 患者での予後不良を示している．

検査，診断

胸部画像で両側性にすりガラス影を呈する肺炎症例においては，常に PCP の可能性を念

頭に置くことが重要である．多発性囊胞性変化はHIV-PCPで頻度の高い特徴的所見であるが，非HIV-PCPではほとんどみられない．

症状では非HIV-PCPが急速に増悪する呼吸困難で発症することが多いのに対し，HIV-PCPでは肺病変の広さやSpO$_2$低値の割に呼吸苦の症状は軽度であることが多い．HIV-PCPでは安静時のSpO$_2$が95％以上に保たれている場合でも，5分程度の歩行負荷を加えるのみで急速に90％未満に低下することが多く，それでも強い呼吸苦を自覚しないのが特徴的である．口腔カンジダが存在する場合には，HIV-PCPの可能性はさらに高くなる．

上述の特徴的画像所見に加えて，β-D-グルカンやLDH上昇がみられれば，PCPと臨床診断してエンピリックに治療を行うことが許容される．気管支内視鏡による気管支肺胞洗浄（bronchoalveolar lavage：BAL）を行えば，*P. jirovecii*の菌体を証明して確定診断につながるとともに，一定の確率で起こりうる他の感染症（ノカルジア，クリプトコックス）の合併症の除外診断も行うことができるが，呼吸不全を助長するリスクも存在する．筆者らの施設では，PCP疑い例では全例で胸部CTを撮像し，明らかに他の部位とは性状の異なる肺病変が存在する場合には，他疾患の合併を考慮して一定期間PCPに対する治療を行い，呼吸不全が軽快したタイミングでBALを実施することが多い．

治 療

PCP治療の第一選択はST合剤であり，体重に応じて9〜12mg/日［トリメトプリム（TMP）として15mg/kg］を分3投与する．ST合剤は吸収に優れるため，経口摂取不能例や吸収に問題がある場合を除き，筆者らは重症例であっても点滴投与は行わず，輸液負荷の少ない経口投与を優先して選択している．治療期間はHIV-PCPで3週間，非HIV-PCPで2週間である．ST合剤の問題点は高頻度の副作用であり，とくに低Na，高Kなどの電解質異常は投与量依存性に非常に高率に発生するため，適宜モニタリングし，電解質の補正を行うことが重要である．2020年に出されたシステマティックレビューおよびメタ解析では，TMPで10mg/kg以下の低用量治療でも，標準治療と比較した死亡率は有意差がなく，有害事象は有意に減少したと報告されている[2]．標準治療で開始し，その後の経過が良好であれば，減量して副作用を軽減しつつST合剤を継続することは検討可能である．ST合剤が継続できない場合にはペンタミジン3mg/kg/日の点滴，あるいはアトバコン750mgを1日2回への変更を考慮する．後者は副作用が少なく，使いやすい薬剤であるが，空腹時内服では吸収率が大きく低下し，下痢でも血中濃度が低下することに注意が必要である．

HIV-PCPでは中等症以上（PaO$_2$<70mmHgあるいはA-aDO$_2$≧35mmHg）の場合に，治療薬剤にステロイドを併用することで，死亡率が低下することが明らかになっている．具体的にはPCPの治療開始と同時に，プレドニゾロン40mgを1日2回×5日間，40mgを1日1回×5日間，20mgを1日1回×11日間の合計21日間の投与が推奨されている．

［COI開示］照屋勝治：ヴィーブヘルスケア(株)，塩野義製薬(株)

文献

1) Stringer JR, Beard CB, Miller RF, *et al*：A new name (Pneumocystis jiroveci) for Pneumocystis from humans. *Emerg Infect Dis* 2002；8：891-896.
2) Butler-Laporte G, Smyth E, Amar-Zifkin A, *et al*：Low-dose TMP-SMX in the treatment of Pneumocystis jirovecii pneumonia：a systematic review and meta-analysis. open forum. *Infect Dis* 2020；7：ofaa112.

V

各疾患

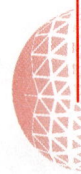

13 免疫不全に合併する呼吸器感染症

冲中敬二

免疫不全を具体的に分けて把握する必要がある．それぞれの免疫不全下で問題となる病原体には特徴があり，目の前の呼吸器感染症患者がどのような免疫不全を有するか具体的に把握することにより治療方針を検討しやすくなる．本稿では，主に好中球減少，細胞性免疫不全，液性免疫不全に分けて解説する．

疫学，予防

以下にそれぞれの免疫不全下で問題となりやすい病原体や予防対策を挙げる．

■ 好中球減少時

- 緑膿菌を中心とした重症細菌感染症に注意が必要である．

緑膿菌や腸内細菌目細菌などのグラム陰性桿菌および口腔内連鎖球菌などのグラム陽性球菌が問題となる．とくに重症緑膿菌感染症時の治療開始の遅れは予後を悪化させることが知られる．高度な好中球減少時（本稿では好中球数100/μL未満が1週間以上と定義する）にはアスペルギルスなどの糸状菌にも注意が必要となる．

高度な好中球減少が予測される場合はフルコナゾールなどのカンジダの予防とともに，アスペルギルスなどの環境菌への曝露を防ぐ目的で防護環境管理が推奨される．糸状菌感染のリスクが高い場合には抗糸状菌作用を有する抗真菌薬予防投与も適宜検討する[1,2]．高度な好中球減少が予測される場合にはレボフロキサシンの予防投与を推奨するガイドライン[1,2]も多いが，フルオロキノロン耐性菌の多い環境下では効果が落ちるため，副作用や耐性菌誘導のリスクとのバランスを考慮する．

■ 細胞性免疫不全

- 非細菌性感染の割合が相対的に増加する．

頻度のうえでは細菌感染が最も多いが，相対的に非細菌性感染が増加する．具体的には*Pneumocystis jirovecii*やアスペルギルス，クリプトコックスなどの真菌，インフルエンザなどの呼吸器ウイルスやサイトメガロウイルス，トキソプラズマのほか，結核などの抗酸菌，ノカルジア，リステリアなど特殊な細菌による感染にも注意が必要となる．

長期・大量のステロイド投与など高度な細胞性免疫不全が予測される場合には*P. jirovecii*や単純ヘルペス・帯状疱疹ウイルス予防としてST合剤やアシクロビルなどの予防投与を検討する．

■ 液性免疫不全

- 有莢膜細菌による重症感染症に注意する．

莢膜を有する肺炎球菌やインフルエンザ菌，髄膜炎菌などに注意が必要となる．

いずれの免疫不全においてもインフルエンザや肺炎球菌，帯状疱疹などのワクチン接種は適宜検討する．エクリズマブのように投与前の髄膜炎菌ワクチン接種が推奨されている分子標的治療薬もある．新規の生物学的製剤や分子標的治療薬では予防投与が推奨されているものもあり，総説[3]やガイドラインなどを参照する．

検査，診断

- 培養検査が最も重要であるが，non-culture based検査も適宜活用する．

喀痰や気管支鏡下に採取した下気道検体の塗抹・培養検査や病理検査が診断のうえで非常に重要となる．市中肺炎における血液培養検査の有用性は限定的とされるが，免疫不全患者（とくに好中球減少患者や液性免疫不全患者）では実施することが推奨される．

深在性真菌症では病理組織学的検査（Grocott

染色など）が診断上重要となる．深在性真菌症における培養検査は，感度が低い点や保菌でも陽性となりうる点に注意が必要であるが，原因菌の同定や感受性試験を行うためには不可欠な検査であり，積極的な実施を検討する．

　これらの検査は結果判明に数日を要することもあり，早期に治療を導入する目的でβ-D-グルカンやアスペルギルス・ガラクトマンナン抗原（GM抗原），グルクロノキシロマンナン抗原（*Cryptococcus neoformans*），尿中抗原検査（肺炎球菌，レジオネラ）といったnon-culture based検査を活用する場合もある．しかし，non-culture based検査の結果のみで治療導入の是非を決断できるほど検査精度は高くなく，患者背景，身体所見，画像所見などとともに検査結果を判断する必要がある．

　血液腫瘍患者や造血幹細胞移植患者，固形臓器移植患者のような高度な免疫不全患者ではインフルエンザウイルスやRSウイルスのような呼吸器ウイルス感染症でもしばしば下気道感染に至り重症化することが知られる．また，呼吸器ウイルス感染症の場合，院内感染伝播を防ぐための経路別予防策（飛沫予防策や接触予防策）を要する．このため，必要時には呼吸器ウイルスのマルチプレックスPCR検査（FilmArray®など）の実施も検討する．

治　療

▮ 好中球減少時

・早期に抗緑膿菌作用を有する抗菌薬を開始する．高度な好中球減少では糸状菌に対する治療導入も適宜検討する．

　好中球数が500/μL未満に減少した患者（もしくは48時間以内に500/μLへ減少することが予測される場合や，好中球数に問題がなくても好中球の機能を期待できない白血病や骨髄異形成症候群のような場合も含む）が発熱した状況を発熱性好中球減少症と呼び，熱の原因が感染症かどうかわからない場合でも経験的な抗菌薬治療を開始することが推奨されている．緑膿菌をスペクトラムに含むセフェピムなどの抗菌

薬が推奨され，肛門周囲膿瘍など嫌気性菌のカバーも必要とする場合はタゾバクタム・ピペラシリンやカルバペネムなどが推奨される．好中球減少時の呼吸器感染症は発熱以外の症状が乏しいことも多く，広域抗菌薬開始後も発熱が続く場合はCT（胸部および副鼻腔）検査による肺炎や副鼻腔炎の精査が推奨される．高度な好中球減少下ではアスペルギルスなどの糸状菌による肺炎も鑑別したうえで治療を検討する．フルオロキノロンの予防投与が行われていない重症化リスクの低い患者ではシプロフロキサシンとアモキシシリン・クラブラン酸の併用による外来治療も選択肢となる[2]．

▮ 細胞性免疫不全

・非細菌感染症も念頭に置いて治療方針を検討する．

　一般的な抗菌薬では効果が得られない病原体による感染症の頻度が相対的に増える．このため，良質な喀痰採取が困難な場合は気管支鏡検査やCT下肺生検などの侵襲的な検査の重要度が増す．患者背景や身体所見・画像所見などをもとに鑑別診断を挙げ，治療導入の是非を検討する．たとえば，大量のステロイド投与下（プレドニゾロン換算で20mg/日を4週以上など）で，CT上両側すりガラス影を呈し，歩行時のSpO$_2$低下がある場合は，ニューモシスチス肺炎やサイトメガロウイルス肺炎も念頭に置いた検査（喀痰や気管支肺胞洗浄液でのDiff-Quik染色，Grocott染色や免疫組織染色，LDH，β-D-グルカン，サイトメガロウイルス抗原血症検査，PCRなど）を実施し，検査結果判明までに時間がかかる場合は経験的治療としてST合剤などを開始することも検討する．

▮ 液性免疫不全

・軽度な感冒様症状でも慎重に対応する．

　侵襲性肺炎球菌感染症では，感冒様症状で発症しても半日後には播種性血管内凝固（disseminated intravascular coagulation：DIC）を伴う敗血症性ショックに至るような症例もある．このため，脾摘後などの液性免疫不全患者に対しては体調不良時は早期に医療機関を受診するよ

V

各疾患

うに指導することが重要となる．速やかな受診が困難な場合は，体調不良時に速やかに抗菌薬を内服させたうえで受診させる"stand-by治療"なども検討する．受診後は血液培養採取のうえ，慎重な経過観察が必要となる．

専門医への紹介のタイミング

新たな酸素投与を必要とするような重症例や各種治療への反応に乏しい肺炎の場合は専門医への相談が推奨される．とくに高度な免疫不全がある患者の場合は早めに主治医へ相談することが望ましい．

[COI開示]沖中敬二：グラクソ・スミスクライン(株)

文献

1) Taplitz RA, Kennedy EB, Bow EJ, *et al*：Antimicrobial prophylaxis for adult patients with cancer-related immunosuppression：ASCO and IDSA clinical practice guideline update. *J Clin Oncol* 2018；36：3043-3054.

2) 日本臨床腫瘍学会 編：発熱性好中球減少症(FN)診療ガイドライン：がん薬物療法時の感染対策．改訂第3版，南江堂，2024.

3) Davis JS, Ferreira D, Paige E, *et al*：Infectious complications of biological and small molecule targeted immunomodulatory therapies. *Clin Microbiol Rev* 2020；33：e00035-19.

14 寄生虫による肺炎
肺吸虫を含む

山元　佳

わが国における寄生虫肺疾患の正確な疫学については不明であるが，宮崎大学の抗体検査結果[1]からは *Toxocara canis* などの幼虫移行症と肺吸虫症が主たる疾患と考えられる．その他の肺疾患の特徴を表1にまとめ，本稿ではこの2疾患に絞って解説する．

内臓幼虫移行症[2]

疫　学

T. canis が主な病原体であるが，*Ascaris suum* や *T. catis* も原因生物となりうる．内臓に迷入した幼虫による症候群を内臓幼虫移行症といい，約80％で咳，喘鳴，肺炎を呈する．土壌から経皮的あるいは経口的に感染するため，小児患者が多いとされる．ただし，レバーなどの生食による食事関連感染も生じるため，日本や韓国では成人例が多い．

検査，診断

胸部画像検査では，多発肺結節を示すことが多い．非特異的な石灰化結節を伴うこともあり，散在性のすりガラス影を呈することもあるが，特異的な所見には乏しい（図1ab）．ただし，結節が経時的な消退を生じることがある．

血液では，好酸球上昇を伴うことは多いが，伴わないこともありうる．成虫には至らないため，虫卵検出は不可能である．病理での虫体証明も可能であるが，侵襲性の低い検査としては抗体検査が有用である．スクリーニングであればエスアールエル社か宮崎大学医学部寄生虫教室，寄生虫特異抗体検査であれば宮崎大学に依頼可能である（保険適用外，http://www.med.

miyazaki-u.ac.jp/parasitology/detail.htm）．

治　療[3]

アルベンダゾール10～15 mg/kg/日（最大800 mg/日），分2～3を用いることが多い（保険適用外）．「寄生虫薬物治療の手引き」では治療期間は4週間とされているが，米国などでは5日間とされており，治療期間は厳密には確立していない．副作用としては，一過性肝障害や骨髄抑制がみられることがある．好酸球減少や臨床症状に関して，28日間投与で効果不十分と判断した際には14日間の休薬期間を設け，反復投与を考慮することもある．

肺吸虫症[2]

疫　学

Paragonimus westermani，*P. miyazakii*，*P. mexicanus*，*P. heterotremus*，および *P. skrjabini* が原因となり生じる疾患であるが，わが国に現存するのは前二者である．淡水魚や淡水のカニ（モクズガニなど）などの第二中間宿主の生食や調理時の偶発的な摂取が原因となり，時にイノシシなどの待機宿主の肉の生食が関連することもあるとされる．

検査，診断

肺画像所見で空洞病変や結節を伴うことがあるが，20％は無症状とされる．画像所見としては胸水貯留が特徴的であり，40～70％で報告され，胸水中の好酸球増多がみられる．また，結節性混濁（56.4％）や虫体の移動軌跡（18.1％）が認められることもある（図1c）．

便，喀痰，気管支肺胞洗浄液（BALF）または

表1 内臓幼虫移行症，肺吸虫症以外の肺寄生虫症

	Loeffler症候群	tropical eosinophilia syndrome	肺住血吸虫症	肺アメーバ症	肺エキノコックス症
病原体	*Ascaris lumbricoides* *Ancylostoma duodenale* *Necator americanus* *Strongyloides stercoralis*	*Wuchereria bancrofti* *Brugia malayi* *B. timori*	*Schistosoma japonicum* *S. mansoni*	*Entamoeba histolytica*	*Echinococcus multilocularis* *E. granulosus*
感染経路	経口感染	蚊媒介感染	経皮感染	経口感染	経口感染
発症機序	肺への直達，移行による過敏反応	不明 フィラリア抗原に対するIgE免疫反応が関与？	成虫から産卵された卵が影響？	アメーバ性肝膿瘍からの直接浸潤，播種	播種
症候	末梢好酸球増多，重篤な気管支攣縮，疲労，発熱 一過性感染のことも多く，2〜4週 HTLV-1患者などの免疫不全患者にみられる糞線虫のsuper infectionの場合にはグラム陰性菌敗血症も伴う	フィラリア症患者の0.5〜1.0％とまれな症候 緩徐で数ヵ月にわたる発熱，倦怠感，体重減少などの全身症状を伴う咳嗽，呼吸困難，喘鳴の発生	発熱，倦怠感，疲労，頭痛，咳，腹痛，蕁麻疹様発疹 肺高血圧症を伴うこともある		咳，喀血，胸痛，気胸
画像所見	肺浸潤影		孤立性肺結節，すりガラス影，腫瘤様病変	胸水貯留，肺膿瘍，胸膜膿瘍	*E. multilocularis*：分葉状結節，分葉状腫瘤および石灰化 *E. granulosus*：平滑な非石灰化結節および腫瘤
確定検査	便中虫卵の検出 糞線虫のsuper infectionの場合には便，喀痰，BALF中に幼虫が検出される	ミクロフィラリアの鏡検，抗原検査，抗体検査	便や尿の虫卵検出 抗体検査 血清PCR	膿瘍PCR 病理検査（PAS染色） 抗体検査	抗体検査
治療	アルベンダゾール，またはメベンダゾール 糞線虫のsuper infectionに対してはアルベンダゾール，またはイベルメクチン	ジエチルカルバマジン	プラジカンテル	メトロニダゾール	外科切除 術後のアルベンダゾール投与

[Al-Tawfiq JA, *et al*：*Eur Respir Rev* 2022；31：220093，Nakamura-Uchiyama F, *et al*：*Intern Med* 2003；42：222-236，日本医療研究開発機構新興・再興感染症に対する革新的医薬品等開発推進研究事業「わが国における熱帯病・寄生虫症の最適な診断治療予防体制の構築」：寄生虫薬物治療の手引き2020．改訂10.2版，日本寄生虫学会，2020より作成]

胸水で虫卵が検出されることもあるが，比較的まれな事象であり，本症も保険適用外の抗体検査による診断が主となる．

治療[3]

　プラジカンテル75mg/kg/日，分3，3日間が推奨されている．ただし，肺吸虫症は保険適用の対象となるが，本用量については適用外用量である（適用は20mg/kg/日，2日間）．明確な効果の差は不明であるが，いずれの用量でも副作用についてはほぼ差はないとされている．なお，米国では25mg/kg/日，2日間が推奨されている．治療が奏効することで，画像所見の改善や好酸球数の低下や抗体価の低下がみられる

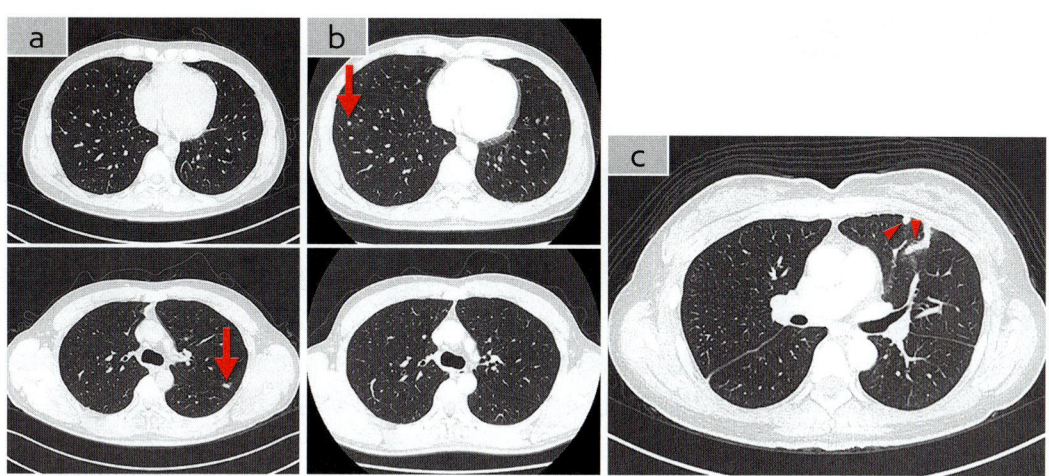

図1　肺CT所見

a：トキソカラ症の初診時
b：トキソカラ症の初診から1ヵ月後（治療前，矢印が病変部）
c：肺吸虫症におけるworm migration tractの所見（矢頭が病変部）

［国立国際医療研究センター国際感染症センター奥村暢将医師より提供．以下の症例報告と同症例．a, b：Okumura N, *et al*：*J Infect Chemother* 2024：S1341-321X（24）00020-5，c：Okumura N, *et al*：*Intern Med* 2024. doi：10.2169/internalmedicine. 3179-23］

ため，経時的なモニタリングが推奨される．

専門医への紹介のタイミング

　ほとんどの確定検査は適切な検体輸送が可能であれば，どの施設でも検査の実施が可能である．そのため，検査実施に際して専門医への紹介は必須ではない．好酸球増多を認める肺病変を診療した場合，ステロイドや免疫グロブリン投与などに修飾を受ける可能性があるため，それらの投与前に寄生虫スクリーニング検査を実施することが推奨される．

　治療についても，必ずしも専門医のいる施設や熱帯病治療薬研究班参加施設への紹介は必要ないが，両疾患とも保険適用外の治療方法が推奨されていることもあり，診断を確定させてからの投与が望ましい．

　以上を踏まえて，自施設での治療開始が困難と判断されるようであれば，また治療反応性が判断困難であれば，専門医（呼吸器内科医や感染症医）のいる医療機関に紹介する．

［COI開示］本論文に関して筆者に開示すべきCOI状態はない

文献

1) Al-Tawfiq JA, Kim H, Memish ZA：Parasitic lung diseases. *Eur Respir Rev* 2022；31：220093.
2) Nakamura-Uchiyama F, Hiromatsu K, Ishiwata K, *et al*：The current status of parasitic diseases in Japan. *Intern Med* 2003；42：222-236.
3) 日本医療研究開発機構新興・再興感染症に対する革新的医薬品等開発推進研究事業「わが国における熱帯病・寄生虫症の最適な診断治療予防体制の構築」：寄生虫薬物治療の手引き 2020．改訂10.2版，日本寄生虫学会，2020.

V

各疾患

1 気管支喘息

相良博典

気管支喘息（以下，喘息）は，臨床および基礎研究から好酸球，好中球，リンパ球，マスト細胞などの炎症性細胞，気道上皮細胞，線維芽細胞，気道平滑筋細胞などの気道構成細胞，および種々の液性因子が関与し，そのなかでもとくに白血球の1つである好酸球性炎症が重要である．これら慢性の炎症性疾患がその基本病態であることが解明され，治療戦略が気管支拡張薬中心の治療から大きく抗炎症治療へとシフトされた．結果として，喘息による死亡者は年を追うごとに減少し，最近では1,000人を切るところまできた．しかし，そこにはさらなる課題があることも事実であり，今後は喘息死をさらに減少させていくための方策が望まれる．

本稿では，日本喘息学会の「喘息診療実践ガイドライン」をベースに内容を展開したい．

疫　学

喘息の罹患率は，小児期には男児に多く，思春期以後は女性が優位になる．これは世界的にも共通しており，年齢ごとの有病率は乳児期には2.8：1で男子に多く，思春期以後は1：1.5と女性優位になる．その理由の1つとして，喘息に特徴的な所見である気道過敏性は男児では思春期になると改善するのに対し，女性は気道過敏性が亢進したままであることがその要因ではないかとの報告もある．

検査，診断[1]

喘息は小児から高齢者まですべての年代において発症しうる疾患である．したがって，喘息の診断には臨床症状が重要であるため，詳細な問診をとることが必要である．喘息の診断にはゴールドスタンダードとなりうる客観的な指標はないため，喘息を疑う症状（喘鳴，咳嗽，喀痰，胸苦しさ，息苦しさ，胸痛）がある場合にはチェックリストに従い問診を行う．

喘息症状のなかで最も特異性が高いのは喘鳴であり，頻度が高いのは咳嗽である．

臨床診断では，問診チェックリストで適合する項目が多いほど診断精度が高まるが，とくに喘鳴の聴取は精度を高める．

また，喘息は気道過敏性亢進がその特徴の一つであるが，客観的指標を用いて判断するのは容易でないため，チェックリストから気道過敏性が亢進している可能性があるかを判断することが重要である．

問診のチェックリストと気道過敏性亢進から喘息を疑う所見であれば，ガイドラインのアルゴリズムに従い喘息の診断を行う．これは薬物介入（中用量のICS/LABA）による治療反応性から診断を行うもので，より実践的なアルゴリズムになっている．

治　療

■ 喘息の長期管理
【成人】

治療の目標は喘息症状をなくすことである．成人喘息の治療は中用量のICS/LABAから開始する（図1）．コントロール不十分/不良の場合はtraitの描出により治療の選択を行う．治療に対するアドヒアランスと吸入手技の確認が必要である．ICSの副作用である嗄声（声のかすれ）と咽頭・口腔内カンジダ，LABAの副作用の動悸と手の震えに注意する．また，鼻汁や鼻閉があり，喘息のコントロールがわるくなっている場合にはLTRAが有効である．いずれにしても，治療のコントロールが不十分または不良である場合には，原因を突き止め次なる治療へとつなげていくことが重要である．

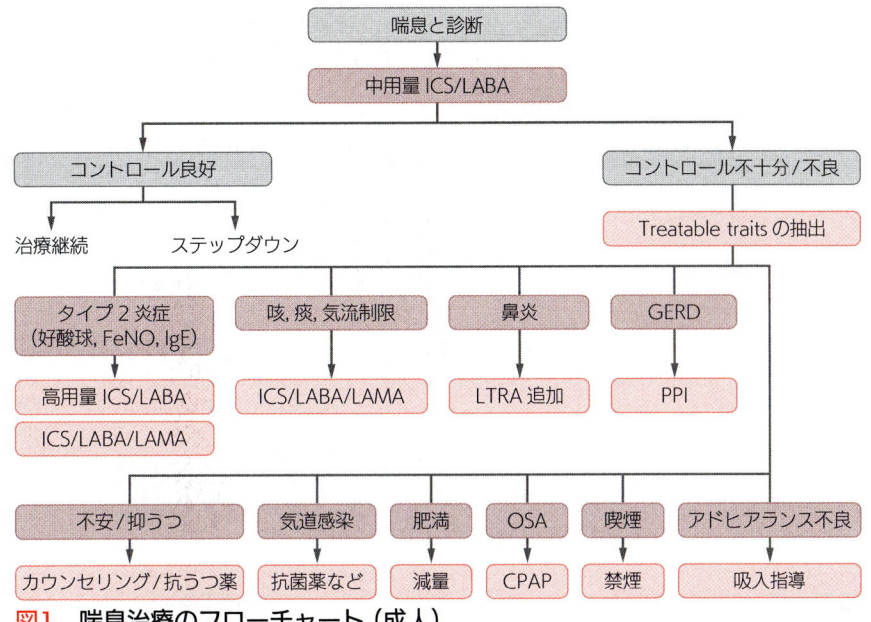

図1　喘息治療のフローチャート（成人）
※コントロールの評価はACTで行う（コントロール不良：20点未満，コントロール不十分：20〜24点）
ICS：吸入ステロイド薬，LABA：長時間作用性β_2刺激薬，LAMA：長時間作用性抗コリン薬，LTRA：ロイコトリエン受容体拮抗薬，OSA：睡眠時無呼吸，CPAP：持続陽圧呼吸，GERD：胃食道逆流症，PPI：プロトンポンプ阻害薬
タイプ2炎症［末梢血好酸球数≧300/μL，FeNO≧50ppb，家塵（ハウスダスト），ペットなどの特異的IgE陽性など］
［日本喘息学会：喘息診療実践ガイドライン2024. 協和企画，2024より許諾を得て転載］

【小児】

　乳幼児はウイルス性喘鳴が多く，LTRAから開始する．学童はアトピー型喘息が多く，ICSから開始する．

　小児ではICSの用量（低〜高）や重症度の定義が成人と異なる（詳細は日本小児アレルギー学会の「小児気管支喘息治療・管理ガイドライン2023」を参照されたい）．ICSは成人の低用量以下で開始する．小児適応のない製剤があることに注意する．小児喘息はLTRA＋ICS/LABAの併用でもコントロール不良の場合は喘息の専門医へ紹介する．小児の重症喘息には生物学的製剤の導入を考慮する．

　入念な経過観察をせずに治療薬の減量を行うべきではない．症状のコントロールは喘息コントロールテスト（ACT）による質問紙表の点数から判断する．

■重症患者への対応

　重症の患者に対しては，中等症以上の喘息治療のフローチャート（図2）に則って治療を行う．通常の基本的治療が定まったなかで，全身性ステロイド（経口投与と静脈投与）を年に2回以上使用する場合や，日常的な喘息コントロールが不良の場合は，まず服薬アドヒアランス，吸入手技，合併症の確認を行う．末梢血好酸球数（可能であれば喀痰好酸球数），計測可能な施設であれば呼気中一酸化窒素濃度（FeNO），アレルゲン特異的IgE抗体を確認し，2型炎症の存在について確認する．各種バイオマーカーから生物学的製剤の選択を行い，治療の反応性と合わせて判断することが重要である．いずれにしても，まずは専門医へ紹介し，その治療の方向性を共有することが望ましい．

　なお，重症化因子についてはガイドラインを参考にしていただきたい．

V

各疾患

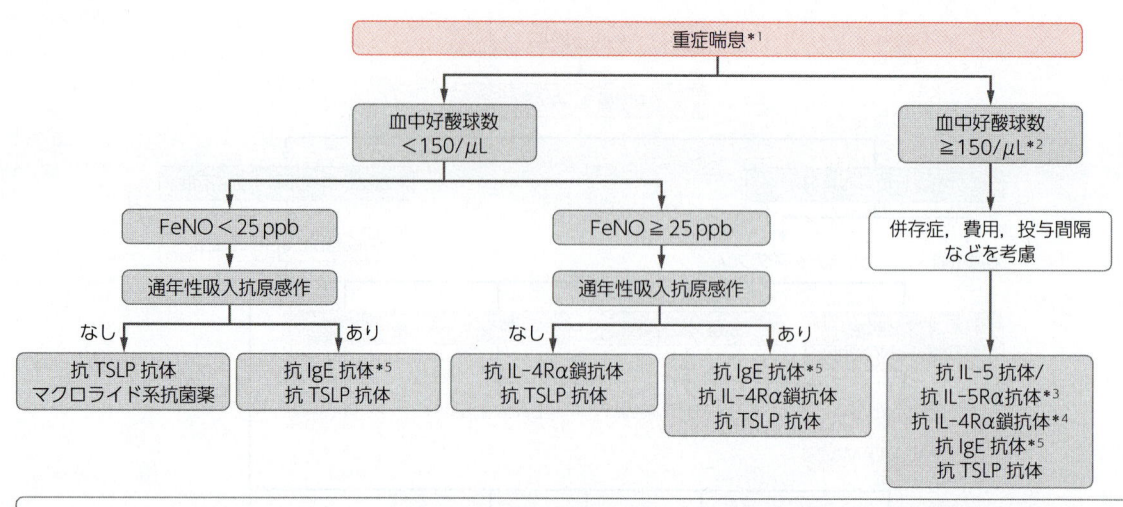

図2　コントロール不良な成人重症喘息の治療アルゴリズム

*¹：以下を評価し，対応したのちに「重症喘息」と診断する
　　1) 喘息診断の妥当性
　　2) 吸入手技と治療アドヒアランス
　　3) 増悪因子の回避（アレルゲン，刺激物，喫煙など）
　　4) 併存疾患の評価と治療（鼻茸を伴う慢性副鼻腔炎，EGPA，アレルギー性鼻炎など）
*²：血中好酸球数 1,500/μL 以上の場合は，血液疾患，寄生虫感染症，その他の好酸球増加症を除外する．経口ステロイド薬
　　を内服中の場合は過去の血中好酸球数も参考にする
*³：相対的に血中好酸球数高値の場合は優先的に使用を考慮する．抗 IL-5 抗体は EGPA に適応を有する
*⁴：相対的に FeNO が高値の場合や鼻茸を伴う慢性副鼻腔炎を有する場合は，優先的に使用を考慮する．アトピー性皮膚炎
　　にも適応を有する．血中好酸球数 1,500/μL 以上では安全性や効果は十分に検討されていない．
*⁵：血清総 IgE 値が低値の場合は，安価に投与できる．重症季節性アレルギー性鼻炎，特発性の慢性蕁麻疹に適応を有する

［日本喘息学会：喘息診療実践ガイドライン 2024．協和企画，2024 より許諾を得て転載］

■ 高齢者喘息

　高齢者では生理的加齢変化の個人差が大きく，喘息の罹患期間がきわめて長い場合があり，COPD や心疾患など慢性疾患の合併が多いために，診断に難渋する．年代別喘息死亡者数の経年変化では，高齢者における喘息死減少率は鈍く，2022 年の段階でわが国における喘息死者の約 9 割が 65 歳以上の高齢者により占められている．

　高齢者はアドヒアランスがよくないことが報告されており，薬剤のアドヒアランスや器具の使用法が適正かどうかを定期的に確認する必要がある．また，並存症としての認知症の存在下では，治療に対するアドヒアランスの低下および吸入手技が問題となる可能性がある．

■ 臨床的寛解（図3）

　喘息の管理目標は，まず喘息症状をなくすことである．その観点から目標として，臨床的寛解の達成を目指すことが重要である．臨床的寛解が達成できない場合，さまざまな要因を考慮したうえで治療を再検討する必要がある．臨床的寛解を達成できれば，さらなる目標として呼吸機能を評価する（%FEV₁ あるいは %PEF > 80%，PEF の日内変動が自己最良値の 20% 以内を目標とする）．もちろん，すべての症例で呼吸機能を正常化することはできないが，

項　目	基　準
1．ACT	23点以上（1年間）
2．増悪*	なし（1年間）
3．定期薬としての経口ステロイド薬	なし（1年間）

*：増悪とは喘息症状によって次のいずれかに該当した場合とする．
　①全身性ステロイド薬を投与した場合
　②救急受診した場合
　③入院した場合

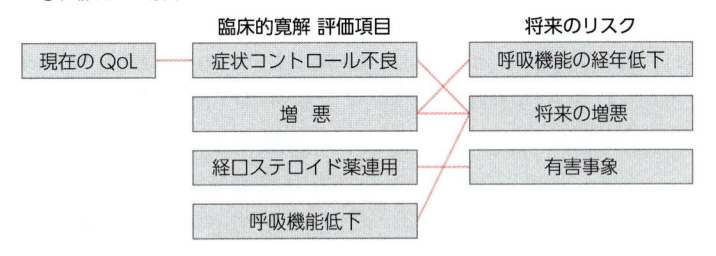

臨床的寛解の評価項目は QoL や将来のリスクと関連がある

図3　「臨床的寛解」の基準
［日本喘息学会：喘息診療実践ガイドライン2024．協和企画，2024 より許諾を得て転載］

FEV₁やPEFが予測値の80％未満の場合は，状況に応じて治療を再検討する症例も出てくる．

たとえば，抗喘息薬の反応の乏しい重症患者では，患者自身の状態に合わせた目標の設定が必要となってくる．

本稿では現在喘息診療において幅広く使用されている「喘息診療実践ガイドライン2023」の内容を中心に紹介しながら概説した．先生方の診断および治療の方向性が定まり，一人でも多くの喘息患者の症状がコントロールされることを期待したい．

［COI開示］本論文に関して筆者に開示すべきCOI状態はない

文献
1）日本喘息学会：喘息診療実践ガイドライン2023．協和企画，2023．

V
各
疾
患

2 慢性咳嗽
咳喘息，アトピー咳嗽など

伊藤玲子

慢性咳嗽は8週間以上持続する咳嗽を指し，3週間以内の急性咳嗽と，この間の3～8週間持続する遷延性咳嗽と区別して呼ぶこともある．本稿では，慢性咳嗽性疾患のうち他項目で扱う疾患を除いたアレルギー性疾患について述べる．

疫 学

8週間以上続く咳を慢性咳嗽と呼び，その有病率は世界各国において2～10%と推定されている．咳喘息（cough variant asthma：CVA）は成人の慢性咳嗽の原因としては最も頻度が高い[1]．経過中に成人では30～40%に喘鳴が出現し，典型的喘息に移行する．治療により速やかに軽快した症状は薬剤の減量・中止後にしばしば再燃する．

アトピー咳嗽はアトピー素因を有する中年の女性に多い疾患である．慢性咳嗽における割合は5～29%と報告によって異なっている[1]．

検査，診断

まず，肺がんや間質性肺炎，肺結核などの重篤化する可能性のある疾患を除外することから始める．

CVAは喘鳴や呼吸困難を伴わない慢性咳嗽が唯一の症状である．咳反応の亢進が原因の1つと考えられており，病態に関連する症状（表1）を

問診にて確認する．わが国の診療ガイドライン[1]では，喘鳴を伴わない咳嗽が8週間以上持続し，かつ，聴診上Wheezesを認めず，気管支拡張薬（β_2刺激薬など）が有効であればCVAと診断できる．診療中の症状に対し気管支拡張薬で改善すれば即座に効果判定ができ，CVAと診断できる．ただし，COPDでも改善がみられるため，喫煙者の場合には注意が必要である．末梢血・喀痰好酸球数増多，呼気一酸化窒素（FeNO）濃度高値といった所見は補助診断に有効であるが，低値例もみられる[2]．外因性抗原への I 型アレルギーは一部の患者で関与するが，特異的IgEの陽性率，陽性数は典型的な喘息と比較し低い．気道過敏性やFeNO濃度の測定は限られた施設でしか施行できないことから，咳症状の季節性や日差，夜間～早朝に優位であることが多いといった症状とともに診断の参考所見として挙げられる．

アトピー咳嗽においては，まず気管支拡張薬が無効であることを確認し，CVAを否定することから始める．これはアトピー咳嗽の病態が気道壁表層の咳受容体感受性の亢進を背景とした中枢気道における非喘息性好酸球性炎症であるため[1]である．アトピー咳嗽の臨床像を（表1）にまとめた．咽喉頭の瘙痒感を伴うことが多く，類似した訴えのある疾患に喉頭アレルギーがあ

表1 咳喘息，アトピー咳嗽の臨床像

咳喘息	アトピー咳嗽
・就寝時，深夜，あるいは早朝に悪化しやすい ・症状の季節性がある ・喀痰を伴わないことが多い ・喘鳴はない ・上気道炎，冷気，運動，受動喫煙を含む喫煙，雨天，温度変化，花粉などが増悪因子	・咽喉頭の瘙痒感を伴う ・咳嗽の多い時間帯は，就寝時，深夜，起床時，早朝の順 ・喘鳴はない ・上気道感染，気温・湿度・気圧の変化，会話や電話，ストレス，受動喫煙，運動などが誘因

るが，必ずしも乾性咳嗽を伴わない点が異なる．CVAを否定した後，ヒスタミンH_1受容体拮抗薬または吸入ステロイド（inhaled corticosteroid：ICS）の有効性を評価して治療的に診断する．アトピー素因を示唆する所見（喘息以外のアレルギー疾患の既往あるいは合併，末梢血好酸球増加，血清総IgE値の上昇，特異的IgE抗体陽性，アレルゲン皮内テスト陽性）または誘発喀痰中好酸球増加を認めるため，花粉症に伴う後鼻漏が合併すると，鑑別・診断は困難となる．

治　療

CVAにおける治療方針は基本的には喘息と同じである．禁煙や回避可能な増悪因子を回避する指導を行い，薬物治療を併用する．喘息同様，ICSが第一選択薬となる．ICSの使用により喘息への移行率が低下することも確認されている．症状が毎日あり，日常生活や睡眠が週1回以上妨げられている，または夜間症状が週に1回以上ある場合には中等症以上と診断され，中〜高用量ICSに加え長時間作用性β_2刺激薬（long-acting beta-2 agonist：LABA），長時間作用性抗コリン薬（long-acting muscarinic agonist：LAMA），ロイコトリエン受容体拮抗薬（leukotriene receptor antagonist：LTRA），徐放性テオフィリン製剤を併用する．これら併用薬の優先順位は確立されていないが，吸入LABAを追加する場合にはICS/LABA配合薬が速やかな効果発現と良好なアドヒアランスが期待できる．発作的に咳嗽が増悪する際には吸入短時間作用性β_2刺激薬（short-acting beta-2 agonist：SABA）の頓用を用いる．

アトピー咳嗽はヒスタミンH_1受容体拮抗薬を第一選択薬とする．その有効率は60%である

ため[1]，2週間程度で効果不良である場合にはICSの追加を検討する．喘息への移行，閉塞性換気障害への進行は認めないため，症状軽快後は治療中止可能である．吸入抗原の関与が明らかであれば，原因抗原の回避を指導し再燃を予防する．

いずれの疾患においても，症状が遷延する難治例においては，短期間の経口ステロイド治療を併用する場合がある．また，選択的P2X3受容体拮抗薬であるゲーファピキサントは感覚神経の活性化および咳嗽を抑制するため，難治化する慢性咳嗽患者への効果が期待されるが，副作用として味覚障害が半数に出現するため[3]，投与は慎重に行う．

専門医への紹介のタイミング

上記の治療が十分に効果を発揮せず，症状が改善しない場合には，診断が誤っているか，複数疾患がある可能性を考え，専門医に紹介することが望まれる．

[COI開示] 本論文に関して筆者に開示すべきCOI状態はない

文献

1) 日本呼吸器学会咳嗽・喀痰の診療ガイドライン2019作成委員会編：咳嗽・喀痰の診療ガイドライン2019. メディカルレビュー社，2019.
2) Song WJ, Kim HJ, Shim JS, *et al*：Diagnostic accuracy of fractional exhaled nitric oxide measurement in predicting cough-variant asthma and eosinophilic bronchitis in adults with chronic cough：a systematic review and meta-analysis. *J Allergy Clin Immunol* 2017;140:701-709.
3) McGarvey LP, Birring SS, Morice AH, *et al*；COUGH-1 and COUGH-2 investigators：Efficacy and safety of gefapixant, a P2X3 receptor antagonist, in refractory chronic cough and unexplained chronic cough (COUGH-1 and COUGH-2)：results from two double-blind, randomised, parallel-group, placebo-controlled, phase 3 trials. *Lancet* 2022;399:909-923.

Ｖ　各疾患

3　急性好酸球性肺炎

原田紀宏

好酸球性肺炎は，肺への好酸球の異常な集積により引き起こされる肺炎であり，急性および慢性の全く異なる2つの疾患に分けられる．喫煙や空気汚染物質への曝露などの特定の原因を有することのほか，原因不明であることも多い．自然軽快する例も認められるものの，急性経過で発症し集中治療室入室と人工呼吸器を必要とするような重症呼吸不全を呈する例も少なくない．しかし，ステロイド治療によく反応するため，予後は良好である．

疫　学

原因不明の特発性のほか，薬物，真菌や寄生虫感染症，喫煙などの空気汚染物質の吸入曝露によって引き起こされることが多い．男性に多く認められ，平均年齢は約30歳で，以前は健康であった若年成人に急性発症することが多い．喫煙関連が原因であることが多く，とくに最近始めた喫煙によって引き起こされることが多く，銘柄の変化，喫煙量増加，一定期間の禁煙後の再喫煙などの喫煙習慣の変化，さらには，短期的な受動喫煙や加熱式タバコも原因となる可能性がある．喫煙のほか，防水スプレーや花火煙，粉じんなどの吸入曝露や，寄生虫，真菌，ウイルス，薬剤などでも発生する可能性がある．また，原因不明であることも少なくない．通常は慢性好酸球性肺炎と異なり，喘息の病歴がない．

症　状

市中肺炎などと同様に，発熱や咳嗽，呼吸困難などの症状を認める．急性に症状が出現し，ときに胸膜炎性胸部痛や筋肉痛も認められる．呼吸困難，低酸素血症をきたすことがある．急性の経過が重要であり，症状出現から入院までの期間は通常は7日未満である．急性

呼吸不全を認め，急性呼吸窮迫症候群（acute respiratory distress syndrome：ARDS）の基準を満たすことも多い．

検査，診断

身体所見では間質性肺炎として fine crackles が聴取される．抗菌薬に反応しない呼吸不全へと進行する急性肺炎では，急性好酸球性肺炎が疑われる．診断は，以下の検査の所見と気管支鏡検査で確定する．

血液検査では，炎症反応高値およびIgE高値を認めるが，非特異的である．慢性好酸球性肺炎と異なり，末梢血好酸球数は軽度上昇ないし発症時には正常範囲内である．この特徴が，感染性肺炎との鑑別を複雑にする．末梢血好酸球数は発症後1〜7日以内に上昇することが多い．臨床上有用な他の血清バイオマーカーは使用されていない．また，動脈血酸素分圧が60 Torr 以下と重度の低酸素血症を認めることが少なくない．

胸部X線では，両側性に網状影やすりガラス陰影を認め，しばしばKerley B lineを伴う．孤立性の陰影であることもある．胸水を伴うことが多く，しばしば両側性である．胸部CT（図1）でも両側肺野にランダムな斑状のすりガラス陰影または網状陰影，小葉中心性陰影，小葉間隔壁や気管支血管束の肥厚などを認める．

胸水検査では，著明な好酸球増多を認める．

呼吸機能検査では，肺拡散能低下を伴う拘束性換気障害を認める．

気管支肺胞洗浄（bronchoalveolar lavage：BAL）を目的に気管支鏡検査が実施される．BAL液では，好酸球増多（25％以上）を認め，細菌培養では無菌となる．肺生検は，好酸球性肺炎の診断が疑われない場合にのみ，まれに

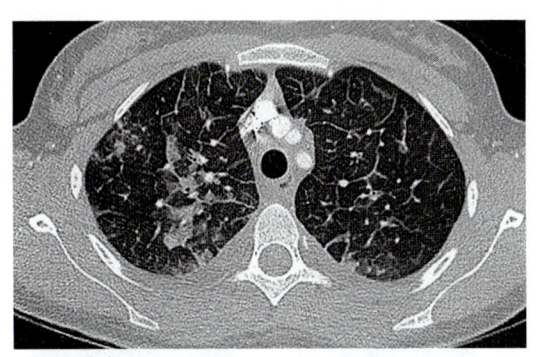

図1　胸部CT
すりガラス影，小葉間隔壁の肥厚，両側胸水などを認める．
［Cottin V：*Immunol Allergy Clin North Am* 2023；43：289-322］

表1　急性好酸球性肺炎の診断基準

- 5日以内の急性の発熱
- 低酸素性呼吸不全
- 胸部X線像のびまん性浸潤影
- BAL液中好酸球分画が25％以上
- 寄生虫，細菌，真菌などの感染症を除外
- ステロイド治療に速やかに反応
- ステロイド治療後に再発がない

参考所見：発症直前の喫煙開始や粉じん曝露があった場合は強く疑う．

［Allen JN, Davis WB：Eosinophilic lung diseases. *Am J Respir Crit Care Med* 1994；150：1423-1438］

実施される．間質，肺胞腔内への好酸球浸潤が認められるほか，びまん性肺胞障害（diffuse alveolar damage：DAD）像を呈することもある．

診断においては，肺胞腔内の好酸球増多を確認し，感染症を除外する目的にBALが必要となる．診断基準を**表1**に示す．また，好酸球性肺炎を引き起こす既知の原因がないことを確認することが必須である．

治療

コルチコステロイドの全身投与を行う．ステロイドに対する反応性はきわめて良好であり，プレドニゾロン換算で40〜60mg/日（順次漸減）で治療した場合，1週間以内に改善を認めることが多く，治療中止後も再発はまれである．呼吸不全を認め，集中治療室入室や人工呼吸器を必要とする場合には，メチルプレドニゾロン60〜125mgの6時間ごとの点滴治療や500〜1,000 mg/日の3日間の点滴治療が行われることがある．ほとんどの場合はステロイドで改善するが，重症例の一部では免疫抑制薬などを使用することもある．患者にはタバコ（またはその他の環境曝露）の病因的役割について説明し，禁煙を強く勧めるべきである．

専門医への紹介のタイミング

抗菌薬への反応に乏しい呼吸不全へと進行する急性肺炎を認めた場合には，急性好酸球性肺炎が鑑別に挙がる．ARDSの基準を満たすことも多く，人工呼吸器を必要とする経過を急性にたどるため，可及的速やかに専門医に紹介する必要がある．

［COI開示］原田紀宏：アストラゼネカ（株），キョーリン製薬（株），グラクソ・スミスクライン（株），サノフィ（株），ノバルティス ファーマ（株）

文献

1) 日本呼吸器学会：好酸球肺炎．https://www.jrs.or.jp/citizen/disease/c/c-03.html（2023年10月25日閲覧）

参考文献

1) 厚生労働省：重篤副作用疾患別対応マニュアル．https://www.mhlw.go.jp/stf/seisakunitsuite/bunya/kenkou_iryou/iyakuhin/topics/tp061122-1.html（2023年11月7日閲覧）
2) Cottin V：Eosinophilic lung diseases. *Immunol Allergy Clin North Am* 2023；43：289-322.

V

各疾患

4 慢性好酸球性肺炎

福永興壱

疫学，症状

子どもから高齢者までどの年齢でも起こりうるが，頻度が高いのは30〜50歳，女性が男性の2倍近くであり，喘息が過半数の患者に合併する．症状としては緩徐に発症し，咳嗽，発熱，息切れ，体重減少などがある．

検査，診断

血液検査では白血球の増加を伴う好酸球増多を認めるが，好酸球増多を伴わない例もまれにある．またIgEは活動性に連動して上下することが多い．

胸部単純X線像で胸膜に接して斑状に多発する浸潤影が特徴的であり，しばしば陰影が移動する．約30%に photographic negativity of pulmonary edema（肺水腫のネガ像）の所見を認める．胸部CTでは非区域性で斑状に分布する胸膜直下優位のコンソリデーションやすりガラス影を認める（図1）．胸水貯留の頻度は低い．経過が長いあるいは炎症の吸収過程にある症例では，胸膜に平行もしくは気管支血管束に直交するような策状の陰影を呈することもある．これらの所見は特発性器質化肺炎との鑑別が困難な場合もあるため，末梢血あるいは気管支肺胞

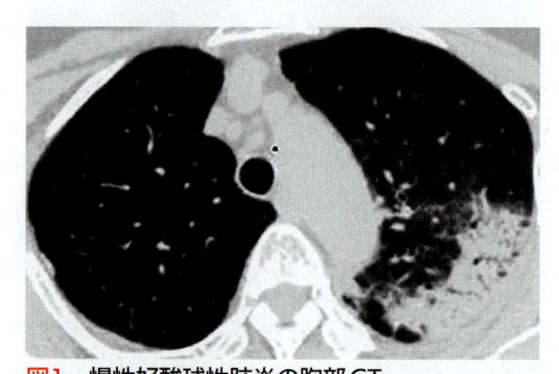

図1 慢性好酸球性肺炎の胸部CT
末梢優位の airbronchogram を伴うコンソリデーションを認める．

洗浄液の好酸球増多などの所見と合わせて診断が必要となる．気管支肺胞洗浄液中の好酸球分画は40%以上の増加を認めることが多い．本症の特徴を表1にまとめる．

治療

無治療で自然寛解する症例も10%程度存在するが，経口ステロイドで治療を行い，通常反応性は良好である．呼吸不全がない場合はプレドニゾロン0.5mg/kg/日で開始し，症状や胸部異常陰影の消退を確認しながら2週間ほど継続する．その後，半量として8週間継続し，漸減中止する．また呼吸不全を伴うような重症例

表1 慢性好酸球性肺炎の特徴

発 症	慢性（1ヵ月〜数ヵ月），中年女性に多い
喫 煙	喫煙者はむしろ少ない（約10%）
気管支喘息	合併する（約50%）
末梢血好酸球	増加（20%以上）
気管支肺胞洗浄液好酸球	著明に増加（40%以上）
ステロイド反応性	良好
再 発	多い

の場合はステロイドパルス療法（メチルプレドニゾロン1,000 mg/日，3日間）を行い，その後は先の治療と同様にプレドニゾロンを投与，適宜漸減する．治療後は速やかに効果が現れることが多く，呼吸状態，臨床症状，画像所見など1週間以内に改善傾向を認める．一方で，ステロイド減量中もしくは治療後に再発することもあり，臨床経過が長期にわたることもある．ステロイド治療が長期にわたる場合には，骨粗鬆症やニューモシスチス肺炎の予防が必要である．再発を繰り返す場合は免疫抑制薬の併用も考慮する．再発は多いものの一般的に予後はよい[1]．最近では好酸球の産生，成熟，生存延長，活性化にも関わるIL-5に対する生物学的製剤である抗IL-5抗体（メポリズマブ，ベンラリズマブ）が有効であった重症喘息合併例の報告もあり，今後の新たな治療薬として期待される．

専門医への紹介のタイミング

画像上肺炎を疑う浸潤影を認め，抗菌薬に反応しない場合には，投与している抗菌薬に不応性の感染症（耐性菌，非定型肺炎，肺結核など）や感染症以外の肺疾患の鑑別も重要である．この際に末梢血好酸球が増加しているような症例では慢性好酸球性肺炎である可能性が高く，診断・治療のために専門医への紹介が必要である．

[COI開示] 本論文に関して筆者に開示すべきCOI状態はない

文献
1) Johkoh T, Müller NL, Akira M, *et al*：Eosinophilic lung diseases：diagnostic accuracy of thin-section CT in 111 patients. *Radiology* 2000；216：773-780.

V

各疾患

5 アレルギー性気管支肺真菌症（ABPM）

浅野浩一郎

アレルギー性気管支肺真菌症（allergic bronchopulmonary mycosis：ABPM）とは気管支内に定着（腐生）した糸状菌に対する免疫応答によって発症する疾患であり，原因真菌としてはアスペルギルス属真菌が多い．成人喘息患者に好発し，I型・III型アレルギーを反映して真菌特異的IgEやIgGが陽性となるほか，高IgE血症，末梢血好酸球増多症，気管支内の粘稠な粘液栓が特徴的である．粘液栓は真菌菌糸と多数の好酸球を含み，その拡大によって不可逆的な気管支拡張をきたす．真菌に対するアレルギー性免疫応答が主たる病態であり，治療は副腎皮質ステロイドの経口投与である．治療に対する反応性はよいが，薬剤の減量・中止に伴ってしばしば再燃する．

疫　学

喘息患者の2～3％に発症するが，嚢胞性線維症患者ではさらに頻度が高い．ただし，日本人ABPM患者の約20％では先行する基礎疾患が認められない．小児発症はまれであり，わが国での発症年齢中央値は60歳前後である．

原因真菌としてアスペルギルス属真菌，とくに*Aspergillus fumigatus*が多いため，アレルギー性気管支肺アスペルギルス症（allergic bronchopulmonary aspergillosis：ABPA）とも呼ばれるが，スエヒロタケ（*Schizophyllum commune*）などの真正担子菌（キノコ類）によるABPMもわが国で多く報告されている．これらの真菌は分生子が小さく，さらに発芽するのに適した温度が30～42℃と体内温度に近いため下気道に到達・定着しやすく，ABPMをきたすと考えられる．

検査，診断

ABPMの発症には，真菌の下気道定着，真菌アレルギー，気管支内の好酸球性粘液栓の3要素が関与しており，診断においてはこれらの3要素が存在することを証明する．

真菌の下気道定着を証明するには，喀痰や粘液栓・気管支洗浄液の培養，粘液栓の病理検査による真菌菌糸の証明，真菌特異的IgG・沈降抗体の測定などが用いられる．培養にはポテトデキストロース寒天培地を用い，37℃で少なくとも1週間は培養を行うことが望ましい．スエヒロタケの同定には専門研究機関などでの遺伝子解析が必要である．*A. fumigatus*については特異的IgG抗体の測定法（ImmunoCAP法あるいはELISA法）が確立しているが，補体結合法は感度が低いので推奨されない．

真菌アレルギーの証明には真菌特異的IgE抗体の測定が重要であるが，*A. fumigatus*粗抗原を用いて測定した場合は皮膚常在菌のマラセチア属真菌と交差反応性があり，アトピー性皮膚炎合併例では解釈に注意が必要である．アレルゲンコンポーネントであるAsp f 1に対するIgE抗体は*A. fumigatus*に特異的である．血清総IgE値は真菌に対するアレルギーを直接みるものではないが，喘息などよりもしばしば高値を呈すること，治療により速やかに減少，再燃により上昇することから，有用なバイオマーカーである．

気管支内粘液栓の評価には胸部CTが最も優れている．ABPA患者の粘液栓は喘息患者の粘液栓と異なり，中枢気管支優位，気管支拡張を伴う，CT値の高い高吸収粘液栓（high attenuation mucus：HAM）が高頻度にみられるなどの特徴がある．粘液栓は茶褐色できわめ

表1　ABPMの診断基準

1) 喘息の既往あるいは喘息様症状あり
2) 末梢血好酸球数（ピーク時）≧500/μL
3) 血清総IgE値（ピーク時）≧417IU/mL
4) 糸状菌に対する即時型皮膚反応あるいは特異的IgE陽性
5) 糸状菌に対する沈降抗体あるいは特異的IgG陽性
6) 喀痰・気管支洗浄液で糸状菌培養陽性
7) 粘液栓内の糸状菌染色陽性
8) CTで中枢性気管支拡張
9) 粘液栓喀出の既往あるいはCT・気管支鏡で中枢気管支内粘液栓あり
10) CTで粘液栓の濃度上昇（HAM）

6項目以上を満たす場合に，ABPMと診断する.
項目4〜6は同じ属の糸状菌について陽性の項目のみ合算できる（例：*A. fumigatus*に対するIgEと沈降抗体が陽性だが，培養ではペニシリウム属が検出された場合は2項目陽性と判定する）.
項目7の粘液栓検体が得られず5項目を満たしている場合には，気管支鏡検査などで粘液栓を採取するよう試みる. 困難な場合は「ABPM疑い」と判定する.
[日本アレルギー学会，日本呼吸器学会監：アレルギー性気管支肺真菌症の診療の手引き. 医学書院，2019]

て粘稠（ピーナッツバターと同程度）であるが，これは真菌と反応した好酸球が細胞外トラップとして核内クロマチンを放出する特殊な細胞死（ETosis）をきたしていることが関与している.

2019年に発表された新しいABPAの診断基準（表1）[1]は上記の内容を網羅しており，従来の診断基準［Rosenbergの基準（1977年），国際医真菌学会の基準（2013年）］よりも感度・特異度ともに優れている.

治療

急性悪化期（浸潤影出現時）には経口副腎皮質ステロイドを用いる. 中等量（プレドニゾロン0.5mg/kg/日）で開始し，血清総IgE値と胸部画像所見を評価しながら漸減して4ヵ月を目安に中止する. 経口ステロイド減量あるいは中止後の再燃率は高く，わが国での全国調査では48%であった[2]. そのため，しばしば経口ステロイドの継続投与が必要となるが，その際に非結核性抗酸菌や緑膿菌による慢性下気道感染症を合併しやすい.

アゾール系抗真菌薬（イトラコナゾール，ボリコナゾール）の4ヵ月投与は単独あるいは経口ステロイドとの併用で効果がある. ただし，薬剤相互作用を生じる薬剤が多いこと，長期投与はアゾール耐性真菌出現のリスクがあることに注意する.

再燃を繰り返す症例では抗IgE抗体，抗IL-5抗体，抗IL-5受容体α抗体も有効である. 抗IL-4受容体α抗体，マクロライド少量長期療法，アムホテリシンB吸入療法が有効であったとの報告もあるが，現時点ではエビデンスに乏しい. 住環境内での真菌曝露を減らすような環境整備も重要である.

専門医への紹介のタイミング

ABPMは，診断の遅れ（doctor's delay）により不可逆性の気管支拡張をきたしたり，重症喘息・好酸球性肺炎と誤診されることで不適切な治療が行われたりする危険性が高い疾患である. また，診断に必要な検査・治療の一部が保険収載されていない. そのため，ABPMを疑う検査所見（顕著な末梢血好酸球増多や高IgE血症，真菌特異的IgE抗体陽性）や画像所見（浸潤影，粘液栓）を認めたら，専門医に紹介することが望ましい.

付記：本稿の内容の一部は，日本医療研究開発機構免疫アレルギー実用化事業（22ek0410097）の補助にて実施した.

[COI開示] 浅野浩一郎：アストラゼネカ(株)，グラクソ・スミスクライン(株)，サノフィ(株)，塩野義製薬(株)，大鵬薬品工業(株)，帝人ファーマ(株)，日本ベーリンガーインゲルハイム(株)

文献

1) 日本アレルギー学会，日本呼吸器学会監：アレルギー性気管支肺真菌症の診療の手引き．医学書院，2019.
2) Oguma T, Taniguchi M, Shimoda T, *et al*：Allergic bronchopulmonary aspergillosis in Japan：a nationwide survey. *Allergol Int* 2018；67：79-84.

6 好酸球性多発血管炎性肉芽腫症（EGPA）

長瀬洋之・小林このみ

好酸球性多発血管炎性肉芽腫症（eosinophilic granulomatosis with polyangiitis：EGPA）は，気管支喘息が先行し，多発性単神経炎などの血管炎症状で発症する疾患である．以前はChurg-Strauss症候群と呼ばれていたが，2012年にEGPAと名称変更された．2015年1月に，国の医療費助成対象疾病（指定難病）となった．

疫　学

発症年齢は，40〜69歳が66％を占め，平均年齢は約54.9歳であり，男女比は1：1.7とやや女性に多い．2021年度におけるEGPAの指定難病受給者証所持者は5,839人であるが，喘息患者数から推定すると，1万人程度存在する可能性がある．レセプトデータによる検討では，2017年には38.0/100万人で，2005年からは10倍近く増加したとされている．

わが国の成人喘息におけるEGPAの頻度は男性0.2％，女性0.5％と女性に多く，ほとんどが45歳以上である．わが国での10年生存率は83.7％，20年生存率は68.6％とされ，予後は比較的良好である．しかし，血管炎発症後数週間で虚血による致死的な消化管障害や心障害を呈する劇症型も数％存在するため，早期の診断と治療が重要である．

検査，診断

成人発症の重症喘息が先行し，アトピー素因は強くないが末梢血好酸球増多が目立ち，好酸球性肺炎や好酸球性鼻副鼻腔炎を合併しているような症例では，EGPAの存在を念頭に置く．血管炎症状として手足のしびれや筋力低下，他の臓器症状に留意して問診を行い，MPO-ANCAを測定する．喘息発症から血管炎発症までの期間は数年以内が典型的であるが，10〜20

年以上を経る症例もある．

先行する喘息は大部分が成人発症で，喘息発症時から重症で好酸球増多が目立つ．血管炎発症前にアトピー素因を認めるのは半数以下である．

先行する上気道病変としては，好酸球性鼻副鼻腔炎を70〜80％に認め，嗅覚障害を呈しやすく，約半数で好酸球性中耳炎も認める．

血管炎症状としては，四肢末梢のしびれや，筋力低下などの多発性単神経炎症状を90％以上の症例で認める．そのほか発熱や筋肉痛，体重減少などの全身症状（76％），紫斑などの皮膚症状（51％），心病変（16％）や消化管病変（16％）を伴う[1]．腎障害は39％にとどまる[1]．

心病変は予後規定因子であり，胸痛などの症状を有する例では，約80％で心臓超音波検査での異常所見を認める．無症状例でも約半数で異常所見を認めるため，症状によらずルーチンで心病変の精査を行う．

■ 診断基準と予後不良因子

EGPAの診断基準にはわが国の1998年厚生労働省難治性血管炎分科会の診断基準（表1）が用いられることが多い．

検査値では，末梢血好酸球数増加に加え，2/3の症例では血清総IgE値の著増，リウマトイド因子陽性，血小板数増加を認める．臓器虚血を示唆するLDやCKの上昇も認める．MPO-ANCAの陽性率は30〜40％であり，陰性でもEGPAを否定できない．MPO-ANCA陽性例では腎病変，皮疹の頻度が高い．陰性例では心病変の頻度が高く，IL-5抗体の効果が高い可能性がある．PR3-ANCAの陽性率は10％以下である．

治　療

5項目からなる予後不良因子（Five-Factor Score：FFS）が報告されており（表2），FFS≧

表1　EGPAの診断基準

1. 主要臨床所見
   (1) 気管支喘息あるいはアレルギー性鼻炎
   (2) 好酸球増加
   (3) 血管炎による症状：発熱（38℃以上，2週間以上），体重減少（6ヵ月以内に6kg以上），多発性単
       神経炎，消化器出血，紫斑，多関節痛（炎），筋肉痛（筋力低下）
2. 臨床経過の特徴
   主要所見（1），（2）が先行し，（3）が発症する
3. 主要組織所見
   (1) 周囲組織に著明な好酸球浸潤を伴う細小血管の肉芽腫性またはフィブリノイド壊死性血管炎の存在
   (2) 血管外肉芽腫の存在
4. 判定
   (1) 確実（definite）
      (a) 主要臨床所見のうち，（1），（2），（3）の1つ以上を示し，主要組織所見の1項目を満たす場合
      (b) 主要臨床所見3項目を満たし，臨床経過の特徴を示した場合
   (2) 疑い（probable）
      (a) 主要臨床所見1項目および主要組織所見の1項目を満たす場合
      (b) 主要臨床所見3項目を満たすが，臨床経過の特徴を示さない場合
5. 参考となる所見
   (1) 白血球増加（10,000/μL以上）
   (2) 血小板数増加（400,000/μL以上）
   (3) 血清IgE増加（600U/mL以上）
   (4) MPO-ANCA陽性
   (5) リウマトイド因子陽性
   (6) 肺浸潤陰影

［厚生労働省，1998］

2点では5年生存率が約60％と低いため，免疫抑制薬を含めた強力な治療を要する．血管炎症状が急速に進行する劇症型では致死的となりうる．また，発症から2週間以内に治療開始できた症例では末梢神経回復率は75％であったが，40日を経過すると不可逆的な神経障害に至る可能性がある．このため，血管炎の病理所見がなくても，臨床診断のみで早期に治療を開始すべきである．

　重症例では，グルココルチコイド（GC）とシクロホスファミドによる治療を開始する（図1）[2]．メチルプレドニゾロン1gによる大量療法とシクロホスファミド500〜750mgの点滴静注も行われる．非重症例では，プレドニゾロン0.5〜1mg/kg/日内服などによるGC単独療法を行う．GCは通常1年間以上継続する必要があり，中止できない症例も多い．

　抗IL-5抗体であるメポリズマブについて

表2　Five Factor Score

1. 高齢（65歳以上）
2. 心症状
3. 消化管病変
4. 腎機能低下（クレアチニン1.7mg/dL以上）
5. 上気道（耳・鼻・咽頭）病変がない

各項目を満たす場合を1点として，該当項目を合計してスコアとする．

は，ステロイド減量に伴う再燃抑制効果が示され，2018年にEGPAに対して適応を取得している．投与量は喘息適応の100mg/回より多く，300mg/回である．抗IL-5受容体α抗体であるベンラリズマブについても保険適用が見込まれている．

　ステロイド抵抗性の神経障害には免疫グロブリン大量療法の適応がある．わが国では保険適用外であるが，アザチオプリン，メトトレキサートなどが用いられることもある．

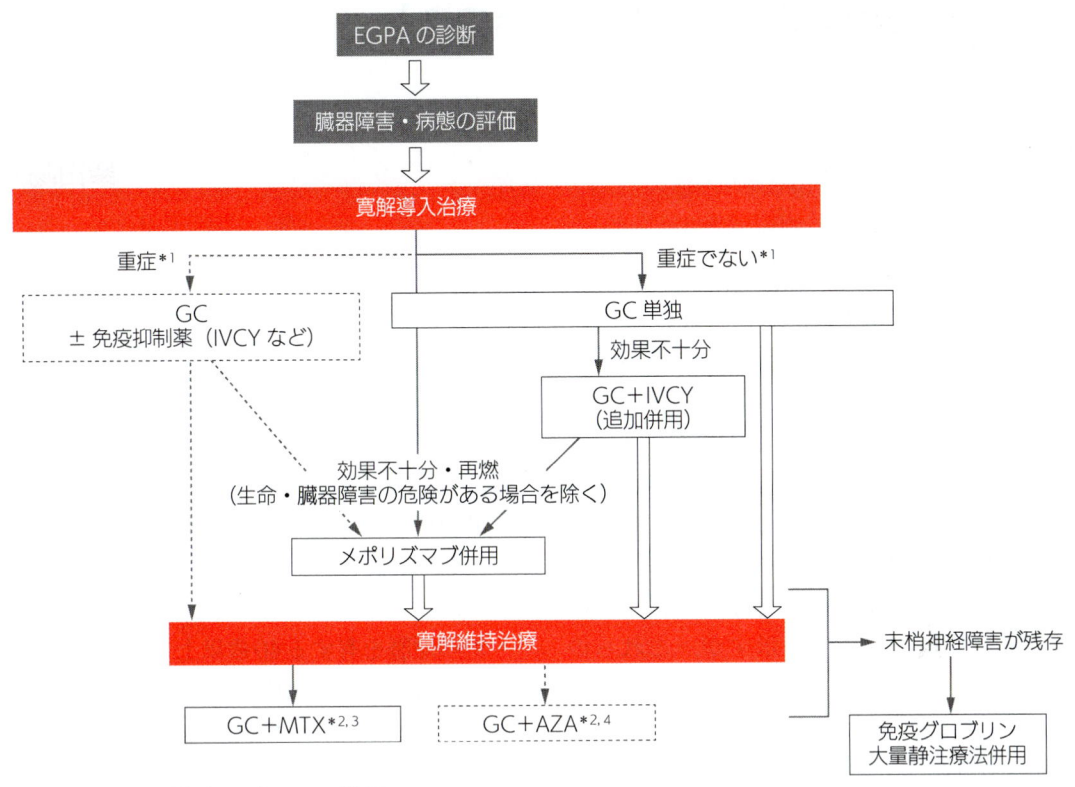

図1 EGPAの治療レジメンの選択

AZA：アザチオプリン，GC：グルココルチコイド，IVCY：静注シクロホスファミドパルス，MTX：メトトレキサート

*¹：重症とは，1996FFS≧1を満たす症例を指す．重症でないとは，これらのいずれも満たさない症例を指す．ただし，ほかにも重症と判断されうる臓器病変もある．

*²：GC単独で寛解導入された場合はGC単独，寛解導入治療でメポリズマブを使用した場合は，メポリズマブを継続することもある．

*³：保険適用外．

*⁴：AZAの開始前にNUDT15遺伝子多型検査を行い，本剤の適応を判断すること．

白矢印は，好酸球性多発血管炎性肉芽腫症の診断・臓器障害・病態評価が確定した場合，および寛解導入治療が有効であった場合を示す．

実線矢印，実線の四角は，本治療の手引きの推奨文で提案した治療法またはその代替治療を示す．

点線の四角，点線矢印はその他の治療を示す．

[厚生労働科学研究費補助金難治性疾患政策研究事業，難治性血管炎の医療水準・患者QOL向上に資する研究班：ANCA関連血管炎診療ガイドライン（2023年改訂版）クイックリファレンス]

専門医への紹介のタイミング

　重要な点は，生命予後に関わる心障害や消化管障害を見逃さずに早期治療を行うことである．また，40日を経過すると不可逆的な神経障害に至る可能性がある．重症喘息患者で，末梢血好酸球増多が目立ち，血管炎症状として手足のしびれや筋力低下などが出現した場合は，緊急を要する病態と考えられる．一刻も早くGC治療を開始するために，速やかに専門医に紹介する．

[COI開示] 長瀬洋之：アストラゼネカ(株)，グラクソ・スミスクライン(株)

文献

1) Sada K, Amano K, Uehara R, *et al*：A nationwide survey on the epidemiology and clinical features of eosinophilic granulomatosis with polyangiitis (Churg-Strauss) in Japan. *Mod Rheumatol* 2014；24：640-644.

2) 厚生労働科学研究費補助金難治性疾患政策研究事業，難治性血管炎の医療水準・患者QOL向上に資する研究班：ANCA関連血管炎診療ガイドライン（2023年改訂版）クイックリファレンス. https://www.vas-mhlw.org/pdf/results/quick-reference-anca-guideline.pdf (2024年6月24日閲覧)

V

各疾患

1 慢性閉塞性肺疾患 (COPD)

柴田陽光

慢性閉塞性肺疾患 (chronic obstructive pulmonary disease：COPD) は日本呼吸器学会「COPD (慢性閉塞性肺疾患) 診断と治療のためのガイドライン (2022年版)」では，「タバコ煙を主とする有害物質を長期に吸入曝露することなどにより生じる肺疾患であり，呼吸機能検査で気流閉塞を示す．気流閉塞は末梢気道病変と気腫性病変がさまざまな割合で複合的に関与し起こる．臨床的には徐々に進行する労作時の呼吸困難や慢性の咳・痰を示すが，これらの症状に乏しいこともある」と定義されている[1]．COPDの発症にはタバコ煙などの有害物質への吸入曝露以外にも，幼少期の喘息罹患などによる肺発達障害も関与する[1]．わが国においてはCOPD患者の約1/4に喘息がオーバーラップしている (asthma and COPD overlap：ACO)[2]．患者は時に細菌やウイルスによる気道感染やアレルゲンへの曝露，汚染された大気の吸入などによって，咳嗽・喀痰が増加し，呼吸困難が悪化することで通常の治療を変更・強化しなければならなくなる．この状態をCOPD増悪と呼ぶ[1]．

疫 学

わが国ではCOPDにより年間約1万8,000人が死亡し，男性死因の第8位となっている (2019年)[1]．わが国に約530万人の患者がいると見積もられ，40歳以上の8.6%がCOPDに罹患していると見積もられている．しかし，実際にCOPDの診療が行われているのはわずか20万人程度に過ぎず，多くは未診断・未治療の状態に置かれている．そのため，早期発見・治療開始が望まれている．

検査，診断

患者が重喫煙歴を有して，労作性呼吸困難などの呼吸器症状を訴えている場合には，本疾患は容易に疑うことができる．これに対し，患者の症状が乏しい場合もあるが，以下に記すCOPD患者像を理解し，積極的に問診することで，非専門医においてもCOPDが発見しやすくなる．

- 重喫煙歴を有する40歳以上である．
- 咳，喀痰，喘鳴症状を訴える．
- 労作 (とくに階段や坂道の登り) 時の息切れがある．
- 感冒時に咳，痰，喘鳴が悪化・顕在化する．
- 感冒様症状を繰り返す，また回復が遅延する．
- 心血管疾患，高血圧症，糖尿病，脂質異常症，骨粗鬆症などに罹っている．

さらに，COPDの補助診断としてスクリーニングツール (COPD-PS，COPD-Q) を使用することも早期発見に有用である[1]．

呼吸機能検査で完全には正常化しない気流閉塞 [短時間作用性気管支拡張薬吸入後スパイロメトリーで1秒率 (FEV_1/FVC) が70%未満であること] の存在を証明することがCOPDの診断に必要である．他疾患との鑑別診断の観点からも胸部X線検査は診断上必須である．COPD自体は重症例でなければ胸部X線検査では異常所見は示さない．著明な心拡大や間質性陰影など他疾患の特徴が認められれば，COPD除外診断につながる．重症例においては，肺野の透過性亢進，肺野末梢血管影の細小化，横隔膜の平低化，滴状心，肋間腔の開大，胸骨後腔の拡大 (側面像)，心臓後腔の拡大 (側面像) といったCOPDの画像所見が観察される[1]．HRCT検査はCOPD肺の病理的な特徴の1つである気腫

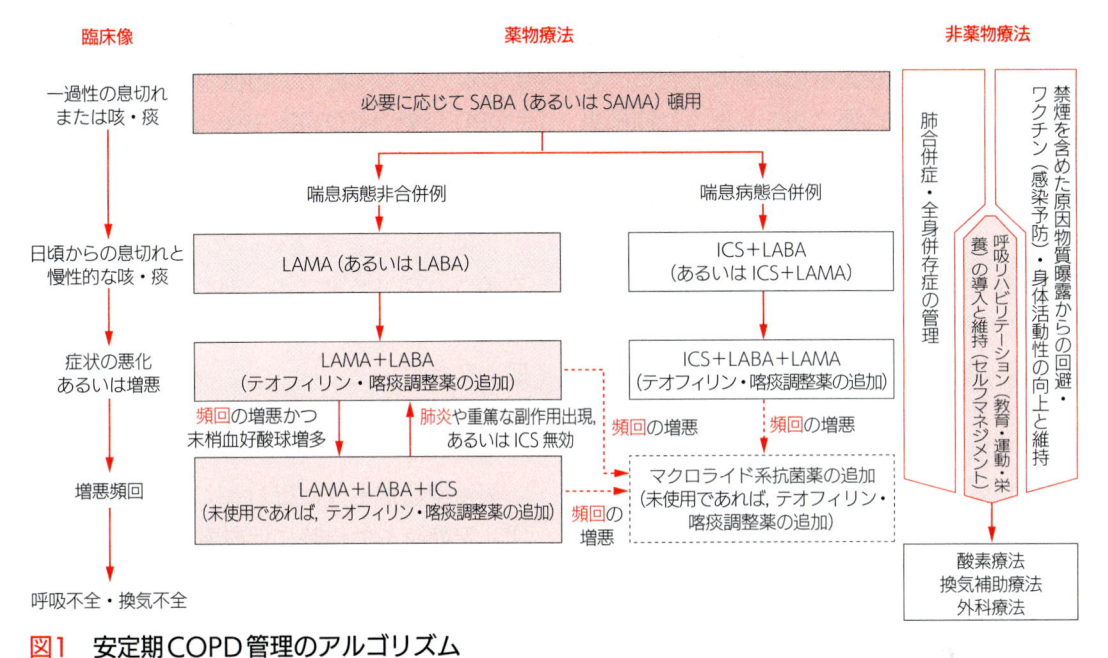

図1 安定期COPD管理のアルゴリズム
［日本呼吸器学会編：COPD（慢性閉塞性肺疾患）診断と治療のためのガイドライン2022，第6版，メディカルレビュー社，2022より許諾を得て転載］

性病変を確認するのにきわめて有用である．喫煙による肺気腫では低吸収域は小葉中心部に現れるが，気腫性病変が進行すると拡大融合して大きな低吸収域を形成するようになる[1]．日本人COPD患者の90％に気腫性病変が認められると報告されているが，それを認めない気道病変が有意な病型（非気腫型COPD）もあるため，CTにおける気腫性病変はCOPD診断に際しての必須条件ではない．

治 療

安定期の治療

　COPD治療の基本は禁煙と吸入薬による気管支拡張療法で患者の気流制限を緩和することにある．気管支拡張薬は長時間作用性抗コリン薬（long-acting muscarinic agonist：LAMA）と長時間作用性β_2刺激薬（long-acting beta-2 agonist：LABA）がある．LAMAのほうが増悪抑制効果や咳嗽・喀痰抑制効果において優れている[1]．LAMAは閉塞隅角緑内障と尿流出障害を伴う前立腺肥大症患者に対しては禁忌である．しかし，前立腺肥大症に対する薬物療法でコントロールされていれば使用可能なことも多い．

症状の強さに応じて，気管支拡張薬を単剤で用いるか，LAMA＋LABA配合薬を使用するかを判断する．症状の強さはCOPD質問票（CAT）と修正 Medical Research Council（mMRC）スケールで評価する[1]．CATスコア10点未満かつmMRC 1（階段や長い坂道で生じる息切れ）以下の息切れであれば，LAMAもしくはLABAによる単剤治療が可能である．CATスコア10点以上もしくはmMRC 2（1km程度の歩行時に息切れのために途中で休まなければならない程度の息切れ）より強い息切れがあれば，LAMA＋LABA配合薬を使用する．

　喘息合併症例（ACO症例）においては気管支拡張薬に吸入ステロイド（inhaled corticosteroid：ICS）を含む配合薬（ICS＋LABA，LAMA＋LABA＋ICS）を使用する．喘息非合併症例でもLAMA＋LABA配合薬治療下において増悪を繰り返す際にはLAMA＋LABA＋ICS配合薬の使用を検討する（図1）[1]．末梢血好酸球濃度が300 cells/μL以上の際にはICSによる増悪抑制効果がとくに高いと考えられるが，100 cells/μL未満の症例ではICSによる増悪抑制効果は期待できない[1]．

V
各疾患

種々の吸入薬剤が市販されているが，薬剤ごとに吸入デバイス・吸入手技が異なるため，処方時には吸入指導が必要である．とくに高齢患者では，複数回の指導が必要がある．吸入薬剤型としてドライパウダー製剤，ミスト製剤（ソフトミストと定量噴霧製剤）がある．前者は吸気流速が保たれている患者に効果が期待できるが，流速が低下した超高齢患者には不向きである．一方，後者は吸気流速が低下している場合にも効果は期待できる．しかし，定量噴霧製剤は吸気と同調した噴霧が必要であり，同調困難な患者もいる．以上の特性を考慮して吸入製剤を選択する．

エリスロマイシンとアジスロマイシンの長期投与はCOPD増悪を有意に抑制することが示されている[3]．マクロライド長期療法は慢性気道感染症における喀痰減少効果があるため，慢性気道感染を併存しているCOPD患者においては喀痰症状の改善が期待される．マクロライド長期投与による耐性菌の増加も報告されており，可能な限り抗菌薬自体として使用されることが少ないエリスロマイシンを選択することが望ましい．

■増悪期の治療

増悪に対する治療は抗菌薬，気管支拡張薬，経口（注射）副腎皮質ステロイドを基本とする．抗菌薬は喀痰量が増加し，膿性喀痰が認められるなど気道感染が疑われる場合には必須である．外来で治療する際には経口ペニシリン系薬，マクロライド系薬，フルオロキノロン系薬を使用する．気管支拡張薬は短時間作用型気管支拡張薬（メプチンエアなど）の追加投与を必要に応じて行う．副腎皮質ステロイドは聴診にて喘鳴が聴取される場合に，プレドニゾロン30mg程度を5～10日間処方する．

増悪の予防のために，ワクチン接種を行うことはかかりつけ医の役割の1つである．ワクチン療法は慢性呼吸器疾患患者の入院や死亡を抑制することが示されている．インフルエンザワクチンは冬季前に毎年接種することが推奨される．肺炎球菌ワクチンはわが国においては65歳時の定期接種が行われているが，その後も5年ごとに任意にて接種することが望ましい．COPD患者はCOVID-19の重症化リスク因子であるため，SARS-CoV-2ワクチンも行うことが望ましいが，具体的な接種スケジュールなどに関しては定まっていない．RSウイルスは高齢者のCOPD増悪の一部の原因となっており，RSウイルスワクチンが2024年1月から利用可能となった．

専門医への紹介のタイミング

薬物療法が十分に行われているにもかかわらず，安静時や労作時に低酸素血症が認められる場合には長期酸素療法などの専門的な治療が必要になる．安静時の経皮的酸素飽和度（SpO_2）93%以下，労作時のSpO_2 89%以下を専門医紹介の目安とする．

薬物療法が行われているにもかかわらず呼吸困難が残存する場合や，身体活動が大きく低下している患者に対しては，呼吸リハビリテーションを積極的に導入すべきである．呼吸リハビリテーションは患者の息切れ，健康関連QOL，運動耐容能を改善する高いエビデンスがある[1]．呼吸リハビリテーションは非専門の医療施設での実施は難しいため，専門施設に紹介する．

さらに，COPD患者は高率に肺がんに罹患する[1]．胸部X線検査のみでは早期発見は困難であり，とくに現喫煙患者や禁煙後15年未満の患者では数年に一度は低線量CT検査による肺がんスクリーニングを受けることが望ましい．

［COI開示］柴田陽光：アストラゼネカ(株)，日本ベーリンガーインゲルハイム(株)

文献

1) 日本呼吸器学会 編：COPD（慢性閉塞性肺疾患）診断と治療のためのガイドライン2022．第6版，メディカルレビュー社，2022．
2) 日本呼吸器学会 編：喘息とCOPDのオーバーラップ（Asthma and COPD Overlap：ACO）診断と治療の手引き2023．第2版，メディカルレビュー社，2023．
3) Nakamura K, Fujita Y, Chen H, *et al*：The effectiveness and safety of long-term macrolide therapy for COPD in stable status：a systematic review and meta-analysis. *Diseases* 2023;11:152.

2 喘息とCOPDのオーバーラップ（ACO）

室　繁郎

気管支喘息とCOPDは有病率に高い疾患であり，前者は可逆的な，後者は固定性の気流閉塞（閉塞性換気障害）を呈する．両者の症状はしばしば鑑別が困難で，合併していることも多い．一方で，喘息においては吸入ステロイド製剤を中心とする抗炎症治療が重要であり，COPDにおいては気管支拡張療法が主体となり，治療戦略が異なるために両者の鑑別と合併の評価は重要である．これらを踏まえて，「喘息とCOPDのオーバーラップ（Asthma and COPD Overlap：ACO）診断と治療の手引き」が日本呼吸器学会から出版され，両者の治療を適切に導入することが推奨されている．

疫 学

喘息は全年齢層において発症しうるが，COPDは比較的高齢者に多い．よってACOも高齢になるほど有病率は上昇する．一般住民におけるACOの有病率は0.9〜11.1％と国によってばらつきが大きい．わが国では40歳以上で0.9％，喘息患者におけるACOは27.1％，40歳以上のCOPDでは前向きコホートで25.2％と報告されている．

症 状 (図1) [1]

喘息らしい症状として，「発作性の呼吸困難，喘鳴，胸苦しさ，咳（夜間早朝に出現しやすい）の反復」が目安となる．夜間早朝といった日内変動に加えて，週・月あるいは季節変動が参考になる．COPDらしい症状としては，労作時に生じる慢性の息切れ，呼吸困難や慢性の咳，痰が挙げられ，これらは明確な変動やトリガーがなく，年単位でゆっくりと進行するが，軽症だと症状に乏しいことがある．ACOではこれら

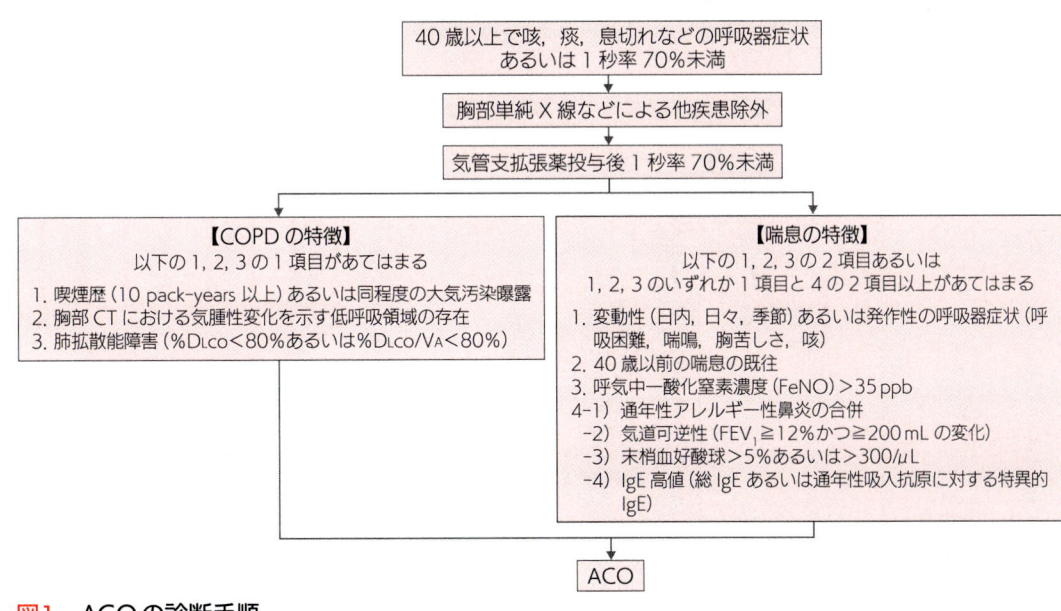

図1　ACOの診断手順

［日本呼吸器学会喘息とCOPDのオーバーラップ（Asthma and COPD Overlap：ACO）診断と治療の手引き第2版作成委員会編：喘息とCOPDのオーバーラップ（Asthma and COPD Overlap：ACO）診断と治療の手引き第2版2023．メディカルレビュー社，2024より許諾を得て転載］

V

各疾患

の症状がさまざまな度合いで表出するが，症状が軽微な場合は後述の検査所見を参照しないと診断困難である．とくにCOPDの症状が軽微な場合は喘息らしい症状のみを訴えることが想定される．

検査，診断

前述の症状でACOを疑った場合は，スパイロメトリーで1秒率が70％未満（閉塞性換気障害）であることを示すことが必要条件である．わが国のCOPDでは大多数が喫煙経験者であるため，喫煙歴の聴取も必須である．また，同様の症状をきたす他疾患を除外するために，胸部X線や必要に応じて胸部CTなど画像診断も重要である．呼気NO，IgE高値や吸入抗原に

表1　ACOの管理目標

1. 症状およびQOLの改善
2. 呼吸機能障害の改善および気道炎症の制御
3. 運動耐容能・身体活動性の向上および維持
4. 呼吸機能の経年低下および疾患進行の抑制
5. 増悪の予防
6. 合併症・併存症の予防と治療
7. 生命予後の改善と健康寿命の延長
8. 治療薬による副作用の回避

［日本呼吸器学会喘息とCOPDのオーバーラップ（Asthma and COPD Overlap：ACO）診断と治療の手引き第2版作成委員会編：喘息とCOPDのオーバーラップ（Asthma and COPD Overlap：ACO）診断と治療の手引き第2版2023．メディカルレビュー社，2024より許諾を得て転載］

対する特異的IgE（RAST），末梢血好酸球増多（300/μL超）なども重要である．これらを統合して総合的に判断する（図1）.

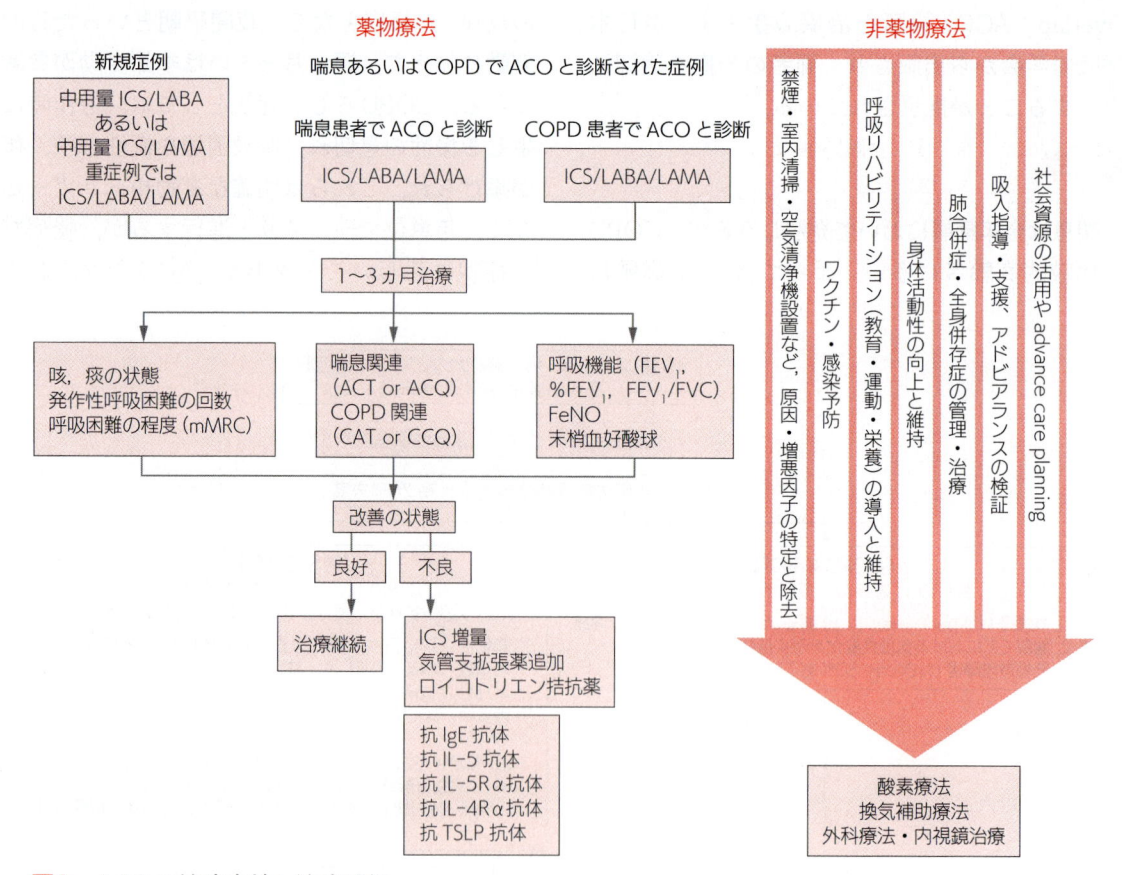

図2　ACOの治療方針と治療評価

通常は中用量のICS/LABAあるいは中用量のICS＋LAMAで治療を開始し，1～3ヵ月後に評価する．十分に改善が得られない場合にはLAMAあるいはLABAを追加する．ただし，喘息の病態に応じて低用量ICSから開始することもある．

［日本呼吸器学会喘息とCOPDのオーバーラップ（Asthma and COPD Overlap：ACO）診断と治療の手引き第2版作成委員会編：喘息とCOPDのオーバーラップ（Asthma and COPD Overlap：ACO）診断と治療の手引き第2版2023．メディカルレビュー社，2024より許諾を得て転載］

表2　ACOのタイプに応じた薬物治療

COPD重症度 ＼ 喘息重症度			軽症間欠型	軽症持続型	中等症持続型	重症持続型〜最重症持続型
基本治療	PRO[*1]	mMRC 0〜1 CAT<10	ICS（低用量）+LABA or ICS（低用量）+LAMA	ICS（低〜中用量）+LABA or ICS（低〜中用量）+LAMA	LAMA+LABA+ICS（中〜高用量）[*2]	LAMA+LABA+ICS（中〜高用量）[*2,7]
		mMRC≧2 CAT≧10	LAMA+LABA+ICS（低用量）[*2,3]	LAMA+LABA+ICS（低〜中用量）[*2,3]		
追加治療			LTRA，テオフィリン徐放製剤，喀痰調整薬		左記に加えてマクロライド，（一部の生物学的製剤[*4]）	左記に加えて生物学的製剤[*4]，経口ステロイド薬
			アレルゲン免疫療法[*5]			
増悪時ないしは頓用吸入として			吸入SABD頓用[*6]			

*1: patient-reported outcome
*2: single inhaler triple therapy（SITT）が望ましい．
*3: LAMA+LABA+ICSは，LABA/ICS+LAMA，LAMA/LABA+ICSいずれも可．
*4: 生物学的製剤の適応については，添付文書，「喘息予防・管理ガイドライン2021」，「喘息診療実践ガイドライン2023」を参照のこと．
*5: ダニアレルギーで特にアレルギー性鼻炎合併例で，安定期の%FEV$_1$≧70%の場合に考慮．
*6: short acting bronchodilators．通常はSABAが頻用されるが，COPDでは症状緩和にSAMAの有効性も示されている．
*7: 重症喘息の場合は高用量ICSが必要である．一方でCOPDの要素が大きい場合，肺炎リスクの上昇を考慮して，ICSの用量は中〜高用量とした．
注：気管支喘息・COPDともにICSは用量依存性に気道感染リスクを上昇させるという報告がある．必要に応じてICS用量の増減は常に念頭に置く必要がある．

[日本呼吸器学会喘息とCOPDのオーバーラップ（Asthma and COPD Overlap：ACO）診断と治療の手引き第2版作成委員会編：喘息とCOPDのオーバーラップ（Asthma and COPD Overlap：ACO）診断と治療の手引き第2版2023．メディカルレビュー社，2024より許諾を得て転載]

治　療（表1，図2，表2）

　表1に示す管理目標[1]を念頭に置き，気管支喘息の重症度[2]とCOPDの重症度[3]を総合的に判断して治療を行う．臨床的には，発作（増悪）の頻度と息切れの程度が重要である．

　喘息要素に対して吸入ステロイド製剤が必須であり，COPD要素に関して長時間作用型気管支拡張薬を用いる．必要に応じて，喀痰調整薬，ロイコトリエン拮抗薬，テオフィリン製剤を併用する．非薬物療法も重要である．

専門医への紹介のタイミング

　適切な管理がなされないと，重篤な増悪や，長期的な呼吸機能低下による全身状態悪化に至りうるため，診断に迷うときや増悪（発作），症状コントロールが不良の際には専門医への受診が望ましい．胸部X線，スパイロメトリーは年に1回程度以上の検査が望ましく，必要に応じて専門医に評価を依頼する．

[COI開示] 室　繁郎：アストラゼネカ(株)，近鉄ケーブルネットワーク(株)，グラクソ・スミスクライン(株)，特定医療法人新仁会奈良春日病院，中外製薬(株)，日本ベーリンガーインゲルハイム(株)，ロート製薬(株)

文献

1) 日本呼吸器学会喘息とCOPDのオーバーラップ（Asthma and COPD Overlap：ACO）診断と治療の手引き第2版作成委員会編：喘息とCOPDのオーバーラップ（Asthma and COPD Overlap：ACO）診断と治療の手引き第2版2023．メディカルレビュー社，2024．
2) 日本アレルギー学会喘息ガイドライン専門部会監：喘息予防・管理ガイドライン2021．協和企画，2021．
3) 日本呼吸器学会COPDガイドライン第6版作成委員会編：COPD（慢性閉塞性肺疾患）診断と治療のためのガイドライン第6版．メディカルレビュー社，2022．

Ⅴ

各疾患

3 びまん性汎細気管支炎 (DPB)

松本久子

びまん性汎細気管支炎（diffuse panbronchiolitis：DPB）は，1960年代に本間・山中らにより提唱された，呼吸細気管支領域を病変の主座とする慢性炎症性気道疾患である[1]．咳嗽・膿性痰を主症状とし，慢性気道感染を伴い，疾患の進行とともに息切れ，呼吸困難が顕著となる．1980年代前半の報告では，初診時からの5年生存率は42%とされていたが，1984年に工藤らによるエリスロマイシンの少量持続投与の有効性が報告されてから，本疾患の予後は著明に改善した．その後，発症頻度も大きく減り，DPBは早期に診断・治療を行うことで予後良好な疾患となった．一方で，経験される症例が少なくなった現在，よりいっそうDPBを見逃すことなく確実に診断・加療することが求められる．また，マクロライド不応性で肺移植を要する症例も一部に存在し，今後の課題である．

疫 学

1980〜1982年の全国調査では，発症年齢は10〜70歳台の各年代にわたり，40〜50歳台をピークとする．男女差はほぼなく，高率に慢性副鼻腔炎を合併する．1980年の発症率は人口10万人あたり11.1人であったが，2008〜2012年には0.13人に低下している．発症が東アジア人に集積していることも特徴であり，日本人ではHLA-B54との関連が示唆されている[2]．

検査，診断

診断は1998年の厚生省の特定疾患びまん性肺疾患調査研究班による「びまん性汎細気管支炎の臨床診断基準」に基づく（表1）．初期には胸部X線でほとんど異常所見を認めない場合もあり，DPBを疑う場合は胸部CT検査を行う．胸部CTでは両側肺野びまん性の小葉中心性の粒状影が特徴的所見（図1）である．呼吸機能検査での閉塞性障害，低酸素血症の出現も重要な参考項目である．進行すると肺活量が低下して混合性換気障害を呈し，$PaCO_2$の上昇を伴うII型呼吸不全に至る．

鑑別すべき疾患として，原発性線毛機能不全症，関節リウマチに伴う細気管支炎，非結核性抗酸菌症，HTLV-1関連気管支肺疾患，閉塞性細気管支炎などがある．好酸球性細気管支炎も画像上鑑別が困難な疾患の1つである．また，DPBでも喘鳴が聴取されるため，喘息と誤診しないように注意する．

治 療[3]

マクロライド少量長期投与が基本であり，第一選択薬としてエリスロマイシン400〜600mg/日，分2〜3の経口投与が推奨される．6ヵ月以上継続し，臨床効果を判定する．多くの場合，1〜3ヵ月以内に自覚症状の改善が認められ，その後に画像・呼吸機能なども改善する．2年間治療を継続するが，症状が残る例ではその後も治療を継続する．エリスロマイシンに不耐（胃腸障害など）または無効例では，第二選択薬としてクラリスロマイシン200〜400mg/日，分1〜2，またはロキシスロマイシン150〜300mg/日，分1〜2に変更する．これら14員環系マクロライドに無効な場合は，15員環系マクロライドであるアジスロマイシン1回250mg，2〜3回/週を代替に考慮する．ただし，DPBの約2割に非結核性抗酸菌が検出されている．クラリスロマイシンなど半合成のマクロライド系薬はマクロライド耐性を誘導しやすいため，使用前に必ず非結核性抗酸菌の有無を確認する．

対症療法ではあるが，去痰薬，排痰理学療法，アカペラ®やエアロビカ®などの排痰補助

表1　びまん性汎細気管支炎の診断基準

主要臨床所見

(1) 必須項目

①臨床症状：持続性の咳・痰，および労作時息切れ

②慢性副鼻腔炎の合併ないし既往[*1]

③胸部X線またはCT所見：胸部X線：両肺野 びまん 性散布性粒状影[*2] または

胸部CT：両肺野びまん性小葉中心性粒状病変[*3]

(2) 参考項目

①胸部聴診所見：断続性ラ音[*4]

②呼吸機能および血液ガス所見：1秒率低下（≦70%）および低酸素血症（≦80mmHg）[*5]

③血液所見：寒冷凝集素価高値（ヒト赤血球凝集法≧64倍）

臨床診断

(1) 診断の判定　確実：必須項目①②③に加え，参考項目の2項目以上を満たすもの

ほぼ確実：必須項目①②③を満たすもの

可能性あり：必須項目のうち①②を満たすもの

(2) 鑑別診断：慢性気管支炎，気管支拡張症，線毛不動症候群，閉塞性細気管支炎，囊胞性肺線維症など
病理組織学的検査は本症の確定診断上有用である

[*1]：X線で確認のこと

[*2]：しばしば過膨張所見を伴う．進行すると両下肺に気管支拡張所見がみられ，時に巣状肺炎を伴う

[*3]：しばしば細気管支支炎の拡張や壁肥厚がみられる

[*4]：多くは水疱音（coarse crackcles）ときに連続性ラ音（wheeze, rhonchi）ないしsquawkを伴う

[*5]：進行すると肺活量減少，残気量（率）増加を伴う．肺拡散能力の低下はみられない

［厚生省特定疾患びまん性肺疾患調査研究班：びまん性汎細気管支炎の診断の手引き，1998］

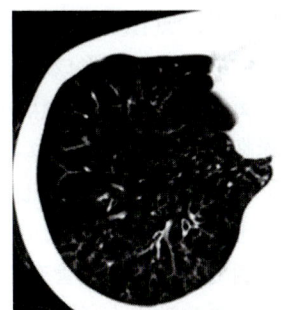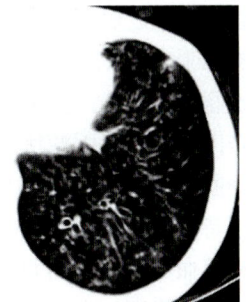

図1　DPB例の胸部CT

びまん性に分布する1～2mm大の小葉中心性粒状影，およびtree-in-bud像，より中枢気管支の拡張像を認める．

具の導入が有用である．栄養状態の改善，ワクチン接種も重要である．また急性増悪時は，*Haemophilus influenzae*, *Streptococcus pneumoniae*, *Moraxella catarrhalis*, *Pseudomonas aeruginosa* などをカバーできる抗菌薬を追加投与する.

専門医への紹介のタイミング

DPB が疑われる場合は鑑別疾患の除外が必要であるため，専門医への紹介が望ましい．また，DPB として加療開始後も自覚症状・画像の改善が乏しい例，頻回に急性増悪をきたす例では，専門医への紹介を考慮する.

[COI開示] 本論文に関して筆者に開示すべきCOI状態はない

文献

1) Homma H, Yamanaka A, Tanimoto S, *et al*：Diffuse panbronchiolitis：a disease of the transitional zone of the lung. *Chest* 1983；83：63-69.

2) Keicho N, Hijikata M：Genetic predisposition to diffuse panbronchiolitis. *Respirology* 2011；16：581-588.

3) 日本感染症学会，日本化学療法学会編：JAID/JSC感染症治療ガイド2023. 日本感染症学会，2023.

V 各疾患

4　気管支拡張症

金子　猛

疫　学

　気管支拡張症は，気管支粘膜の繰り返す炎症が契機となり，気道の内腔が不可逆的に拡張した状態の総称である[1]．発症原因は多岐にわたり，先天性，免疫不全，呼吸器感染症，免疫過剰反応，機械的閉塞などがあるが，原因不明（特発性）のものも多い．国内の有病率については明らかでないが，有病率は年齢とともに大きく増加し，女性に多い．米国では有病率は10万人あたり100〜200人と推定されている[2]．国内では，近年非結核性抗酸菌症に伴うものが増加している．欧米で高頻度に認められる囊胞性線維症（cystic fibrosis：CF）とそれ以外（non-CF）に分けて気管支拡張症を論じることが多いが，わが国ではCFはきわめてまれであることから，本稿ではnon-CFに限定して論じる．

症　状

　慢性の喀痰と咳嗽が主症状である．気道感染を繰り返し，経過とともに緑膿菌の持続感染をきたし喀痰は膿性となり，血痰や喀血を伴うよ

うになる．気管支拡張症は血痰や喀血の原因疾患として最も重要であることが，わが国の7専門施設における約550例の検討結果として報告されている[3]．病変が広範に存在すると呼吸困難が生じる．高度に進行した場合は低酸素血症をきたし肺高血圧や右心不全を生じる．

検査，診断

　胸部X線所見として，気管支の拡張と壁肥厚により平行した線状影（tram-line）や輪状・囊胞状陰影などが認められる．ただし，胸部X線では異常所見の指摘が困難なことも多く，診断には胸部HRCTが有用である（図1）．伴走する肺動脈径より気管支の内径が大きい場合は気管支拡張と診断される．また，気管支壁の肥厚や拡張した気管支腔内に粘液栓，鏡面形成などが認められる．拡張した気管支は，その形状から円柱状，静脈瘤状，囊胞状などに分類される．診断に際しては，病変の分布や程度を確認し，同時に原因検索や併存疾患の評価を行う．血痰や喀血を伴う場合は，胸部造影CTや気管支動脈造影検査による気管支動脈の評価も必要とな

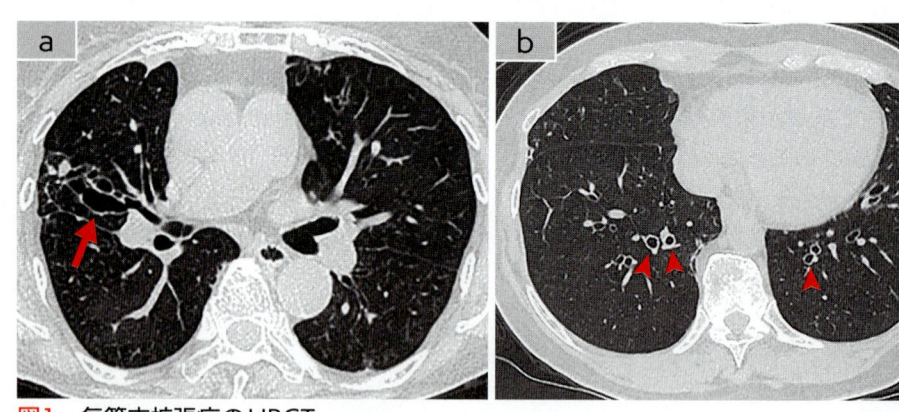

図1　気管支拡張症のHRCT
拡張した気管支の縦断面（a，矢印），横断面（b，矢頭）．

る．さらに，喀痰検査（一般細菌および抗酸菌培養検査），血液検査では，白血球数と血液像，IgE，アスペルギルス特異的IgEおよびIgG抗体，MAC抗体，T-SPOT.TB，免疫グロブリン（IgG，IgA，IgM）などを確認する．呼吸機能検査，動脈血液ガス分析，副鼻腔X線やCT検査を適宜実施する．喀痰培養は，抗酸菌感染症の除外や緑膿菌や真菌感染の評価がとくに重要である[1]．アスペルギルス属はアレルギー性気管支肺アスペルギルス症や慢性進行性肺アスペルギルス症など重大な病態の原因となる．

治　療

治療の基本は原疾患に対する治療であり，対症療法を併用する．たとえば，近年増加している非結核性抗酸菌症が気管支拡張の原因であれば，原因菌に対する多剤併用抗菌化学療法を実施する．気道の炎症や感染をコントロールして，病状の進行を抑制し，QOLを維持することが重要である．以下に対症療法を示す．

■ 薬物療法

マクロライド系抗菌薬少量長期療法と喀痰調整薬の投与を検討する．マクロライド系抗菌薬少量長期療法により，増悪頻度の減少や，喀痰量の減少およびQOLの改善，呼吸機能低下の抑制などが期待される．年間3回以上の増悪の発生を目安に治療を検討する[1]．マクロライド系抗菌薬の投与に際しては，非結核性抗酸菌症，とくにMAC（*Mycobacterium avium* complex）症を除外する必要がある．否定できない場合は，MAC症治療のキードラッグであるクラリスロマイシンに対する耐性化を回避するためにクラリスロマイシンと交差耐性のないエリスロマイシンを選択する．クラリスロマイシンやエリスロマイシンはCYP3Aの阻害によりCYP3Aで代謝される薬剤の血中濃度を上昇させる可能性があるため，併用禁忌や併用注意薬の服薬確認が必要である．

一方，喀痰調整薬に関しては，有効性を示すエビデンスに乏しいが，診療の現場では臨床効果を期待して頻用されている．喀痰調整薬は大きく，①粘液溶解薬（塩酸ブロモヘキシン，*N*-アセチルシステイン，L-エチルシステイン），②粘液修復薬（カルボシステイン），③粘膜潤滑薬（塩酸アンブロキソール），④気道分泌細胞正常化薬（フドステイン）の4つに分類され，それぞれ異なる作用機序をもつことを理解して投与する．気道分泌物のクリアランス促進には①②③を，粘液の産生・分泌の抑制には④を用いる．喀痰調整薬の使用に際しては，喀痰の性状と病態を踏まえて，まず1剤から投与を開始し，症状の改善があれば継続し，改善が乏しい場合は他の作用機序をもつ薬剤へ変更する．喀痰症状が著明な場合は，作用機序が異なる薬剤を併用することで症状のコントロールが得られることもある[1]．

■ 非薬物療法

排痰を促進する目的で，体位ドレナージ，器具を用いた胸壁バイブレーション，タッピングなどの理学療法が実施されている．これらを安定期の症例に実施することは安全であり，喀痰量の減少と呼吸機能の改善が期待される[1]．また，感染増悪を予防するために，インフルエンザワクチン，肺炎球菌ワクチン，新型コロナワクチンやRSウイルスワクチン（60歳以上）の接種も重要である．

専門医への紹介のタイミング

以下の場合には専門医へのコンサルトを考慮する．

- 気管支拡張症の原因として抗酸菌感染や真菌感染が疑われる．
- 慢性副鼻腔炎や鼻炎の症状がある．
- 関節リウマチやSjögren症候群などの併存が疑われる．
- 急性増悪により呼吸状態が悪化している．
- 頻回の血痰や喀血が認められる，または大量の喀血をきたした場合．これらは肺動脈塞栓術の適応となる可能性がある．また，病変が限局している場合は，外科切除の適応となることがある．

V

各疾患

[COI開示] 金子　猛：杏林製薬(株), サノフィ(株)

文献

1) 日本呼吸器学会咳嗽・喀痰の診療ガイドライン2019作成委員会編：咳嗽・喀痰の診療ガイドライン2019. メディカルレビュー社, 2019.
2) Weycker D, Hansen GL, Seifer FD : Prevalence and incidence of noncystic fibrosis bronchiectasis among US adults in 2013. *Chron Respir Dis* 2017;14:377-384.
3) Fujii H, Hara H, Obase Y, *et al* : Nationwide survey in Japan of the causative diseases of bloody sputum and hemoptysis in departments of respiratory medicine at university hospitals and core hospitals. *Respir Investig* 2024;62:395-401.

5　線毛機能不全症候群

黒川敦志・多賀谷悦子

線毛機能不全症候群は，先天性の線毛機能異常により気管支拡張症，慢性副鼻腔炎，滲出性中耳炎，内臓逆位（約半数），不妊などを呈する比較的まれな遺伝性疾患である．診断のゴールドスタンダードはなく，遺伝子検査を含む複数の検査を組み合わせて診断することが推奨されている．早期診断のうえ，慢性期における適切な増悪予防・管理が必要となる．

疫　学

線毛機能不全症候群は，古典的には内臓逆位，慢性副鼻腔炎，気管支拡張症を3徴とするKartagener症候群として報告された．主に常染色体潜性遺伝の形式をとる比較的まれな遺伝性疾患であり，線毛の構造・機能異常により，慢性の上下気道感染症をきたす．約50の原因遺伝子が報告されており，原因遺伝子により線毛の構造変化や，臨床所見および重症度に違いがみられる．原因遺伝子の頻度は人種により差異があることが報告されている．わが国では*DRC1*遺伝子大規模欠失の頻度が高く，内臓逆位は伴わない．症状が特異的ではないことが診断の遅れにつながり，とくに軽症例では未診断の症例も多く存在すると考えられる．

症　状

慢性湿性咳嗽および副鼻腔炎症状が多くみられる．新生児では，高頻度に多呼吸，肺炎，無気肺をきたし，成人では気管支拡張症を認め，ときに呼吸不全に至る．胸部聴診所見では，coarse cracklesやrhonchiを聴取することが多い．急性上気道炎を契機に病態の増悪がみられることがある．小児期からの気道感染を繰り返す症例も多い．そのほか内臓逆位や不妊など多彩な症状をきたす．

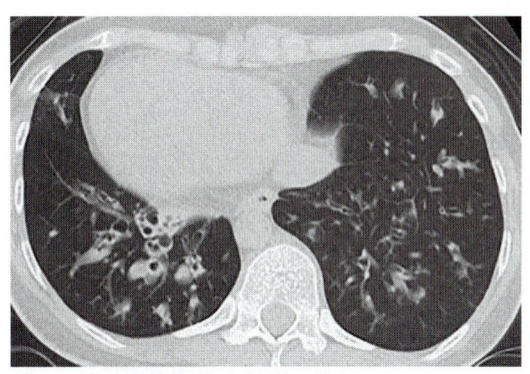

図1　線毛機能不全症候群の胸部CT
33歳女性．幼少期からの湿性咳嗽を主訴に来院．線毛機能不全症候群の家族歴あり．気管支拡張，気管支壁の肥厚，内臓逆位を認める．
［Orimo M, *et al*：*Intern Med* 2019；58：2383-2386］

検査，診断

幼少期からの慢性の上下気道感染症，内臓逆位，不妊などから疑う．胸部画像所見では，気管支拡張症や細気管支炎を疑わせる所見がみられる（図1）．検査としては，鼻粘膜や気管支粘膜生検により線毛を採取し，電子顕微鏡を用いた線毛微細構造の評価（図2）や遺伝子検査などを実施する．かつては電子顕微鏡検査が本症の診断のゴールドスタンダードといわれてきたが，症例の30％には構造上は異常がみられず，電子顕微鏡検査で線毛の構造が正常であっても本症は否定できない．わが国でも近年，遺伝子検査が施行されているが，遺伝子異常の違いにより，電顕所見や線毛運動に違いを認める．線毛機能不全症候群では鼻腔一酸化窒素産生量が著しい低値を示し，スクリーニング検査として有用である．そのほか高速ビデオを用いた線毛運動の機能解析や線毛構造タンパクの免疫染色なども参考となる．

これらの複数の検査を組み合わせての診断が

Ⅴ 各疾患

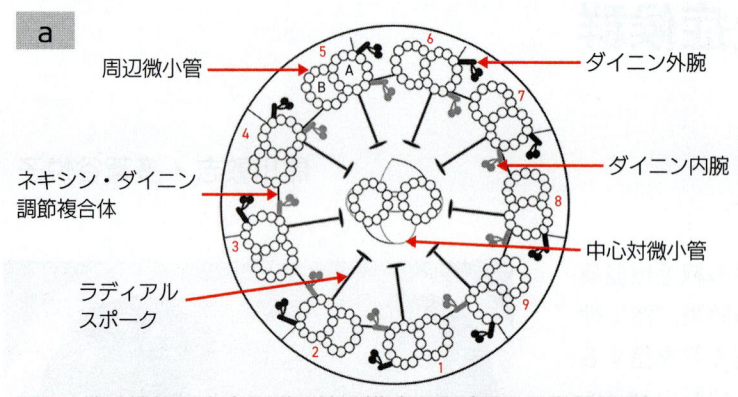

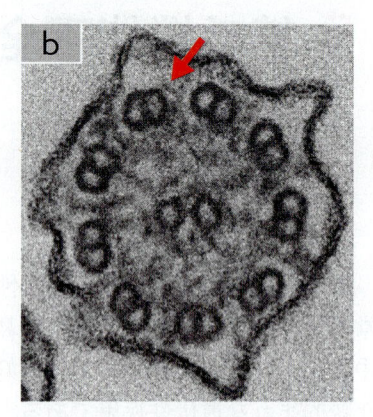

図2 線毛機能不全症候群の線毛構造異常（電子顕微鏡検査）
a：正常線毛構造（横断面）の模式図．9組の微小管が放射状に配列し，中心部には2本の微小管がある（9+2構造）．ダイニン腕は線毛運動に関与している．
b：症例．ダイニン外腕が欠損している．

[Lucas JS, et al：*Eur Respir J* 2017；49：1601090]

推奨されているが，いずれも国内においては施行可能な施設が限られている．

治 療

現在のところ遺伝子治療などの根本的治療はない．治療の目標は，増悪を予防し肺機能低下を抑制することにより，QOLを維持することである．

本症候群では年齢によっても異なる多様な症状・所見を呈する．そのため，主に内科，耳鼻咽喉科，小児科といった複数の科での管理と治療がなされる．

長期管理においては，慢性気道感染の管理と，これに伴う気道過分泌への対応が重要となる．具体的には，マクロライド系抗菌薬の少量長期投与，呼吸リハビリテーション（気道クリアランス療法や運動療法を含む）などを実施する．

感染対策が重要であり，うがい，手洗い，感染症流行時には外出を控えることを指導する．ワクチンの積極的な接種を勧める．

慢性期の病態から，発熱や咳嗽，喀痰，呼吸困難の増悪をきたした場合，喀痰グラム染色所見を参考とし，適切な抗菌薬を使用する．呼吸不全をきたした場合は酸素投与，全身管理を行う．

専門医に紹介するタイミング

幼少期からの慢性の上下気道感染症，内臓逆位，不妊，家族歴などから本症候群を疑う場合は，検査が可能な施設での診断が必要になる．専門施設については「線毛機能不全症候群の診療の手引き」[3]などが参考になる．将来の難病申請や肺移植の可能性についても専門施設で判断されるべきである．

[COI開示] 本論文に関して筆者らに開示すべきCOI状態はない

文献
1) Orimo M, Kondo M, Tagaya E, *et al*：A Japanese case of primary ciliary dyskinesia with DNAH5 mutations. *Intern Med* 2019；58：2383-2386.
2) Lucas JS, Barbato A, Collins SA, *et al*：European Respiratory Society guidelines for the diagnosis of primary ciliary dyskinesia. *Eur Respir J* 2017；49：1601090.
3) 線毛機能不全症候群の診療の手引き作成委員会：線毛機能不全症候群の診療の手引き．日鼻科会誌 2023；62：1-108.

S188

6 気管・気管支軟化症

放生雅章

疫 学

気管・気管支軟化症は，気管などの中枢気道の脆弱性ゆえに内腔支持力が低下し，呼気時に可逆性の気道狭窄をきたす疾患である．気管に限局する場合は気管軟化症（tracheomalacia），主気管支以下に限局する場合は気管支軟化症（bronchomalacia），その両者に及ぶ場合を気管・気管支軟化症（tracheobronchomalacia）と呼ぶ．

本症は病因により，先天性と後天性とに分類され，そのうち後天性は続発性と原発性に分けられる[1,2]．先天性の多くは乳幼児に認め，気道軟骨や結合組織の形成異常をきたす先天性心疾患や気道・食道発生の先天性異常に伴う．また，未熟児や正常乳児でも気道支持力の未発達から一過性に認めることもある．後天性は原因の明らかな続発性と，原因の不明な原発性に分けられる．続発性としては主に小児における大血管による気管・気管支の圧迫や，外傷・気管内挿管・気管切開・悪性腫瘍・肺移植などが原因で，気道壁の障害から気道支持力の低下をきたす．一般に続発性の気道虚脱は，障害を受けた部位に限局することが特徴である．それに対し本症の大多数を占める原発性は主に中高年にみられ，その多くは気管支喘息やCOPDを基礎疾患として合併する．喫煙・誤嚥・反復する感染・長期間の気管挿管などによる慢性的な気道炎症や，長期間の咳嗽発作や事故による気道障害など物理的現象のほかに，加齢による気道壁の退行性変化が加わり，軟骨や結合組織が脆弱化し気道支持力が低下すると推定されている．

正確な有病率は一般人口に対する調査が行われておらず不明であるが，わが国で何らかの理由で気管支鏡検査を施行された4,283例の12.7％に気管・気管支軟化症を認めたとする報告がある．多くの喘息ガイドラインで喘鳴をきたす疾患として本症は必ず鑑別診断に挙げられるが，実際の臨床の場で本症が疑われ診断されることは比較的まれと考えられる．

検査，診断

臨床症状は狭窄の程度，部位などで変わる．閉塞が軽度であれば無症状のまま経過するが，気管・気管支が吸気時に拡張し，呼気時に閉塞するため，咳嗽，呼気性の呼吸困難，喘鳴が出現することが多い．高度になると成人でも無呼吸発作，咳嗽時失神発作などをきたす．乳幼児では啼泣時のチアノーゼ，持続する喘鳴，犬吠様咳嗽，繰り返す感染などを認め，重症例ではdying spellと呼ばれる回復困難な無呼吸，チアノーゼ発作を認める．dying spellは，啼泣などを契機に中枢側の気道が先に潰れてしまい，胸腔内が高い陽圧となったまま呼気不能となり，呼吸・心停止に至る重篤な発作である．

一般に，のどの詰まり感や違和感を訴える，聴診で胸骨部に最強点を有する喘鳴を聴取する，胸部X線像で気管陰影の左右径または前後径の狭小化がみられるなどの所見を認めた場合には，本症を疑い精査を進める必要がある．

1990年代に乳幼児でも観察可能な細径気管支鏡が開発されて以降，気管支鏡検査が本症の標準診断法とされてきた．気管支鏡にて，呼気時あるいは咳嗽時に気道内腔の50％以上の狭窄が観察されれば本症と診断される．本法は狭窄の程度と範囲が容易に判定できるが，検査が侵襲的になることや検査実施医の主観が影響し客観性に欠けることが欠点として挙げられる．

その欠点を補完するために開発された非侵襲的な検査法が気管動態CTである．努力性に

吸気と呼気を繰り返して，連続的にスキャンした画像から気管の断面積を求めることで狭窄の程度を客観的に評価する．より詳しく検索するためには加圧（PEEP 10cmH$_2$O）と非加圧（ZEEP）の2つの条件で撮影することも行われている．CTの高性能化により3次元的に広範囲の気道の動態変化を描出する方法や，MRIを用いた気管動態の評価の有用性も報告されている．大血管の圧迫が疑われる場合は動脈造影もしくは心大血管の超音波検査や造影を加えた3D-CT検査を施行し，血管と気管の位置関係を明らかにすることが診断に有効となることがある．

呼吸機能検査でも本症の診断に有用な情報が得られる．スパイロメトリーでは，呼気のpeak flowの抑制，high lung volumeにおけるflow-volume曲線の揺れ，努力呼吸時における呼気の中断などが認められる．

治　療

本症と診断された場合でも，症状に乏しければ一般に治療対象にはならない．軽度～中等度の場合は，併存する喘息などの呼吸器疾患に対する治療を先行し，気道感染のコントロールや理学療法などの保存的治療を行う．乳幼児患者の多くは，成長に伴い気道支持力が増強し，生後1～2年で症状が改善するため，重症例以外は保存的治療が第一選択となる．保存的治療無効例や重症例においては以下の治療を検討する[3]．

■ 非侵襲的陽圧呼吸（NIPPV）

持続陽圧呼吸療法（CPAP）は，気道内を陽圧に保つことで気道の虚脱を緩和することが期待され，状態により間欠的または持続的に行う．重症例ではhigh PEEP（呼気終末陽圧）療法が有効とされる．自発呼吸では維持不能な重症例に対しては気管切開下の陽圧呼吸を行う．陽圧呼吸にて気道虚脱を回避し，また気管チューブがステントとしての役割を果たす効果も期待できるため，病変の範囲によっては通常より長い気管チューブが必要となることもある．

■ 気道内ステント

近年，本症を含む良性気道狭窄に対しても気道内ステントの適応が広がってきた．金属ステントは留置の簡便さから好まれてきたが，現在では抜去が容易なシリコン製ステントが第一選択とされる．ステントを試験的に留置し病状の改善が認められなければ，外科的治療を行う方針も報告されている．

■ 外科的治療

外科的治療としては，気管・気管支の病変部位の外側に支持・補強材を固定し気道の虚脱を防ぐ気管・気管支形成術が主流である．自家肋骨片を用いた外固定術から発展し，現在は外固定のための補強材としてMarlex®メッシュなど各種人工材料が使用されている．

専門医への紹介のタイミング

呼吸困難，咳嗽，喘鳴などの自覚症状から，気管支喘息や中枢気道狭窄をきたす腫瘍性病変，気道異物などとの鑑別が必要である．気管支喘息やCOPDの患者で，説明のつかないような発作性の咳嗽や呼吸困難が生じる場合や，吸入ステロイドや気管支拡張薬を使用しても期待するほどの効果が得られない場合には，本症を疑って専門医へ紹介する．

［COI開示］放生雅章：アストラゼネカ(株)，グラクソ・スミスクライン(株)，サノフィ(株)，日本ベーリンガーインゲルハイム(株)，ノバルティス ファーマ(株)

文献

1) Carden KA, Boiselle P, Waltz D, et al : Tracheornalacia and tracheobronchomalacia in children and adults : an in-depth review. *Chest* 2005；127：984-1005.
2) 塙　健：気管・気管支軟化症．日本臨床別冊：呼吸器症候群Ⅰ．2021；36-39.
3) Wallis C, Alexopoulou E, Anton-Pacheco JL, et al : ERS statement on tracheomalacia and bronchomalacia in children. *Eur Respir J* 2019；54：1-19.

1 特発性肺線維症（IPF）

須田隆文

特発性肺線維症（idiopathic pulmonary fibrosis：IPF）は，原因不明の間質性肺炎の総称である特発性間質性肺炎（idiopathic interstitial pneumonias：IIPs）の1つであり，国際ガイドラインでは主要なIIPsに分類される[1]．IPFはIIPsの9つの疾患のなかで最も多く（50〜65％），組織学的にUIP（usual interstitial pneumonia）パターンを示し，肺の線維化が慢性に進行する予後不良の間質性肺疾患である．IPFの5年生存率は40〜60％，生存期間中央値は3年前後とされている．また，経過中に急速に呼吸不全が進行する急性増悪を発症することもあり，急性増悪はわが国では本疾患の死因として最も頻度が高いことが報告されている．IPFの治療においては，最近の10年間ほどでパラダイムシフトと呼べる大きな変化が起きている．これは，IPFの病態理解が「慢性炎症」から「組織の過剰な修復（創傷治癒機転の異常）」と変化したことに基づいており，以前は国際的なガイドラインにおいてもステロイドなどの抗炎症薬が推奨されていたが，現在はピルフェニドンやニンテダニブなどの抗線維化薬が第一選択薬となっている[2]．実際に，IPFに対して抗線維化薬が導入されてから，リアルワールドでは急性増悪の発症率の低下や，生存期間の延長などが示されている．しかし，これら抗線維化薬の効果はまだ疾患進行のスピードを遅らせる程度にとどまっており，さらなる有効な治療薬の開発が望まれている．本稿では，最新の知見に基づき，IPFの疫学や新しい診断法，治療などについて概説する．

疫 学

わが国のNational Database Open Data Japanのビッグデータを用いた最近の研究によれば，IPFの有病率，発症率ともに経年的に大きく増加していることが示されている（2019年の有病率24人/10万人，発症率7人/10万人）．国際的にも同様にIPF患者の増加が報告されている．性別では男女比は1.5〜3.0：1と男性が多く，発症年齢は70歳以降の高齢者が大部分である．IPFの原因は不明ではあるが，発症と関連したリスク因子として，喫煙，粉じん吸入，胃食道逆流などが挙げられており，とくに喫煙は重要なリスク因子である．また，糖尿病が本症の発症リスクを高めることも報告されている．

症状，身体所見

緩徐に進行する乾性咳嗽，労作時呼吸困難が主たる症状である．急性増悪時には発熱や急激に進行する重度の呼吸困難を訴える．背側肺底部のfine cracklesは90％以上の症例で聴取され，早期診断に有用である．30〜60％でばち指を認める．進行例においては，チアノーゼや，肺性心・右心不全に伴う浮腫などがみられる．また，膠原病に合併した間質性肺炎を除外するために，膠原病を示唆する症状や徴候（関節痛や皮疹など）を十分にチェックする．

検査，診断

血液検査では，IPFに特異的なものはないが，間質性肺炎の血清マーカーであるKL-6や，SP-D，SP-Aの上昇がみられる．また，LDHの上昇もしばしば認められる．画像検査では，胸部X線上，両側下肺野優位のびまん性のすりガラス影や網状影に加え，進行例では肺の容積減少を示す横隔膜の挙上を認める（図1a）．また，HRCTは本症の診断にきわめて有用であり，下葉の胸膜下優位の網状影や，牽引性気管支拡張，蜂巣肺などがみられる（図1b）．呼吸

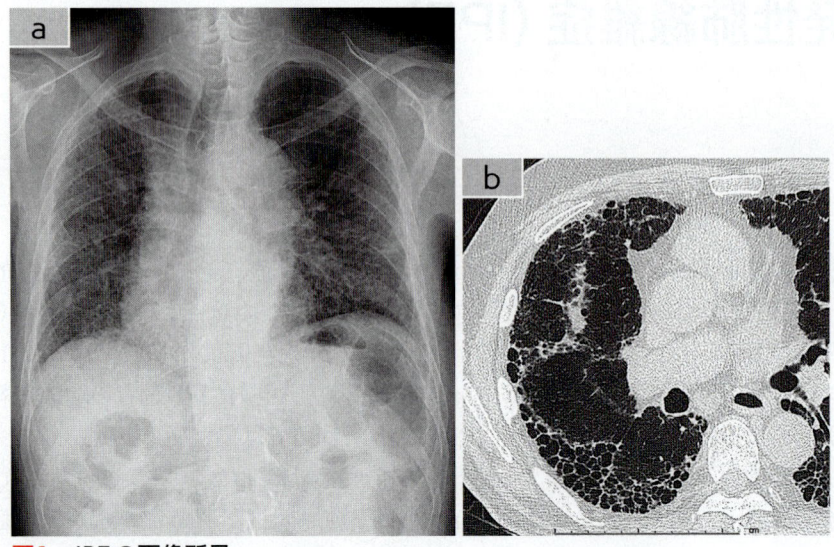

図1 IPFの画像所見
a：胸部X線. びまん性の下肺野外側優位の網状影と横隔膜の挙上を認める.
b：HRCT. 胸膜直下の蜂巣肺形成や網状影がみられる.

機能検査では，肺活量（VC）や全肺気量（TLC）の低下など拘束性換気障害を呈し，肺拡散能（$D_{L_{CO}}$）の低下を認める. 進行例では，動脈血酸素濃度分圧（PaO_2）が低下し，肺胞気-動脈血酸素分圧較差（$A\text{-}aDO_2$）が拡大する. また病初期においても，6分間歩行試験などの運動負荷時に動脈血酸素飽和度（SpO_2）の低下を認めることが多い. 気管支鏡検査では，気管支肺胞洗浄液検査（bronchoalveolar lavage：BAL）や経気管支的肺生検（transbronchial lung biopsy：TBLB）はともに本症の診断的意義は乏しいが，もっぱらIPF以外の間質性肺炎や感染症などの除外診断目的に実施される. IPFは前述したように，組織学的にはUIPパターンを示すことが特徴である. UIPパターンでは，小葉辺縁部に強い斑状の線維化病変を認め，線維化の時相は多彩であり，完成した線維化巣から正常肺に移行し，また幼弱な線維化組織（fibroblastic foci）がみられる（図2）. このUIPパターンを確認するためには外科的肺生検が必要となるが，これは全身麻酔下で実施する侵襲の大きい検査法であり，実施される症例は限られる. 最近，わが国でも普及しつつある経気管支的凍結肺生検（transbronchial lung cryobiopsy：TBLC）は

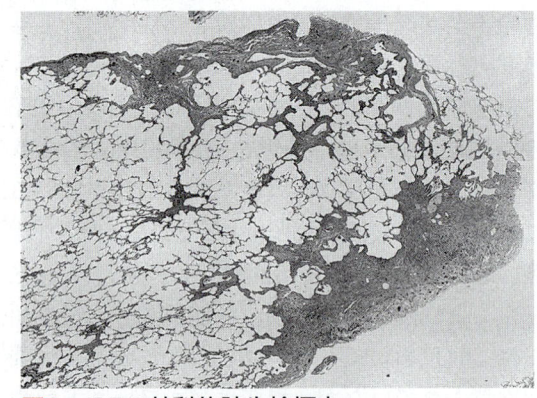

図2 IPFの外科的肺生検標本
小葉辺縁部，胸膜下優位の斑状の線維化病変を認め，これらの線維化病変と連続性に移行するほぼ正常の胞隔がみられ，組織的にUIPパターンを示す.

TBLBよりも大きな検体が採取でき，外科的肺生検より低侵襲であるため，IPFの組織学的診断における有用性が期待されている.

診断は，基本的には図3に示した診断フローチャートに基づいて進める. 原因不明の間質性肺炎患者においては，まずHRCTを撮影し，蜂巣肺形成を伴う画像上のUIPパターンを示せば，外科的肺生検を実施することなく，臨床的にIPFと診断できることとなっている. 一方，画像上のUIPパターンを呈しない場合は，気管支

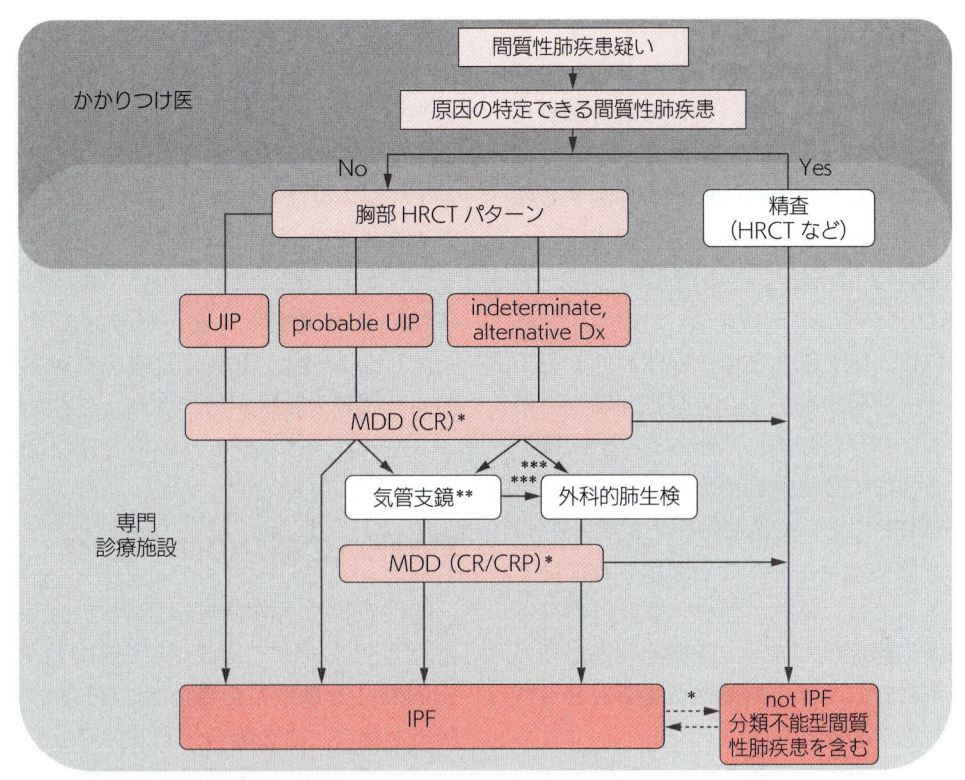

図3　IPF診断のフローチャート

　＊：疾患挙動を考慮したMDDによる再評価
　＊＊：BAL，TBLB，TBLC
＊＊＊：診断の確信度が高くなければ考慮
HRCT：高分解能CT，UIP：usual interstitial pneumonia，Dx：diagnosis，MDD：multidisciplinary discussion，CR：臨床医・放射線科医による集学的検討，CRP：臨床医・放射線科医・病理医による集学的検討，BAL：bronchoalveolar lavage，TBLB：transbronchial lung biopsy，TBLC：transbronchial lung cryobiopsy
［日本呼吸器学会びまん性肺疾患診断・治療ガイドライン作成委員会編：特発性間質性肺炎診断と治療の手引き 2022．改訂第4版，南江堂，2022より許諾を得て転載］

鏡検査や外科的肺生検を実施したうえで診断することになっている．とくに，IPFを含むびまん性肺疾患の診断には，呼吸器専門医，胸部専門放射線科医，肺専門病理医の三者が合議して診断する多分野集学的検討（multidisciplinary discussion：MDD）がきわめて重要とされ，各診断のプロセスでMDDを実施することが推奨されている．

治　療

　IPFの治療は，慢性期と急性増悪時に分けて考える．

■ 慢性期

　薬物療法としては，以前にはIPFに有効な薬剤はなかったが，近年，ニンテダニブとピルフェニドンの2つの抗線維化薬が本症の疾患進行を抑制することが示された．この2剤の疾患進行の抑制効果は同程度であり，経年的な肺活量低下を半分程度に減らすことが報告されている．国際ガイドラインなどでもニンテダニブとピルフェニドンがIPFの治療薬として推奨された．両薬剤の疾患進行の抑制効果は同等であることから，主として副作用のプロファイルから使い分けが行われている．ピルフェニドンは抗線維化作用のみならず，抗炎症作用なども併せもつ低分子量の経口薬である．線維化に関わるTGF-βや，bFGF，PDGFなどの増殖因子の産生を抑制し，線維芽細胞に対して直接的に増殖

V

各疾患

抑制作用やコラーゲン産生抑制作用を示す．わが国では世界に先駆けて2008年にIPFの治療薬として保険適用となった．最近の統合解析において，ピルフェニドンはIPFにおいて全生存率を有意に改善し，また急性増悪を抑制する傾向があることが報告されている．有害事象としては，悪心，食欲不振などの消化器症状，光線過敏症などがある，一方，ニンテダニブはPDGFやFGF，VEGFなどの受容体の低分子チロシンキナーゼ阻害薬であり，線維芽細胞の増殖，遊走および形質転換に関わるシグナル伝達を阻害する経口の分子標的治療薬である．ニンテダニブはIPFにおいて全生存率と急性増悪の発症率を有意に低下させることが示されている．有害事象としては，下痢，悪心・嘔吐，食欲不振などの消化器症状に加え，肝機能障害が多い．とくに下痢に対しては止痢薬や整腸薬なども含め十分な対応が必要である．

非薬物療法としては，酸素療法や呼吸器リハビリテーションの有効性が報告されている．ただし，酸素療法が生存率を向上させる効果は証明されていない．また，呼吸器リハビリテーションの重症IPF患者における有効性や，長期的な効果についてはまだ確立していない．また，根治的な治療法のないIPFに対しては，肺移植はとくに若年の患者において考慮すべき治療法である．

■急性増悪時

急性増悪はIPFの死因として最も頻度が高い（約40％）致死的な病態である．急性増悪の詳細な病態は明らかになっていないが，ウイルス感染，薬剤，手術などが誘因と考えられている．急性増悪の1年累積発症率は5〜10％程度で，低肺機能などがリスク因子である．急性増悪は，慢性経過中に急速に悪化する呼吸不全と，びまん性のすりガラス影の新たな出現によって特徴づけられる．以前は急性増悪の治療に関する質の高いエビデンスは皆無であったため，急速に進行する呼吸不全に対してステロイドの大量投与（パルス療法）に加え，免疫抑制薬，また一部の施設ではトロンボモジュリンの投与，ポリミキシンB固定カラムを用いた血液直接灌流法（PMX-DHP療法）などが経験的に行われてきた．しかし最近，IPF急性増悪に対する2つの前向き試験の結果が報告され，シクロホスファミドやトロンボモジュリンの有効性は否定された．

専門医への紹介のタイミング

乾性咳嗽や労作時呼吸困難を主訴に来院した患者において，両側肺底部で捻髪音（fine crackles）を聴取した場合は，IPFを含む間質性肺炎を疑う．この場合，胸部X線を撮影したうえで，基本的には専門医への紹介が勧められる．間質性肺炎はIPF以外の特発性間質性肺炎や膠原病肺，薬剤性など，治療法が異なる多様な疾患が含まれ，その診断には高い専門性が必要である．また，無症状であっても，fine cracklesが聴取されたり，画像上で間質性肺炎が疑われる場合は，一度は専門医に紹介することが重要である．

[COI開示] 須田隆文：アストラゼネカ(株)，日本ベーリンガーインゲルハイム(株)

文献
1) Travis WD, Costable U, Hansell DM, *et al*：An official American Thoracic Society/European Respiratory Society statement：update of the international multidisciplinary classification of the idiopathic interstitial pneumonias. *Am J Respir Crit Care Med* 2013；188：733-748.
2) 日本呼吸器学会監：特発性肺線維症の治療ガイドライン2023. 南江堂，2023.

2 特発性間質性肺炎（IIPs）

近藤康博

間質性肺炎とは，胸部X線像やCT所見にて両側びまん性の陰影を認める疾患のうち，肺の間質を炎症や線維化病変の場とする疾患の総称である．間質性肺炎の原因は多岐にわたり，職業・環境性や薬剤など原因の明らかなものや，膠原病・サルコイドーシスなどの全身性疾患に付随して発症するものとともに，原因が特定できないものが含まれ，その数は200種類以上にも及ぶ．そのうち特発性間質性肺炎（idiopathic interstitial pneumonias：IIPs）とは，原因を特定しえない間質性肺炎の総称であり，特発性肺線維症（idiopathic pulmonary fibrosis：IPF）などの9疾患に分類される[1]（**表1**）．

概　要

原因は不明であるが，現時点で種々の知見が得られている．多様な遺伝的背景に加え，環境因子の影響を受ける慢性炎症や繰り返す肺胞上皮損傷の関与が想定される．直接の原因ではなくても間接的な影響を与える「リスク因子」として最も重要なのが喫煙であり，とくにIPFには喫煙者が多い．なお，明らかな原因となるような粉じん曝露はIPFの除外疾患になる．こうしたリスク因子を含む環境因子に過剰に反応すると思われる遺伝子多型の報告は少なくないが，明らかな遺伝性を示す間質性肺炎は遺伝性肺線維症として区別される．サーファクタントタン

表1　特発性間質性肺炎（IIPs）の分類・特徴と臨床診断の可否

	疾患名/組織パターン［特徴］	臨床診断
主要IIPs	特発性肺線維症（IPF）/UIP ［慢性・進行性，予後不良；治療薬は抗線維化薬］	可
	特発性非特異性間質性肺炎（idiopathic NSIP）/NSIP ［慢性・時に亜急性，治療反応性さまざま；治療は併用あるいはステロイド単剤］	不可
	呼吸細気管支炎関連間質性肺疾患（RB-ILD）/RB ［緩徐な経過，予後良好；治療は禁煙］	不可
	剥離性間質性肺炎（DIP）/DIP ［慢性，治療反応性期待できるが一部で進行性；治療は併用あるいはステロイド単剤］	不可
	特発性器質化肺炎（COP）/OP ［亜急性，移動性の陰影，ステロイド反応性良好，再燃多い；治療はステロイド単剤］	可〜不可
	急性間質性肺炎（AIP）/DAD ［急性，原因不明のARDS，予後不良；治療は併用あるいはステロイド単剤］	不可
まれなIIPs	特発性リンパ球性間質性肺炎（idiopathic LIP）/LIP	不可
	特発性胸膜肺実質線維弾性症（idiopathic PPFE）/PPFE ［別名 上葉優位型肺線維症，予後不良］	可
分類不能IIPs	［データ不足による診断未定な場合と組織所見を含めた十分な検査が行われ臨床・画像・病理所見の不一致あるいは複合病変の場合がある］	可

臨床診断：組織診断なしで臨床像と画像所見のみでの診断．
［日本呼吸器学会びまん性肺疾患診断・治療ガイドライン作成委員会編：特発性間質性肺炎診断と治療の手引き2022．改訂第4版，南江堂，2022より作成］

パクやその分泌機序，あるいはテロメアーゼに関わる遺伝子の異常のなかに，遺伝性肺線維症の原因となるものが知られている．

IIPsのなかで最も頻度の高いIPFの発症は通常緩徐であり，乾性咳嗽や労作時呼吸困難を主症状とする．進行すればチアノーゼ，肺性心，末梢性浮腫などがみられる．肺以外の症状はみられない場合も多いが，体重減少，倦怠，疲労が認められることがある．膠原病に類似の症状・所見を認めるものの膠原病の分類基準を満たさない場合は，自己免疫性疾患の特徴を有する間質性肺炎（interstitial pneumonia with autoimmune features：IPAF）とされ，現時点ではIIPsのなかで捉えられている．また，IPFの経過中，急速に呼吸不全が進行する急性増悪をきたすこともある．IPF以外のIIPsの臨床像・経過はさまざまであり，急性・亜急性に発症するものもある．なお，合併症として肺がん，肺高血圧症，気腫性病変（気腫合併肺線維症），肺感染症（とくにアスペルギルスなどの真菌）などがある．

検査，診断

■検査

詳細な問診，身体所見，採血，肺機能検査，画像所見，必要に応じ，気管支肺胞洗浄，病理所見（軽気管支鏡的肺生検，経気管支鏡的凍結肺生検，外科的肺生検など）を総合して診断を行う．

■診断基準，重症度分類の改訂（図1）

指定難病申請の際の従来のIIPs診断基準における，①特発性胸膜肺実質線維弾性症（idiopathic pleuroparenchymal fibroelastosis：iPPFE）が含まれていないこと，②IPF以外のIIPsの診断には外科的肺生検が必須であること，といった問題点を解決するため，2024年度の改訂では，①に対してはidiopathic PPFEを新たに加え，さらに臨床診断基準を策定し，②に対しては外科的肺生検を実施しなくてもIPF以外のIIPs（iPPFEと分類不能）を診断可能にした．重症度分類の問題は，PaO$_2$が80mmHg以上の場合は6分間歩行テストでdesaturation，すなわちSpO$_2$<90%となる予後不良の一群が重症度Ⅰと判定されるという点であった．この一群は重症度Ⅲと予後に差を認めず予後不良例である．今回の改訂では，PaO$_2$が80mmHg以上で6分間歩行テストでdesaturationを認める場合は重症度Ⅲとして申請可能となった．今回の改訂により従来では適応とならなかった症例も医療費助成の対象となった[2]．

治療

IIPsに含まれる疾患の治療方針はIPFとそれ以外の6疾患で異なるが，一般にIPF以外ではステロイドや免疫抑制薬を中心とした抗炎症治療薬を用いる場合が多い．IPFには根治療法が存在しないが，抗線維化薬ピルフェニドン，ニンテダニブは，FVCで判定される疾患進行の抑制効果が証明され，条件付き推奨治療とされている．最近のメタ解析により抗線維化薬の急性増悪抑制効果や予後改善効果が報告されており，早期治療介入も検討されるようになった．IPF以外のIIPsでは診断当初から病状に応じてステロイドや免疫抑制薬を用いた治療適応を検討する．

近年，IPF以外における，抗炎症療法などの適切な患者管理を行っても進行性線維化を伴う間質性肺疾患（progressive fibrosing interstitial lung disease：PF-ILD）について，2022年の国際ガイドラインで進行性肺線維症（progressive pulmonary fibrosis：PPF）[3]（表2）と呼称されるようになり，ニンテダニブの有効性が認められ保険適用となった．

IIPs患者が急性増悪を起こした場合は，緊急入院のうえ急性呼吸窮迫症候群（acute respiratory distress syndrome：ARDS）としての誘因判断と急性呼吸不全への対応に加え，ステロイドパルス療法などを行う．一般的な非薬物療法としては，呼吸リハビリテーションが運動耐容能の改善，健康関連QOLの改善に有効であり，在宅酸素療法も含め，その適応につき検討する必要がある．

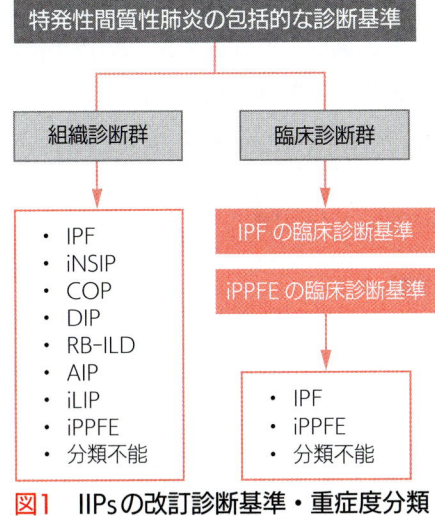

改訂重症度分類

重症度	安静時動脈血酸素分圧	6分間歩行時のSpO₂
I	80 Torr以上	90％未満の場合はIIIにする
II	80 Torr未満 70 Torr以上	90％未満の場合はIIIにする
III	70 Torr未満 60 Torr以上	90％未満の場合はIVにする（危険な場合は測定不要）
IV	60 Torr未満	測定不要

図1 IIPsの改訂診断基準・重症度分類

＜適応における留意事項＞

- 病名診断に用いる臨床症状，検査所見などに関して，診断基準上に特段の規定がない場合には，いずれの時期のものを用いても差し支えない（ただし，当該疾病の経過を示す臨床症状などであって，確認可能なものに限る）.
- 治療開始後における重症度分類については，適切な医学的管理のもとで治療が行われている状態であって，直近6ヵ月間で最もわるい状態を医師が判断することとする.
- なお，症状の程度が上記の重症度分類などで一定以上に該当しない者であるが，高額な医療を継続することが必要な者については，医療費助成の対象とする.

［難病情報センター：特発性間質性肺炎（指定難病85）より作成］

表2 進行性肺線維症（PPF）の診断基準

IPF以外の原因不明のILDで，放射線学的に肺線維症を示す患者において，過去1年以内に以下の3つの基準のうち少なくとも2つを満たし，他に説明がつかない場合をPPFと定義する

1. 呼吸器症状の悪化
2. 疾患進行の生理学的証拠（以下のいずれか）
   a. FVCの絶対値低下（予測値5％以上）/1年以内
   b. DLco（Hbで補正）の絶対値低下（予測値10％以上）/1年以内
3. 病態進行の放射線学的証拠（以下のうち1つ以上）
   a. 牽引性気管支および細気管支拡張の範囲または重症度の増加
   b. 牽引性気管支拡張症を伴う新たなすりガラス影
   c. 新たな微細網状影
   d. 網状影の範囲の拡大または粗密性の増加
   e. 新たなまたは蜂巣肺の増加
   f. 肺容積の減少

［Raghu G, *et al*：*Am J Respir Crit Care Med* 2022；205：e18-e47 より作成］

予 後

IPFの診断確定後の平均生存期間は3〜5年間と報告されている．とくに，急性増悪をきたした後の平均生存期間は2ヵ月以内と予後不良である．しかし，急性増悪の早期診断・早期介入の影響か，90日生存率は60〜90％と著しい改善をみせている．また，IPFおよび気腫合併肺線維症では肺がんが高率に合併することが報告されており，長期経過観察中の患者でも注意深い観察が必要である．IPF以外のIIPsでは，急性間質性肺炎を除き一般に治療が奏効し，予後は比較的良好であることが多いが，PPFではIPF類似の疾患進行や予後を認めることに留意

V 各疾患

すべきである.

専門医への紹介のタイミング

IIPs は多岐にわたる症状と経過を示し，その診断と治療には高度な専門知識と経験が求められる．とくに IPF は予後不良であり，早期診断と適切な治療が重要である．したがって，ILD を疑った場合は，早期の専門医への紹介が望ましい．有用な所見としては，胸部 X 線検査での線状・網状影などの間質影の存在，問診での咳および労作時呼吸困難の存在，身体所見でのバチ状指，捻髪音（吸気時終末に認める両胸部背側から側胸部下部での音）などが挙げられる．また，ILD が疑われる場合は，KL-6，SP-D などのマーカーの上昇や HRCT もスクリーニング

に役立つ．なお，進行性経過を呈する ILD は肺移植の適応となりうるが，60 歳未満の年齢制限がある．年齢基準内の症例においてはとくに早期の専門施設への紹介が望ましい．

[COI 開示] 近藤康博：日本ベーリンガーインゲルハイム(株)，ヤンセンファーマ(株)

文献

1) 日本呼吸器学会びまん性肺疾患診断・治療ガイドライン作成委員会編：特発性間質性肺炎診断と治療の手引き 2022. 改訂第4版，南江堂，2022
2) 難病情報センター：特発性間質性肺炎（指定難病85）．https://www.nanbyou.or.jp/entry/156 (2024 年 6 月 24 日閲覧)
3) Raghu G, Remy-Jardin M, Richeldi L, *et al*：Idiopathic pulmonary fibrosis (an update) and progressive pulmonary fibrosis in adults: an official ATS/ERS/JRS/ALAT Clinical Practice Guideline. *Am J Respir Crit Care Med* 2022;205:e18-e47.

3 過敏性肺炎 (HP)
非線維性，線維性

立石知也

過敏性肺炎 (hypersensitivity pneumonitis：HP) は抗原の反復吸入によって細気管支から肺胞領域に肉芽腫やリンパ球性の炎症が起こるアレルギー疾患である．抗原に対する感作が成立すると，抗原と特異的IgGが免疫複合体を形成し（Ⅲ型アレルギー），活性化したリンパ球が胞隔炎を呈する（Ⅳ型アレルギー）．

数週～数ヵ月の経過のものを急性HP，半年以上にわたって症状を呈するものを慢性HPと分類する．慢性HPの多くは肺線維化をきたすが，非線維性のものもある．近年では肺線維化の有無により非線維性HPと線維性HPに分ける概念が一般的となりつつある．

診断についてのエビデンスが最近10年ほどで蓄積され，2020～2022年に国際診断ガイドラインおよびわが国の診療の手引きが発刊された[1-3]．

疫 学

わが国では，*Trichosporon asahii* を原因抗原とする夏型HPが最も多く，鳥抗原を原因とする鳥関連HPがこれに次ぐ．それ以外の原因抗原には農夫肺をきたす好熱性放線菌があり，主に寒冷地の酪農業従事者が発症する．ほかに家屋の真菌を原因とする住居関連HPがあり，以上がわが国の原因抗原の大半を占める．最近増えている加湿器肺では，貯留水で細菌が繁殖し，放出された細菌に対するアレルギー反応と，毒素成分（エンドトキシン）による肺障害が起きていると考えられている．ほかにも100種類以上の原因抗原が報告されている．

非線維性・線維性ともに明確な男女差の報告はなく，発症年齢は50～60歳台である．非線維性では若年発症や小児例の報告があり，線維性では比較的高齢発症例が多い．線維性では喫煙歴があることが多い．

症 状

非線維性HPの急性発症時には呼吸困難，咳嗽，悪寒，微熱，倦怠感を呈する．抗原の量に季節性があるため，夏型HPは6～9月，鳥関連HPでは11～3月に症状が悪化することがある．線維性HPは，病初期では非線維性HPであり，発熱や咳嗽などの急性エピソードを繰り返しつつ呼吸困難が進行する再燃症状軽減型と，病初期には急性症状がなく，徐々に咳嗽や呼吸困難が進行する潜在性発症型がある．

検査，診断

身体所見では非線維性・線維性ともに fine crackles が聴取される．非線維性HPでは入院などの抗原回避により症状が改善し，診断の一助となる．線維性HPではばち指を呈することがある．

血液検査では，非線維性で炎症反応が軽度高値となる．間質性肺炎マーカーとしてKL-6, SP-Dが高値となる．KL-6はとくに高値となりやすく，季節変動や，抗原回避時の低下を観察できることがある．現在保険診療で測定可能な血清特異抗体検査として抗 *T. asahii* 抗体，鳥特異的IgGがあり，陽性の場合に抗原への感作を示すが，線維性HPでは感度・特異度が非線維性HPに比較し低い．

非線維性HPは，胸部X線で全肺野の淡いすりガラス影を認める．胸部CT（図1a）では細気管支病変を反映した小葉中心性粒状影，すりガラス影，モザイクパターン，air trapping が観察される．

線維性HPは，胸部X線では網状影，すりガラス影を認め，肺野面積の減少を呈する．胸

V
各疾患

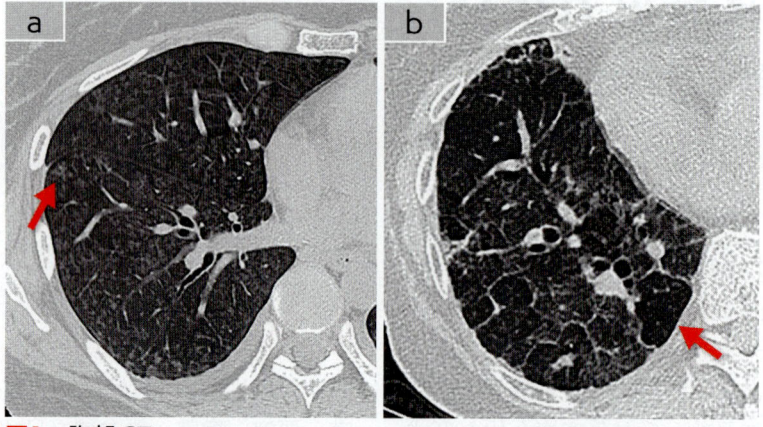

図1　胸部CT
a：非線維性HP. 小葉中心性粒状影が全体的に広がっており一部癒合している（矢印）.
b：線維性HP. モザイクパターン（矢印），three-density patternを呈する.

部CT（図1b）では粒状影，すりガラス影は非線維性と比較すると少なく，モザイクパターン，線維化所見が混在してthree-density patternを呈する. また牽引性気管支拡張や蜂巣肺などの線維化所見を合併する.

非線維性HPでは，気管支肺胞洗浄でリンパ球分画の増多（30％以上），経気管支肺生検・経気管支肺凍結生検で肉芽腫やリンパ球性胞隔炎を認める. 線維性HPではリンパ球分画増多は必ずしも認められず，経気管支肺凍結生検や外科的肺生検において細気管支中心の線維化，肉芽腫，コレステロール裂隙などが認められる. 線維性HPは放射線・病理所見だけでの診断は困難であり多分野による集学的検討（multidisciplinary discussion：MDD）が必要である.

治　療

治療の基本は非線維性・線維性ともに抗原回避である. 非線維性HPでは呼吸不全の早期改善のために短期間の副腎皮質ステロイド投与が行われる. プレドニゾロン0.5～1.0mg/kg/日で開始し1ヵ月間での治療終了を目標とする[3].

線維性HPの薬物治療に明確なエビデンスはない. 画像的に線維化が軽微であること，気管

支肺胞洗浄や病理組織からリンパ球性胞隔炎が病変の主体であると考えられる場合はプレドニゾロン0.5～1.0mg/kg/日の開始を検討する. 漸減方法，治療期間についてのコンセンサスはなく，症状，呼吸機能，画像所見をみながら漸減する. 免疫抑制薬の併用が行われることもある. 線維化が進行する症例では抗線維化薬（ニンテダニブ）の投与を検討する[3].

専門医への紹介のタイミング

非線維性HPでは，明確な抗原が判明し抗原回避が容易である場合は治療に難渋することは少ないが，原因抗原が不明確な場合はびまん性肺疾患診療の専門施設への紹介を検討する.

線維性HPは診断にMDDが必要となるため，疑った段階で紹介を検討することが望ましい.

［COI開示］本論文に関して筆者に開示すべきCOI状態はない

文献

1) Raghu G, Remy-Jardin M, Ryerson CJ, *et al*：Diagnosis of hypersensitivity pneumonitis in adults：an Official ATS/JRS/ALAT Clinical Practice Guideline. *Am J Respir Crit Care Med* 2020；202：e36-e69.
2) Fernández Pérez ER, Travis WD, Lynch DA, *et al*：Executive summary diagnosis and evaluation of hypersensitivity pneumonitis. *Chest* 2021.
3) 日本呼吸器学会過敏性肺炎診療指針作成委員会編：過敏性肺炎診療指針. 日本呼吸器学会，2022.

4 膠原病に伴う間質性肺炎

早稲田優子

膠原病は，1942年に米国の病理学者である Paul Klemperer によって全身の組織に分布する膠原線維に変性が生じる疾患概念として提唱された．膠原病に伴う間質性肺炎はこのうち，全身性強皮症（systemic sclerosis：SSc），多発性筋炎・皮膚筋炎（polymyositis/dermatomyositis：PM/DM），関節リウマチ（rheumatoid arthritis：RA）に多い．本稿では，間質性肺炎を多く合併するこの3疾患について主に解説する．

疫 学

SSc は，皮膚だけでなく全身の臓器の過剰な線維化，血管障害，自己抗体産生を特徴とする自己免疫性疾患である．わが国では1：12で女性に多く，30～50歳台に最も多い．

PM/DM は，対称性の近位筋優位の筋力低下をきたす結合組織病である．典型的皮膚症状を呈する場合には DM と診断され，最近では特発性炎症性筋疾患（idiopathic inflammatory myopathy：IIM）の一病型に分類される．男女比は1：2.7で女性に多く，小児期と中高年に発症する．

RA は，関節滑膜の炎症を中心とした多発関節炎を特徴とする全身性炎症性自己免疫性疾患である．有病率は0.5～1.0％で，発症は1：4～5と女性に多い．

検査，診断

■問 診

当院で使用している膠原病関連の問診票を表1に示す．患者には必ず具体的に質問していく．間質性肺炎に関しては呼吸困難や乾性咳嗽などの症状がいつから生じたか，どのくらい強くなったかなどを修正 MRC 分類などを用いて具体的に聞いていくことで，急性/亜急性/慢性を評価する．

■身体診察（視診，聴診，SpO_2 測定）

患者の呼吸困難や咳嗽などをよく観察する．そのほかヘリオトロープ疹や Gottron 徴候，メカニックハンドがないか，爪上皮出血点や Raynaud 現象なども観察する．間質性肺炎の多い下葉は背側にしか接していないため，聴診は必ず背側で行う．SpO_2 測定は安静時だけでなく，労作時の desaturation の判断にも役に立つ．

■検体検査

自己抗体は抗核抗体（蛍光抗体法）で測定し，その染色パターンをみてさらに細かく測定する．また，抗 SS-A 抗体，MPO-ANCA，PR3-ANCA，抗 ARS 抗体など抗細胞質抗体も存在するので注意が必要である．また，抗 ARS 抗体は抗 Jo-1 抗体，抗 PL-7 抗体，抗 PL-12 抗体，抗 EJ 抗体，抗 KS 抗体のみで抗 OJ 抗体は測定できないことは注意が必要である．

すべての筋炎関連や SSc の自己抗体を測定したい場合には免疫沈降法または間接蛍光抗体法である A-CUBE® での測定が有用であるが，どちらも保険適用外である．

そのほか，KL-6，SP-D，SP-A などの肺胞上皮マーカー測定や他疾患の除外のための検査を行う．

■画像検査

膠原病の種類により特徴的な画像パターンを呈することがわかっている．SSc は NSIP パターンを呈することが多く，筋炎は fibrosing OP パターンを呈することが多い[1]．RA はすべてのパターンを呈するが，UIP パターンや気道病変の合併が多い．各膠原病に想定される ILD パターンについて表2に示す．進行する線維化の指標の1つとして UIP パターンの存在が挙げら

表1　膠原病血管炎関連の問診

- ☐ 今感じるもの（過去感じていたもの）はありますか？
- ☐ 原因不明の反復する発熱
- ☐ 原因不明の体重減少：1年あたり（　　）kg減った
- ☐ 関節痛：場所（　　　　　）
- ☐ 関節腫脹：場所（　　　　　）
- ☐ 朝の指のこわばり
- ☐ 筋肉痛：場所（　　　　　）
- ☐ 筋力低下
    - 階段昇降で太ももに力が入らない
    - しゃがんで立ち上がるのが難しい
    - 上方の棚に荷物を上げるときに力が入らない
    - 首が重くて支えられない
    - その他：
- ☐ 原因不明の手足のしびれ
- ☐ 皮疹，湿疹：場所（　　　　　）
- ☐ 原因不明の脱毛
- ☐ 日光過敏（ちょっと日に当たるだけでかゆみなどの「日焼け」症状が出る）
- ☐ ドライアイ（目がゴロゴロする，痛い）
- ☐ 口の乾燥（パンなどの乾いたものは飲み込みづらい）
- ☐ 血尿
- ☐ 口内炎ができやすい，治りにくい
- ☐ 胸やけ，胃酸のこみ上げ，朝起きると口の中が苦い
- ☐ 冷たい空気や水に触れると指が青白くなり痛む

表2　CTD-ILDにおける発症・挙動に応じた治療目標

疾患の挙動	発症様式	想定されるILDパターン	主な膠原病	治療目標
可逆性がある（自然軽快もある）	急性	OP	RA，SS，SLE	改善
可逆性があるが，悪化のリスクあり	急性	DAD NSIP±OP	DM（抗MDA5抗体陽性など），SLE，PM，MCTD	寛解（救命）
	亜急性	NSIP±OP	DM/PM（抗ARS抗体陽性など），SLE，MCTD，SS	改善，進行防止，再燃防止
持続するが安定 急性増悪もあり	慢性	NSIP UIPの一部	RA，SS，SSc，DM/PM，MCTD，SLE	状態の維持 急性増悪の予防
進行性，安定化する可能性があるが非可逆性 急性増悪もあり	慢性	fibrotic NSIP UIP	SSc，RA，SS	状態の安定化 急性増悪の予防
治療にかかわらず，進行性，非可逆性 急性増悪もあり	慢性	fibrotic NSIPの一部，UIP	SSc，RA，SS	進行を遅くする 急性増悪の予防

DAD：びまん性肺胞傷害，OP：器質化肺炎，NSIP：非特異性間質性肺炎，UIP：通常型間質性肺炎，RA：関節リウマチ，SS：Sjögren症候群，SLE：全身性エリテマトーデス，DM：皮膚筋炎，PM：多発性筋炎，SSc：全身性強皮症，MCTD：混合性結合組織病

［日本呼吸器学会，日本リウマチ学会編：膠原病に伴う間質性肺疾患診断・治療指針2020．メディカルレビュー社，2020］

れる．蜂巣肺のみならず，HRCTにて小葉・細葉辺縁性分布を意味する胸膜の不整と胸膜から伸びる長短の不整線状影がUIPの存在を示す[2]．

■ 病理検査

病理においても表2で示すパターンが多いが，病変が小葉間隔壁に分布するUIPパターンかどうかを診断する．さらに胸膜病変や血管病変，気道病変など，多彩な陰影を呈する．

■ 生理検査 (呼吸機能検査，心機能評価)

呼吸機能検査においては努力性肺活量(FVC)の経年的な低下は進行性の線維化を示唆する所見である．ただし，注意すべきは本来低下する残気量(RV)が相対的に増加していたら気道病変の存在を疑う．また間質性肺炎で$D_{L_{CO}}$の低下もみられるが，肺高血圧症や肺気腫の存在があってもみられることがあるため，$D_{L_{CO}}$/VAの測定も行う．

■ 6分間歩行試験

6分間歩行試験は30mの平坦な直線コースを6分間にできるだけ長い距離を歩くことで呼吸器疾患の重症度を評価できる．2024年4月より特発性間質性肺炎の重症度分類が改訂になり，本試験がより重要となった．膠原病関連の間質性肺炎であってもその有用性は同じであり，定期的な評価が必要である．

■ 多分野による集学的検討 (MDD)

間質性肺炎全般において適切な診断と正しい治療は患者の予後に影響することがわかっており[3]，呼吸器内科医，胸部の放射線科医，胸部の病理医，膠原病を疑ったときには膠原病内科医，皮膚科医，腎臓内科医なども交えてのMDDを行うことが推奨されている．

治 療

治療は抗炎症薬と抗線維化薬によるものをMDDにて相談する．抗炎症療法は副腎皮質ステロイドのほかに免疫抑制薬を使用するが，SSc-ILDはステロイドの使用に関するエビデンスは乏しく，シクロホスファミド静注療法やミコフェノールモフェチル(MMF)の投与を行うことが多い．IIMはステロイド単剤よりも免疫抑制薬との同時投与のエビデンスがあり，わが国ではタクロリムスが保険適用があり使用頻度が高い．RAに関しては治療はさまざまであるが，間質性肺炎があるときのメトトレキサート使用に関しては注意が必要である．抗線維化薬は現時点では進行性線維化を伴う間質性肺疾患に対してニンテダニブのみ保険適用がある．これらの治療は膠原病の発症・挙動に応じて目標を立てて行う(表2)．

専門医への紹介のタイミング

- 間質性肺炎が軽度でも膠原病が確実なときには呼吸器内科と膠原病内科が相談のうえ治療を開始する必要がある．
- UIPパターンは進行する線維化として早期の抗線維化薬開始を念頭に置き精査する必要がある．
- 急速に進行する間質性肺炎は当然のこと，膠原病のなかで最も予後のわるい抗MDA5抗体陽性間質性肺炎に関しては早期に治療を行うことが予後改善につながることから[4]，皮膚所見ならびに画像の特徴は知っておく必要がある．初期は外層主体のOPパターンが多く，陰影が軽度であっても急速に進行する可能性があるため注意が必要である[5]．
- 抗炎症薬使用により炎症が改善し，病変の面積が少なくなっているときでも実は線維化が進行し早期の抗線維化薬が必要なことがあるため，早期に呼吸器内科にて再精査，MDDを行い，適切なタイミングで抗線維化薬の導入を行う必要がある．

膠原病関連間質性肺炎は膠原病からみている膠原病内科医と間質性肺炎からみている呼吸器内科医でしばしば治療方針が異なることがある．今後は互いの視点を十分に理解したうえでMDDを行い，治療方針を決定することが望まれる．

[COI開示] 早稲田優子：日本ベーリンガーインゲルハイム(株)

V

各疾患

文献

1) Waseda Y, Johkoh T, Egashira R, *et al* : Antisynthetase syndrome : pulmonary computed tomography findings of adult patients with antibodies to aminoacyl-tRNA synthetases. *Eur J Radiol* 2016;85:1421-1426.

2) Johkoh T, Müller NL, Ichikado K, *et al* : Perilobular pulmonary opacities : high-resolution CT findings and pathologic correlation. *J Thorac Imaging* 1999;14:172-177.

3) Fujisawa T, Mori K, Mikamo M, *et al* : Nationwide cloud-based integrated database of idiopathic interstitial pneumonias for multidisciplinary discussion. *Eur Respir J* 2019;53:1802243.

4) Tsuji H, Nakashima R, Hosono Y, *et al* : Multicenter prospective study of the efficacy and safety of combined immunosuppressive therapy with high-dose glucocorticoid, tacrolimus, and cyclophosphamide in interstitial lung diseases accompanied by anti-melanoma differentiation-associated gene 5-positive dermatomyositis. *Arthritis Rheumatol* 2019;72:488-498.

5) Tanizawa K, Handa T, Nakashima R, *et al* : HRCT features of interstitial lung disease in dermatomyositis with anti-CADM-140 antibody. *Respir Med* 2011;105:1380-1387.

5 進行性肺線維症を伴う間質性肺疾患（PF-ILD）

錦織博貴・千葉弘文

間質性肺疾患（interstitial lung disease：ILD）は肺の間質を主座に炎症や線維化が起きる疾患の総称であり，200を超える疾患が含まれている[1]．ILDの原因はさまざまであり，膠原病に伴うILDや，吸入抗原への曝露が原因となる過敏性肺炎，またサルコイドーシスやじん肺も含まれる．原因不明のものは特発性間質性肺炎（idiopathic interstitial pneumonias：IIPs）と呼ばれている．IIPsの最も多い病型である特発性肺線維症（idiopathic pulmonary fibrosis：IPF）では，一般的に抗炎症治療が無効とされており，抗線維化薬が用いられている．一方，それ以外のILDには副腎皮質ステロイドや免疫抑制薬などによる抗炎症治療が有効であることが多い．しかし，抗炎症治療などの標準治療を行ってもなお肺の線維化が進行する症例が存在し，その予後がわるいことも報告されている．この一群に対し近年新たに抗線維化薬の有効性が検討され，「進行性肺線維症を伴う間質性肺疾患（progressive fibrosing-ILD：PF-ILD）」という概念が生まれた．したがってPF-ILDは単一の疾患ではなく疾患横断的な概念である．

疫 学

各ILDにおける進行性の肺線維化を示す患者の割合を図1に示す．疾患によってその割合はさまざまであるが，PF-ILDの典型的疾患はIPFであり，ほとんどの患者が進行性を示す．PF-ILD全体の有病率は明らかではないが，IPFの有病率は人口10万対10.0〜27.9人と報告されている．IPFは男性，高齢者，喫煙者に多いが，IPF以外では，原疾患によるものの，一般的にIPFと比較して女性に多く，より若年発症で非喫煙者に多いとされている．

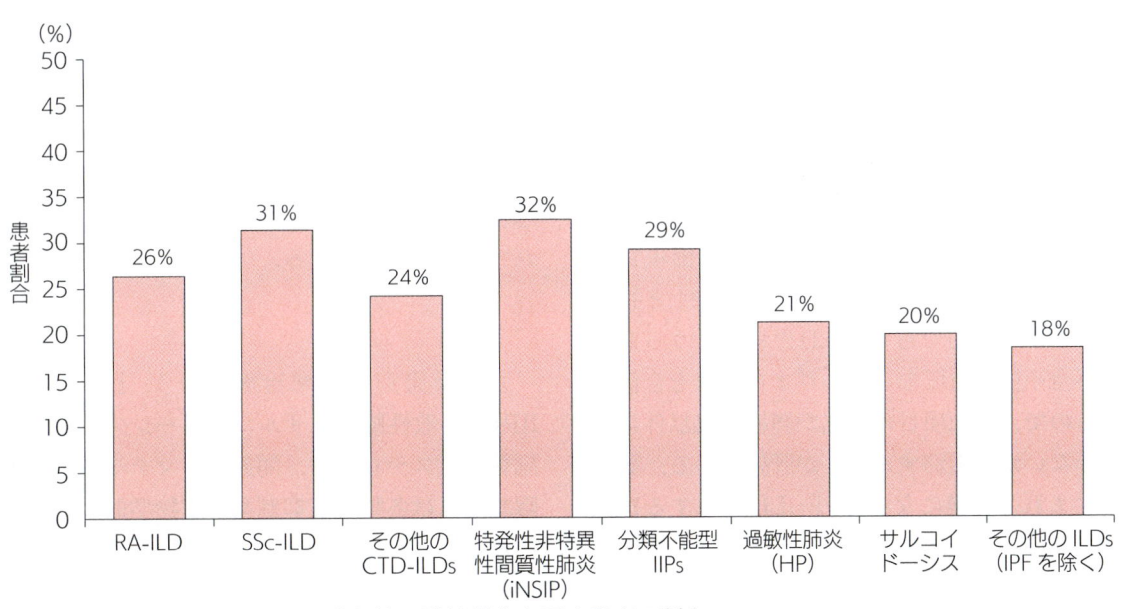

図1　IPF以外のILDにおける進行性の肺線維化を示す患者の割合

［Wijsenbeek M, et al：Progressive fibrosing interstitial lung diseases：current practice in diagnosis and management. *Curr Med Res Opin* 2019；35：2015-2024 より作成］

表1 肺線維症における「進行性」の判断基準

a. INBUILD試験における基準

標準治療を行ったにもかかわらず過去24ヵ月以内に，次のi～ivのいずれかの基準を満たす．

	%FVCの相対的低下量	HRCT	症　状
i	10%以上	—	
ii	5%以上，10%未満	—	呼吸器症状の悪化
iii	5%以上，10%未満	胸部HRCT上の線維化所見の拡大	—
iv	—	胸部HRCT上の線維化所見の拡大	呼吸器症状の悪化

b. PPFの国際ガイドラインによる基準

過去1年以内に以下の3つの基準のうち少なくとも2つが発生する．

> 1　呼吸器症状の悪化
> 2　呼吸機能検査上の病勢進行（下記のいずれか）：
> 　　a. 1年以内に%FVCが5%以上の絶対値的低下
> 　　b. 1年以内に%$D_{L_{CO}}$が10%以上の絶対値的低下（$D_{L_{CO}}$はHbで補正する）
> 3　画像上の進行（下記の1つ以上）：
> 　　a. 牽引性気管支・細気管支拡張の範囲拡大または程度の増加
> 　　b. 牽引生気管支拡張を伴う新たなすりガラス影の出現
> 　　c. 新たな細かな網状影の出現
> 　　d. 網状影の範囲の拡大ないし粗雑化
> 　　e. 蜂巣肺の新規出現および拡大
> 　　f. 肺容積減少の進行

%FVC：努力性肺活量（%標準値），%$D_{L_{CO}}$：拡散能（%標準値）．
a：INBUILD試験ではIPF以外のILD患者で，胸部HRCTでの線維化の広がりが肺全野の10%超で確認された患者が登録された．
b：上記所見の進行・悪化は肺線維症以外の原因に起因するものを除く．
［a：Flaherty KR, *et al*：*N Engl J Med* 2019；381：1718-1727 より作成，b：Raghu G, *et al*：*Am J Respir Crit Care Med* 2022；205：e18-e47 より作成］

検査，診断

　何をもって肺線維症の進行と捉えるかは難しい問題であるが，一定期間内に呼吸器症状，呼吸機能［努力性肺活量（FVC），拡散能（$D_{L_{CO}}$）］，胸部HRCT上の線維化所見などの評価項目が一定以上悪化していることで「進行性」と判断するのが一般的である．ILD患者ではうっ血性心不全や肺高血圧などさまざまな病態を合併しうるので，評価項目の悪化が肺線維化以外に起因しないかを鑑別することが肝要である．概念が生まれる契機になったPF-ILDに対する抗線維化薬の1つであるニンテダニブの効果を検討したINBUILD試験[2]では，**表1a**の組み入れ基準が設けられた．一方，2022年に発表された国際ガイドライン[3]では同様の概念である進行

性肺線維症（progressive pulmonary fibrosis：PPF）という用語とともに**表1b**の基準が提案されている．PPFにはPF-ILDに含まれるIPFが含まれないことや，肺線維症の進行に「ILD疾患別の標準治療を行っても」という前提が記されていない違いがある．

治　療

　まず疾患別の標準治療を行う．IPF以外のIIPsや過敏性肺炎，サルコイドーシスなどには副腎皮質ステロイド，関節リウマチやその他の膠原病には各種免疫抑制薬，生物学的製剤が用いられ，さらにステロイドが併用されることもある．そのうえで肺線維化が進行していると判断される場合には，抗線維化薬の併用を考慮する．INBUILD試験[2]ではプラセボと比較して

ニンテダニブが年間のFVCの低下を約半分に抑制することが示された．用法はIPFに対する治療と同様に150mgを1日2回内服し，患者の状態により適宜1回用量を100mgに減量する．もう1つの抗線維化薬であるピルフェニドンについてもPF-ILDに対する効果を示唆する報告があるが，現時点でIPF以外のILDには保険適用が認められていない．

専門医への紹介のタイミング

IPFをはじめとするPF-ILDにおける肺線維化は不可逆的であることが多く，多くの症例において抗線維化治療は進行のスピードを遅らせる効果しかない．したがって，早期にILDを発見し，適切な治療のタイミングを逃さないことが患者の予後改善につながると考えられる．非専門医の場合，ILDを疑った時点で正確な診断と治療導入の必要性を判断するため専門医に紹介することが重要である．呼吸器専門医やリウマチ内科医がすでに標準的な治療を行っている場合においても，なお肺線維症が進行し治療の判断に悩む場合はILDの専門医および専門施設にコンサルトすることが必要と考えられる．

[COI開示] 錦織博貴・千葉弘文：日本ベーリンガーインゲルハイム（株）

文献

1) Cottin V, Hirani NA, Hotchkin DL, *et al*：Presentation, diagnosis and clinical course of the spectrum of progressive-fibrosing interstitial lung diseases. *Eur Respir Rev* 2018；27：180076.
2) Flaherty KR, Wells AU, Cottin V, *et al*：Nintedanib in progressive fibrosing interstitial lung diseases. *N Engl J Med* 2019；381：1718-1727.
3) Raghu G, Remy-Jardin M, Richeldi L, *et al*：Idiopathic pulmonary fibrosis (an update) and progressive pulmonary fibrosis in adults：an Official ATS/ERS/JRS/ALAT Clinical Practice Guideline. *Am J Respir Crit Care Med* 2022；205：e18-e47.

V

各疾患

1 サルコイドーシス

澤幡美千瑠・今野　哲

サルコイドーシスは，呼吸器系を主とする全身臓器に多彩な病変を形成する肉芽腫性疾患である．経気道的・経皮的に侵入した原因抗原（アクネ菌，抗酸菌など）が個体の縦隔肺門リンパ節や肺などに潜伏感染しており，遺伝的要因に環境要因の変化などが加わり菌増殖をきたすことでこれに対する過剰なTh1型肉芽腫反応をきたし，発病すると考えられている．予後の関連は，肺線維化病態，心臓病変，中枢神経病変で指摘されている．臓器非特異的症状を伴うことも多い．診断では組織学的な類上皮細胞肉芽腫の証明が重視されているが，わが国では厚労省の特定疾患に指定され，臨床診断も許容する独自の診断基準が設けられている．自然寛解することも多いため，治療適応は慎重に決める必要がある．急性期の第一選択薬はステロイドであり，臓器障害の進行抑制を主目的として用いる．

疫　学

サルコイドーシスの発症は世界的にみて高緯度地域に多い．わが国における推定有病率は人口10万人あたり7.5〜9.3人で，女性に多い．診断時年齢分布は若年と中高年に多い二峰性を呈し，男性は20〜30歳台，女性では50〜60歳台の発症が目立つ[1]．

病変は主に肺，リンパ節，眼，皮膚に分布し，また心臓，神経，筋肉，関節，肝臓，脾臓，消化管，耳鼻咽喉科領域など全身にみられる[1]．約1/3は健診胸部異常陰影検出が発見動機になるが，呼吸器系病変で咳嗽や息切れ，眼病変で霧視，羞明，飛蚊症，視力低下を生じ，また発熱，関節痛，倦怠感などの臓器非特異的症状がみられ受診することもある．

検査，診断

サルコイドーシスは厚労省の定める特定疾患（指定難病84）に指定され，診断基準（表1）[2]で組織診断群または臨床診断群の条件を満たし，かつ重症度ⅢまたはⅣの症例で医療費助成制度の対象となる．

大部分の症例で呼吸器系病変が出現するが，初期病変では両側肺門縦隔リンパ節腫脹（bilateral hilar-mediastinal lymphadenopathy：BHL）とともに上肺野優位の気管支血管束（bronchovascular bundle：BVB）に沿った多発粒状影〜結節影，すりガラス影，浸潤影などの多彩な病変を呈する．一過性に出現し自然軽快することも多い病変には粒状影，結節影があるが，残存すればBVB周囲の間質肥厚と収縮/虚脱が進み，囊胞形成や牽引性気管支拡張集簇により蜂巣肺様陰影を呈することもある[3]．

気管支鏡検査では顆粒状・結節状隆起などの気道病変や網目状血管怒張（network formation）を肉眼的に観察できることがある．超音波気管支鏡ガイド下吸引針生検（endobronchial ultrasonography-guided transbronchial needle aspiration：EBUS-TBNA）で気管支鏡下に超音波検査で病変部位を同定し，縦隔リンパ節病変から針生検を行うこともある．肺野病変の同定には経気管支的肺生検（transbronchial lung biopsy：TBLB）を選択する．気管支肺胞洗浄液では，総細胞数，リンパ球数，リンパ球比率が上昇するとともに，CD4/CD8比が上昇する（CD4/CD8比が3.5を超える場合に陽性とする）．

また，^{67}Gaシンチグラフィと^{18}F-FDG-PETは病変分布を把握するうえで有用であり，とくに後者で感度が高い．

表1　サルコイドーシスの診断基準

【組織診断群】

　全身のいずれかの臓器で壊死を伴わない類上皮細胞肉芽腫が陽性であり，かつ，既知の原因の肉芽腫および局所サルコイド反応を除外できているもの．特徴的検査所見および全身の臓器病変を十分検討することが必要である

【臨床診断群】

　①類上皮細胞肉芽腫病変は証明されていないが，呼吸器，眼，心臓の3臓器のうち2臓器以上において本症を強く示唆する臨床所見を認め，かつ，特徴的検査所見の5項目のうち2項目以上が陽性のもの

　②心臓以外の臓器にサルコイドーシスの所見を認めず，心臓に類上皮細胞肉芽腫病変は証明されていないが，心臓病変所見の主徴候(a)から(e)の5項目のうち，(d)を含む4項目以上が陽性のもの

特徴的検査所見

　1）両側肺門縦隔リンパ節腫脹（BHL）

　2）血清アンジオテンシン変換酵素（ACE）活性高値または血清リゾチーム値高値

　3）血清可溶性インターロイキン-2受容体（可溶性IL-2R）高値

　4）^{67}Ga-クエン酸ガリウム（^{67}Ga citrate）シンチグラフィまたは^{18}F-フルオロデオキシグルコース（^{18}F-FDG）PETにおける著明な集積所見

　5）気管支肺胞洗浄検査でリンパ球比率上昇，CD4/CD8比が3.5を超えて上昇

呼吸器病変を強く示唆する臨床所見：いずれかがある場合「臨床所見あり」

　1）両側肺門縦隔リンパ節腫脹（BHL）

　2）気管支血管周囲，小葉間隔壁，胸膜，小葉中心部などのリンパ路に沿った部位（広義間質）に多発粒状陰影を認める

眼病変を強く示唆する臨床所見：6項目のうち2項目以上を有する場合「臨床所見あり」

　1）肉眼腫性前部ぶどう膜炎（豚脂様角膜後面沈着物，虹彩結節）

　2）隅角結節またはテント状周辺虹彩前癒着

　3）塊状硝子体混濁（雪玉状，数珠状）

　4）網膜血管周囲炎（主に静脈）および血管周囲結節

　5）多発するろう様網脈絡膜滲出斑または光凝固斑様の網脈絡膜萎縮病巣

　6）視神経乳頭肉芽腫または脈絡膜肉芽腫

心臓病変を強く示唆する臨床所見：主徴候2項目以上，または主徴候1項目と副徴候2項目以上で「臨床所見あり」

　(1) 主徴候

　　(a) 高度房室ブロック（完全房室ブロックを含む）または致死性心室性不整脈（持続性心室頻拍，心室細動など）

　　(b) 心室中隔基部の菲薄化または心室壁の形態異常（心室瘤，心室中隔基部以外の菲薄化，心室壁の局所的肥厚）

　　(c) 左室収縮不全（左室駆出率50%未満）または局所的心室壁運動異常

　　(d) ^{67}Ga citrateシンチグラフィまたは^{18}F-FDG PETでの心臓への異常集積

　　(e) Gadolinium造影MRIにおける心筋の遅延造影所見

　(2) 副徴候

　　(a) 心電図で心室性不整脈（非持続性心室頻拍，多源性あるいは頻発する心室期外収縮），脚ブロック，軸偏位，異常Q波のいずれかの所見

　　(b) 心筋血流シンチグラフィ（SPECT）における局所欠損

　　(c) 心内膜心筋生検：単核細胞浸潤および中等度以上の心筋間質の線維化

［日本サルコイドーシス/肉芽腫性疾患学会編：サルコイドーシス診療の手引き2023．克誠堂出版，2023］

治　療

　肉芽腫性炎症は原因抗原を封じ込めて処理へと働くため，自然寛解に向けて有利に働くという考え方がある．2年以内に自然寛解することも多いため，治療を必要としない肺陰影残存例も合わせれば約8割を占めている．残る2割は活動性がある臓器病変をもち続け治療を必要とする症例である．このため，治療適応は慎重に決める必要がある．

　急性期の全身治療薬の使用は，臓器障害の進行抑制と症状の軽減を主目的とし，ステロイドが第一選択薬となる．わが国では，症状や呼吸機能障害が著しい広範な肺病変，局所治療抵抗

性の眼病変，心臓病変，神経病変，腎病変/高Ca血症を主なステロイド治療の対象としている．一方で，リンパ節病変や非進行性の肺病変，皮膚病変，骨病変，筋肉病変，肝臓病変，脾臓病変ではステロイド治療はせずに経過をみることが多い．

肺病変では，初診後の約6ヵ月間は若干の陰影悪化を許容して無治療で経過観察することが多い．限局性の粒状影〜結節影は自然軽快することも多い．BVBに沿った陰影が進展し斑状〜塊状影を呈する場合，ステロイド使用の効果も期待する．「サルコイドーシス診療の手引き2023」[2]では肺サルコイドーシスの治療手順が示されており，標準的治療法ではプレドニゾロン20〜30mg/日から開始するが，5〜10mg/日が選択される場合もある．禁忌やステロイド忌避がなければ，許容できる副作用の範囲で維持する長期使用が推奨されている．

メトトレキサート，アザチオプリンなどの免疫抑制薬にはステロイドの量を節約する効果があり，ステロイドの代替/併用薬として用いることができる．どちらも保険適用がなく，慎重に使用の判断をする必要がある．メトトレキサートの効果発現には約6ヵ月を要し，6〜16mg/週で投与し，葉酸服用により副作用を軽減する．

すでに肺線維化病態にまで進展した場合，肉芽腫性炎症が乏しく無治療で経過観察できることも多い．進行性線維化を伴う間質性肺疾患（PF-ILD）に含まれるサルコイドーシスでは，抗線維化薬の導入も選択できるが，具体的な使用方法についてはエビデンス蓄積を待つ段階である．

専門医への紹介のタイミング

サルコイドーシスの診断では組織学的な類上皮細胞肉芽腫の証明と他疾患の除外が重要であり，必要時には専門医にEBUS-TBNAを含む気管支鏡検査を依頼する．また，治療導入前に病変分布を把握することも重要であり，眼科や皮膚科など他科との連携が可能な専門医に紹介することも選択肢となる．

[COI開示] 本論文に関して筆者らに開示すべきCOI状態はない

文献

1) Sawahata M, Sugiyama Y, Nakamura Y, *et al*：Age-related and historical changes in the clinical characteristics of sarcoidosis in Japan. *Respir Med* 2015；109：272-278.

2) 日本サルコイドーシス/肉芽腫性疾患学会 編：サルコイドーシス診療の手引き2023．克誠堂出版，2023.

3) Sawahata M, Johkoh T, Kawanobe T, *et al*：Computed tomography images of fibrotic pulmonary sarcoidosis leading to chronic respiratory failure. *J Clin Med* 2020；9：142.

2　膠原病に合併する肺病変
間質性肺炎を除く

槇野茂樹

膠原病による肺合併症は，気道，胸膜，肺血管など肺を構成するすべての要素に起こりうる．基礎となる膠原病によって起こりうる病変は大きく異なる．膠原病治療に起因する肺合併症には種々のものがあり，なかでも免疫抑制性のある治療による感染症（主に肺炎）が最も問題となる．薬剤性の肺障害をきたすこともあり，これら治療に起因する病変では治療薬の中止・減量が必要となる．また，免疫抑制を強化する必要がある膠原病そのものによる肺病変とは早期の鑑別が必要となる．

感染症は，強い免疫抑制をかけることの多い全身性エリテマトーデス（systemic lupus erythematosus：SLE），多発性筋炎（polymyositis：PM）/皮膚筋炎（dermatomyositis：DM），血管炎で多く遭遇する．一方，薬剤性肺障害は抗リウマチ薬で起こりやすく，関節リウマチ（rheumatoid arthritis：RA）にみられることが多い．膠原病のなかでもRAは多彩な肺合併症をきたすが，それによってRAそのものの治療にも大きな影響を及ぼす[1]．感染症は通常，膠原病そのものとは直接関連しないと考えるが，RAにおける非結核性抗酸菌症は強い免疫抑制がかかっていない状態でも高い確率で合併し，関連を疑わせる[2]．

表1に肺の構成要素，基礎膠原病からみた主な膠原病の肺合併症を示す．きわめて多彩であるため本稿ですべてに言及することはできないが，そのなかで重要なものは胸膜炎，肺胞出血，肺高血圧，細気管支炎，結節性病変などである．細気管支炎は気道末梢の炎症性の狭窄がみられる病態で，RA，次いでSjögren症候群で多くみられる．症状は呼吸困難，咳嗽，喀痰である．ただし，検査で発見された無症状の症例もかなりみられる．検査ではHRCTと呼吸機能検査が重要である．重症や進行例では治療が必要で免疫抑制療法が用いられる．結節としては，RAに伴うリウマトイド結節が問題となる．多発することも単発のこともある．単発例では肺がんとの鑑別が重要である．診断確定のための生検は経気管支鏡生検，CT下での経胸壁生検が行われるが，開胸肺生検が必要になる場合もある．原則的に治療の必要はない．

胸膜炎，肺胞出血，肺高血圧については以下に詳述する．

胸膜炎

胸膜炎はどの膠原病でも合併しうるものであるが，SLE，混合性結合組織病（mixed connective tissue disease：MCTD）で頻度が高い．また，患者数の多いRAも遭遇することが多い．症状は呼吸困難，胸痛であるが，胸水が少量の場合は無症状で検査により発見されることも多い．胸水が増えると呼吸困難をきたすが，必ずしも胸痛を伴うわけではない．

検査は，胸部X線，胸部CT，胸水穿刺などがある．胸水穿刺は病原菌や悪性細胞を検出し，胸膜炎で重要な結核性胸膜炎や腫瘍性胸膜炎を鑑別するために必要である．

治療は多くの場合，中等量のステロイドで改善する．ただし，強皮症に伴うものはステロイド治療によって問題（腎クリーゼを含む）が出現することがあり，進行がないまたは緩徐な場合は焦って治療を開始する必要はない．また，メトトレキサート（MTX）は胸水に溶け込むため血中濃度の著明な上昇が起こりうる．胸水がある場合はMTXを使わないようにする．

専門医への紹介は，胸水が大量または顕著な増加傾向にある場合に必要である．呼吸器科へ紹介するのが適当であるが，入院設備のある膠

V
各疾患

表1　膠原病の肺病変

肺の構成要素	基礎膠原病 / 肺病変名	SLE	強皮症	RA	DM/PM	MCTD	SS	血管炎					
								MPA	GPA	EGPA	TAK	GCA	その他
胸膜	胸膜炎	○	△	△	+	○	+	△	+	+	+	+	+
気道	細気管支炎	+	+	○	+	+	△	+	+	+			
	気管支喘息									◎			
肺	感染性肺炎*1	○	△	△	○	△	+	◎	○	○	△	△	△
	薬剤性肺炎*1	+	+	○	+	+	+	+	+	+	+	+	+
	その他						囊胞		空洞結節	好酸球性肺炎			
肺血管	肺胞出血	○	●		●			◎	○	+	●	●	●
	肺高血圧	○	◎	+	+	◎	+	+	+	+			
	肺塞栓	○	+	●	+	+	+	+	+	+	+	+	+
腫瘤	腫瘤・結節			*2									
その他	その他	*3		*4									

SLE：全身性エリテマトーデス，RA：関節リウマチ，DM/PM：皮膚筋炎/多発性筋炎，MCTD：混合性結合組織病，SS：Sjögren症候群，MPA：顕微鏡的多発血管炎，GPA：多発血管炎性肉芽腫症，EGPA：好酸球性多発血管炎性肉芽腫症，TAK：高安動脈炎，GCA：巨細胞性動脈炎

◎：高頻度かつ非常に重要，○：かなり高頻度，△：それなりの頻度，＋：頻度は低いがみられる，●：みられることがある
*1：膠原病そのものではなく薬剤・治療などによることを示す．
*2：リウマトイド結節
*3：Shrinking lung
*4：非結核性抗酸菌症（膠原病そのものではなく薬剤・治療などによることを示す）

原病科ではそのままフォローが可能である．

肺胞出血

　肺胞出血は肺胞の毛細血管が破綻し肺胞が血液で埋まる疾患で，SLE，顕微鏡的多発血管炎，多発血管炎性肉芽腫症でかなりの頻度でみられる．とくに顕微鏡的多発血管炎でみられることが多く，死因になりうる重要な病変である．その他の血管炎でも時にみられる．症状は血痰，呼吸困難，進行性の貧血・発熱・咳嗽である．血痰のみられない症例も相当ある．

　検査で重要なものは，HRCT，血球検査（貧血をみる），自己抗体検査である．また気管支肺胞洗浄による血性回収液は診断の価値がある．

　治療は，ステロイドパルスやシクロホスファミド静注，血漿交換である．

　専門医への紹介は，発見したらすぐに呼吸器科へ紹介するのが適当である．入院設備と経験のある膠原病科では治療可能である．

肺高血圧

　肺高血圧は肺動静脈の狭窄・閉塞や左心の機能不全，慢性の血栓塞栓など，さまざまな原因で起こる．強皮症，MCTD，SLEでとくに高率に合併し，強皮症およびMCTDでは予後を左右する重要な病変である．他の膠原病でも頻度は低いが合併することがある．症状は呼吸困難，胸痛，失神，全身倦怠，動悸，浮腫などを呈する．

　検査で最も重要なものは右心カテーテル検査で，次いで心エコー検査による推定肺動脈圧測定である．後者は確定的検査とはいえないため，原則的に右心カテーテル検査が必要である．そのほか心電図，胸部X線，6分間歩行距離，胸部CT，肺換気血流シンチグラム，BNPやNT-proBNPなどがある．

　種々の病型のうち重要なものは治療法が進歩している肺動脈性のものである．肺血管拡張薬と免疫抑制療法が単独または併用で用いられる．

肺血管拡張薬にはプロスタサイクリン製剤，エンドセリン受容体拮抗薬，ホスホジエステラーゼ阻害薬（可溶性グアニル酸シクラーゼ刺激薬も含む）がある．

　検査・治療は専門性が高く，専門医への紹介は必須である．循環器科と連絡のよい膠原病科か専門性の高い循環器科への紹介が必要である．

［COI開示］本論文に関して筆者に開示すべきCOI状態はない

文献

1) 槇野茂樹：肺疾患を有するRA患者に対する治療方針. 臨床リウマチ 2002;19:75-80.

2) Winthrop KL, Baxter R, Liu L, *et al*：Mycobacterial disease and antitumor necrosis factor therapy in USA. *Ann Rheum Dis* 2013;72:37-42.

V

各疾患

3 アミロイドーシス

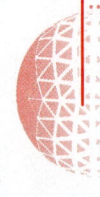

馬場智尚

アミロイドーシスは，通常は可溶性であるタンパク質が，加齢・遺伝・腫瘍・炎症などによりアミロイドと呼ばれる線維状に重合した不溶性タンパク質に変性し，さまざまな組織・臓器の細胞外間質に沈着することで臓器障害を引き起こす疾患の総称である．現在までに42種類以上のタンパク質がアミロイド前駆タンパク質として報告されている[1]．神経・心臓・腎臓・消化管・肺などの全身の多臓器にアミロイドが沈着する全身性アミロイドーシスと，脳・気道・消化管などの限局した一臓器にのみ沈着が起こる限局性アミロイドーシスに分けられる．また，それぞれのアミロイドーシスは沈着する前駆物質の種類により下記のごとく分類される．

- ALアミロイドーシス：免疫グロブリン軽鎖．
- AAアミロイドーシス：血清アミロイドA．
- 遺伝性ATTR/野生型ATTRアミロイドーシス：変異トランスサイレチン．
- Alzheimer病：Aβ前駆タンパク．

呼吸器領域のアミロイドーシスは，その沈着の仕方により，多くは限局性としての結節型アミロイドーシス，気管・気管支型アミロイドーシス，および全身性の一部分症としてのびまん性肺胞隔壁型アミロイドーシス，胸膜型アミロイドーシスに分類されている[2]．

疫 学

海外の1992年の報告によれば，全身性アミロイドーシスは年間100万対10人以下の推定発症率といわれている．全身性アミロイドーシスの2022年度の特定医療費（指定難病）受給者証所持者数は5,587人であり，サルコイドーシスの約15,600人，特発性間質性肺炎の約18,400人に比べるとまれである[3]．診断時年齢は結節型・肺胞隔壁型では60歳台，気管・気管支型

では50歳台にピークがみられる．AAアミロイドーシスの原因となる慢性炎症性疾患の治療の進歩に伴い，AAアミロイドーシスは減少している．遺伝性ATTRは熊本・長野・石川県に家系の集積があるといわれてきたが，散発的な家系や孤発例も報告されている．

検査，診断

発症あるいは発見動機は，結節型アミロイドーシスでは症状が乏しいために健診や他疾患精査中での胸部異常影，びまん性肺胞隔壁型アミロイドーシスでは労作時呼吸困難，他臓器のアミロイドーシスに伴う心不全・末梢神経障害・難治性の下痢・ネフローゼ・体重減少・衰弱など，気管・気管支型アミロイドーシスでは咳嗽・喘鳴・労作時呼吸困難・血痰など，胸膜型アミロイドーシスであれば胸水貯留に伴う呼吸困難である．いずれも特異的な症状はなく，原因不明の病態がみられたときにはアミロイドーシスを疑うことが重要である．また，肺のアミロイドーシスはALアミロイドーシスの頻度が高いため，背景にSjögren症候群やMALTリンパ腫，多発性骨髄腫，意義不明の単クローン性免疫グロブリン血症などの病歴の有無の確認が必要である．そのほか，AAアミロイドーシスの原因となりうる関節リウマチなどの慢性炎症性疾患の罹患，β_2ミクログロブリンが沈着する長期の人工透析歴，ATTRアミロイドーシスでみられるアミロイドーシスの家族歴などがアミロイドーシスを疑う病歴である．

画像所見は，結節型アミロイドーシスでは単発もしくは多発の末梢優位の孤立性結節・腫瘤である．石灰化を伴っていたり，背景肺に薄壁嚢胞性変化をきたしていれば，アミロイドーシスの可能性が高い．肺胞隔壁型では，肺底部優

位の小葉間隔壁・気管支血管束・胸膜といった広義間質の肥厚，すりガラス影，網状変化がみられ，線維化所見としての牽引性気管支拡張・蜂巣肺を伴うことがある．結節型と同様に石灰化，囊胞性変化もみられることがある．一方，気管・気管支型ではCTにて気道壁の肥厚，石灰化，内腔の狭小化，二次性の無気肺がみられ，気管支内視鏡の内腔観察では，敷石状に白色隆起性病変がみられ，全体的に易出血性といわれている．

　ALアミロイドーシスが疑われる場合には，免疫電気泳動での血中Mタンパク，尿中Bence-Jonesタンパク（BJP）の同定が旧来から行われてきたが，感度が低いため，感度の高い血清遊離軽鎖（FLC）のκ鎖もしくはλ鎖の異常産生の確認を行う．

　診断は組織生検によるアミロイドーシスの確認と病型診断（アミロイド前駆タンパクの同定）である．全身性アミロイドーシスが疑われれば，安全性・陽性率の高さから腹壁脂肪あるいは消化管での生検が代替となりうるが，そうでなければ肺病変の生検を行う．生検組織はヘマトキシリン・エオジン染色では淡桃色の無構造のヒアリン状沈着物として観察される．コンゴーレッド染色で赤橙色に染まり，偏光顕微鏡下では緑色〜黄色の複屈折を示す．これによりアミロイドーシスと病理学的に診断した後に，免疫組織化学染色により前駆タンパク質の同定を行う．具体的には頻度の高い免疫グロブリンL鎖，アミロイドA，トランスサイレチン，β_2ミクログロブリンなどに対する抗体による染色であるが，困難である場合には専門施設に依頼する（熊本大学医学部アミロイドーシス診療センター，信州大学第三内科アミロイドーシス診断支援サービス）．

治　療

　アミロイドーシスに対する治療は，前駆タンパク質の産生を減少させる，前駆タンパク質を安定化しアミロイド形成を抑制する，組織に沈着したアミロイドを除去する，の3つに大別

されるが，現在までに形成されたアミロイドを標的とする治療は臨床応用には至っていない．肺胞隔壁型で多くみられる全身性ALアミロイドーシスでは，多発性骨髄腫に準じた異常増殖した形質細胞を標的とした化学療法や分子標的治療（ボルテゾミブ，レナリドミド）を行う．骨髄移植は全身性アミロイドーシスの患者ではリスクが高いといわれている．結節型の多くを占める限局性ALアミロイドーシスは，背景には局所性にMALTリンパ腫があると考えられているが，大部分は全身性へと進展せず予後が良好と報告されている．外科切除がなされることがある．気管・気管支アミロイドーシスも限局性ALアミロイドーシスが大多数であるが，確立された治療法はない．症状に応じて気管支鏡インターベンション，外照射を行い，進行性の症例に全身性アミロイドーシスに準じた治療を行った報告もある．ATTRアミロイドーシスに対しては，アミロイド前駆タンパクであるトランスサイレチンを安定化させるタファミジス，TTR gene silencing療法によるトランスサイレチン産生を抑制するパチシランが臨床応用されている．肺胞隔壁型の一部はATTRアミロイドーシスであり，治療の選択肢となりうる．

専門医への紹介のタイミング

　特異的な症候がなく，希少疾患であるために診断が困難な疾患である．まずアミロイドーシスを疑うことがスタートであり，その可能性があれば，速やかに専門医への紹介が必要となる．

［COI開示］本論文に関して筆者に開示すべきCOI状態はない

文献

1) Buxbaum JN, Dispenzieri A, Eisenberg DS, *et al*：Amyloid nomenclature 2022：update, novel proteins, and recommendations by the International Society of Amyloidosis (ISA) Nomenclature Committee. *Amyloid* 2022；29：213-219.
2) Milani P, Basset M, Russo F, *et al*：The lung in amyloidosis. *Eur Respir Rev* 2017；26：170046.
3) 難病情報センター：全身性アミロイドーシス（指定難病28）．https://www.nanbyou.or.jp/entry/207（2024年5月27日閲覧）

Ⅴ

各疾患

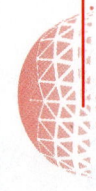

4 IgG4関連呼吸器疾患

松井祥子

IgG4関連疾患（IgG4-related disease：IgG4-RD）は，高IgG4血症と病変組織内への著明なリンパ球およびIgG4陽性形質細浸潤と線維化を認める原因不明の慢性炎症性疾患である．涙腺，顎下腺，膵臓，腎，後腹膜など全身の諸臓器に腫大性・腫瘤性・肥厚性病変を認め，典型的な病型には，ミクリッツ病，自己免疫性膵炎，後腹膜線維症などが挙げられる．胸郭内にも縦隔リンパ節腫大，肺野の結節影や浸潤影，胸膜肥厚などの病変が生じることがあり，これらを総称してIgG4関連呼吸器疾患（IgG4-related respiratory disease：IgG4-RRD）という．

疫 学

IgG4-RDは，2011年に疾患概念と診断基準がわが国で確立された疾患であるが，原因不明の希少疾患であり，2015年に厚労省の指定難病（300）になった．厚労省の研究班による疫学調査では年間受療者数は，8,000〜12,000人と推定されている．中高年の男性に多く発症し，罹患臓器は涙腺，顎下腺，膵臓が多く，呼吸器は約20%と報告されている[1]．

呼吸器病変は，涙腺，顎下腺，膵臓などの胸郭外臓器病変に併発し，これらの精査中に胸部画像における縦隔内リンパ節腫大や肺野の異常陰影として指摘されることが多い（図1）．既往歴や現病歴では，鼻炎や気管支喘息などのアレルギーを認めることが多い．主な呼吸器症状は，鼻汁，鼻閉，咳嗽，喀痰などであるが，まれに胸痛や血痰なども報告されている．

また，本疾患は悪性腫瘍との合併が多いことも報告されている．とくにIgG4-RDの全身性病変が顕性化する前後に，胃や大腸などの消化器がん，肺がん，前立腺がんなどが診断される症例があるため，全身の病変を十分に精査する

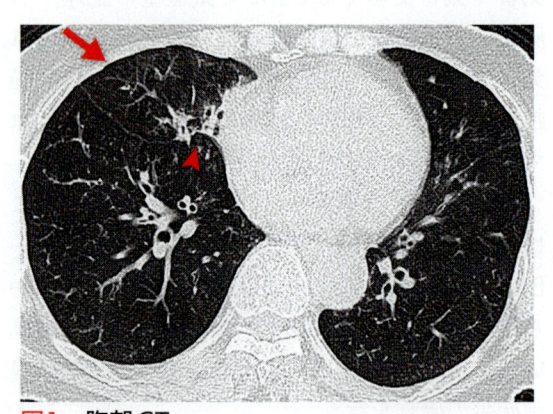

図1　胸部CT
末梢の気管支血管束の肥厚（矢印）や浸潤影（矢頭）が認められる．

必要がある．

検査，診断

IgG4-RDの診断は，2020年に改訂された包括診断基準を用いて行われる．確定診断には病理組織が重要であるが，病理組織を得ることが困難な臓器のために臓器別診断基準も作成されている．呼吸器病変は他の臓器病変を合併することが多いため，他臓器で診断した場合には呼吸器病変も包括的にIgG4-RDと診断することは可能であるが，悪性疾患や感染症などの除外は必須である．したがって，病変部位の生検を行ったうえで，IgG4-RRDの診断基準に照合し，鑑別すべき疾患を除外したうえで診断を確定することが望まれる（表1）[2]．

治 療

IgG4-RDでは，罹患臓器の機能障害を回避することを目的に，グルココルチコイドによる治療を行うことが一般的である．したがって，治療前には呼吸器を含めた全身の臓器症状，検査値，画像所見を評価したうえで，治療

表1　2022年改訂IgG4関連呼吸器疾患診断基準の要約

A．診断基準
1．画像所見（下記のいずれか）
肺門縦隔リンパ節腫大，気管支壁/気管支血管束の肥厚
小葉間隔壁の肥厚，結節影，浸潤影，胸膜病変，傍椎体帯状軟部影
2．血清IgG4高値（135mg/dL以上）
3．病理所見（①〜④　a：3項目以上，b：2項目）
①気管支血管束周囲，小葉間隔壁，胸膜などの広義間質への著明なリンパ球，形質細胞の浸潤
②IgG4/IgG陽性細胞比＞40%，かつIgG4陽性細胞＞10cells/強拡大視野
③閉塞性静脈炎，もしくは閉塞性動脈炎
④浸潤細胞周囲の特徴的な線維化
4．確定診断された胸郭外臓器病変の存在
　＜参考所見＞　低補体血症

B．診断
確定診断（definite）：1+2+3a，1+2+3b+4
準確診（probable）：1+2+4，1+2+3b+低補体血症，1+3a
疑診（possible）：1+2+3b，1+3b+低補体血症

C．鑑別診断
特発性多中心性Castleman病，膠原病性間質性肺炎，呼吸器感染症，肺がん，など

［半田知宏 他：日呼吸会誌 2023；12：109-113 より作成］

を導入する．通常は経口プレドニゾロン（PSL）0.5〜0.6mg/kg/日を初期投与量として，約2週間ごとに5mgずつ減量する．2〜3ヵ月を目安に10mg程度まで漸減し，その後は病勢を確認しながらゆっくり減量し，約3年間の維持療法（PSL 5mg前後）を行う．しかし，維持療法中の再燃やPSLの有害事象の発生があるため，PSL以外の治療法の検討が今後の課題である．

専門医への紹介のタイミング

IgG4-RDは悪性腫瘍の合併がとくに診断前後1年以内に認められることが多く，腫瘍随伴症候群の可能性も示唆されている[3]．とくに肺がんの合併が多く報告されているため，IgG4-RD/IgG4-RRDを疑う場合には，必ず専門医へ紹介して悪性疾患を除外したうえで，治療を導入する必要がある．

[COI開示] 本論文に関して筆者に開示すべきCOI状態はない

文献

1) Yamada K, Yamamoto M, Saeki T, *et al*：New clues to the nature of immunoglobulin G4-related disease：a retrospective Japanese multicenter study of baseline clinical features of 334 cases. *Arthritis Res Ther* 2017；19：262.
2) 半田知宏，松井祥子，山本　洋 他：2022年改訂IgG4関連呼吸器疾患診断基準．日呼吸会誌 2023；12：109-113.
3) Shiokawa M, Kodama Y, Yoshimura K, *et al*：Risk of cancer in patients with autoimmune pancreatitis. *Am J Gastroenterol* 2013；108：610-617.

V

各疾患

5 多発血管炎性肉芽腫症（GPA）

坂東政司

多発血管炎性肉芽腫症（granulomatosis with polyangiitis：GPA）は，ドイツのWegenerにより1936年に報告された疾患でWegener肉芽腫症と呼ばれていたが，2012年の新しい国際分類においてGPAと疾患名称が変更された[1]．主に小型血管を障害する壊死性肉芽腫性血管炎で，上気道，下気道および腎臓を中心とした全身性炎症性疾患である[1,2]．GPAの呼吸器病変については，声門下および気管支狭窄，気管・気管支内結節・腫瘤，細気管支炎，肺結節・腫瘤，びまん性肺胞出血などが知られている．

疫　学

GPAはわが国の指定難病の1つで，2022年度（令和4年度）末での特定医療費受給者証所持者数は3,437人である．また，わが国の推定年間発症率は100万人あたり2.1人と報告され，欧米と比べ頻度の低い血管炎である．好発年齢は40〜60歳で，明らかな性差は認めないが，近年は女性にやや多いとの報告もある．

症　状

上気道病変，下気道病変，腎病変が3大主要病変である．典型的には，まず上気道病変（肉芽腫性炎症）が出現し，抗好中球細胞質抗体（anti-neutrophil cytoplasmic antibody：ANCA）が陽性となり，下気道病変，腎病変へと進展する．しかし，病変や経過は多彩で，その臨床像は個々の患者でさまざまである．全身症状としては，持続する発熱および体重減少を認めることが多い．上気道症状では，鼻（膿性鼻漏，鼻出血，鼻中隔穿孔や鞍鼻など），眼（眼痛，視力低下，眼球突出など），耳（耳痛，耳漏，難聴など），口腔・咽頭（疼痛，潰瘍，嗄声など）を認める．下気道（呼吸器）症状では，血痰，咳嗽，呼吸困難を認める．声門下狭窄では頸部を中心とした吸気時の喘鳴を聴取し，時に気管支喘息と誤診される．肺内には肉芽腫性病変による数mm〜10cm大の多発性結節や腫瘤（図1）を認めるが，単発性の場合もある．中心部は壊死により25〜50％で空洞を伴う．

検査，診断

GPAの国際的な診断基準はこれまでに存在しない．わが国では指定難病の要件判定に必須の基準である厚労省の診断基準に準じ，主要症

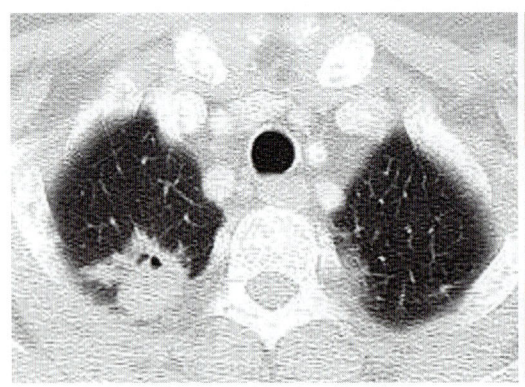
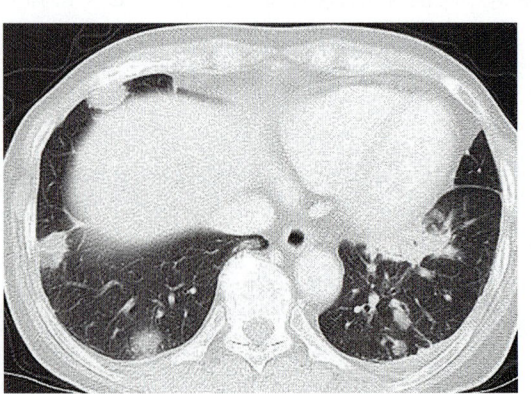

図1　多発血管炎性肉芽腫症の胸部CT

表1 多発血管炎性肉芽腫症の診断基準

＜診断基準＞ Definite，Probableを対象とする

1. 主要症状
   (1) 上気道 (E) の症状
      E：鼻（膿性鼻漏，出血，鞍鼻），眼（眼痛，視力低下，眼球突出），耳（中耳炎），口腔・咽頭痛（潰瘍，嗄声，気道閉塞）
   (2) 肺 (L) の症状
      L：血痰，咳嗽，呼吸困難
   (3) 腎 (K) の症状
      血尿，蛋白尿，急速に進行する腎不全，浮腫，高血圧
   (4) 血管炎による症状
      ①全身症状：発熱（38℃以上，2週間以上），体重減少（6ヵ月以内に6kg以上）
      ②臓器症状：紫斑，多関節炎（痛），上強膜炎，多発性単神経炎，虚血性心疾患（狭心症・心筋梗塞），消化管出血（吐血・下血），胸膜炎

2. 主要組織所見
   ①E，L，Kの巨細胞を伴う壊死性肉芽腫性炎
   ②免疫グロブリン沈着を伴わない壊死性半月体形成腎炎
   ③小・細動脈の壊死性肉芽腫性血管炎

3. 主要検査所見
   Proteinase 3-ANCA (PR3-ANCA)（蛍光抗体法でcytoplasmic pattern，c-ANCA）が高率に陽性を示す

4. 診断のカテゴリー
   (1) Definite
      (a) 上気道 (E)，肺 (L)，腎 (K) のそれぞれ1臓器症状を含め主要症状の3項目以上を示す例
      (b) 上気道 (E)，肺 (L)，腎 (K)，血管炎による主要症状の2項目以上及び，組織所見①，②，③の1項目以上を示す例
      (c) 上気道 (E)，肺 (L)，腎 (K)，血管炎による主要症状の1項目以上と組織所見①，②，③の1項目以上及びC (PR-3) ANCA陽性の例
   (2) Probable
      (a) 上気道 (E)，肺 (L)，腎 (K)，血管炎による主要症状のうち2項目以上の症状を示す例
      (b) 上気道 (E)，肺 (L)，腎 (K)，血管炎による主要症状の1項目及び，組織所見①，②，③の1項目以上を示す例
      (c) 上気道 (E)，肺 (L)，腎 (K)，血管炎による主要症状のいずれか1項目とC (PR-3) ANCA陽性を示す例

5. 参考となる検査所見
   ①白血球，CRPの上昇
   ②BUN，血清クレアチニンの上昇

6. 識別診断
   ①E，Lの他の原因による肉芽腫性疾患（サルコイドーシスなど）
   ②他の血管炎症候群（顕微鏡的多発血管炎，好酸球性多発血管炎性肉芽腫症（チャーグ・ストラウス症候群），結節性多発動脈炎，抗糸球体基底膜腎炎（グッドパスチャー症候群）など）

7. 参考事項
   ①上気道 (E)，肺 (L)，腎 (K) の全てが揃っている例は全身型，上気道 (E)，下気道 (L) のうち単数又は2つの臓器にとどまる例を限局型と呼ぶ
   ②全身型はE，L，Kの順に症状が発現することが多い
   ③発症後しばらくすると，E，Lの病変に黄色ぶどう球菌を主とする感染症を合併しやすい
   ④E，Lの肉芽腫による占拠性病変の診断にCT，MRIが有用である
   ⑤PR3-ANCAの力価は疾患活動性と平行しやすい．日本では多発血管炎性肉芽腫症の患者の半数はMPO-ANCA陽性である

［厚生労働省，2024］

V

各疾患

状や組織所見，検査所見などから総合的に診断される（**表1**）．PR3-ANCAが主要検査所見に記載されているが，わが国のGPAにおけるPR3-ANCA陽性率は45.5％，myeloperoxidase（MPO）-ANCA陽性率は54.6％であったとの報告があり，MPO-ANCA陽性GPAが約半数を占める．

　GPAの早期診断には，耳鼻咽喉科，眼科，呼吸器科，腎臓内科，リウマチ・膠原病科などの診療科連携が重要である．GPAを疑った際には他疾患を除外するとともに，可能な限り所見を認める部位の生検を行う．しかし，病理組織学的検査を行っても壊死性血管炎や肉芽腫の所見が得られず，診断に難渋することもある．

　また，小・中型血管炎とすでに診断された患者では，2022年に作成された米国および欧州リウマチ学会（ACR/EULAR）による分類基準を用いた診断が行われている[3]．

治　療

　2017年に作成され，2023年に改訂された「ANCA関連血管炎診療ガイドライン」[2]に治療アルゴリズムが示されている．GPAの治療目標はまず寛解導入することであり，次にその寛解を維持することである．

　具体的には，寛解導入治療の標準治療はグルココルチコイド（GC）＋シクロホスファミド（CPA）で，リツキシマブ（RTX）も選択肢となる．新たな治療薬として補体C5a受容体拮抗薬であるアバコパンも承認され，GCの代替薬となりうる可能性が示されている．CPAやRTXが使用できない場合，重症臓器病変がなく腎機能障害の軽微な症例ではGC＋メトトレキサート，重症臓器病変があるまたは，腎機能障害が軽微でない症例ではGC＋ミコフェノール酸モフェチルによる寛解導入治療が推奨される．寛解維持の標準治療は，低用量のGCとアザチオプリンまたはRTXである．

専門医への紹介のタイミング

　GPAは指定難病であり，早期診断には全身諸臓器病変に関わる複数科の専門医との連携が必要であり，また治療介入を早急に行う必要がある場合も多いため，GPAを疑った場合にはすぐに専門医に紹介する必要がある．

[COI開示] 本論文に関して筆者に開示すべきCOI状態はない

文献

1) Jennette JC, Falk RJ, Bacon PA, *et al* : 2012 revised International Chapel Hill Consensus Conference Nomenclature of Vasculitides. *Arthritis Rheum* 2013；65：1-11.
2) 針谷正祥，成田一衛，須田隆文編：ANCA関連血管炎診療ガイドライン2023．診断と治療社，2023．
3) Robson JC, Grayson PC, Ponte C, *et al* : 2022 American College of Rheumatology/European Alliance of Associations for Rheumatology Classification Criteria for Granulomatosis with Polyangiitis. *Arthritis Rheumatol* 2022；74：393-399.

6 顕微鏡的多発血管炎 (MPA)

坂本　晋

疫 学

血管炎症候群の分類および診断に関して，Chapel Hill Consensus Conference (CHCC 2012) では，傷害血管の血管径による血管炎の分類がなされている．このうち小型血管炎は細動脈，毛細血管，細静脈領域に起こる血管炎で，時に小動脈も侵されることがある．免疫複合体に関与する群と関与しない (pauci-immune) 群に大別される．後者のなかに抗好中球細胞質抗体 (antineutrophil cytoplasmic antibody：ANCA) と認識される疾患標識抗体に基づいた ANCA 関連血管炎 (ANCA associated vasculitis：AAV) といわれる疾患群が存在する[1]．ANCA は蛍光染色パターンにより細胞質がびまん性に染色される cytoplasmic ANCA (c-ANCA) と核の周辺の細胞質のみが強く染色される perinuclear ANCA (p-ANCA) とに分類されている．

p-ANCA は，顕微鏡的多発血管炎 (microscopic polyangiitis：MPA) のほぼ全例と好酸球性多発血管炎性肉芽腫症 (eosinophilic granulomatosis with polyangiitis：EGPA) の40%に検出され，その多くにおいてミエロペルオキシダーゼ (MPO) が対応抗原であることが知られている．また，好中球のプライミングには補体C5aが深く関与していることが知られており，C5a受容体阻害薬は治療薬として用いられている．一方c-ANCAは，多発血管炎性肉芽腫症 (granulomatosis with polyangiitis：GPA) の疾患標識抗体であり，対応抗原はproteinase-3 (PR-3) とされている．しかし，実臨床においてはPR3-ANCA陽性のMPAやMPO-ANCA陽性のGPAが存在し，必ずしも疾患とANCAが1対1の対応とはならない．またMPO-ANCAは薬剤誘発性血管炎や粉じん吸入誘発血管炎などでも陽転化する[2]．

わが国のAAV患者の指定難病受給者証の交付件数によれば，2020年の時点ではMPAは1万681人登録されており，AAVのなかで最も多くの割合を占める．また，英国と比較して高齢で，MPO-ANCA陽性率が高く，MPAの罹患率がGPAと比較して高いといった特徴がある．最近提案された国際的な分類基準を用いた場合，日本人のMPA患者では，間質性肺疾患 (interstitial lung disease：ILD) や中耳炎を比較的多く認めることが知られている．

AAVにおいて肺病変は多彩な病像を呈する．MPAではびまん性肺胞出血 (diffuse alveolar haemorrhage：DAH) やILDが多く，本稿ではMPAの肺病変としてのILDとDAHについて概説する．

症状，身体所見

症状として，血管炎に伴う発熱，DAHに伴う血痰，咳嗽，呼吸困難，皮疹などを呈する．ILDは慢性に経過し，時にMPAに先行する．進行期には乾性咳嗽・労作時呼吸困難を呈するが，初期は無症状のことも多い．胸部聴診所見ではfine cracklesを聴取する．

検査，診断

血液検査所見では血管炎に伴い白血球数，CRPなどの増加，腎機能障害などを認める．ILD合併例は，KL-6，SP-D，SP-Aなどが上昇する．

画像所見では，ILD合併例では胸部CTで胸膜直下の網状陰影やすりガラス病変，蜂巣肺，牽引性気管支拡張などが認められ，usual interstitial pneumonia (UIP) pattern の頻度が高い．

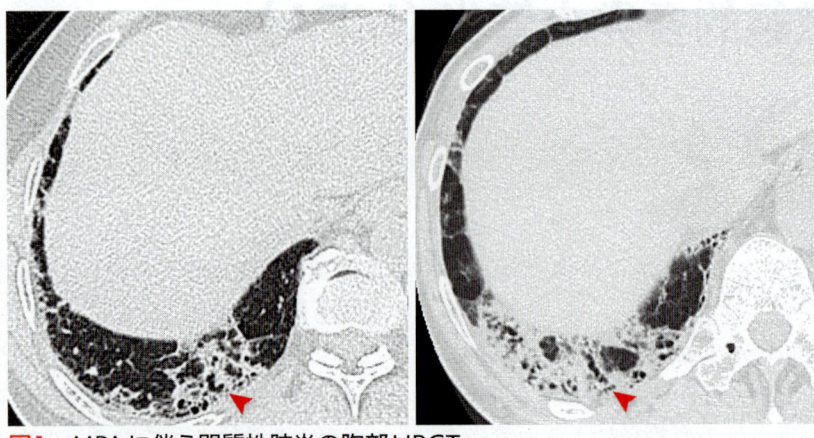

図1　MPAに伴う間質性肺炎の胸部HRCT
牽引性気管支拡張周囲の濃度上昇を認める（矢頭）.

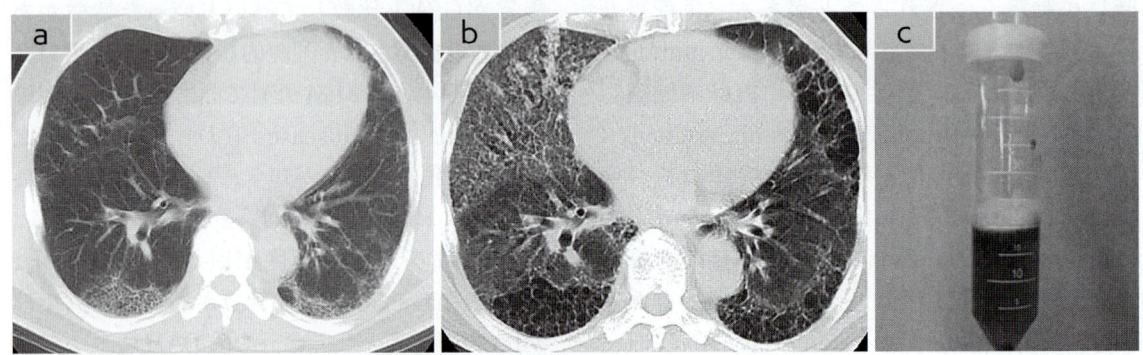

図2　間質性肺炎（UIP pattern）が先行したMPAの症例
a：初診時CT. 両側肺底部胸膜直下優位に網状影，蜂巣肺を認め（UIP pattern），ANCAも陰性であり，特発性肺線維症と診断された.
b：MPA発症時のCT. 両側びまん性にすりガラス影を認める.
c：気管支肺胞洗浄は血性であり，びまん性肺胞出血と診断した.

MPA症例144例の胸部CTの解析結果が報告されている. 74例（51%）にILDを認め，そのうち61%がUIPもしくは，possible UIP patternであり，ILD症例においては，特発性肺線維症（idiopathic pulmonary fibrosis：IPF）では通常認められない副所見として，軽微な浸潤影や気管支壁肥厚が10%，囊胞が4%，蜂巣肺周囲や牽引性気管支拡張周囲の濃度上昇（図1）が14%で認められていた[3].

DAH例においては，両側びまん性のすりガラス病変や浸潤性病変を認める. 気管支鏡検査で血性の気管支肺胞洗浄液を確認し診断する（図2）.

MPO-ANCA陽性のILDにはMPO-ANCAの

み陽性で他臓器病変を認めないものが存在する. これらの症例はILD診断時にMPO-ANCA陽性であることが多いが，なかには特発性間質性肺炎（idiopathic interstitial pneumonias：IIPs）と診断された症例が経過中にMPO-ANCAが陽転化する例や，腎障害や肺胞出血を発症してMPAと診断される症例も存在する.

治　療

ANCA関連血管炎の全身型でILDを合併した症例においては，「ANCA関連血管炎診療ガイドライン2023」に準じた治療が推奨される[2].

■ 寛解導入治療

寛解導入治療の標準治療はグルココルチコイ

ド（GC）＋シクロホスファミド（CPA）である．CPAの投与方法は静注CPAパルス療法（IVCY）が経口投与より安全性の面から優先される．リツキシマブ（RTX）も治療薬の候補となる．2つの大規模臨床試験でMPA/GPAに対するRTXの有効性と安全性が確認された．CPAの副作用である骨髄抑制や二次発がん，卵巣機能低下などの副作用がないことや，腎機能障害時に用量調節が不要である点などから，「ANCA関連血管炎診療ガイドライン2023」においてはGC＋RTXも寛解導入療法の標準治療として提案されている[2]．また，MPA/GPAに対する新たな治療薬として，C5a受容体抗体であるアバコパンが開発され，GCとの比較対照試験で非劣性が確認され，アバコパンがGCの代替薬となりうる可能性が示された．これらの結果から，MPA/GPAの寛解導入治療はCPAまたはRTXとGCまたはアバコパンの併用が標準治療として推奨されている．なお，MPAに伴うILDに対するRTXやアバコパンの有用性や安全性については現時点では不明であり，さらなる検討が必要である．

GCの投与法については，どのような方法が最適かはわかっていない．寛解導入治療にGC＋CPA，GC＋RTXを用いた場合，従来のGC治療（通常レジメン）と減量レジメンの有用性を検討した報告において，減量レジメンにおいて重篤な感染症を減少させる傾向があり，「ANCA関連血管炎診療ガイドライン2023」においては減量レジメンが提案されている[2]．一方で，GC総投与量が少ない試験において再燃が多い傾向も報告されており，最適なGC減量法についてはなお検討の余地がある．

高齢者や副作用のリスクが高い場合や重症臓器病変がない場合は，GC単独で治療を行う場合もある．急速進行性糸球体腎炎（rapidly progressive glomerulonephritis：RPGN）を含む最重症の腎障害を伴うAAVにおいては，血漿交換を併用することで予後が改善することが示されており，考慮すべき治療法である．

寛解維持治療

標準治療として，低用量のGCとRTXが第一選択，アザチオプリン（AZA）が代替薬として推奨されている．AZAはCPAとの比較試験で有効性が確認され，RTXはAZAによる維持療法との比較試験でAZAを上回る有効性が実証され，GC＋RTXが新たな維持療法の標準治療として加えられた[2]．維持療法におけるRTXの投与量や投与間隔，投与期間は報告によって異なり，最適なレジメンは確立していない．

ILDが他臓器病変に先行した例では，IIPsに準じた治療を行い，他臓器病変が出現し全身の血管炎を発症した時点でMPAに準じた治療に変更する．

専門医への紹介のタイミング

原因不明の発熱や体重減少，腎機能障害，血痰，血尿，紫斑などの血管炎を示唆する症状や所見が認められる場合には早急に治療が必要であり，速やかに専門医へ紹介する．上記の症状がなく，背部の聴診にて fine crackles を聴取し，ILDの存在が疑われる場合にも専門医へ紹介し，ANCAの測定や他臓器の血管炎の検索を進めるとともに，ILDの評価を行う必要がある．

[COI開示] 本論文に関して筆者に開示すべきCOI状態はない

文献

1) Jennette JC, Falk RJ, Bacon PA, et al：2012 revised International Chapel Hill Consensus Conference Nomenclature of Vasculitides. *Arthritis Rheum* 2013；65：1-11.
2) 針谷正祥，成田一衛，須田隆文編：ANCA関連血管炎診療ガイドライン2023．診断と治療社，2023.
3) Suzuki A, Sakamoto S, Kurosaki A, et al：Chest high-resolution CT findings of microscopic polyangiitis：a Japanese first nationwide prospective cohort study. *AJR Am J Roentgenol* 2019；213：104-114.

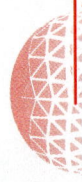

1　胸膜中皮腫

木島貴志

胸膜中皮腫は，肺を覆う漿膜（胸膜）のうち壁側胸膜を構成する中皮細胞を母地として発生する希少がんである．主な原因は石綿曝露であり，吸入した石綿は排除されることなく持続的慢性炎症のトリガーとなる．これにより，曝露から30〜40年を経て典型的な炎症性発がん機序により発生する．近年，一部の早期症例では内科的治療と外科切除を組み合わせた集学的治療による予後延長効果が報告されているものの，多くの症例では診断時すでに切除不能のことが多く，治療法も限られており，予後不良である．しかし最近，免疫療法が保険適用となり，切除不能症例でも長期生存が期待できるようになりつつある．

疫　学

わが国では年間発症数約1,200人，死亡数約1,500人の希少がんである．70歳前後が好発年齢で，男女比はおおよそ5:1である[1]．組織型は，上皮型（56%），肉腫型（22%），二相型（18%），その他（4%）である．石綿曝露以外の原因として，*CDKN2A*（染色体9p21に局在），*BAP1*（3p21），*NF2*（22q12），*TP53*（17p13）といったがん抑制遺伝子の異常が報告されており，診断マーカーにもなっている[1]．腫瘍は胸膜を這うように進展・浸潤することが多く，遠隔転移は比較的少ない．近年，免疫療法の導入や手術の低侵襲化などにより，切除可能例および切除不能例の生存期間中央値は，それぞれ40〜50ヵ月[2]および18ヵ月[3]と改善しつつある．

症　状

初期は無症状で，健診やほか疾患経過中の偶然発見例もあるが，胸水貯留による息切れや乾性咳嗽，腫瘍の胸壁への直接浸潤による胸背部腫瘤や疼痛などの初発症状を呈することが多い．また，腫瘍細胞から産生されるIL-6により惹起される全身性炎症により，発熱，寝汗，食欲不振，体重減少，倦怠感，易疲労感や貧血など非特異的な症状を呈することもある．

検査，診断

確定診断には，外科的胸膜生検により十分量の組織を採取することが推奨される．免疫染色により，陽性マーカー（calretinin，WT1，D2-40，CK5/6など）および陰性マーカー（TTF-1，CEA，claudin4，napsin A，SD-Aなど）を各2個以上で確認することが必須である．さらに，BAP1およびMTAP染色や*CDKN2A/p16* FISHも診断にきわめて有用である．組織型はHE染色により分類する[1]．病期診断には，造影CTや^{18}F-FDG-PET/CTが有用である（図1）．補助診断として，胸水CEA陰性やヒアルロン酸高値は参考になる．胸水ADAが高値を示すことが多く，結核性胸膜炎との鑑別が重要である．血清可溶性メソテリン関連ペプチド（SMRP）は疾患特異度が高く，治療効果判定に有用である[1]．石綿の職業性曝露を問う職業歴と環境曝露を問う居住歴，同じ生活環境での発症状況を確認するための家族歴の聴取はきわめて重要である．職業性曝露があれば労災認定の対象となり，その他は石綿健康被害救済制度により公的な補助の対象となる．

治　療

高齢患者が多く，石綿によるじん肺や慢性呼吸器疾患による呼吸機能や全身状態（ECOG PSグレード）の評価は，治療方針決定に重要である．臨床病期，組織型，PS，心肺腎を含めた主要臓器機能を勘案し，根治手術の適応の有

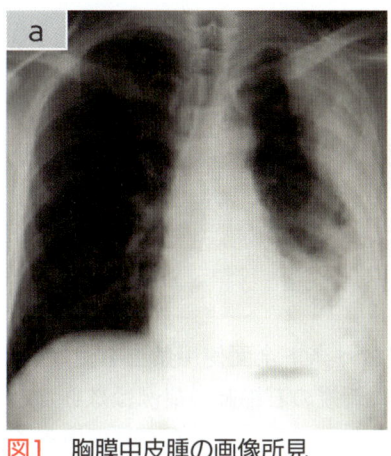
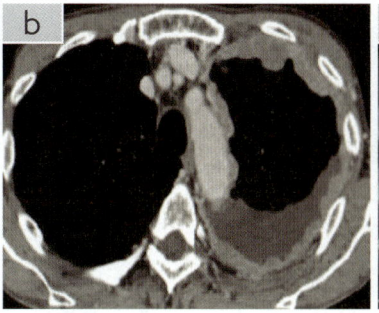
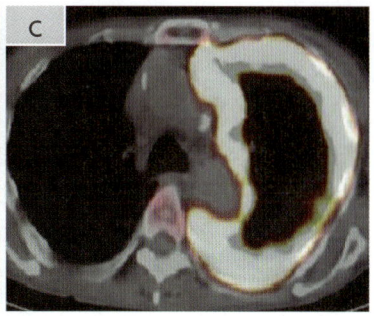

図1　胸膜中皮腫の画像所見
a：胸部単純X線像．左胸水貯留と胸壁腫瘤を認める．
b：造影CT．左側に造影効果のあるびまん性胸膜肥厚と胸水（造影効果のない部分）を認める．
c：[18]F-FDG-PET/CTにて左胸膜にびまん性のFDGの集積を認める．

無を判断する[1]．

　非肉腫型で肉眼的完全切除が期待できる臨床病期Ⅰ～ⅢA期症例に対して，外科切除を含めた集学的治療を行う．術式としては，胸膜切除/肺剝皮術（P/D）と胸膜肺全摘術（EPP）がある．シスプラチン＋ペメトレキセドによる術前補助化学療法を3コース施行後に増悪のないことを評価できれば，①P/Dを経てペメトレキセド±シスプラチンによる術後補助化学療法3コース追加する，②EPPを経て術後強度変調放射線治療（IMRT）による片側全胸郭照射（54Gy）を追加する，のいずれかを選択するが，最近は①が主流となっている．腎機能低下などシスプラチンが使用しにくい症例では，カルボプラチン（ただし，中皮腫に保険適用がないことに注意が必要）を代用することもある[1,2]．

　手術適応のない主要臓器機能が比較的保たれているPS 0～2症例は全身化学療法の対象となる．最近，免疫療法が主流になりつつある．

　上皮型では，一次治療として細胞傷害性抗がん薬であるシスプラチン（またはカルボプラチン）＋ペメトレキセド併用療法を最大6コース，二次治療としてニボルマブ単剤療法を行うか，一次治療としてニボルマブ＋イピリムマブ併用療法を病勢増悪となるまで継続，二次治療としてシスプラチン（またはカルボプラチン）＋

ペメトレキセド併用療法を行う．一方，非上皮型では，細胞傷害性抗がん薬の効果があまり期待できないため，ニボルマブ＋イピリムマブ併用療法が一次治療の第一選択となっている[1,3]．

　がん性疼痛や皮下腫瘤に対する薬物療法や局所照射，ドレナージや胸膜癒着による胸水コントロールなどの緩和治療も必要に応じて積極的抗がん治療と並行して行う．

専門医への紹介のタイミング

　感染症との鑑別が難しい臨床症状や検査所見を呈することが多いため，胸水貯留（とくに片側性），胸膜肥厚や石灰化が胸部単純X線で確認できた場合には，速やかに専門医に紹介するのがよい．

[COI開示] 木島貴志：小野薬品工業（株）

文献

1) 日本肺癌学会編：悪性胸膜中皮腫診療ガイドライン2023年版．金原出版，2023．

2) Hasegawa S, Yokoi K, Okada M, *et al*：Neoadjuvant pemetrexed plus cisplatin followed by pleurectomy for malignant pleural mesothelioma. *J Thorac Cardiovasc Surg* 2022；163：1940-1947.

3) Peters S, Scherpereel A, Cornelissen R, *et al*：First-line nivolumab plus ipilimumab versus chemotherapy in patients with unresectable malignant pleural mesothelioma：3-year outcomes from CheckMate 743. *Ann Oncol* 2022；33：488-499.

Ⅴ

各疾患

2 アスベスト関連肺疾患
中皮腫を除く

大塚義紀

アスベストはマグネシウム珪酸塩水和物の一種であり，幅1に対して長さ3の比をもつ繊維状の形態で，クリソタイル（白石綿），アモサイト（茶石綿），クロシドライト（青石綿），トレモライト，アクチノライト，アンソフィライトが含まれる．これらは，耐火性，耐熱性，耐延性，耐腐食性に優れ，安価で優れた性質をもつため，多くの建材やブレーキライニング製造などに使用されてきた．1960年代からアスベストのもつ発がん性や健康被害が注目され，2004年にはわが国でも全面的に使用が禁止された．しかしながら，それまでに公共建築物をはじめ多くの建物や工作物，船舶にアスベストが使用されてきたため，2028年頃にピークを迎える解体工事などにより被曝が増加する危険性が危惧されている．アスベスト曝露から発症する中皮腫以外のアスベスト関連肺疾患には石綿肺，石綿肺がん，良性石綿胸水，びまん性胸膜肥厚が含まれ，その後10～40年の潜伏期間をおいて，これらのアスベスト関連肺疾患の発症が続くことが予想される．

石綿肺は，アスベスト大量長期吸入によるじん肺であり，細気管支病変から始まり，隣接の細気管支病変と融合して線維化病変を広げる．下肺野を中心に不整形陰影を呈し進行する疾患である．石綿肺がんは，アスベスト曝露による発症リスクが2倍以上の肺がんをいう．良性石綿胸水は，アスベストが原因で胸膜炎をきたす疾患である．アスベスト以外に胸水の原因がなく肺がんや中皮腫などの併存が除外されて診断され，びまん性胸膜肥厚の原因になる．びまん性胸膜肥厚は，アスベストにより臓側胸膜の慢性線維性胸膜炎を起こした状態の疾患であり，癒着による拘束性換気障害から呼吸不全を呈する．

疫 学

2004年のアスベスト全面使用禁止を受けて，じん肺としての新規の石綿肺の症例はほとんどみられない．近年の労災認定ならびに環境省の救済事業での認定を含め，石綿肺がんは依然1,000件前後と高い水準で推移している．労災のみの認定である良性石綿胸水は毎年50件前後の申請があり，救済事業も認められているびまん性胸膜肥厚は労災も含めて20件前後の申請がみられる[1]．これらに対し，2011年および2022年には「石綿による健康被害の急性に関する法律の一部を改正する法律」が施行され，特別遺族弔慰金などの請求期限が良性石綿胸水を除く4つの疾患で20年延長されている．

症 状

石綿肺は，肺線維症であり進行すると咳嗽や呼吸困難を認める．石綿肺がんは，通常の原発性肺がんと同様の症状を呈し，咳嗽，血痰，呼吸困難を認める．胸水が多量に貯留した良性石綿胸水，またびまん性胸膜肥厚は，拘束性換気障害から労作時呼吸困難を呈する．

検査，診断

中皮腫を除くアスベスト関連肺疾患の診断では，職業歴，粉じん曝露歴が大切である．石綿肺の診断には，アスベストの製造，紡績，切断，吹きつけ作業など，アスベストを直接扱うことなどによる大量曝露歴が必要である．良性石綿胸水，びまん性胸膜肥厚も中等度の粉じん曝露歴が必要とされる．

身体所見では，石綿肺にて両側下肺野背側に吸気時fine cracklesを聴取する．良性石綿胸水にて胸水貯留量が多い際には呼吸音の低下が

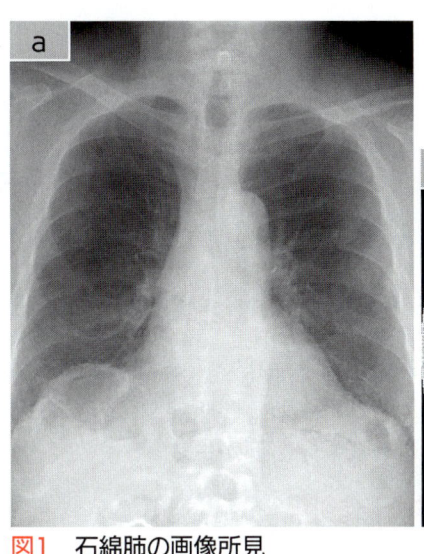
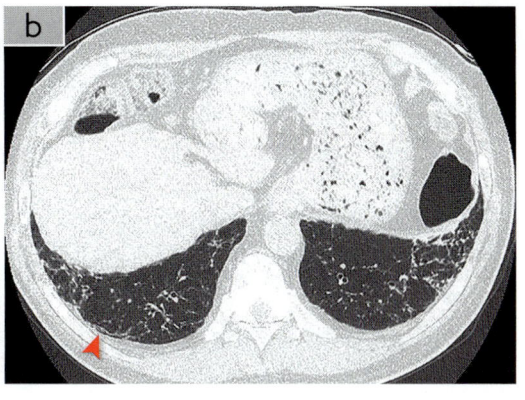

図1 石綿肺の画像所見
a：胸部X線像．両側下肺野に粒状網状影がみられる．標準写真の1程度に相当．
b：胸部CT．右下肺野背側胸膜直下にsubpleural curvilinear shadow（矢頭）を認める．

みられる．びまん性胸膜肥厚では，吸気相のみならず呼気相でもfine crackleに似たpleural cracklesを聴取する．

以下，労災認定基準を中心に記載する．

良性石綿胸水の診断において胸水検査は必須である．胸水の細胞診や細胞分画，一般細菌や抗酸菌検査，さらにADA（50IU/L未満），CEA（血清正常値未満），胸水ヒアルロン酸値（10万ng/mL以下）のほか，IgG4や膠原病の自己抗体測定にて他疾患の鑑別が必要である．

胸部X線にて，石綿肺では両側下肺野に粒状網状影を認める（図1a）．胸部CTでは，細気管支病変であるsubpleural dotsやsubpleural curvilinear shadow所見を認める（図1b）．石綿肺がんでは，プラークの確認が重要であり，胸部X線像でプラークを認め，胸部CTで確認できればよい．X線像でプラークを認めない場合も，粉じん吸入歴が10年以上あれば胸部CTでプラークを認めるのみで認定される．1年以上10年未満の吸入歴では，片側胸壁の1/4以上の範囲にプラークを認めれば（＝広範囲プラーク），石綿小体の測定が不要である．以上の要件を満たさない場合は，手術検体または剖検における肺にて石綿小体の数の測定が必要である（5,000本以上/乾燥肺重量g）．びまん性胸膜肥厚の胸部X線像では，両側に病変を認める場合にはそれぞれ1/4以上，片側の場合は1/2以上の胸膜肥厚を確認する．さらに胸部CTにて臓側胸膜に肥厚を示すcrow's feet signを認める．

治 療

石綿肺がんは通常の肺がん治療を考慮する．それ以外は対症療法を行う．呼吸不全の際には在宅酸素療法を考慮する．喫煙はいずれの疾患においてもアスベストによる肺がん合併のリスクを高めるため，禁煙指導を行う．

専門医への紹介のタイミング

労災または石綿健康被害救済の申請にあたっては必要条件の確認が必要である[2]．診断や申請に不慣れな場合には，全国の労災病院または専門医療機関への紹介が望ましい．

[COI開示] 本論文に関して筆者に開示すべきCOI状態はない

文献
1) 環境再生保全機構：石綿健康被害救済法に基づく受付及び認定等の状況，令和5年12月20日．https://www.erca.go.jp/asbestos/relief/uketsuke/pdf/20231130_nintei.pdf（2024年4月16日閲覧）
2) 環境再生保全機構：石綿と健康被害：石綿による健康被害と救済給付の概要，川崎市，2023．

V 各疾患

3 その他のじん肺

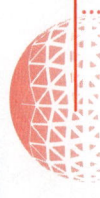

橘　和延・新井　徹

珪　肺

珪肺は遊離ケイ酸粉じんを吸入することで肺に生じる，不可逆的な線維増殖性の変化である[1]．

疫　学

珪肺は，石綿肺とともにじん肺を代表する疾患である．鉱山，採石場，土木工事（主としてトンネル工事），石切，窯業，耐火レンガ製造業に従事す労働者に発症しうる．通常は曝露開始から数年〜十数年で発症するが，高濃度の粉じん曝露を受けた場合は，数ヵ月で発症することもある．砂粒を吹きつけて金属の錆をとる作業（サンドブラスト）などでは高濃度曝露となりうる．新しく粉砕されてできた遊離ケイ酸の粒子は表面が安定しておらず，酸化還元反応の可能性が増すため短期間で珪肺を起こすとされている．

症　状

初期には無症状であるが，線維化が進行すると息切れが生じる．喫煙や合併する気管支炎と関連し咳嗽，喀痰が生じる．

検査，診断

胸部X線で肺野に粒状影を呈する．粒状影が上・中肺野に出現し，徐々に下肺野に広がる．胸部CTでは，上肺野優位に辺縁明瞭な粒状影が分布する．粒状影は気管支血管束周囲，小葉辺縁部，胸膜直下に分布する（図1）．呼吸機能検査では，拘束性障害，閉塞性障害，残気率上昇などがみられる．結核や肺がんを合併しうるため，珪肺の診断後，定期の経過観察が必要である．

治　療

根本的な治療法はなく，去痰薬，鎮咳薬などの対症療法が中心となる．

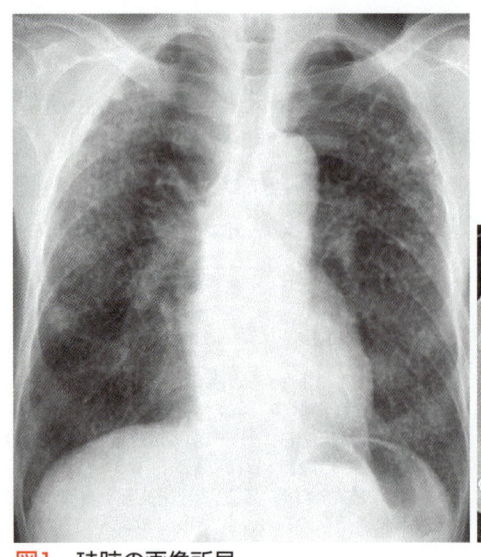
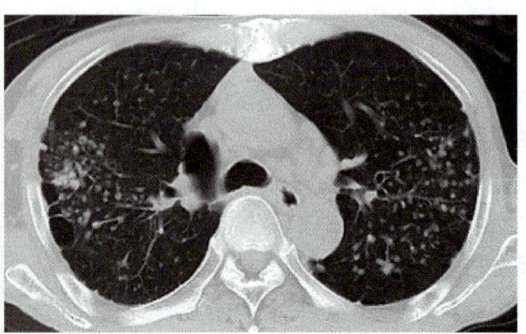

図1　珪肺の画像所見

専門医への紹介のタイミング

職歴と肺野の陰影があれば，労働基準局にじん肺申請すれば認定される可能性があるため，専門医へ紹介を検討する．

超硬合金肺

超硬合金（炭化タングステン，コバルト，ニッケル，チタンなどを原料とする合金）の粉じんを吸入することにより発症する[2]．

疫　学

超硬合金工場での調査では有病率は0.6〜3.8%程度である．

症　状

無症状で検診発見されることもあるが，病状が進行すると咳や息切れが生じる．

検査，診断

胸部CTでは，早期には下肺野末梢優位の小葉中心性粒状影とすりガラス影が認められる．進行すると，汎小葉性分布のすりガラス影，収縮を伴う肺野高吸収域，牽引性気管支拡張像，小葉内網状影，蜂巣肺など線維化を示唆する所見がみられる．肺の病理組織像は小葉中心性の線維化病変と肺胞腔内の多核巨細胞を特徴とする巨細胞性間質性肺炎（GIP）である．肺組織の元素分析は診断の一助となる．

治　療

超硬合金の粉じん曝露の回避が重要である．全身ステロイドやシクロホスファミドの併用で奏効例も報告されている．予後は改善例から死亡例までさまざまである．

専門医への紹介のタイミング

超硬合金を扱った職歴（製造や研磨）と肺野の陰影があれば，専門医へ紹介を検討する．

インジウム肺

1990年代半ばから液晶パネルやプラズマディスプレイパネルなどの需要・生産が急増した．その原料であるインジウム・スズ酸化物（ITO）ターゲット板の研磨作業において，2003年に間質性肺炎や気腫性変化からなる呼吸器障害が初めて報告され注目を集めた[3]．

疫　学

2003年に報告されて以降，わが国で数例の報告がある．Chonanらの報告では，インジウム加工業者108例のうちHRCTでは23例に間質性変化，14例に気腫性変化を認めたとしている．従来のじん肺とは異なり，数年〜十数年といった短期間に比較的高度な間質性変化をもたらすのが特徴である．

症　状

乾性咳嗽や息切れを生じる．

検査，診断

血清インジウム濃度は全肺気量や拡散能の低下，HRCTスコアなどと関連がある．胸部HRCTでは，肺尖部を中心に気腫性変化を伴ったびまん性小葉中心性粒状影とすりガラス影や中下肺野のすりガラス影が認められる．肺の病理組織像は細気管支周囲の線維化を認め，肺胞腔内には褐色顆粒を貪食したマクロファージやコレステロール肉芽腫を認める．

治　療

インジウムの粉じん曝露の回避が重要である．ステロイドの有効性は不明である．

専門医への紹介のタイミング

液晶パネル工場などでのインジウム曝露歴と肺野の陰影があれば，インジウム肺の可能性があるため，専門医へ紹介を検討する．

[COI開示] 本論文に関して筆者らに開示すべきCOI状態はない

V

各疾患

文献

1) Fraser RS, Müller NL, Colman N, *et al*：Fraser and Paré's Diagnosis of Diseases of the Chest. 4th ed, WB Saunders, 1999；2390-2409.

2) Naqvi AH, Hunt A, Burnett BR, *et al*：Pathologic spectrum and lung dust burden in giant cell interstitial pneu-monia（hard metal lung disease/cobalt pneumonitis）： review of 100 cases. *Arch Environ Occup Health* 2008；63：51-70.

3) 大前和幸，中野真紀子，田中昭代他：インジウム肺：難溶性インジウム粉塵暴露によるヒト肺障害. 産業医学レビュー 2023；36：50-77.

4 職業性喘息

久田剛志

職業性喘息 (occupational asthma) は「特定の労働環境で特定の職業性物質に曝露されることにより発症する喘息」と定義される. 近年のわが国における「職業性アレルギー疾患診療ガイドライン2016」や欧米の職業性喘息のガイドラインでは一致して以下の考え方を採用している[1,2]. すなわち, かつては職業関連の物質に曝露されて発症する喘息を指す包括的な用語として「職業性喘息」を用いていたが, その後, 刺激物質を原因とする喘息や既存の喘息の増悪も含めた広い概念で捉える必要が生じ, 「作業関連喘息 (work-related asthma)」が全体を指す用語として使われる. 既存の喘息が職業性曝露によって増悪する場合は「作業増悪性喘息 [work-aggravated (exacerbated) asthma]」と定義される.

職業性喘息は抗原感作による免疫アレルギー機序による「感作物質誘発職業性喘息 (sensitizer-induced asthma)」と刺激物質の吸入による「刺激物質誘発職業性喘息 (irritant-induced asthma)」に分類される. 高濃度刺激物質の吸入曝露後, 数時間以内に喘息症状を生じて, 数ヵ月間も症状持続する状態はreactive airway dysfunction syndrome (RADS) と呼ばれ, 刺激物質誘発職業性喘息に含まれる. 2001年, 同時多発テロにおいてニューヨークの世界貿易センタービルが崩壊した際に, 出動した消防士らが喘息症状を発症したことで注目された. 1年後の調査でも, 高濃度刺激物質を吸入した消防士の16%が喘息症状を発症していたと報告された.

職業性喘息の機序においては, 原因物質に対して感作が成立して特異的IgE抗体が産生されることで, 免疫アレルギー機序による感作物質誘発職業性喘息の病型と感作とは関係ない刺激物質である塩素系, 二酸化硫黄, アンモニアなどにより比較的高濃度の曝露によって引き起こされる刺激物質誘発職業性喘息の病型がある. 職業性に曝露されるタンパク質であれば原因となりうるため, 200以上の物質が原因として報告されている. 以前は感作物質として動物や植物由来の高分子量物質の報告 (こんにゃく喘息, ホヤ喘息や木材喘息など) が多くみられたが, 現在, こんにゃく喘息やホヤ喘息に関しては環境整備対策が確実に奏功したために新規の患者発生がみられなくなっている.

一方で, 現在でも多くみられ, 感作を成立させる原因物質としては, 小麦・穀物の粉末, 研究用動物や昆虫, 酵素類 (洗浄剤など), 木屑, 天然ゴム, イソシアネート, アクリレート, グルタルアルデヒドなどがあり, 無機物も含まれる. 化学物質は分子量が低いため, それだけでは抗原となりえず, ハプテンとしてヒトのタンパク質と結合することにより抗原性をもつことになる. そのため, 特異的IgE抗体を検出できない場合があり, 発症機序が不明な場合も多い. 産業の発展や変化に伴って, 低分子量物質も増加している.

イソシアネート喘息に関連する最近の研究報告では, 自然リンパ球 (ILC2細胞) の関与を示唆する結果もあり注目されている. リスク因子は, 原因物質への高濃度・高頻度曝露, アトピー素因, 喫煙である. 近年, 遺伝的要因に関する研究報告もみられる. 網羅的遺伝子解析 (GWAS) 研究によるイソシアネート喘息を対象とした報告などがある. イソシアネート喘息では皮膚からの抗原感作の重要性も指摘されているため, 気道や皮膚のバリア機能異常が何らかの職業性喘息の病態に関与する可能性を示唆している.

V
各疾患

表1　有病率の高い職業性喘息の職種と原因物質

職　種	原因物質
高分子量物質（植物性物質，動物性物質など）	
・医療従事者（医師，看護師など） ・パン製造業，麺製造業 ・実験動物取り扱い研究者，獣医，調理師 ・クリーニング業，薬剤師，清酒醸造業	・ラテックス ・小麦粉，そば粉 ・動物の毛，ふけ，尿タンパク ・酵素洗剤，酵素
低分子量物質（化学物質，薬品など）	
・塗装業，ポリウレタン製造業 ・薬剤師，製薬会社従業員 ・美容師，理容師，毛皮染色業 ・エポキシ樹脂，耐熱性樹脂製造業者 ・金属メッキ取り扱い業，セメント製造，白金酵素センサー製造業	・イソシアネート（TDI，MDI，HDI） ・薬剤粉じん ・過硫酸塩，パラフェニレンジアミン ・無水フタル酸，酸無水物 ・クロム，ニッケル，プラチナ

疫　学

　成人喘息における職業性喘息の人口寄与危険度（PAR）は，2003年の米国胸部疾患学会（ATS）のステートメントによって15％（4〜58％）と報告された．2019年のATSおよび欧州呼吸器学会（ERS）のステートメントでもこれとほぼ同等であり，人口寄与割合（PAF）16％（95％CI 10〜22％）とされている．有病率の高い職業は，ペンキ塗り職人（イソシアネート），パン製造業や麺製造業，看護師，化学物質を扱う仕事，動物や植物を扱う仕事，溶接業，食品加工業，木材加工業などである（表1）．

検査，診断

　職業性喘息では問診を十分に行うことが推奨される．診断は，まず職業の関与があるか否かを疑うことから始まる．質問表も有用である．感作物質誘発職業性喘息の診断では，病歴のほかに複数の検査を組み合わせることで診断率が上がる．ピークフロー測定，非特異的気道過敏性テスト，特異的IgE抗体の測定，喀痰中の好酸球数，抗原吸入誘発試験，呼気ガス一酸化窒素濃度（FeNO）測定などである．就労日と休日を含む毎日の連続したピークフロー測定が有用であり，1日4回，4週間の測定での有用性が報告されている．気道過敏性試験は就労最終日と

10〜14日間の休日後に行い，20％以上の改善により診断する．感作物質誘発職業性喘息ではプリックテストや特異的IgE抗体の検出を試みる．ただし，低分子量抗原では，イソシアネートなどの一部を除いて特異的IgE抗体の陽性率は低い．専門施設では，環境誘発試験や，場合により抗原吸入誘発試験が行われることもある．とくに新規の原因物質の証明や他の方法では診断困難な場合などに有用であるが，チャレンジテストとなるため危険が伴うことから，実施にあたっては十分に検討したうえで行われる．

　早期診断の重要性は，「できるだけ早期に診断し原因抗原曝露からの回避をすることによって，職業性喘息においては治癒を目指せる可能性がある」という職業性喘息の特徴とも関連してくる．

治　療

　感作物質誘発職業性喘息では，まずは原因抗原や原因物質からの回避が基本となる．刺激物質による職業性喘息および既存の喘息の増悪は，環境整備による原因物質の低減が原則である．いずれの病型にも適用されることは，職業性喘息患者に対しても非職業性喘息患者と同様，「喘息診療ガイドライン」に沿った治療を行うことが基本ということである．そのうえで，薬剤による喘息コントロール困難例は転職や配置転換

による完全な抗原回避も必要と考えること，同一環境下の作業者のための職場環境整備による原因物質の低減も図ること，職場全体の禁煙も行うことなどが必要である．薬物療法としては，早期からの吸入ステロイドを基本とした「喘息診療ガイドライン」に沿った治療介入を行う．

重症喘息では生物学的製剤も適応になる場合があり，抗IgE抗体製剤による報告例などがある．製パン業者にみられる，いわゆるbakers' asthmaに対するオマリズマブの効果などである．原因抗原が特定され，完全回避が不可能で，抗原による即時型皮膚反応または特異的IgE抗体が陽性かつ抗原液が入手可能な場合は，アレルゲン免疫療法（減感作療法）が有効な場合がある．

刺激物質誘発職業性喘息と作業増悪性喘息においては職場環境の改善および作業員への防護具の装着により原因物質の低減を図り，喘息に対する十分な薬物治療を行う．職業性喘息で抗原の完全回避を行っても，気道過敏性は持続し，症状や呼吸機能低下は数年にわたって残存しうる．診断時の呼吸機能，原因物質への曝露期間，診断時の年齢が予後規定因子となる．早期診断・早期治療と対策が重要である．

予防を考慮することも重要となる．作業環境管理としては，吸入物質の完全除去を優先するが，感作性のない代替物質への変更や作業部位の完全密閉化，換気システムの改善，場合によっては配置転換を行って，曝露軽減化に努める．作業管理では呼吸保護器具などを用いて抗原曝露を回避，軽減する．防護具の適正な装着，定期的な取り換えが必要である．職業性喘息の症状，増悪因子，保護具，治療などについて労働衛生教育として労働者に対して周知することは有効である．

法律的に，業務上の疾患は労働者に重大な過失がない限り使用者の責任とされている．使用者は，療養および休業，障害，遺族などに対する補償を行う責任がある．職業性アレルギー疾患とされるものは，法令で規定された曝露条件（一定の原因）や症状などを満たし，業務上の疾病と見なされると，使用者による災害補償（労働基準法による療養・休業・障害・遺族補償）や労災補償（労働者災害補償保険法の給付）の対象となる．

専門医への紹介のタイミング

重症喘息例については，専門医において生物学的製剤の適応などを含めてコンサルトされることが望ましいと考える．また，原因物質の特定や，環境改善，薬物治療などについても不明な場合は専門医へのコンサルテーションが推奨される．

［COI開示］久田剛志：アストラゼネカ製薬(株)，杏林製薬(株)，グラクソ・スミスクライン(株)

文献

1) 日本職業・環境アレルギー学会監：職業性アレルギー疾患診療ガイドライン2016．協和企画，2016．
2) Tarlo SM, Lemiere C：Occupational asthma. *N Engl J Med* 2014；370：640-649.

Ｖ

各疾患

1 薬剤性肺障害①：抗悪性腫瘍薬

峯岸裕司

薬剤性肺障害は，抗悪性腫瘍薬治療において，しばしば重篤化を経験する有害事象であり，治療関連死の原因として最も注意すべき病態の1つである．致死的でなくとも呼吸不全などの後遺症やパフォーマンスステータスの低下，化学療法の継続困難など，QOLや予後に深刻な影響を与える．近年では，従来の細胞傷害性抗がん薬に加え，さまざまな作用機序をもつ分子標的治療薬や免疫チェックポイント阻害薬（ICI）の登場により，薬剤性肺障害の病態も多様化しており，薬剤の特性に応じて個別の対応も必要となる．抗悪性腫瘍薬を扱う医師および各診療科と連携して診療を行う呼吸器内科医は，適切な薬剤性肺障害のマネジメントに習熟している必要がある．

疫 学

わが国では，諸外国と比較して薬剤性肺障害の頻度，とくに致死的な肺障害が高率であることが報告されている．EGFR-TKIなど一部の薬剤に対する人種特異性，遺伝的素因に基づく肺脆弱性が示唆されており，日本人における薬剤性肺障害の臨床像を把握することは重要である．わが国における薬剤性肺障害の被疑薬の種別では，半数が抗悪性腫瘍薬であり，うち半数以上がICIを含む分子標的治療薬とされている．がん種別では，他のがん種と比べて肺がんで重篤な肺障害の発症頻度が高いとする報告が多い．

従来の細胞傷害性抗がん薬は，市販後全例調査が実施されていない薬剤がほとんどであり，日本人における肺障害のデータは十分とはいえない．ペメトレキセドの特定使用成績調査では，非小細胞肺がんで2.6%，悪性胸膜中皮腫において1.6%と報告されている．イレッサのコホート内症例対照研究では，薬剤にかかわ

らず2.4%と報告されている[1]．肺障害が高頻度とされる薬剤では，EGFR-TKIが単剤で発症率4.0〜5.8%，死亡率13〜39%と重篤例が多い一方で，mTOR阻害薬は発症率17〜28%と高頻度であるが，発症例での死亡率1.6〜5.2%と軽症例が大多数である．主に乳がん・胃がんで使用されるトラスツズマブ デルクステカンは，発症率が9.2〜12%，うち4人に1人はグレード3以上，死亡率9.3〜15%と頻度・重症化率が高く，注意が必要な薬剤である．ICI単剤は，特定使用成績調査において非小細胞肺がんでは発症率4.4〜16%，死亡率9.9〜19%，全体に占める死亡頻度は1%前後で治療関連死亡原因の1位である．他がん腫では発症率5%前後であり，非小細胞肺がんより頻度は低いものの死亡率は10%弱と同程度である．

検査，診断

リスク因子・増悪因子として，年齢60歳以上，既存の肺疾患（とくに間質性肺炎），肺手術後，呼吸機能の低下，酸素投与，肺への放射線照射，抗悪性腫瘍薬の多剤併用療法，腎障害の存在などが挙げられている[2]．このため，投与前にはリスク因子を把握するため，問診・病歴聴取，胸部聴診所見やバイタルサイン，胸部HRCT，間質性肺炎マーカー（KL-6，SP-Dなど）を実施する．投与中は自覚症状・身体所見，酸素飽和度に加えて，胸部X線・CTを定期的に評価する．臨床所見や画像所見から薬剤性肺障害が疑われたら，速やかに鑑別診断に必要な検査を実施する．検体検査では，KL-6，SP-D，SP-Aは肺障害を反映するため，診断補助および病勢モニタリングに有用な指標であるが，WBC，CRP，LDH上昇は非特異的である．動脈血ガス分析も重症度（PaO_2/FiO_2）の把握，

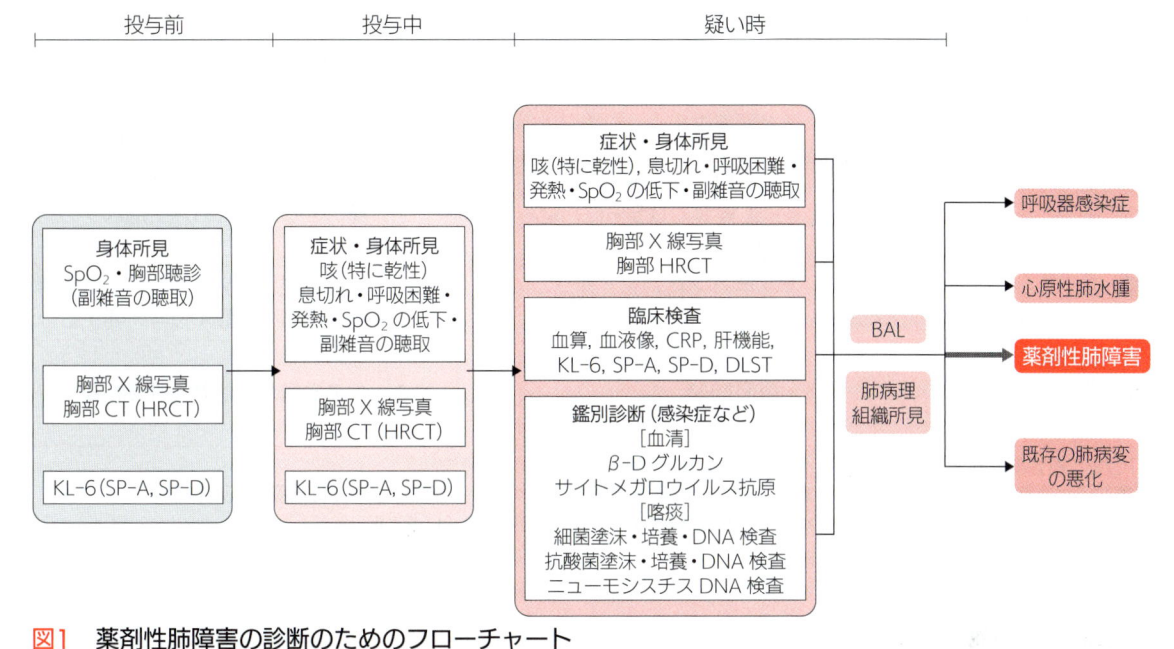

図1 薬剤性肺障害の診断のためのフローチャート

[日本呼吸器学会編：薬剤性肺障害の診断・治療の手引き2018. 第2版，メディカルレビュー社，2018より許諾を得て転載]

臨床経過の評価に必須の検査である．呼吸器感染症は，第一に除外されるべきであり，各種ウイルス・細菌迅速検査（尿中肺炎球菌抗原，レジオネラ抗原，マイコプラズマ抗原，SARS-CoV-2抗原，インフルエンザウイルス抗原），β-D-グルカン，喀痰培養など細菌学的検査を確認する．心原性肺水腫も重要な鑑別疾患であり，身体所見や心電図に加えて，BNPや心筋逸脱酵素の測定，心エコー検査による評価も考慮される（図1）．

胸部HRCTは薬剤性肺障害の臨床病型を推定するうえで不可欠の検査である．既知のびまん性肺疾患とのCTパターンの類似性に基づいて分類され，①びまん性肺胞傷害/急性間質性肺炎類似型，②過敏性肺炎類似型，③器質化肺炎類似型，④非特異性間質性肺炎類似型，⑤急性好酸球性肺炎類似型が代表的な病型分類である．それぞれに対応した病理所見が想定されているが，実臨床では組織学的検討が行われることは少なく，両者の一致については信頼性の高いエビデンスはない．とくに予後不良であるびまん性肺胞傷害/急性間質性肺炎類似型に注意を払う必要がある．

気管支鏡検査は鑑別診断にきわめて有用である．気管支肺胞洗浄（bronchoalveolar lavage：BAL）は日和見感染症，好酸球性肺炎，肺胞出血の鑑別に有意義であり，感染症が否定され，気管支肺胞洗浄液の細胞分画で好酸球やリンパ球比率の増加があれば，ステロイド治療の根拠となる．器質化肺炎やがん性リンパ管症は経気管支的肺生検（transbronchial lung biopsy：TBLB）により病理診断が可能となる．

治 療

薬剤性肺障害の治療原則は，被疑薬の中止，副腎皮質ホルモン投与，呼吸管理である．臨床病型および重症度に基づく治療提案を表1に示す．

■ 被疑薬の中止

薬剤性肺障害が疑われたら抗悪性腫瘍薬を含む被疑薬をただちに中止する．自覚症状や呼吸不全がなく，画像所見のみの軽症（グレード1）の場合は，被疑薬中止のみで臨床経過を慎重に観察する．しかし，臨床症状や呼吸不全が出現，もしくは画像所見が増悪する場合には，中等症に準じた治療介入を行う．

V 各疾患

表1 薬剤性肺障害の重症度分類・治療案

重症度	PaO₂	治療対応		CTCAE v5.0；肺臓炎	
軽症	≧80 Torr	被疑薬中止	グレード1	症状がない；臨床所見または検査所見のみ；治療を要さない	
中等症	60≦PaO₂＜80 Torr	ステロイド治療：PSL換算で0.5〜1.0 mg/kgで開始	グレード2	症状がある；内科的治療を要する；身の回り以外の日常生活動作の制限	
重症	＜60 Torr (PaO₂/FiO₂＜300)	ステロイドパルス療法＋ステロイド維持療法	グレード3	高度の症状；身の回りの日常生活動作の制限；酸素投与を要する	
びまん性肺胞傷害を疑う場合		治療抵抗例には免疫抑制薬やPMX 重症度に応じた呼吸管理	グレード4	生命を脅かす；緊急処置を要する	

CTCAE：有害事象共通用語基準，PMX：ポリミキシンB固定化線維カラム療法
治療対応は概略を示したもので，被疑薬中止やステロイドで速やかに反応する際には速やかに治療も軽減する．

［日本呼吸器学会編：薬剤性肺障害の診断・治療の手引き2018．第2版，メディカルレビュー社，2018より改変］

■ 副腎皮質ホルモン投与

臨床症状を伴う場合は，呼吸不全の程度により副腎皮質ステロイドの投与を開始する．酸素投与を必要としない場合（グレード2）は，プレドニゾロン（PSL）換算で0.5〜1.0 mg/kg/日にて投与を開始する．投与期間や漸減速度については十分なエビデンスはなく，治療反応性に応じて個別に調整する．酸素投与を必要とする重症例（グレード3〜4）やびまん性肺胞傷害/急性間質性肺炎類似型では，メチルプレドニゾロン（mPSL）500〜1,000 mg/日を3日間投与するパルス療法後，PSL換算で0.5〜1.0 mg/kg/日にて維持療法を行い，治療反応性に応じて漸減する．

ステロイド抵抗性の症例に対して，免疫抑制薬（シクロスポリン，シクロホスファミドなど）の併用やポリミキシンB固定化線維カラム療法も試されることがある．有効例が散見されるが，エビデンスは不十分であり，保険適用もない．

■ 呼吸管理

呼吸不全に対して，酸素投与，非侵襲的陽圧換気法，気管挿管下人工呼吸管理が状況に応じて行われる．しかし，進行期悪性腫瘍患者の重度呼吸不全に対しては，想定される余命，救命率などを総合的に評価して気管挿管の適応を慎重に決定する必要がある．

細胞傷害性抗がん薬など多くの薬剤は，上述の原則に則った治療法が適用されるが，一部の分子標的治療薬では個別の対応が必要である（詳細は各薬剤の適正使用ガイドを参照されたい）．

【mTOR阻害薬】

原則に反してグレード1であれば，慎重な経過観察のもとで投与継続が可能である．グレード2では休薬し，副腎皮質ホルモンの投与も選択肢となるが，回復後は再投与も可能とされる．日和見感染症（ニューモシスチス肺炎など）を見落とさないことが重要である．

【オシメルチニブ】

他のEGFR-TKIと同様に，薬剤性肺障害発症時は休薬が推奨されているが，近年，オシメルチニブについては，transient asymptomatic pulmonary opacities（TAPO）と呼ばれる治療休止の必要のない局所的な無症候性の肺病変の存在が報告され[3]，実臨床にも浸透しつつある．ただし，全体における薬剤性肺障害による死亡リスクは他のEGFR-TKIと同程度であり，注意が必要である．

【トラスツズマブ デルクステカン】

重篤例が多く死亡率もやや高いため，ただちに休薬しグレード1であってもステロイド治療（PSL換算で0.5 mg/kg/日）を考慮する．グレード2では，PSL換算1.0 mg/kg/日でのステロイ

ド治療が推奨されている.

【免疫チェックポイント阻害薬】

グレード1では，ニボルマブは投与を中止して慎重な経過観察を行い，自然回復が認められれば再投与可能とされるが，ペムブロリズマブ・アテゾリズマブでは重症化の可能性を念頭に置き投与継続も許容されている．グレード2では，休薬のうえ，PSL換算1〜2mg/kg/日での経口ステロイド治療を開始し，少なくとも4週間以上かけて漸減する．PSL 10mg/日未満まで減量できれば慎重に再投与も可能であるが，ニボルマブは原則再投与不可とされている．グレード3以上では，mPSL 1〜2mg/kg/日静注より漸減もしくはmPSL 500〜1,000mg/日，3日間静注のパルス療法とPSL後治療が推奨されている．ステロイド抵抗性の場合には，有用性は確立していないものの，抗ヒトTNF-αモノクローナル抗体（インフリキシマブ）など免疫抑制薬の併用が検討される.

専門医への紹介のタイミング

mTOR阻害薬およびトラスツズマブ デルクステカンでは，既存の肺疾患評価のため，治療開始前に呼吸器内科へのコンサルトが推奨されている．薬剤性肺障害が疑われた場合は，治療が遅延することないよう速やかな呼吸器内科への紹介が望まれる.

[COI開示] 本論文に関して筆者に開示すべきCOI状態はない

文献

1) Kudoh S, Kato H, Nishiwaki Y, *et al*：Interstitial lung disease in Japanese patients with lung cancer：a cohort and nested case-control study. *Am J Respir Crit Care Med* 2008；177：1348-1357.
2) 日本呼吸器学会 編：薬剤性肺障害の診断・治療の手引き 2018. 第2版，メディカルレビュー社，2018.
3) Lee H, Lee HY, Sun JM, *et al*：Transient asymptomatic pulmonary opacities during osimertinib treatment and its clinical implication. *J Thorac Oncol* 2018；13：1106-1112.

V

各疾患

2 薬剤性肺障害②：抗悪性腫瘍薬以外

花岡正幸

薬剤性肺障害は，「薬剤を投与中に起きた呼吸器系の障害のなかで，薬剤と関連があるもの」と定義される．薬剤は医師が処方したものだけでなく，市販薬，生薬，健康食品，サプリメント，さらに民間療法薬や非合法薬などすべてを含む．また，呼吸器系の障害とは肺胞・間質領域病変だけでなく，気道病変，血管病変，胸膜病変などが含まれ，さらに器質的障害から機能的障害までさまざまである．診断には，まず本症を疑うことが重要であり，呼吸器感染症や心原性肺水腫，既存の肺病変の悪化など類似疾患を除外する．治療の基本は疑わしい薬剤（被疑薬）の中止であり，中等症〜重症例では呼吸管理やステロイド治療が必要となる．

疫 学

薬剤性肺障害は中高年の男性に多い．抗悪性腫瘍薬以外の被疑薬としては，漢方薬，抗リウマチ薬，抗不整脈薬，抗微生物薬の順に多い．薬剤投与から肺障害発生までの時間は数分〜数年と多様であるが，一般的には投与後2〜3週間から2〜3ヵ月の間で発症する．薬剤性肺障害には，高齢や喫煙歴などのリスク因子が知られているが，なかでも先行する肺病変（とくに間質性肺炎）の存在に注意を払う必要がある．報告件数は，2002年のゲフィチニブによる薬剤性肺障害を契機に増加した．その後の新規薬剤の開発やHRCTなどの診断技術の進歩により，近年，薬剤性肺障害はさらに増加傾向である．

検査，診断

薬剤性肺障害の診断は，「すべての薬剤は肺障害を起こす可能性があり，薬剤投与中のみならず投与終了後にも発生することを常に念頭に置く」ことから始まる．すなわち，肺に新規の異常陰影の出現をみた場合，必ず鑑別しなければならない病態である．

■ 臨床所見

息切れ・呼吸困難，咳嗽，発熱で発症することが多い．自覚症状が乏しくてもSpO_2の低下，新たな胸部異常陰影や胸水貯留が薬剤性肺障害を疑うきっかけとなる．身体所見では，頻呼吸，頻脈，胸部聴診での副雑音の聴取を認めるが，副雑音としてはfine crackles（捻髪音）が最も多い．

■ 血液検査

末梢血白血球数が増加し，CRPやLDHが上昇することが多い．Ⅱ型肺胞上皮障害のマーカーである血清KL-6，SP-AおよびSP-Dは肺障害を反映し上昇するため，診断補助や病勢モニタリングに有用である．感染症の鑑別として，喀痰培養・遺伝子（PCR）検査や，血清β-D-グルカン，サイトメガロウイルス抗原などの測定を行う．

重症例ではPaO_2の低下を認める．PaO_2/FiO_2（P/F ratio）は重症度の把握や臨床経過の評価に有用である．

薬剤リンパ球刺激試験（DLST）は，わが国では保険適用がないものの，日常臨床で汎用されている．しかし，薬剤性肺障害全体での陽性率は66.9％と報告されており[1]，個々の薬剤により陽性率に開きがある．筆者らの検討でも，DLSTの陽性率は102例中52例（51.0％）であった．また，DLSTには偽陽性・偽陰性が多く，これだけで診断するのは困難であり，他の検査結果を加味した総合的な判断が必要である．

■ 画像検査

薬剤性肺障害を診断するうえで胸部HRCTは必須である．薬剤性肺障害の画像パターンは，特発性ないし既知の肺疾患でいえばどの疾患に

類似するかにより分類される．臨床的に頻度の高い薬剤性間質性肺炎は，①びまん性肺胞傷害（diffuse alveolar damage：DAD）型，②過敏性肺炎（hypersensitivity pneumonia：HP）類似型，③器質化肺炎（organizing pneumonia：OP）類似型，④非特異性間質性肺炎（non-specific interstitial pneumonia：NSIP）類似型，⑤好酸球性肺炎（eosinophilic pneumonia：EP）類似型の5つのパターンである．とくに，予後不良のDAD型肺障害を見逃さないことが重要である．薬剤性DADにおいても，広範な浸潤影やすりガラス影に牽引性気管支拡張などの構造改変所見がみられるのが特徴である．

気管支肺胞洗浄（BAL）検査

薬剤性肺障害に特異的なBAL液（BAL fluid：BALF）所見はないが，各種培養・PCR検査は感染症の鑑別診断に有用である．また，BALFの性状や細胞分画から，肺胞蛋白症（白濁したBALF），肺胞出血（血性のBALF），EP（好酸球増多），HP（リンパ球増多）など，薬剤性肺障害の臨床病型の推定が可能である．さらに，BALF中の好酸球増多，リンパ球増多は，副腎皮質ステロイド治療による効果が期待できる．

診断基準

薬剤性肺障害は除外診断であり，呼吸器感染症や心原性肺水腫，既存の肺病変の悪化など，他の原因による肺疾患を鑑別することが重要である．診断に際しては，①原因となる薬剤の接種歴がある，②薬剤に起因する臨床病型の報告がある，③他の原因疾患が否定される，④薬剤の中止により病態が改善する，⑤再投与により増悪する，の5項目を参考にする[2,3]．

治 療

薬剤性肺障害の治療の基本は，被疑薬の中止，副腎皮質ステロイドの投与，呼吸不全への対策，全身管理である[3]．肺障害の臨床像，発生機序，呼吸不全の重症度に従って速やかに治療を開始する．

被疑薬の中止

治療の原則はすべての被疑薬の中止であり，

軽症例（画像変化のみ，または$PaO_2 \geqq 80$ Torrあるいは$SpO_2 \geqq 95\%$）では被疑薬中止のまま経過を追う．

薬物療法

中等症以上（$PaO_2 < 80$ Torrあるいは$SpO_2 < 95\%$）の症例はステロイド治療の適応となり，重症例あるいは臨床的にDADを疑う症例ではメチルプレドニゾロンのパルス療法を行う．ステロイドの投与期間に一定の基準はなく，治療反応性をみながら漸減し中止する．

重症のDAD型肺障害に対し，免疫抑制薬（シクロスポリン，タクロリムスなど）や好中球エラスターゼ阻害薬（シベレスタット）が併用されることがあるが，有効性に関するエビデンスは乏しく，保険適用もない．

呼吸管理

呼吸不全の程度により，酸素療法や非侵襲的陽圧換気療法（non-invasive positive pressure ventilation：NPPV）を行う．気管挿管下の人工呼吸管理に関しては，基礎疾患の状態も考慮し，適応を慎重に判断する．

専門医への紹介のタイミング

薬剤性肺障害は，重症度や疾患の時間的進行度を適切に評価し，専門医への紹介のタイミングを判断することが重要である．呼吸不全（$PaO_2 < 60$ Torr，$SpO_2 < 90\%$）を呈しているときや，日単位で急速に進行する場合は速やかに紹介を行う．呼吸不全がなく，感染症やうっ血性心不全などが否定できない場合は，まずは抗微生物薬や利尿薬などで治療を行い，改善が乏しい場合にコンサルトを考慮してもよい．ただし，副腎皮質ステロイドを投与してしまうと，その後の検査に影響するため，可能な限り投与前にコンサルトすることが望ましい．

漢方薬による薬剤性肺障害

薬剤性肺障害の頻度が高い漢方薬として，小柴胡湯（26％），柴苓湯（16％），清心蓮子飲（8％），防風通聖散（8％）などが報告されているが，近年の研究では，半夏瀉心湯，柴胡加竜

骨牡蠣湯，乙字湯などを含め，あらゆる漢方薬で発症することがわかっている．小柴胡湯の頻度が高いのは，わが国での使用率が群を抜いて多かったためであり，その発生率は0.04%と報告されている．漢方薬では，その生薬成分が薬剤性肺障害の原因として重要であるが，筆者らの解析ではカンゾウとオウゴンの頻度が高く，続いてニンジン，ブクリョウ，タイソウ，ショウキョウ，サイコ，ハンゲの順であった．とくにカンゾウとオウゴンを含む漢方薬を使用する際は，肺障害を念頭に置いた観察が必要と考える．画像パターンとしては間質性肺炎がほとんどで，なかにはDADパターンを呈した死亡例も報告されている．投与開始後2〜3ヵ月での発症が多いが，症状発現から薬剤中止までの期間が長いと予後不良とされている．

消炎鎮痛薬による薬剤性肺障害

　非ステロイド性消炎鎮痛薬による薬剤性肺障

害はEPパターンを呈することが多いが，わが国で使用頻度が高いアセトアミノフェンやロキソプロフェンでは，OPパターンやHPパターンも散見される．アセトアミノフェンでは，DADパターンを呈し重症化した症例も報告されているが，ほとんどの症例は被疑薬の中止とステロイド投与により軽快している．発症までの期間は1週間程度が多いため，少なくとも消炎鎮痛薬の投与中とその直後は，薬剤性肺障害の発生に留意する必要がある．

[COI開示] 本論文に関して筆者に開示すべきCOI状態はない

文献

1) 近藤有好：薬剤による肺障害（薬剤肺炎）．結核1999；74:33-41.
2) Camus P, Fanton A, Bonniaud P, *et al*：Interstitial lung disease induced by drugs and radiation. *Respiration* 2004;71:301-326.
3) 日本呼吸器学会編：薬剤性肺障害の診断・治療の手引き2018．第2版，メディカルレビュー社，2018.

3 放射線肺臓炎

原田英幸

　放射線肺臓炎は，胸部疾患への高エネルギー放射線治療や粒子線治療後に発生する医原性疾患であり，照射により発生する肺を構成する正常組織の傷害と傷害組織からの炎症性サイトカインによって間質に発生する炎症がその本態といえる．一般的には，放射線照射後数ヵ月以内に照射体積内に出現する（図1）が，一部の患者では照射体積外に広がることがある（図2）．照射直後から毛細血管透過性亢進による肺胞間質の浮腫，Ⅰ型肺胞上皮細胞の減少・Ⅱ型肺胞上皮細胞障害によるサーファクタントの肺胞内への流出，種々のサイトカインの放出による炎症性細胞の肺胞への集積が起き，数ヵ月の経過を経て線維化が完成すると収束する[1]．

疫　学

　臨床的には，放射線肺臓炎は放射線治療後4～12週程度が好発時期であり，必ず放射線照射範囲に所見がみられる．有症状の放射線肺臓炎発症のリスク因子として，20Gy以上照射され

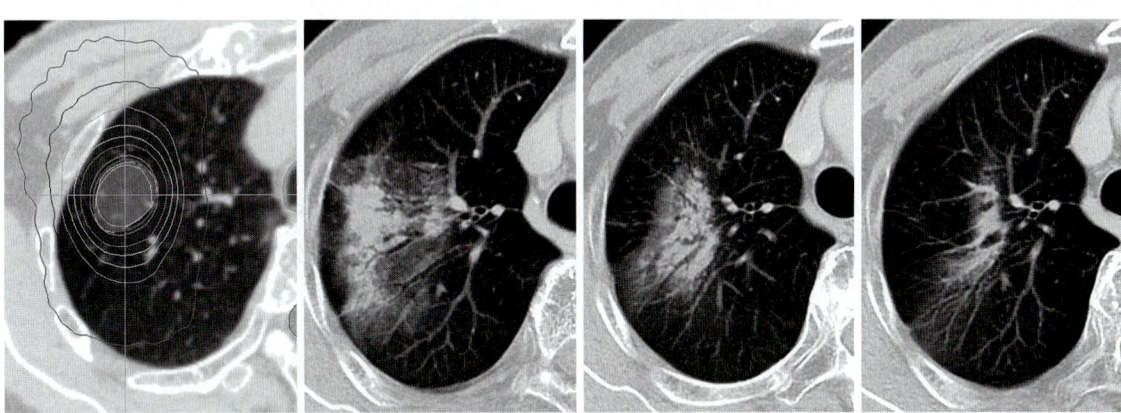

図1　肺がんの定位放射線治療後の放射線肺臓炎の経過
左から線量分布図，CTの経時的変化．線量分布に一致した浸潤影として出現し，数ヵ月の経過で炎症は収束し器質化した．

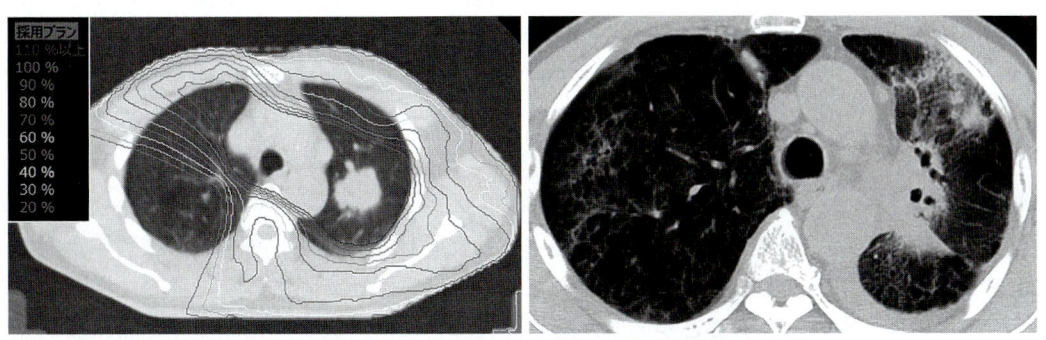

図2　局所進行肺がんの強度変調放射線治療後に発症した重症肺臓炎の1例
線量分布図（左）と比較すると，高線量が照射された肺野だけでなく，処方線量の20％未満（本例では12Gy）の肺野にも炎症所見が拡大している．

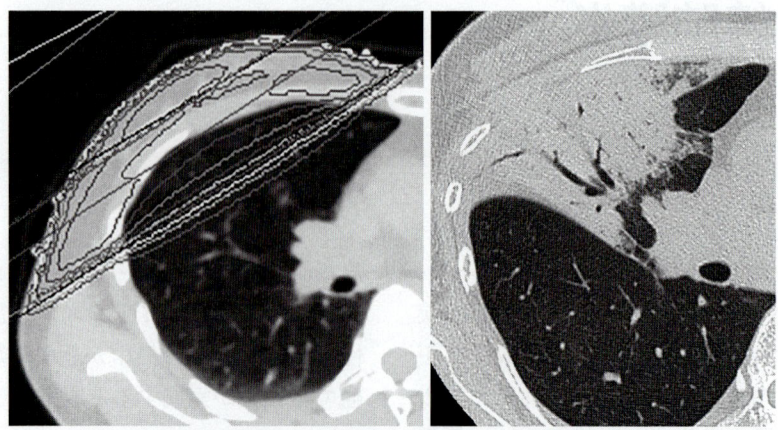

図3　放射線治療後に発症した器質化肺炎の1例
乳房温存手術後の照射後に，照射野外に広がる器質化学肺炎を発症した．ステロイド治療を要したが，数ヵ月の経過で臨床症状だけでなく画像所見も消失した．

る肺体積の正常肺全体に対する割合が高いこと，高齢，間質性肺疾患の合併が挙げられ，そのほかにも化学療法併用や肺下葉の照射などが関連しているという報告もある．特殊な肺野変化として，放射線治療後に照射野外に出現する器質化肺炎（organizing pneumonia：OP）が報告されている[2]（図3）．

症　状

放射線肺臓炎の多くは無症状で経過し収束するが，有症状例では咳や息切れなどの呼吸器症状や発熱，倦怠感がみられることがある．症状が軽快するまで数週間を要するのが典型的である．しかし，重症化する症例では照射から短期間で発症する傾向があり，かつ急速に照射体積外に浸潤影が拡大する．無症状で経過および有症状の肺臓炎が軽快のいずれの場合も，照射範囲内の肺組織が線維化したままで残存することも多い．

検査，診断

放射線治療歴があり，胸部単純X線像やCTで照射範囲に一致したすりガラス影や浸潤影を確認することで診断可能である．炎症の程度により，酸素化の低下がみられることがある．肺の解剖学的な構造とは関係なく線量に一致した分布をとることが感染性疾患との鑑別のポイントとなる．その他の鑑別疾患としては，薬剤性肺炎や心原性肺水腫，悪性腫瘍の増悪が挙げられる[3]．血液検査では，肺臓炎の重症度を反映する項目（LDH，CRP，SP-D，KL-6）をチェックすることが勧められる．

一方，前述したOPパターンで発症する症例では画像所見が経時的に移動することがある．

治　療

放射線肺臓炎の多くは無症状か軽症で推移し，介入は不要である．しかし，発熱や倦怠感などを伴い日常生活に支障を伴う場合や，放射線照射範囲外に広がり重症化が危惧される場合には，ステロイド治療や酸素投与などの処置が必要になる．ステロイド治療は，プレドニゾロン換算で0.5〜1mg/kgを初回投与し，治療への反応が良好であれば週単位で漸減していくことが一般的である．ステロイド治療に反応が不良な場合は，ステロイドパルス療法や免疫抑制薬の使用が検討されるが，しばしば予後不良である．

専門医への紹介のタイミング

直近12ヵ月以内に胸部への放射線治療歴がある患者において画像診断で肺内に浸潤影を認めた場合には，放射線治療実施施設に放射線照射範囲について照会を行い，線量分布に一致した陰影であるかを確認することが必要である．ま

た，ステロイド治療への反応が不良な場合は，重症化する危険が危惧されるため，速やかに専門医に紹介する必要がある．

[COI開示] 本論文に関して筆者に開示すべきCOI状態はない

文献

1) 辻野佳世子：放射線肺臓炎：放射線腫瘍医の視点から．肺癌2019;59:333-341.
2) 淡河恵津世，辻　千代子：放射線肺臓炎と対症療法．乳癌の臨床2015;30:299-305.
3) 日本呼吸器学会編：間質性肺炎合併肺癌に関するステートメント．南江堂，2017.

V

各疾患

1 急性呼吸窮迫症候群 (ARDS)

田坂定智

急性呼吸窮迫症候群 (acute respiratory distress syndrome：ARDS) は生体に加わった強い侵襲の結果生じる肺の非特異的な反応で, 肺の炎症と透過性亢進を特徴とする症候群である. 敗血症や重症肺炎など種々の疾患や外傷が誘因となり, 肺微小血管内皮や肺胞上皮が傷害され, 透過性亢進型の肺水腫が生じる. 重篤なⅠ型呼吸不全が生じるため, 陽圧換気を中心とした呼吸管理が治療の中心になる. ステロイド治療については人工呼吸器からの離脱促進や生命予後の改善などのエビデンスが集積され, 国内外のガイドラインで推奨される方向にある.

疫 学

50ヵ国, 459施設のICUが参加した疫学研究によれば, ICU入室者の10.4%, 人工換気を受けた患者の23.4%がARDSの診断基準を満たした[1]. また, 4週間のICUベッド1床あたりのARDS症例数発症頻度は平均0.42例であったが, 地域によって報告により大きな差があった. その要因としては各地域における医療環境や人口構成の違い, ICUの病床数や運用が異なることなどが考えられる.

表1 ARDSの診断基準

Ⅰ. すべてのカテゴリーに共通の診断基準
①リスク因子/肺水腫の要因
肺炎や他の感染症, 外傷, 輸血, 誤嚥, ショックなどのリスク因子によって生じる肺水腫の主たる要因が心原性肺水腫/輸液過剰ではなく, 無気肺が低酸素血症/ガス交換障害の主因でもない. ただし, ARDSのリスク因子があれば, これらが存在してもARDSの診断が否定されるものではない
②急性発症
明らかな誘因または呼吸器症状の出現または悪化から1週間以内
③胸部画像
単純X線/CTで両側性陰影. または超音波検査でBライン, 硬化像 (胸水, 無気肺, 結節, 腫瘤のみでは説明できない)
Ⅱ. カテゴリー別の基準
①非挿管のARDS
$PaO_2/FiO_2 \leqq 300\,mmHg$ または $SpO_2/FiO_2 \leqq 315$ ($SpO_2 \leqq 97\%$)
($HFNO \geqq 30\,L/分$ または $NIV/CPAP \geqq 5\,cmH_2O$)
②挿管のARDS
軽症　　$200\,mmHg < PaO_2/FiO_2 \leqq 300\,mmHg$ ($PEEP \geqq 5\,cmH_2O$)
または $235 < SpO_2/FiO_2 \leqq 315$ ($SpO_2 \leqq 97\%$)
中等症　$100\,mmHg < PaO_2/FiO_2 \leqq 200\,mmHg$ ($PEEP \geqq 5\,cmH_2O$)
または $148 < SpO_2/FiO_2 \leqq 235$ ($SpO_2 \leqq 97\%$)
重症　　$PaO_2/FiO_2 \leqq 100\,mmHg$ ($PEEP \geqq 5\,cmH_2O$)
または $SpO_2/FiO_2 \leqq 148$ ($SpO_2 \leqq 97\%$)
③医療資源の状況に伴う修正
$SpO_2/FiO_2 \leqq 315$ ($SpO_2 \leqq 97\%$)……陽圧換気, HFNOなどの条件なし

HFNO：高流量経鼻酸素療法, NIV：非侵襲的換気療法

[Matthay MA, *et al*：*Am J Respir Crit Care Med* 2024；209：37-47]

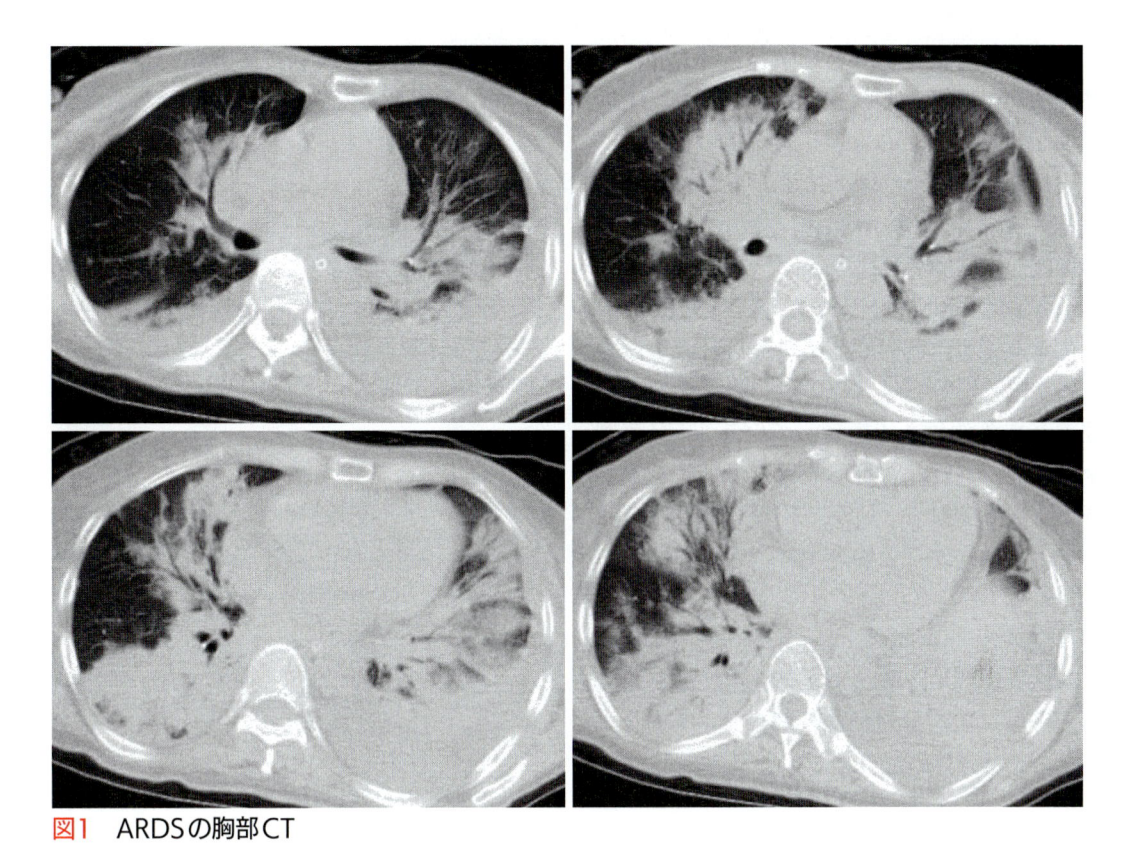

図1　ARDSの胸部CT

検査，診断

　本症の診断基準としては，2012年に発表された ベルリン定義が用いられてきた．同定義では，①急性の経過，②胸部画像（X線，CT）上の両側性陰影（浸潤影，すりガラス影など），③低酸素血症，④左心不全や輸液過剰のみでは病態を説明できない，の4項目を満たす場合にARDSと診断される．また酸素化障害の程度により重症度が分けられ，$5\,cmH_2O$以上の陽圧がかかった状態での酸素化指数（PaO_2/FiO_2）が$200\sim300\,mmHg$を軽症，$100\sim200\,mmHg$を中等症，$100\,mmHg$以下を重症とする．2024年には医療資源の乏しい地域を念頭に置いた改訂が行われ，パルスオキシメーターによる酸素飽和度（SpO_2）の使用や胸部X線に代えて肺エコーを用いることも許容されている（表1）[1]．

　本症の診断に必要な検査は胸部画像検査と動脈血ガス分析である．胸部X線では両側性の浸潤影を認めるが，病初期や脱水が顕著な場合には陰影が明らかでないこともある．また胸部CTは，仰臥位で撮影した場合，腹側はほぼ正常な画像であるのに対し，背側（荷重部）は硬化像が主であり，その中間部分はすりガラス状になることが多い（図1）．

　動脈血ガス分析では，肺胞気-動脈血酸素分圧較差（$A\text{-}aDO_2$）の開大を伴うPaO_2の低下がみられる．$PaCO_2$は病初期には低下していることが多いが，進行して換気障害を伴うようになると上昇する．

　末梢血では白血球増多がみられることが多いが，敗血症を伴う場合は逆に減少する．KL-6やSP-Dなど肺胞上皮傷害のマーカーの上昇がみられ，KL-6高値例は予後不良である．また血中BNP，NT-proBNP値は心不全との鑑別に有用である[2]．

治　療

　呼吸管理では，①一回換気量を低く設定，②PEEPにより肺胞の虚脱・再開放を回避，

③高二酸化炭素血症の許容を中心とした肺保護的換気法が推奨されている．ガイドラインでは一回換気量を4〜8mL/kg（予測体重）とし，プラトー圧を30cmH$_2$O以下にすることを推奨している[2,3]．

　非侵襲的陽圧換気療法（non-invasive positive pressure ventilation：NPPV）は ARDS 患者の酸素化を改善し，呼吸筋への負荷を軽減するため，わが国の診療ガイドラインでは初期の呼吸管理として条件付きで推奨している[2]．軽症例や全身状態が良好な ARDS 患者では挿管を回避できることも少なくないが，NPPV開始後1〜2時間で改善傾向がない場合は挿管管理へ移行する．

　副腎皮質ステロイドについては，短期大量投与（いわゆるパルス療法）の有効性は否定的である．一方，発症早期に比較的少量（メチルプレドニゾロン1〜2mg/kg/日）を一定期間使用し漸減する方法は，人工呼吸器からの離脱促進や生命予後の改善などの可能性があり，国内外のガイドラインで推奨されている[2,3]．

専門医への紹介のタイミング

　ICUでの管理が必要な病態であり，ただちに呼吸器内科または集中治療科専門医に紹介する必要がある．

［COI開示］本論文に関して筆者に開示すべきCOI状態はない

文献

1) Matthay MA, Arabi Y, Arroliga AC, *et al*：A new global definition of acute respiratory distress syndrome. *Am J Respir Crit Care Med* 2024；209：37-47.
2) Tasaka S, Ohshimo S, Takeuchiet M, *et al*：ARDS clinical practice guideline 2021. *Respir Investig* 2022；60：446-495.
3) Qadir N, Sahetya S, Munshi L, *et al*：An update on management of adult patients with acute respiratory distress syndrome. *Am J Respir Crit Care Med* 2024；209：24-36.

2 睡眠時無呼吸症候群

陳 和夫

睡眠時無呼吸による障害は17種類ある睡眠関連呼吸障害［睡眠呼吸障害（sleep disordered breathing：SDB）］に含まれる[1]．SDBは閉塞性睡眠時無呼吸（obstructive sleep apnea：OSA），Chain-Stokes呼吸（CSB）を主要病態とする中枢性睡眠時無呼吸（central sleep apnea：CSA），睡眠関連低換気が主病態であり，睡眠関連低換気は肺胞低換気症候群（後述）の主要病態である．通常，無呼吸後に大きないびきを伴うOSAとCSAの鑑別は無呼吸中の呼吸努力の有無による．OSAは睡眠時無呼吸の9割以上を占めるが，OSAが重症化すると日中の過度の眠気などの臨床症状のほか，予後悪化が報告されており，心不全などに合併したCSBも予後悪化因子とされる．OSAの頻度は高く，他疾患と合併することが多く，OSAを治療しないと原疾患のコントロールが困難なときがある．

疫 学

睡眠時無呼吸低呼吸が睡眠1時間あたり5回以上あると「SDBあり」とされ，5～14回は軽症，15～29回は中等症，30回以上は重症とされる．閉塞性無呼吸低呼吸が5回以上あり，日中の過度の眠気や夜中の窒息感などの何らかの臨床症状があるか，15回以上（中等症）であれば，OSA症候群（OSA syndrome：OSAS）と診断される．OSASの3大要因は肥満・加齢・男性であるが（図1）[2,3]，東アジア人などでは口腔内容積，咽頭部などが狭くなる（小顎症，下顎後退など）顔面形態などによって頻度は上がり欧米人と同程度である．現状では成人男性の約20％，閉経後女性の約10％は中等症以上のOSASと考えられている[2,3]．閉経前女性は閉経後女性の1/6～1/5程度である．高血圧，糖尿

病などの生活習慣病を合併しているとOSASの頻度は上がり，肥満を合併するとさらにその頻度は増す（図2）[3]．CSAの頻度は上述のようにOSAに比して低いが，心不全，心房細動，脳卒中後などでは合併頻度が上がるので，注意が必要である．

検査，診断

標準的な検査であるポリソムノグラフィ（polysomnography：PSG）と簡易モニター［気流，いびき音，呼吸運動，心拍数，経皮的酸素飽和度（SpO_2）などを測定する場合とSpO_2を含む1種類以上を含む場合がある］があるが，簡易モニターはOSA疑いが強い症例が適用とされる[1,2]．脳波を測定しない簡易モニターでは測定1時間あたりの呼吸異常数（respiratory event index：REI）しかわからないが，保険適用上はPSGによる睡眠1時間あたりの無呼吸低呼吸数（apnea hypopnea index：AHI）と同等に扱われる．

治 療

中等度以上のOSAの標準治療は持続陽圧呼吸療法（continuous positive airway pressure：CPAP）であるが，わが国の保険適用は簡易モニターでREI（AHI）40以上，PSGでAHI 20以上となっている．世界的な標準化に向けて変更が必要と考えられる．肥満例には減量指導が重要である．AHI 5以上であればOSA用のマウスピース（oral appliance：OA）は保険治療が可能となる．CPAPの保険適用基準を満たせば，まずはCPAPが使用されるべきであるが，使用困難例や適用基準を満たさない軽症例にはOAが勧められる．CPAP，OAの使用困難例には側臥位睡眠が勧められる．心不全患者の睡眠時無呼吸に対しては，まずはCPAP，その

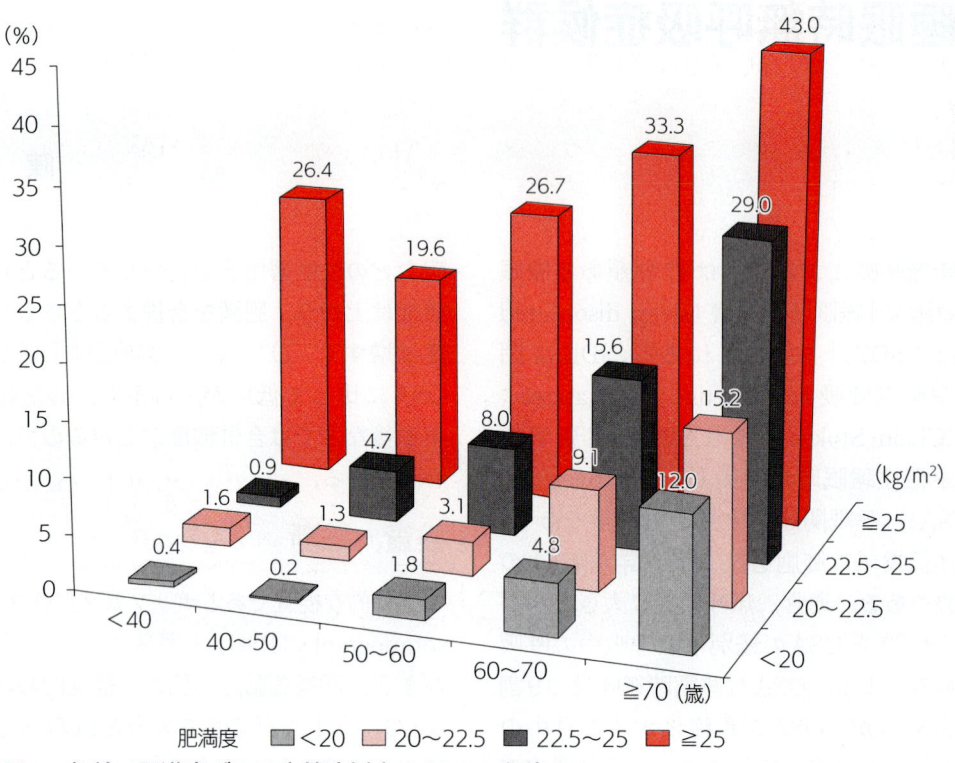

図1　年齢，肥満度ごとの中等症以上のSDBの頻度

［Matsumoto T, *et al*：*Eur Respir* 2020；56：1902251］

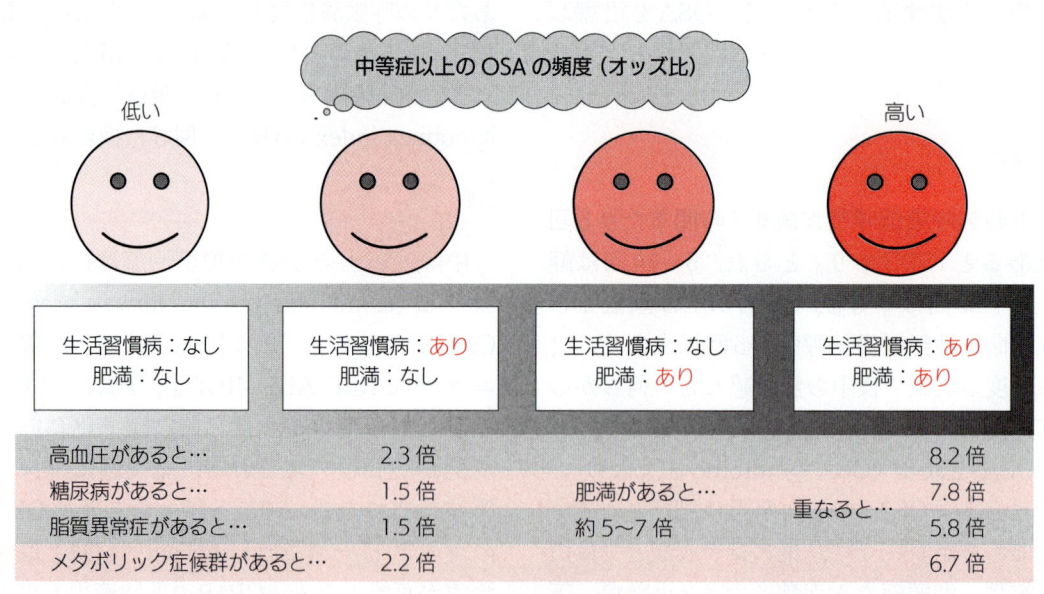

図2　中等症以上の睡眠呼吸障害（SDB；主として閉塞性睡眠時無呼吸），肥満と生活習慣病との関連
肥満と生活習慣病はそれぞれ中等症以上のSDBの頻度上昇に関連している．

［Matsumoto T, *et al*：*Eur Respir* 2020；56：1902251 より作成］

後は症例の状況に応じて adaptive servo ventilation (ASV) 治療が適応となる場合がある. 近年, わが国でも CPAP が不適または不忍容である患者に一定の条件を満たせば, 舌下神経電気刺激装置植込術施行が健康保険で認められている. なお, ほとんどの CPAP 機器で使用時間, 使用頻度などの遠隔モニタリングが利用可能で, 機器のアドヒアランス管理に利用可能である.

専門医への紹介のタイミング

　睡眠障害は OSA, CSA を含め 60 種類以上の病態があり, OSA がなくても睡眠に関連した病態が疑われた場合, あるいは OSA を治療しても過度の日中の眠気, 夜間の不随意運動などが続く場合は専門医へのコンサルトが必要である. 夜間の酸素飽和度のモニタリングで間欠的で周期的な酸素飽和度の低下でなく, 数分間以上にわたる持続的な低酸素血症が認められ, 日中にも高二酸化炭素血症が認められる場合, 身体疾患 (COPD, 低肺機能, 神経・筋疾患など), 肥満低換気症候群による睡眠関連低換気の可能性もあり, 専門医にコンサルトしたほうがよい.

[COI開示] 陳　和夫：アキュリスファーマ(株), エーザイ(株), (株)フィリップス・ジャパン, フクダ電子(株), フクダライフテック東京(株), レスメド(株),

文献

1) American Academy of Sleep Medicine：International Classification of Sleep Disorders, 3rd ed, text version, American Academy of Sleep Medicine, 2023.
2) 日本呼吸器学会監：睡眠時無呼吸症候群 (SAS) の診療ガイドライン 2020. 南江堂, 2020.
3) Matsumoto T, Murase K, Tabara Y, *et al*：Sleep disordered breathing and metabolic comorbidities across sex and menopausal status in East Asians：the Nagahama Study. *Eur Respir* 2020;56:1902251.

V

各疾患

3 肺胞低換気症候群
先天性中枢性低換気症候群を含む

佐藤 晋

生体は呼吸により換気量をコントロールし、血中の酸素、二酸化炭素レベルを維持・調節している。肺胞低換気とは、肺胞換気量が低下し高二酸化炭素血症を生じた状態であり、動脈血液ガス分析（ABG）で二酸化炭素分圧（$PaCO_2$）45Torr以上を判断基準とする。

肺胞低換気はさまざまな病態で生じるが（表1）[1]、さまざまな鑑別を行うことで原因別に対処する。さらに非侵襲的陽圧換気療法（non-invasive positive pressure ventilation：NPPV）による肺胞低換気の改善が直接的な対処法である。

原因特定ができない場合、特発性肺胞低換気症候群とされ「発病機構が明らかでない」という指定難病の要件を満たす。本稿では、指定難病（告示番号230）肺胞低換気症候群（alveolar hypoventilation syndrome：AHS）について解説する[2]。

指定難病 AHS は、①肥満低換気症候群の一部、②先天性中枢性低換気症候群（congenital central hypoventilation syndrome：CCHS）、③特発性中枢性肺胞低換気を指し、呼吸中枢機能異常に関係した睡眠関連低換気を呈する呼吸調節異常が病態の主体である（「VI編-C. 呼吸器関連の指定難病制度」を参照）。

疫学

二次性も含めた AHS 全体の疫学情報はないが、慢性期で在宅医療としてNPPVもしくは気管切開下陽圧換気療法を受けている患者は約2万5,000人にのぼる。背景疾患により NPPV 適応基準が異なるゆえに、より多くの患者がいると推定される。

指定難病 AHS は難治性希少疾患であり、特定医療費受給者数は164人（2022年時点）、疫学的には、①の全体が6,000人程度、②が140人（出生15万人あたり1人）[3]、③が50〜100人存在すると推測されるが詳細は不明である。

症状

低換気は通常、睡眠時に悪化し、覚醒後も睡眠時低換気の影響が及ぶ。症状として日中の覚醒障害/眠気（過眠）、睡眠時低換気に伴う不眠・中途覚醒などの睡眠障害などが現れる。

指定難病 AHS に含まれる CCHS では、さらに自律神経機能異常による諸症状（巨大結腸症、疫

表1 低換気をきたす病態

	病態をきたす病態
化学受容体の異常	・頸動脈小体の機能異常、外傷 ・持続的低酸素 ・代謝性アルカローシス
脳幹統合系、リズム形成ネットワーク、脳幹連動ニューロンの異常	・球灰白脊髄炎、脳炎 ・硬塞 ・腫瘍 ・サルコイドーシス ・脱ミエリン異常 ・慢性的薬剤服用 ・原発性肺胞低換気症候群
脊髄、末梢神経、呼吸筋の異常	・灰白脊髄炎 ・運動ニューロン病 ・末梢神経炎 ・重症筋無力症 ・筋ジストロフィー ・慢性的ミオパチー
胸郭系の異常	・肥満低換気症候群 ・側弯症 ・線維胸 ・胸郭形成術後 ・強直性脊髄炎
肺および気道系の異常	・COPD ・嚢胞性線維症 ・咽頭気管狭窄 ・閉塞性睡眠時無呼吸

[原 和夫：低換気症候群. 最新呼吸器内科・外科学. メディカルレビュー社, 2017：805]

神経堤細胞由来の神経芽細胞種, 不整脈, 食道蠕動異常, 体温調節障害, 発汗異常などの多くの自律神経異常による合併症), 神経系合併症や換気不全による発達遅滞を呈する症例もある.

検査, 診断

診断にはABGが基本となる. $PaCO_2 \geqq 45\,Torr$により診断し, さらに呼吸機能検査, 画像診断, 薬物服用歴などにより二次的な肺胞低換気の原因を精査する必要がある. 肺胞低換気は睡眠時に悪化するため, 夜間のモニタリング (メモリー機能付きのパルスオキシメーターによる簡易モニタリング), そして終夜睡眠検査 (ポリソムノグラフィ: PSG) も有益である. 近年, 睡眠時無呼吸症候群 (sleep apnea syndrome: SAS) を含む睡眠関連呼吸障害を疑った際にスクリーニングとして在宅睡眠検査 (home sleep apnea test) も利用可能であり, 夜間低酸素血症などを手がかりとして精査を進める.

ABGが利用できない場合, 経皮二酸化炭素分圧 ($TcPCO_2$)・呼気終末二酸化炭素分圧 ($EtCO_2$) が代替手法として利用可能である.

指定難病AHSに関しては, 自覚症状とABG, PSG, $TcPCO_2$・$EtCO_2$などの検査が必要となる. ①肥満低換気症候群, ②CCHS, ③特発性中枢性肺胞低換気それぞれに診断基準, 診断のカテゴリーが設定されている (詳細は難病情報センター[2]掲載の情報を参照されたい). CCHSは遺伝子異常が報告されており, 特定の遺伝子異常を同定することで診断に有用である. 注意すべき点として, 指定難病AHSは①のうち「覚醒時の肺胞低換気が持続陽圧呼吸療法 (CPAP) でも改善しない」状態であり, 単なる肥満, 単なるSASは除外される. また申請に際して, COPD, 胸郭拘束性疾患, その他の閉塞性・拘束性換気障害, SAS, 薬剤性, 二次性肺胞低換気 (代謝性疾患, 神経筋疾患など), 先天性呼吸器・胸郭・神経・筋肉系の器質的疾患などを鑑別する必要がある[2]. CCHSに関しては, Hirschsprung病, 神経堤由来の腫瘍, 不整脈など合併症が指摘されている[3].

治療

前述のとおり, 二次性肺胞低換気については原因病態への対応と, 肺胞低換気そのものに対する換気補助療法・呼吸管理が中心であり, 根本的治療は確立されていない. 各疾患についてNPPVの導入基準が提唱されている (「VI章-B-3. 在宅人工呼吸」を参照). 新生児期, 乳児期発見のCCHSでは早期から気管切開下での呼吸管理が推奨されているが, 24時間人工呼吸管理から夜間睡眠時のみ人工呼吸管理, 成長に伴ってNPPV療法などに移行できる例もある.

肺胞低換気により低酸素血症が生じるため, 酸素投与が有効な例もあるが, 高二酸化炭素血症を悪化させる危険性があり, CO_2ナルコーシスに留意すべきである. 治療効果判定も含め繰り返しABGや$TcPCO_2$, $EtCO_2$測定を行うなど, 継続的なモニタリングが重要である.

COPDなどでは肺胞低換気・高二酸化炭素血症は生命予後不良因子であり注意深く管理する必要がある一方, 指定難病AHSはおおむね予後は不良ではないとされる. しかし呼吸器感染症, 麻酔/鎮静剤投与で肺胞低換気が急激に進行, 呼吸不全増悪が誘導される場合がある. CCHSは近年横隔膜ペーシング療法が国内承認され, 実施例の有効性が報告されている. また新生児・小児期から長期生存により成人期にわたる疾患であり, 移行期医療の視点でも注目されている.

専門医への紹介のタイミング

SASで治療介入しても臨床症状や検査値異常が改善されない場合や, 覚醒中のABGで高二酸化炭素血症を認めた場合, 二次性も含め何らかの呼吸調節異常の存在を疑うべきであり, 要因の精査と, 要因別に専門医療機関における精査が望ましい.

小児における睡眠呼吸障害の認知は乏しいのが実情であり, 有病率が比較的高頻度 (1〜4%) とされる小児SASでさえ適切に診断されていない.

CCHSは希少疾患であるが，CPAP不応であること，日中覚醒時にも低換気をきたすことは要注意であり，晩期発症・診断例も報告されている．年齢に応じて成人科・小児科いずれかの専門診療の依頼を考慮する必要がある．CCHSの代表的遺伝子異常である*PHOX2B*は近年かずさDNA研究所で検査が可能となったが保険未収載であり，検査実施のためにも専門医療機関へ相談することが望ましい．

[COI開示] 佐藤　晋：アストラゼネカ(株)，日本ベーリンガーインゲルハイム(株)，(株)フィリップス・ジャパン，フクダ電子(株)，フクダライフテック京滋(株)，レスメド(株)

文献

1) 陳　和夫：低換気症候群．最新呼吸器内科・外科学．メディカルレビュー社，2017；805.
2) 難病情報センター：肺胞低換気症候群（指定難病230）．https://www.nanbyou.or.jp/entry/316 (2024年4月16日閲覧)
3) 厚生労働省CCHS研究班：先天性中枢性低換気症候群（CCHS）診療手引き，2017.12版．https://cchs-hp.normanet.ne.jp/PDF/CCHS-guidance201712.pdf (2024年4月16日閲覧)

4 ストレス性呼吸障害
dysfunctional breathing を中心に

丸岡秀一郎

呼吸は中枢神経系，自律神経系などにより調節を受ける生命維持活動であり，心理社会的ストレス（以下，ストレス）に伴う情動の変化の影響を受けやすい．ストレスに伴う呼吸状態の変動は，不安や恐怖などの心理的負荷となり，さらに症状を悪化させ，日常生活に支障が出る．このような患者はプライマリケア医を受診することが多いが，診断・治療に難渋するケースも少なくない．筆者らは，呼吸器系，非呼吸器系疾患を問わず，ストレスに起因する呼吸器症状を有する病態を「ストレス性呼吸障害」とし[1]，カテゴリー化を試みた．本稿では，対象となりうる疾患のなかで，過換気症候群（hyperventilation syndrome：HVS）の病態を含む呼吸パターン異常である dysfunctional breathing（DB）を中心に海外および筆者らの報告などをもとに紹介する．

疫　学

ストレス性呼吸障害の対象となりうる疾患群，病態群を**表1**に示す[1,2]．そのなかでもDBは，気管支喘息（以下，喘息）の難治化要因として海外を中心に数多くの臨床研究がなされ，治療可能な特徴（treatable traits）として注目されている[3]．しかし，世界的な統一見解は得られていないため，名称も breathing pattern disorder, functional breathing disorder などさまざまである．

DBは呼吸困難，過呼吸，胸部圧迫感，息切れ，喘鳴，のどの圧迫感，ため息，胸痛，めまい，うずき，倦怠感，空気飢餓など多彩な症状を呈する．呼吸のパターン異常，呼吸に対する知覚的（主観的）異常，呼吸困難に対する過度の警戒が組み合わさり，呼吸困難を呈する．呼吸困難の原因となる器質的疾患に共存することもあ

表1　ストレス性呼吸障害の対象となりうる疾患群，病態群

- 気管支喘息
- dysfunctional breathing（DB）（過換気症候群の病態を含む）
- somatic cough
- 誘導性喉頭閉塞症（induced laryngeal obstruction：ILO）[別名；声帯機能不全（vocal cord dysfunction：VCD）]
- 咽喉頭異常感症
- 不安障害（パニック症/パニック障害）
- うつ病などの精神神経系疾患 [COPDを含む慢性呼吸不全や閉塞性睡眠時無呼吸（obstructive sleep apnea：OSA）の併存症としての不安障害，うつ病が呼吸器症状を増悪させている病態も含まれる]

るが，それだけでは呼吸困難の原因や程度を説明できず，DBの影響により呼吸困難がより強く現れる．

喘息や慢性閉塞性肺疾患，近年ではCOVID-19後遺症などの病態悪化に関与する．また，ストレス性呼吸障害の対象となりうる誘導性喉頭閉塞症やうつ，パニック症などとの関連も報告されている．DB併存の喘息患者は約29%，重症喘息患者では30〜64%といわれている．したがって，喘息重症化を阻止するうえでDBの早期診断・治療介入することは重要である[1-3]．

検査，診断

DBの診断にはナイメーヘン質問票（Nijmegen Questionnaire：NQ）が活用されている．NQはHVSの病態を評価するために開発され，呼吸症状，呼吸運動，ストレス，不安，ストレス反応などを反映する．NQ値23点以上をDBとする報告が多いが，地域によってもカットオフ値に差がある[1-3]．筆者らは，自記式の日本

V
各疾患

日本語版 ナイメーヘン質問票

この質問票は患者さん一人一人の呼吸困難を患者さんの自覚症状から点数化して，呼吸困難の分類をする目的で行っています

0 全くない　1 まれにある　2 時々ある　3 頻繁にある　4 ほとんど毎日

1	胸がひりひりしたり，痛みを感じることはありますか？	0 1 2 3 4
2	体がこわばったり，緊張することはありますか？	0 1 2 3 4
3	目がかすんだり，視界がぼやけることはありますか？	0 1 2 3 4
4	めまいが出ることはありますか？	0 1 2 3 4
5	混乱したり，集中できないことはありますか？	0 1 2 3 4
6	過呼吸になったり，深呼吸になることはありますか？	0 1 2 3 4
7	息切れが起こることはありますか？	0 1 2 3 4
8	胸が締めつけられることはありますか？	0 1 2 3 4
9	お腹が張ったり，胃のむかつきを感じることはありますか？	0 1 2 3 4
10	指がうずいたり，チクチク痛むことはありますか？	0 1 2 3 4
11	深呼吸ができなかったり，ため息のように深く息が吐けないことはありますか？	0 1 2 3 4
12	指がこわばったり，腕が張ることはありますか？	0 1 2 3 4
13	口の周りがしびれたり，こわばることはありますか？	0 1 2 3 4
14	足や手が冷たくなることはありますか？	0 1 2 3 4
15	胸がどきどきしたり，動悸を感じることはありますか？	0 1 2 3 4
16	不安を感じたり，眠れないことはありますか？	0 1 2 3 4
	合　計	

図1　日本語版ナイメーヘン質問票

［原著者の許可を得て日本大学医学部呼吸器内科学分野で作成，Kotera S, *et al*：*J Allergy Clin Immunol Glob* 2024；3：100247］

語版NQ（JNQ）（図1）を作成し，その信頼性・妥当性を確認し，喘息患者に併存するDBについて調査した．その結果，海外の報告と同様にDB併存の喘息患者はQOL低下や抑うつ状態を呈しやすい結果となった[4]．その他のDB診断法として，Breathing Pattern Assessment Tool（BPAT；医療者側が呼吸パターンを評価）[1,2]，Breathe-VQ（DBの原因となる呼吸に対する警戒度を評価）[4]などがある．どちらもNQとの相関を認めているが，わが国ではその有用性について検証されていない．

治　療

　喘息患者のDBの治療として，Papworth methods（呼吸訓練，リラクセーション法，患者教育），Buteyko breathing（鼻呼吸，深さ，速さ，呼気吸気のタイミング，横隔膜呼吸などの指導），ヨガ，Lowtorp methods（呼吸訓練と胸郭筋マッサージ）などが報告されている[3]．心身両面から治療する心身医学的アプローチが重要であり，心療内科専門医との連携を検討する．

　現在，ストレス性呼吸障害のなかのDBについて，筆者の施設を含めた多施設共同の臨床研究が進行中で，これらの成果がわが国におけるDBを含めたストレス性呼吸障害の新たな診断・治療につながればと考えている．

専門医への紹介のタイミング

　メンタルヘルス不調および呼吸器疾患の状態も不安定で，治療介入しても日常生活に支障が出ている場合，精神疾患（統合失調症，双極性障害，うつ病，不安障害など）の併存が疑わ

れる場合，患者との良好なラポールが形成できない場合などがあれば，心身両面からアプローチできる日本心身医学会・日本心療内科学会合同心療内科専門医，あるいは呼吸器内科，精神神経科が連携して診療にあたれる医療機関への紹介をご検討いただく．筆者らが報告したJNQはDBをスクリーニングできるため，1つの目安としてご活用いただければと考えている（日本大学医学部内科学系呼吸器内科学分野：https://nu-respiratory.jp）

［COI開示］本論文に関して筆者に開示すべきCOI状態はない

文献

1) 丸岡秀一郎，松田能宣，權　寧博：ストレス性呼吸器障害をめぐって．呼吸器内科 2023；44：137-138.
2) 丸岡秀一郎，松田能宣，權　寧博：Dysfunctional breathing．呼吸器内科 2023；44：152-156.
3) Tay TR, Hew M：Comorbid "treatable traits" in difficult asthma：current evidence and clinical evaluation. *Allergy* 2018；73：1369-1382.
4) Kotera S, Maruoka S, Kurosawa Y, *et al*：Validity study of the Japanese version of the Nijmegen Questionnaire for verifying dysfunctional breathing in Japanese asthma patients. *J Allergy Clin Immunol Glob* 2024；3：100247.

V

各疾患

5 周術期管理
COPD，間質性肺炎など

松田俊明・田中謙太郎

　術後呼吸器合併症（postoperative pulmonary complication：PPC）は，術中から術後にかけて新たに発生した呼吸器系病変や呼吸機能の異常である．PPCには無気肺，肺炎などの呼吸器感染症，気管支攣縮，低酸素血症，慢性肺疾患の増悪，術後呼吸不全などの多様な疾患や病態が含まれる．

　PPCは周術期死亡や合併症と関連しており，そのリスク因子を認識しておくことは高リスク患者を早期に選定し予防策を講じるうえで重要である．米国内科学会ガイドラインによると，患者因子として，加齢，ASA-PS（American Society of Anesthesiologists physical status）≧2（軽度の全身疾患を有する），慢性心不全，COPD，機能的自立度の低下，喫煙，低栄養などがある．手術因子では，術式，緊急手術，長時間手術，全身麻酔などがある[1]．

　喫煙は気道分泌物の増加，気管支線毛運動障害などにより肺感染症などのPPCのリスクを増加させる．また創部感染，術後敗血症のリスク因子であり創傷治癒にも悪影響を及ぼす．

　術中操作による肺の圧迫，術後疼痛，手術侵襲による横隔膜機能不全，胸水貯留などは肺容積を減少させる．機能的残気量がclosing capacityを下回ると末梢気道が閉塞し，その結果，無気肺の形成に伴う換気・血流比不均衡分布が起こり低酸素血症を引き起こす．無気肺部分は，肺炎発症や肺炎病巣から血流への細菌の移行の温床となりうる．術中の麻酔薬や筋弛緩薬，術後疼痛管理に使用するオピオイドは咳嗽反射の減弱や線毛運動機能低下に関与し，気道分泌物の排泄低下による術後肺炎のリスクとなりうる．

　また，人工呼吸管理は人工呼吸関連肺傷害（ventilator associated lung injury：VALI）を誘発するリスクがある．すなわち，肺胞過進展，肺胞虚脱再開通により生じるずり応力は肺胞上皮細胞の物理的傷害やバリア機能の破綻を引き起こす．高濃度酸素曝露は，吸収性無気肺や活性酸素・炎症性サイトカイン生成の増加につながり肺傷害を惹起する可能性がある．

　PPC予防策で重要なことは，発症リスクを事前に予測して術前から対策を開始することである．禁煙はすべての症例で行うべきである．手術4〜8週前からの禁煙が望ましい．禁煙治療は，行動療法と薬物療法の組み合わせが有効である．日常診療においても喫煙者には禁煙するための助言を行い，禁煙外来と円滑な連携ができるようにしておく．加えて，呼吸機能訓練，慢性肺疾患や心不全のコントロール，術後に行われるインセンティブスパイロメトリーなどの肺拡張療法や早期離床に関する術前教育などが重要である．

　術後対策としては，気管チューブ抜管までの肺保護的換気の継続と適切な抜管時期の判断，また抜管後の無気肺を予防する深呼吸療法や肺拡張療法，早期離床やリハビリテーション，適切な疼痛管理などが重要である．術後に肺拡張療法が十分に施行できない症例，あるいは慢性呼吸器疾患や心不全などを基礎疾患にもつ症例では，経鼻高流量酸素療法（HFNC）や非侵襲的陽圧換気（NPPV）などの呼吸補助が有効である[2]．

COPDの周術期管理

　COPDはPPC発症率，手術関連死亡を規定する重要なリスク因子である．喫煙や加齢に伴う併存症や合併症も多く注意が必要である．

　術後に喀痰を自己喀出するためには1秒量（FEV_1）は800mL以上必要であり，術後FEV_1

予測値800mL以上が肺葉切除の目安とされる. 肺葉切除以上の手術ではFEV$_1$や一酸化炭素肺拡散能 (D$_{LCO}$) の術後予測値が40〜60%未満では術後合併症のリスクが高く, 手術の判断に迷う場合は運動負荷試験を実施する. 最大酸素摂取量 (V̇O$_2$ max) 10〜15mL/kg/分以上が手術適応の指標となるが, V̇O$_2$ maxを測定できない場合は階段昇降試験や6分間歩行試験などを代替とする.

長時間作用性抗コリン薬 (LAMA), 長時間作用性β$_2$刺激薬 (LABA) などの気管支拡張薬吸入, 術前後の呼吸リハビリテーションは術後入院期間や合併症罹患率を改善する. コントロールされている喘息合併患者 (喘息・COPDのオーバーラップ) においてのPPCの発生頻度は, 適切な治療を行えば喘息非合併患者と差がない. 喘息のオーバーラップを示唆する所見がある場合はLAMA・LABAに加えて吸入ステロイドを使用する. 術前6ヵ月以内に全身性ステロイドを2週間以上投与した患者に対しては, 副腎不全のリスクも考慮して術前・術中にステロイドを点滴静注する.

間質性肺炎の周術期管理

間質性肺炎 (interstitial pneumonia：IP) の術後急性増悪は, 重要なPPCの1つである. 外科的肺生検後やIP合併肺がんの術後急性増悪では, 対側肺に肺傷害が出現することが報告されている. 両肺換気に比べ片肺換気中は気道内圧が高くなり, 換気肺はより高いストレスに曝されることからVALIの関与が推測されている. IP合併肺がん1,763例を対象とした後ろ向き研究では急性増悪が9.3%に発現し, 死亡率は43.9%であった. 術後急性増悪のリスク因子として, 術式, 男性, 急性増悪の既往, 術前ステロイド使用, 血清KL-6値≧1,000U/mL, CT所見の通常型間質性肺炎 (UIP) パターン, 肺活量≦80%が抽出されており[3], 前向きコホートを用いて術後急性増悪予測モデルの有用性が検証中である. また, 肺切除以外の術後急性増悪のリスク因子としてCT所見における蜂巣肺, 努力肺活量<80%, Assessment Respiratory Risk In Surgical Patients in Catalonia (ARISCAT) PPCスコア≧45が抽出されている[4].

周術期の呼吸管理においては, 高濃度酸素曝露を可能な限り避け, 高い気道内圧を避けるなどの肺保護的換気が望ましい. ステロイドなどの術前予防投薬は, IP合併肺がんにおいて術後急性増悪の発現率は低下させない. 少数例の検討ではピルフェニドンが術後急性増悪の発現リスクを低下させることが報告されており, 有効性について無作為化比較試験が進行中である.

専門医への紹介のタイミング

呼吸器疾患が背景にある患者では, 全身麻酔を必要とする手術から小手術まで, 麻酔法や術式, 周術期合併症も含め早めに呼吸器専門医の意見を求めることが望ましい. さらに高リスクの患者やIP合併患者では全身麻酔中の呼吸管理について事前に麻酔科医に相談するとともに, 術直後には集中治療室での管理の必要性を検討すべきであろう.

[COI開示] 田中謙太郎：アストラゼネカ(株), 中外製薬(株)

文献

1) Smetana GW, Lawrence VA, Cornell JE, et al：Preoperative pulmonary risk stratification for noncardiothoracic surgery：systematic review for the American College of Physicians. *Ann Intern Med* 2006；144：581-595.

2) Boscolo A, Pettenuzzo T, Sella N, et al：Noninvasive respiratory support after extubation：a systematic review and network meta-analysis. *Eur Respir Rev* 2023；32：220196.

3) Sato T, Kondo H, Watanabe A, et al：A simple risk scoring system for predicting acute exacerbation of interstitial pneumonia after pulmonary resection in lung cancer patients. *Gen Thorac Cardiovasc Surg* 2015；63：164-172.

4) Hosoki K, Mikami Y, Urushiyama H, et al：Predictors of postoperative acute exacerbation of interstitial lung disease：a case-control study. *BMJ Open Respir Res* 2020；7：e000634.

V 各疾患

1 限局型小細胞肺がん

永井隆寛・山本信之

原発性肺がんは一般的に小細胞肺がんと非小細胞肺がんとに大別され，小細胞肺がんは原発性肺がん全体の10〜15％を占める．小細胞肺がんは神経内分泌腫瘍であり，非小細胞肺がんと比較して増殖が速く早期にリンパ節転移や遠隔転移をきたすなど悪性度が高い一方で，化学療法への感受性が高い特徴をもつ．また，非小細胞肺がんではTMN分類により病期分類を行うが，小細胞肺がんは限局型と進展型の2つに分類することが一般的である．限局型小細胞肺がんとは「肺癌診療ガイドライン」では「病変が同側胸郭内に加え，対側縦隔，対側鎖骨上窩リンパ節までに限られており，悪性胸水，心囊水を有さないもの」と定義されている[1]．限局型小細胞肺がんは進展型小細胞肺がんと比較すれば早期発見であるといえるが，標準治療である化学放射線療法を行っても5年生存率は30％程度と予後良好とはいいがたい[2]．

疫 学

小細胞肺がんを含めた肺がん高齢者に多く，とくに70歳以上の高齢者で罹患率が高い．小細胞肺がんは喫煙と強く関連があるとされており，ほぼすべての罹患者で喫煙歴を有する．また，近年は喫煙率の低下に伴い小細胞肺がんの発生は減少傾向にあるとされる．小細胞肺がんは悪性度の高さから早期発見が難しく進展型として診断される場合が多く，限局型と診断される場合は全体の半数以下である[3]．

検査，診断

小細胞がんを含めた原発性肺がんに共通してみられる症状として，咳嗽，胸痛，血痰などが挙げられる．また，小細胞肺がんには腫瘍随伴症候群を伴いやすいとされ，抗利尿ホルモン不適合分泌症候群による低Na血症やLambert-Eaton症候群による筋力低下，自律神経障害，腱反射減弱がみられる場合もある．一方で，自覚症状がなく検診異常で発見される場合もある．

胸部X線検査やCT検査では肺門部腫瘤影や縦隔リンパ節腫大がみられる場合が多い．血液検査では腫瘍マーカーの測定が有用であり，ガストリン放出ペプチド前駆体（pro-GRP）や神経特異エノラーゼ（NSE）が上昇している場合は小細胞肺がんを疑う．最終的に小細胞肺がんの診断は気管支内視鏡検査などで組織検体を採取し病理学的検査を行うことで確定する．また，病理学的検査と並行して限局型または進展型の病期分類を確定する必要がある．頭部造影MRI，胸部〜骨盤部造影CT，PET-CTで悪性胸水や心囊水がなく，遠隔臓器や対側肺および対側肺門部リンパ節への転移がないことを確認することで，限局型小細胞肺がんの診断が確定する．

治 療

進展型小細胞肺がんの治療目標が延命であり根治不可能であるのに対して，限局型小細胞肺がんの治療目標は根治であり胸郭内病変の駆逐を目指す治療が選択される．図1に限局型小細胞肺がんの治療戦略についてまとめた．

限局型小細胞肺がんに対する標準治療は後述する化学放射線療法である．しかし，対象者が限られるものの腫瘍径が3cm以下でリンパ節転移を認めないなどの早期診断例では外科切除が選択されることがある．外科切除が行われる場合は，通常では肺葉切除以上の術式が選択され，手術後にプラチナ製剤であるシスプラチンとトポイソメラーゼII阻害薬であるエトポシドの併用による術後補助化学療法が行われる．術後補助化学療法を行った場合の5年生存率は

① 手術可能な場合（少数例）

② 手術不能な場合（大多数が該当）
A. 化学療法と放射線療法が同時併用可能な場合

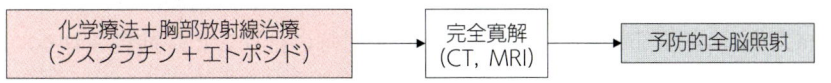

B. 同時併用困難な場合

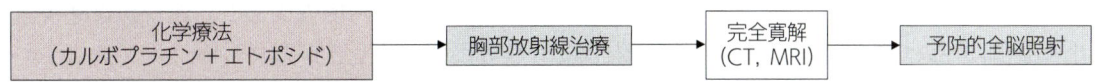

図1　限局型小細胞肺がんの治療方針

表1　化学放射線療法中の重篤な有害事象

有害事象	頻　度	対　応
白血球減少	90〜94%	感染徴候がなければ対応不要
発熱性好中球減少症	16〜25%	速やかに広域抗菌薬を投与しG-CSF製剤の投与も考慮
血小板減少	7〜20%	必要に応じて血小板輸血
悪心・嘔吐	5〜6%	制吐薬投与や維持輸液
食道炎 （放射線併用期のみ）	2%	粘膜保護薬や鎮痛薬　経口摂取困難であれば維持輸液
放射性肺臓炎 （放射線治療終了後1年以内に多い）	1%	無症状であれば経過観察，有症状の場合はステロイド投与 （時に致死的になりうる）

［Kubota K, *et al*：*Lancet Oncol* 2014：15：106-113］

40〜70％程度とされる．

　大部分の限局型小細胞肺がん症例は手術不能であり化学放射線療法が選択される．最も一般的な化学放射線療法はシスプラチンとエトポシドを用いた化学療法に胸部放射線治療を同時併用するもので，化学療法を約3ヵ月かけて4サイクル行うなかで，最初の1サイクル目に胸部放射線治療（総線量45 Gy，1.5 Gy×2回/日を3週間かけて照射）を併用する形で行われる．治療の効果として約90％の症例で腫瘍の縮小を認めるものの，1年以内に50％程度再発し5年生存率は30％程度である．パフォーマンスステータス（PS）が2の場合（ADLは自立しているが家事や事務作業ができない状態），腎機能障害を認める場合，75歳以上の高齢者の場合など

ではシスプラチンを同じプラチナ製剤で副作用が軽度とされるカルボプラチンに変更し，胸部放射線治療を化学療法との同時併用ではなく化学療法終了後に逐次的に行うことで治療の毒性の軽減を図ることが一般的である．PS 3以上（ADLが自立していない状態）については，化学放射線療法のエビデンスはなく，薬物療法のみを実施するか，症状緩和治療に専念するなどの治療が選択されることが多い．化学放射線療法に伴う重篤な有害事象について**表1**にまとめた．一般的な化学療法で認められる血液毒性や消化器毒性のほかに，放射線治療に伴う重篤な有害事象として食道炎や肺炎がある．致死的になりうる有害事象としては発熱性好中球減少症と放射性肺臓炎があり，化学療法中の発熱や放

射線治療後の肺炎には厳重な注意が必要である．

また，化学放射線療法後に腫瘍が完全寛解した場合，予防的に頭部放射線治療（予防的全脳照射）を行うことで新規脳転移による再発率を50％程度から30％程度に下げることができることが知られている．したがって，4サイクルの化学療法終了後にPET-CTおよび頭部MRIなどで全身評価を行い腫瘍の完全寛解が確認できた場合は，予防的全脳照射（総線量25Gyを10日かけて照射）を行う．

小細胞肺がんは標準治療後でも1年以内に50％程度再発することが知られている．初回に行った薬物療法終了後から60〜90日以上経過後の再発をsensitive relapseと呼び，それより早期の再発をrefractory relapseと呼ぶ．sensitive relapseでは，再発後の薬物療法の効果が高いことが知られており，化学放射線療法で用いた抗がん薬と同系統のカルボプラチンとエトポシドの併用療法を再度行ったり，アントラサイクリン系抗がん薬であるアムルビシンを用いた化学療法が行われたりする．一方でrefractory relapseではアムルビシンによる化学療法が行われることが多い．しかし，再発例の予後は不良であり，sensitive relapseで9ヵ月程度，refractory relapseでは6ヵ月程度とされている．

専門医への紹介のタイミング

胸部X線やCTで肺に充実性結節，腫瘤，縦隔リンパ節腫大などを認めたりした場合は胸部悪性腫瘍検索のため気管支内視鏡検査などで確定診断を行うために呼吸器内科専門医の受診が必要である．また，喫煙者は肺がんの診断後であっても禁煙することにより死亡リスクを低下させることが知られているため，専門医紹介時に禁煙指導も同時に行うことが推奨される．加えて限局型小細胞肺がんの治療中に認められた発熱や肺炎については発熱性好中球減少症や放射性肺臓炎の可能性があり，速やかな呼吸器内科専門医への受診が望ましい．

[COI開示] 山本信之：IQVIAソリューションズ ジャパン(同)，MSD(株)，アストラゼネカ(株)，アッヴィ(同)，アムジェン(株)，イーピーエス(株)，エイツーヘルスケア(株)，小野薬品工業(株)，サイネオス・ヘルス・クリニカル(株)，サノフィ(株)，新医療リアルワールドデータ研究機構(株)，武田薬品工業(株)，中外製薬(株)，日本イーライリリー(株)，日本ベーリンガーインゲルハイム(株)，ノバルティス ファーマ(株)，ブリストル・マイヤーズ スクイブ(株)，メドペイス・ジャパン(株)，メビックス(株)，ヤンセンファーマ(株)

文献

1) 日本肺癌学会編：肺癌診療ガイドライン2023年版：悪性胸膜中皮腫・胸腺腫瘍含む．https://www.haigan.gr.jp/guideline/2023/ (2024年4月16日閲覧)
2) Kubota K, Hida T, Ishikura S, *et al*：Etoposide and cisplatin versus irinotecan and cisplatin in patients with limited-stage small-cell lung cancer treated with etoposide and cisplatin plus concurrent accelerated hyperfractionated thoracic radiotherapy (JCOG0202)：a randomised phase 3 study. *Lancet Oncol* 2014；15：106-113.
3) がんの統計編集委員会編：がんの統計2023．がん研究振興財団，2023；29.

2 進展型小細胞肺がん

米嶋康臣

　肺がんは悪性腫瘍による死亡原因の第1位であり，わが国における年間死亡数は8万人近くとなっている．肺がんは小細胞肺がんと非小細胞肺がんに分類され，小細胞肺がんは肺がん全体の10％程度を占めている．小細胞肺がんは腫瘍の増殖や進展が速いため，多くの症例でリンパ節転移や遠隔転移を認め，予後不良であるのが特徴である．

　小細胞肺がんは，化学放射線療法もしくは薬物療法の選択の面から限局型と進展型に分類され，「肺癌診療ガイドライン」では「病変が同側胸郭内に加え，対側縦隔，対側鎖骨上窩リンパ節までに限られており，悪性胸水，心嚢水を有さないもの」を限局型，それより進行しているものを進展型と定義されている．

疫 学

　わが国における年間肺がん死亡数は約7万6,000人（2020年）であり，がんに伴う死亡原因の第1位となっている．小細胞肺がんは，以前は肺がん全体の約20％を占めるとされていたが，近年その割合は低下してきており，がん診療連携拠点病院などの院内がん登録データ（2020年）によると肺がん全体の8.6％となっている．治療前のステージではⅢ期とⅣ期を併せた登録数が小細胞肺がん全体の約80％を占めており，進行した状態で診断されていることがわかる．非小細胞肺がんと比較しても予後不良な疾患であり，進展型小細胞肺がんの生存期間中央値は6〜12ヵ月程度とされている．

　小細胞肺がんの主な原因は喫煙であり，小細胞肺がんと診断された患者のほとんどは現喫煙者または過去喫煙者である．日本人における小細胞肺がんと肺扁平上皮がんを合わせた検討において，喫煙者は非喫煙者に比べて，男性では12.7倍，女性では17.5倍，これらのタイプのがんに罹患しやすいという結果が報告されている[1]．

症 状

　肺がんはさまざまな症状を呈することがあり，咳嗽や（血）痰，息切れ，声のかすれ，胸痛などをきっかけに発見されることが多い．また，小細胞肺がんは前述のように進行が速く，遠隔転移をきたしやすいため，脳転移に伴う神経症状など，呼吸器系以外の症状を呈することも多く経験する．喫煙歴のある患者で急な症状変化がみられる場合は肺がんを念頭に置く必要がある．

　小細胞肺がんでは，腫瘍随伴症候群という腫瘍またはその転移巣に直接に関連しない部位や臓器に障害を呈することがしばしば認められる．抗利尿ホルモン不適合分泌症候群はバソプレシンの分泌過剰により水利尿不全をきたし，低Na血症を呈する疾患である．小細胞肺がんにおいてしばしば認められ，低Na血症のよる食欲低下や意識障害により医療機関を受診する症例もみられる．Lambert-Eaton症候群は筋力低下や疲労，まぶたの下垂など症状を呈する疾患で，小細胞肺がんの合併頻度が高いとされる．傍腫瘍性神経症候群は，自己免疫学的機序により生じる多様な神経症候群であり，通常神経症状の出現が腫瘍の発見に先行してみられることが多い．

検査，診断

　胸部X線検査やCTで肺に異常影を認めた場合，肺がんを疑う必要がある．小細胞肺がんの場合，肺の中枢側や縦隔〜肺門リンパ節に病変を呈することが典型的であるが，画像のみでの

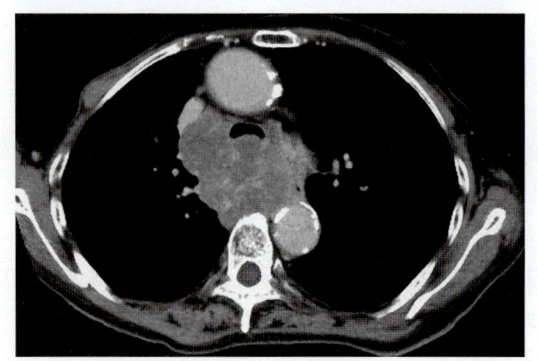

図1　胸部CT（縦隔リンパ節転移）

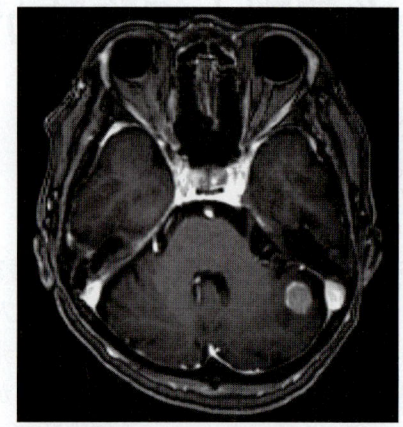

図2　頭部MRI（小脳転移）

診断は困難である．また，結核や真菌感染，悪性リンパ腫を除外する必要がある．そのため，腫瘍マーカーなどの血液検査，痰の細胞検査，過去の画像検査との比較などが診断の補助となる．小細胞肺がんで上昇する特徴的な腫瘍マーカーはpro-GRPとNSEである．

　確定診断には，気管支鏡検査による肺生検やリンパ節穿刺，CTガイド下での経皮的針生検を行い細胞診もしくは組織診を行う．小細胞肺がんでは遠隔転移例を多数認めるため，確定診断と並行して，胸部～骨盤部の造影CT（図1）や頭部MRI（図2），FDG-PET/CT検査（図3）を行い，病期を決定する必要がある．

　腫瘍随伴症候群の合併が疑われる症例では，それぞれの病型に特徴的な自己抗体が検出されることがある．また，各症候に対応する専門医への早期紹介も重要である．

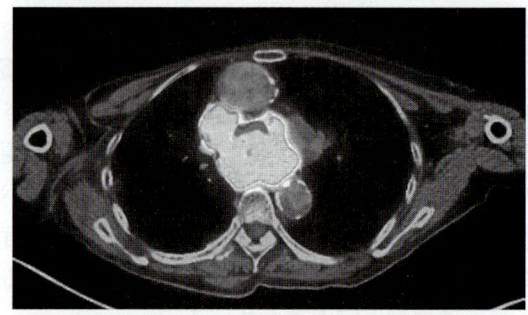

図3　FDG-PET/CT（縦隔リンパ節転移）

治　療

　進展型小細胞肺がんは手術や化学放射線療法による根治治療の対象とならず，生存期間の延長およびQOLの改善を目的とした化学療法が標準治療となっている．小細胞肺がんは抗がん薬に対する感受性が高いとされる一方，早期に治療薬に対する耐性をきたし再発を繰り返す予後不良な疾患である．長年にわたりプラチナ製剤/エトポシド併用療法が標準治療とされてきたが，近年，免疫チェックポイント阻害薬と細胞傷害性抗がん薬の併用により生存期間の延長が示され新たな標準治療となった[2,3]．全身状

態が良好（PS 0～1）の患者では初回化学療法として，プラチナ製剤/エトポシド併用療法＋PD-L1阻害薬（カルボプラチン＋エトポシド＋アテゾリズマブまたはデュルバルマブ）の併用治療が推奨されている．

　遠隔転移を有する患者においては，骨転移や脳転移などによる症状を緩和するために放射線治療を行う場合がある．

専門医への紹介のタイミング

　肺がん領域では治療の細分化が進んでおり，進展型小細胞肺がんにおいても免疫チェックポイント阻害薬を含む治療法が新たな標準治療となっていることから，より専門性の高い診療が必要となっている．肺がんが疑われる，もしくは肺がんが確定した症例については速やかに専門医へ紹介するのが望ましい．

[COI開示] 本論文に関して筆者に開示すべきCOI状態はない

文献

1) Sobue T, Yamamoto S, Hara M, *et al*：Cigarette smoking and subsequent risk of lung cancer by histologic type in middle-aged Japanese men and women：the JPHC study. *Int J Cancer* 2002；99：245-251.

2) Horn L, Mansfield AS, Szczęsna A, *et al*：First-line ate-zolizumab plus chemotherapy in extensive-stage small-cell lung cancer. *N Engl J Med* 2018；379：2220-2229.

3) Paz-Ares L, Dvorkin M, Chen Y, *et al*：Durvalumab plus platinum-etoposide versus platinum-etoposide in first-line treatment of extensive-stage small-cell lung cancer（CASPIAN）：a randomised, controlled, open-label, phase 3 trial. *Lancet* 2019；394：1929-1939.

Ⅴ

各疾患

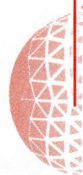

3 非小細胞肺がん①：薬物治療，化学放射線療法

里内美弥子

概　要

　非小細胞がんは肺がんの約85％を占めており，さらに腺がん，扁平上皮がん，そのほか複数の組織型に分類される．複数の薬剤で副作用リスクと効果が異なることから，扁平上皮がん・非扁平上皮がんを区別する．適切な画像診断での病期診断を行い，そのうえで手術可能か，根治的放射線治療可能かを見極め，手術可能例には手術，手術不能・根治的放射線治療可能例には化学放射線療法，根治的放射線治療不能例には薬物療法が標準治療になる．薬物療法では治療につながる遺伝子異常の有無を確認することと免疫療法の効果予測に用いられるPD-L1発現状況の確認が，適切に選択するために必要である．

検査，診断

　確定診断のための生検が必要で，組織採取に関しては薬物療法を行う際の治療選択に直結するバイオマーカー検査を行うために十分な量と質とを確保することが重要になる．バイオマーカー検査は分子標的治療薬の治療標的になるような遺伝子異常の有無を確認する遺伝子検査とPD-L1検査（免疫療法の治療効果がPD-L1発現状況と関連する）である．検査すべき遺伝子異常が多くなり，単一遺伝子検査では知りえない遺伝子異常にも薬剤開発されていることから，一度に多くの遺伝子検査が可能なmultiplex検査が推奨される．可能な限り初回治療の前にバイオマーカー検査を行うことが後の治療効果や予後に関わる．病期診断には頸部から胸部・上下腹部までのCT（可能な限り造影），脳MRI（可能な限り造影），PET-CTを行う．なお，臨床病期およびTNM分類の詳細については「肺癌

診療ガイドライン」[1]を参照されたい．手術の可否，根治的放射線治療の可否，それらの治療を含めた集学的治療の適応判断はきわめて重要であり，放射線治療科，呼吸器外科，呼吸器内科など関連各科が可能であれば一堂に会し，各専門医の意見に基づいた治療方針を決定することの重要性が増している．

治　療

■ 化学放射線療法

　ポイント：化学放射線療法は同時併用で，放射線治療を通常分割で60〜74 Gy，化学療法をプラチナ製剤との併用療法で行うことが推奨され，同時併用療法後に病勢増悪がなければ，デュルバルマブによる地固め療法を行うことが推奨される．

　化学放射線療法はおおむねstage Ⅲの局所進行肺がんで行われるが，一部リンパ節転移や腫瘍の進展により切除困難なstage Ⅱの症例にも行われる．重症放射線肺臓炎や心毒性などを回避するため，根治照射可能か否かの判断は放射線治療医を交えた検討が必要で，標的病変に十分量の線量を投与しかつ正常臓器の毒性を軽減するようにCTシミュレーションを用いた3次元治療計画で評価のうえ治療計画を行うことが推奨される．照射範囲の問題で根治的放射線治療が困難な一部の局所進行肺がんは薬物療法のみの選択肢になる．全身状態良好（PS 0〜1）で臓器機能が保たれた患者が対象になり，間質性肺炎など既存肺のコンディションがわるいと重症放射線肺臓炎のリスクが高くなるため，合併症によるリスク評価も重要である．

　化学放射線療法における化学療法のタイミングは初回化学療法の開始に合わせてスタートする同時併用療法が逐次併用よりも効果が高いこ

とが複数の第Ⅲ相試験で示されており，同時併用が勧められる．放射線照射は1日1回の通常分割で最低60Gyとされ，74G以上の高線量照射は行わないことが勧められている．

併用する化学療法としてプラチナ製剤と第3世代以降の細胞傷害性抗がん薬を併用した治療が推奨されており，国内で行われた第Ⅲ相試験で効果と副作用のプロファイルが報告されているカルボプラチン＋パクリタキセル併用療法，シスプラチン＋ドセタキセル併用療法などが行われている．

化学放射線療法で病勢コントロールされており，grade 2以上の放射線肺臓炎がない症例においては免疫チェックポイント阻害薬のデュルバルマブによる地固め療法を1年間行うことでプラセボに比較し，無増悪生存期間（HR＝0.52 median16.8 vs. 5.6ヵ月，$p<0.001$），全生存期間（HR＝0.68 $p=0.0025$）ともに有意な延長が示されており，デュルバルマブによる地固め療法が推奨されている[1].

■ 薬物療法

薬物療法には細胞傷害性抗がん薬，分子標的治療薬，免疫チェックポイント阻害薬がある．治療につながる遺伝子異常が多数見つかっており，その薬剤開発も速く，毎年複数の分子標的治療薬が承認されている．また，免疫チェックポイント阻害薬やその併用療法（複合免疫療法）の開発も進んでおり，詳細な治療法についてはその進歩に伴い随時更新されている最新の「肺癌診療ガイドライン」を参照されたい[1].

ここでは手術不能かつ根治的放射線治療不能例に対する薬物療法について記載する．

進行期肺がんの薬物療法の検討においてはバイオマーカーによるサブグループの決定が治療方針決定の第一歩である．

ポイント：治療薬につながるドライバー遺伝子異常があれば，それに対応する分子標的治療薬の投与を考慮し，それ以外の場合にはPD-L1検査でTPS（tumor proportion score；PD-L1陽性の腫瘍細胞比率）が50％以上（高発現）か1〜49％（低発現）か1％未満（非発現）かに分けて，治療方針を決定する．

【ドライバー遺伝子変異/転座陽性例の治療】

2024年3月時点で治療薬のあるドライバー遺伝子異常として，EGFR遺伝子変異，ALK融合遺伝子，ROS1融合遺伝子，MET exon14 skipping変異，BRAF V600E変異，RET融合遺伝子，KRAS G12C遺伝子変異，HER2遺伝子変異，NTRK融合遺伝子がある．これらの遺伝子異常があればそれに対応した分子標的治療薬がその症例のキードラッグであることが多く，その薬剤の使用を念頭に置いて治療シークエンスを考える．ドライバー遺伝子異常に対する分子標的治療薬が複数承認されており，それらの使い分けまでガイドラインで言及されているのはEGFR遺伝子変異陽性肺がんとALK融合遺伝子陽性肺がんである．一次治療からドライバー遺伝子陽性例への治療を行った場合にはそれぞれの阻害薬での治療終了後にドライバー遺伝子変異/転座陰性例の治療に準じた治療を行う．

・EGFR遺伝子変異陽性例の治療：EGFR遺伝子変異の9割を占め，各種阻害薬の効果が良好な活性化遺伝子変異（del 19，L858R変異）陽性例とそれ以外のuncommon mutationに分けて治療を行う．EGFRチロシンキナーゼ阻害薬（TKI）として第1世代のゲフィチニブ，エルロチニブ第2世代のアファチニブ，ダコミチニブ，第3世代のオシメルチニブが承認されており，全身状態良好な症例に十分なエビデンスをもとに推奨・提案されているのはオシメルチニブ単剤治療，エルロチニブ＋血管新生阻害薬，ゲフィチニブ＋カルボプラチン＋ペメトレキセド併用療法である[1]．活性化遺伝子変異以外のuncommon mutationに対しては期待される奏効率はやや劣るとされるが，オシメルチニブ，アファチニブなどの単剤治療が提案され，T790M変異にはオシメルチニブが提案される[1]．PS 3〜4の全身状態不良例にはオシメルチニブ単剤が推奨されている[1]．オシメルチニブ以外のEGFR-TKIで初回治療を行った場合には，耐性また

V 各疾患

は増悪後に再発巣に対して再生検を行ったうえでT790M変異陽性が確認された場合にはオシメルチニブ単剤治療が推奨されている[1].

- *ALK*融合遺伝子陽性例の治療：初回治療としてアレクチニブ，ブリグチニブ，ロルラチニブの単剤治療が推奨され，全身状態不良（PS 2〜4）の症例に対してはアレクチニブ単剤が推奨される[1].また，これらの初回治療で耐性/増悪した場合には初回治療で用いられなかったALK-TKIが選択肢になる[1].
- その他のドライバー遺伝子変異/転座陽性例の治療：*ROS1*融合遺伝子陽性例にはクリゾチニブ，エヌトレクチニブが，*BRAF* V600E陽性例にはダブラフェニブ＋トラメチニブが，*MET*遺伝子変異陽性例にはテポチニブ，カプマチニブが，*RET*融合遺伝子陽性例にはセルペルカチニブが，それぞれ承認されており，いずれも一次治療での使用が推奨されている[1].また，*KRAS* G12C変異陽性例にはソトラシブが，*HER2*遺伝子変異陽性例にはトラスツズマブ デルクステカンが，*NTRK*融合遺伝子陽性例にはエヌトレクチニブ，ラロトレクチニブが，それぞれ承認されており，いずれの単剤治療も二次治療以降で推奨されている[1].

【ドライバー遺伝子変異/転座陰性例の治療】

免疫チェックポイント阻害薬（PD-1/PD-L1阻害薬，CTLA-4阻害薬）で効果がもたらされる症例は一部分であるが，投与を中止しても長期に腫瘍の制御が続く症例も存在する．PD-L1高発現であれば効果が高く，治療効果と相関があることが報告され患者選択に用いられる．単剤療法は初回治療においては主にPD-L1高発現の症例に行われており，治療効果を上げるためにさまざまな併用療法が開発され，従来行われていたプラチナ製剤併用療法と比較して効果が高いことが示され，現在ではドライバー遺伝子変異/転座陰性例一次治療の主体になっている．

一次治療での分子標的治療薬の適応がない場合にはPD-L1の発現状況によって，図1のようなアルゴリズムでの治療が推奨されている[1].まとめると，初回治療において，PS 0〜1の全身状態良好な患者に対しては，免疫療法での副作用が懸念される合併症がない限り免疫チェックポイント阻害薬単剤もしくは複合免疫療法［免疫チェックポイント阻害薬2剤の併用療法もしくは免疫チェックポイント阻害薬（1剤または2剤）＋細胞傷害性抗がん薬の併用療法］が推奨され，PS 2の場合には細胞傷害性抗がん薬かPD-L1高発現の症例ではペムブロリズマブ単剤が推奨され，それ以外の症例では細胞傷害性抗がん薬が提案される．一方，PS 3〜4に対しては薬物療法は勧められていない．

- PD-L1高発現の症例では免疫チェックポイント阻害薬単剤治療がプラチナ製剤併用療法と比較し無増悪生存期間，全生存期間が有意に長いことが報告されており，ペムブロリズマブおよびアテゾリズマブが推奨されている．免疫チェックポイント阻害薬を用いる治療を行う際には22C3抗体を用いたPD-L1発現率を参考に治療選択を行うことが多く，22C3でのPD-L1≧50%を高発現として治療選択を行うが，アテゾリズマブ単剤治療を行う際にはSP142抗体での高発現（TC-3またはIC-3）を確認する必要がある．
- PD-1/PD-L1阻害薬＋プラチナ製剤併用療法は従来の標準治療であったプラチナ製剤併用療法と比較して全生存期間，無増悪生存期間および奏効率のいずれも有意に良好であることが示されており，PD-L1を問わずどのサブセットでも推奨治療になっている．併用するPD-1阻害薬はペムブロリズマブかニボルマブ，PD-L1阻害薬はアテゾリズマブ，プラチナ製剤併用療法としては非扁平上皮がんではカルボプラチン/シスプラチン＋ペメトレキセド，カルボプラチン＋アブラキサン，カルボプラチン＋パクリタキセル＋ベバシズマブが，扁平上皮がんではカルボプラチン＋パクリタキセル，カルボプラチン＋アブラキサンが，それぞれ用いられる．
- CTLA-4阻害薬を上乗せする免疫チェックポ

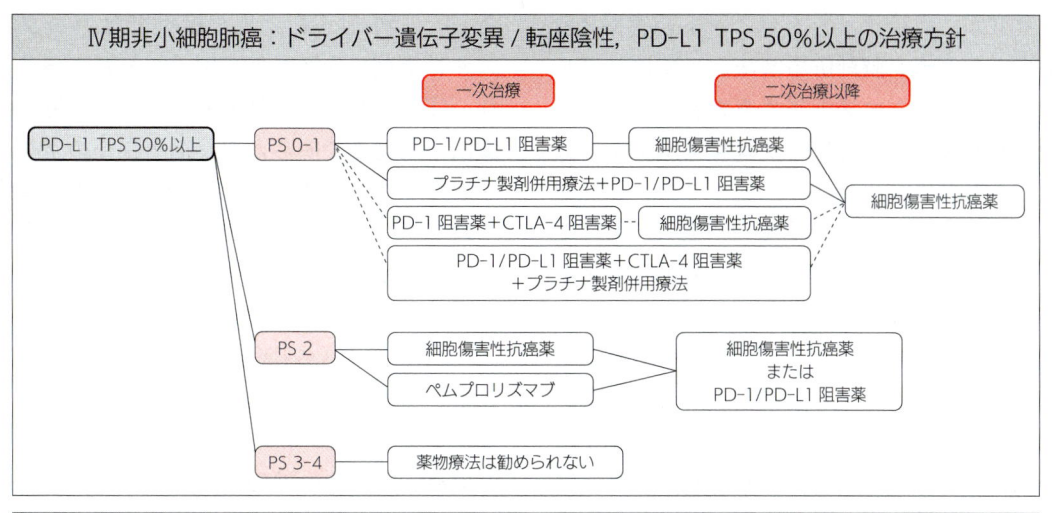

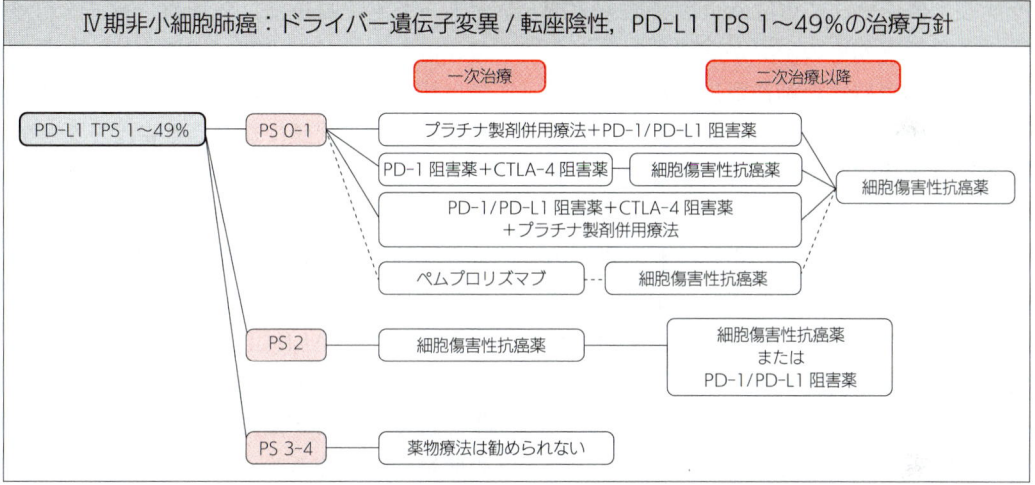

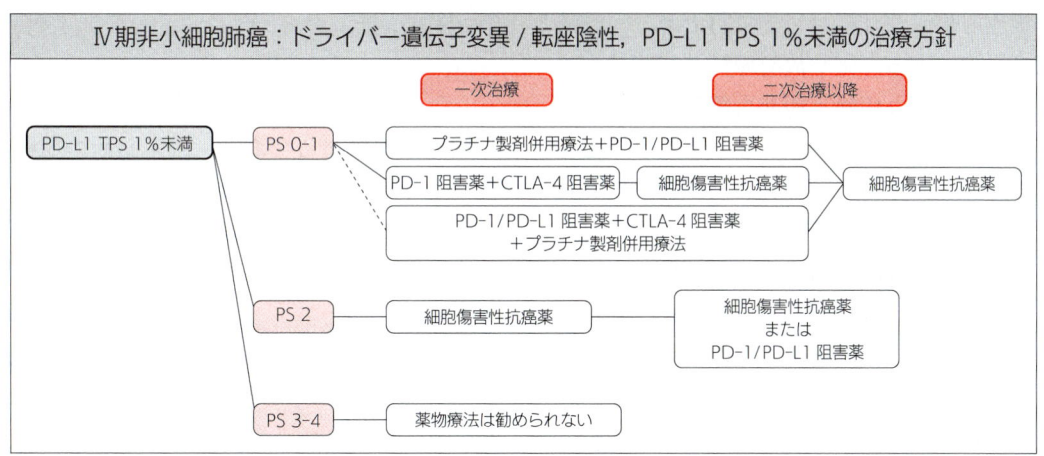

図1　ドライバー遺伝子変異/転座陰性NSCLCの治療方針

［日本肺がん学会編：肺癌診療ガイドライン：悪性胸膜中皮腫・胸腺腫瘍含む2023年版より許諾を得て転載］

イント阻害薬2剤併用±プラチナ製剤併用療法は免疫治療としての効果の上乗せが期待されて行われ，PD-1/PD-L1単剤治療での効果が高くないPD-L1低発現，非発現の症例で主に用いられる．免疫チェックポイント阻害薬2剤併用療法としてはニボルマブ＋イピリ

ムマブが，免疫チェックポイント阻害薬2剤併用＋プラチナ製剤併用療法としてはニボルマブ＋イピリムマブ＋プラチナ製剤併用療法，デュルバルマブ＋トレメリムマブ＋プラチナ製剤併用療法が行われる

- 免疫療法のみでの治療（PD-1/PD-L1阻害薬単剤治療，PD-1阻害薬＋CTLA-4阻害薬併用療法）では治療早期の増悪率が比較的高くなることに注意が必要で，これらの治療にプラチナ製剤併用療法を上乗せすると奏効率が上がり，早期増悪率を減少させる．PD-1阻害薬単剤もしくはPD-1/PD-L1阻害薬＋プラチナ製剤併用療法にCTLA-4阻害薬を上乗せすると長期奏効率の上昇が期待される．免疫療法では免疫原性の副作用に注意が必要で，併用療法では副作用も上乗せされる．

- これらの併用療法の特性と併用するプラチナ製剤併用療法や免疫チェックポイント阻害薬の副作用の特性を考慮し，それぞれの患者の背景因子（年齢，合併症の有無，組織型，遺伝子異常の状況，患者の希望）などを勘案して治療レジメンを決定する．

予　後

化学放射線療法は根治目的に行われ，一部の症例で根治に至る．化学放射線療法で病勢がコントロールされた切除不能非小細胞肺がん症例にデュルバルマブを維持療法として行うことをプラセボ対象で比較したPACIFIC試験においては，デュルバルマブ群 vs. プラセボ群で5年生存率が42.8％ vs. 33.4％，生存期間中央値は47.5ヵ月 vs. 29.1ヵ月であった．

薬物療法の予後も近年大きな改善が得られている．現時点で複合免疫療法の5年生存率が一部報告されてきている．プラチナ製剤併用療法にペムブロリズマブかプラセボを上乗せする比較試験（KEYNOTE-189試験・KEYNOTE-407試験）での5年生存率はペムブロリズマブ群19.4％・18.4％，プラセボ群11,3％・9.7％で

あった．PD-L1高発現の症例ではペムブロリズマブ単剤で5年生存率31.9％と報告されており（KEYNOTE-024試験），プラチナ製剤併用療法の上乗せで明らかな長期生存率の上昇は示されていない．PD-L1非発現（＜1％）の症例では上記プラチナ製剤併用療法＋ペムブロリズマブの試験の5年生存率は9.6％・10.7％であった．PD-1/PD-L1阻害薬の効果が劣るとされるPD-L1非発現（＜1％）の症例でもCTLA-4阻害薬を上乗せするイピリムマブ＋ニボルマブでは5年生存率19％（PD-L1≧1％で24％）の結果であった（CheckMate227試験）．進行肺がんであっても免疫療法，免疫複合療法を行うことで5年生存率は約20％，PD-L1高発現の症例では約30％が期待され，その一部は長期に無再発を維持する状態になりうる時代となっている．

ドライバー遺伝子変異/転座陽性例ではその対応する薬剤で予後が異なるが，活性化遺伝子変異陽性例におけるEGFR阻害薬の報告では全生存期間中央値は38～51ヵ月，*ALK*融合遺伝子陽性例でのALK阻害薬の報告では無増悪生存期間で30ヵ月を超え，全生存期間中央値も5年を超える報告が出てきている．薬物療法はその開発が目まぐるしく，今後も予後の改善が期待される．

専門医への紹介のタイミング

治療が複雑化しており，確定診断の組織採取量やその取り扱いが治療や予後を左右する可能性がある．そのため，肺がんが疑われる時点での専門医への紹介が勧められる．

[COI開示] 里内美弥子：MSD(株)，アストラゼネカ(株)，アムジェン(株)，小野薬品工業(株)，グラクソ・スミスクライン(株)，第一三共(株)，武田薬品工業(株)，中外製薬(株)，日本イーライリリー(株)，ファイザー(株)，ブリストル・マイヤーズ スクイブ(株)，メルクバイオファーマ(株)

文献

1) 日本肺癌学会編：肺癌診療ガイドライン2023年版：悪性胸膜中皮腫・胸腺腫瘍含む．https://www.haigan.gr.jp/guideline/2023/（2024年4月16日閲覧）

4 非小細胞肺がん②：手術，周術期治療

田中文啓

日本人死亡原因の第1位を占める原発性肺がんは，臨床的に小細胞肺がんとそれ以外（非小細胞肺がん）に分類される．小細胞肺がんは進行がきわめて速く早期発見が困難であるため薬物療法が治療の主体となるのに対し，非小細胞肺がんは早期であれば根治手術が最優先の治療法として考慮される（**表1**）．近年，肺がん手術の低侵襲化は顕著であり，高齢者や糖尿病などの合併症を有する患者にも安全に根治手術が可能となりつつある．また，手術前後の補助療法（周術期治療）の進歩も著しく，進行肺がんに対する薬物療法の主役となった標的薬剤や免疫チェックポイント阻害薬が周術期治療にも採り入れられるようになり，予後不良とされた肺がんの手術成績も改善が期待される．

疫 学

非小細胞肺がんは，肺がんの約85〜90％を占める．非小細胞肺がんには扁平上皮がんや腺がんなどの組織型が含まれ，かつては喫煙に関連し肺門部に発生することが多い扁平上皮がんが多かったが，最近では肺末梢に発生する腺がんが増加し過半数を占める（**表1**）．

検査，診断

肺がんは，早期には無症状のことが多くまた胸部単純X線像や血液検査（腫瘍マーカー）での検出も難しいことから，その早期発見は容易ではない．早期発見に最も有用な手段はCTであり，肺がん発生リスクの高い重喫煙者（50歳以上）には低線量CTの実施が勧められるが，非〜軽喫煙者ではその有効性が明らかでないた

表1 原発性肺がんの組織型・病期と主な治療法

臨床病期[**] 頻度			組織型		5年無再発 生存率[*] （完全切除例）
			小細胞がん 10〜15%	非小細胞がん（扁平上皮がん・腺がん・大細胞がんなど） 85〜90%	
進行度	Ⅰ期 41.5%	A B	手術→抗がん薬	手術→±抗がん薬 　　±免疫チェックポイント阻害薬 　　±標的薬剤（EGFR変異＋） 免疫チェックポイント阻害薬＋抗がん薬→手術 　　放射線＋抗がん薬→手術	77.2% 61.9%
	Ⅱ期 8.0%	A B	放射線＋抗がん薬		47.5% 43.8%
	Ⅲ期 17.7%	A B C			39.1%
				放射線＋抗がん薬→免疫チェックポイント阻害薬	
	Ⅳ期 31.7%	A B	抗がん薬 ±免疫チェック ポイント阻害薬	ドライバー変異（＋）：標的薬剤 ドライバー変異（−）：免疫チェックポイント阻害薬 　　±抗がん薬 　　±血管新生阻害薬	

＊：肺癌登録合同委員会によるレジストリ研究（2010年手術例）
＊＊：頻度は全がん協部位別データ（2011・2013診断例）
［＊：Okami J, *et al*：Demographics, safety and quality, and prognostic information in both the seventh and eighth editions of the TNM classification in 18,973 surgical cases of the Japanese joint committee of lung cancer registry database in 2010. *J Thorac Oncol* 2019；14：212-222］

各疾患

Ⅴ

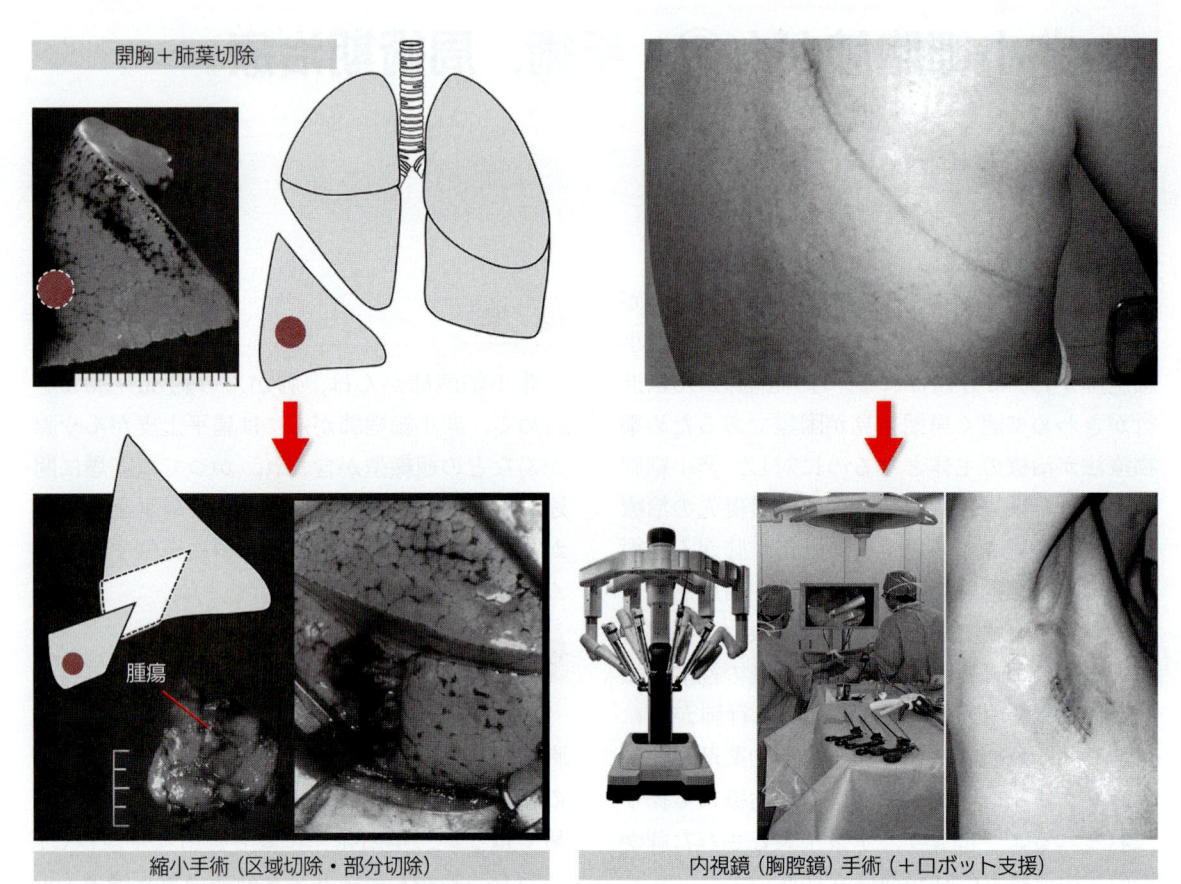

開胸＋肺葉切除

縮小手術（区域切除・部分切除）　　　内視鏡（胸腔鏡）手術（＋ロボット支援）

腫瘍

図1　肺がんに対する標準手術と低侵襲手術

め検診目的で行うことは推奨されない．画像的に肺がんが疑われた場合には，気管支鏡下生検などによる病理診断と胸腹部CT・頭部MRI（またはCT）やPETによる進行度評価の後，手術適応を含めた治療法を検討する．喀痰細胞診は肺門部発生の扁平上皮がんなどの診断に有用であり，血痰や長引く咳などの自覚症状がある患者では診断的価値が高い．

治　療

■非小細胞肺がんに対する手術の進歩

　早期肺がんに対する手術は，胸腔内への到達法と肺切除量の両面において低侵襲化が進んでいる（**図1**）．従来の大きく開胸して胸腔内に到達する手術に代わって，現在では小さな穴から手術用の内視鏡（胸腔鏡）や鉗子などの手術器具を胸腔内に挿入して手術操作を行う胸腔鏡手術（video-assisted thoracic surgery：VATS）が

一般的に行われるようになった．また最近では，内視鏡操作用の穴を減らす工夫（単孔式胸腔鏡手術など）や鏡視下操作を手術用ロボットが行うロボット支援下手術（robot-assisted thoracic surgery：RATS）も普及しつつある．一方，肺がんの標準術式は長らく原発巣の存在する肺葉ごと切除する肺葉切除＋リンパ節郭清であったが，近年では肺葉の一部のみを切除して切除量を減じる縮小手術（部分切除や区域切除）が行われる機会が増えている．縮小手術は肺葉切除と比較して術後再発が多くなるため，これまでは肺葉切除に耐えられない患者に肺葉切除の代替手段（消極的縮小手術）行われてきた．しかしながら，近年のわが国の臨床試験グループの研究（JCOG0804/WJGO4507L試験やJCOG0802/WJOG4607L試験）などにより，肺野末梢発生の腫瘍径2cm以下の早期がんでは適切に症例を選択すれば，縮小手術でも良好

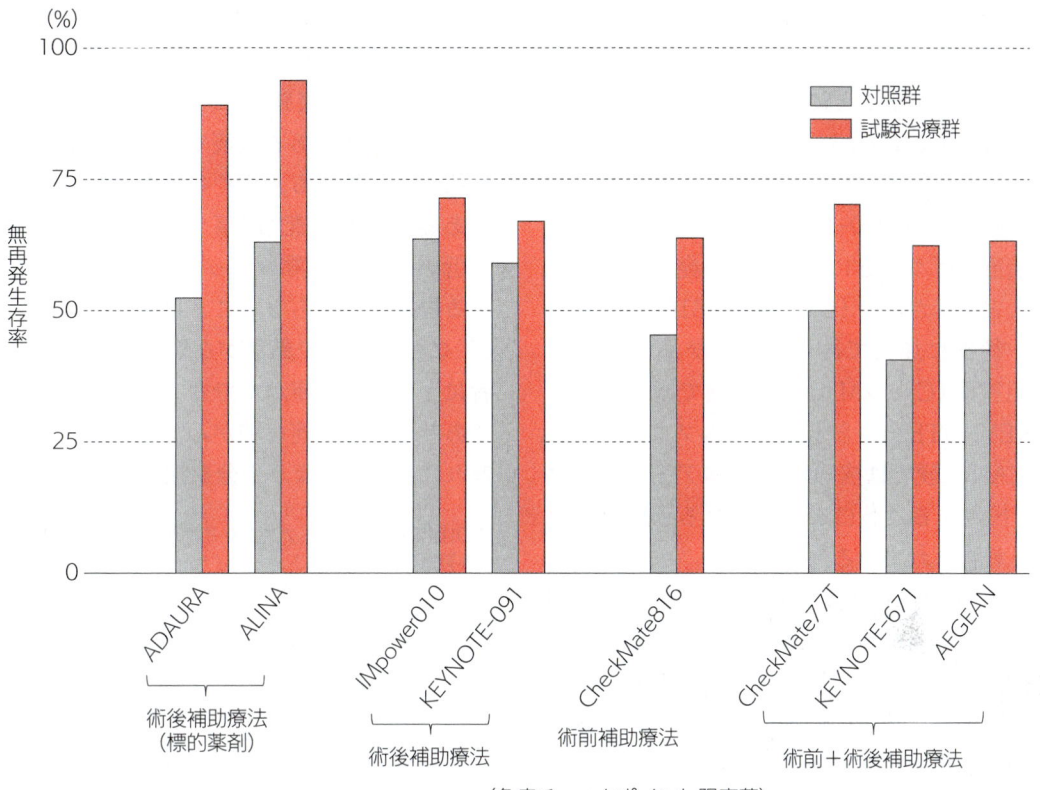

図2 非小細胞肺がんに対する周術期治療の効果
最近の主な臨床試験における術後24ヵ月時点での無再発生存率（CheckMate77T試験のみ術後18ヵ月時点）を示す．

な予後が期待できることが明らかとなり，肺葉切除が可能な患者にも縮小手術（積極的縮小手術）が考慮される[1]．

　縮小手術の一方で，胸壁や心大血管へ浸潤を認める場合でもこれらを合併切除（拡大手術）ことにより治癒が期待できる場合もある．このような場合でも可及的に肺を温存することが重要で，気管支や血管形成などの肺移植に用いられる技術を駆使して肺の温存を図りつつ根治も期待できる手術も安全に行うことも可能である[2]．

非小細胞肺がんに対する周術期治療の進歩

　肺がんの手術成績は不良であり，臨床病期Ⅰ期であっても術後5年時点での無再発生存率は80%以下である（表1）．手術成績向上を目的として手術前後の周術期治療の有効性が臨床試験で検討されたが，有効性が確立したのは長らくの間術後の化学療法（主に病理病期ⅠB期

例に対するテガフール・ウラシル合剤，病理病期Ⅱ～ⅢA期に対するシスプラチンを含む併用化学療法）のみであった．ただ，術後補助化学療法は効果が十分ではないこと（5年生存率の改善は5～10%程度）や毒性の問題点などから，実臨床では実施されない例も少なくなかった．

　ところが最近，標的薬剤や免疫チェックポイント阻害薬を用いた術前や術後補助療法の有効性を示す臨床試験の結果が相次いで報告され（図2），周術期治療が大きく変わりつつある[3]．代表的なドライバー変異である*EGFR*活性化変異や*ALK*融合遺伝子陽性例に対しては，それぞれのチロシンキナーゼ活性を阻害する標的薬剤であるオシメルチニブ（ADAURA試験）やアレクチニブ（ALINA試験）を手術後に投与することによって無再発生存が大きく改善することが示された．また，術後，化学療法に引き続いて免疫チェックポイント阻害薬である抗PD-L1

V
各疾患

抗体アテゾリズマブ（IMpower010試験）や抗PD-1抗体ペムブロリズマブ（KEYNOTE-091試験）を投与することにより無再発生存が改善することも示された．

さらに，手術前に化学療法と免疫チェックポイント阻害薬（抗PD-1抗体ニボルマブ）を併用した治療を行うことによって無再発生存が改善することも示された（CheckMate816試験）．さらに，術前に加えて術後も免疫チェックポイント阻害薬（CheckMate77T試験ではニボルマブ，KEYNOTE-671試験ではペムブロリズマブ，AEGEAN試験では抗PD-L1抗体デュルバルマブ）を投与することによるさらなる予後改善の試みも報告されている．

このように多彩な周術期治療の有効性が報告され，切除可能非小細胞肺がんに対して多くの周術期治療が選択可能となりつつある．個々の患者に最適な治療の個別化が求められ，微小残存がん病変の指標である血液中の腫瘍細胞由来DNA（ctDNA）をはじめとする新たなバイオマーカーの開発が求められる．

専門医への紹介のタイミング

難しいとはいえ，早期発見が非小細胞肺がんにとって最も重要である．胸部X線像で異常が疑われた場合は速やかに専門医に紹介して胸部CT検査などの実施が求められる．肺がんの重要な自覚症状である血痰や長引く咳などの自覚症状がある場合も，すぐに専門医に紹介が必要である．血液検査（腫瘍マーカー）は検出感度が低いため，正常であっても（肺）がんを否定する根拠にはならないことに留意すべきである．CTなどの精査で異常がなかったとしても，患者にとっては「肺がんでなくてよかった」わけであり，進行が速い肺がんでは見逃しや発見の遅れにならないよう十分な注意が必要である．

[COI開示] 田中文啓：アストラゼネカ(株)，小野薬品工業(株)，中外製薬(株)，ブリストル・マイヤーズ スクイブ(株)

文献

1) Saji H, Okada M, Tsuboi M, *et al*：Segmentectomy versus lobectomy in small-sized peripheral non-small-cell lung cancer（JCOG0802/WJOG4607L）：a multicentre, open-label, phase 3, randomised, controlled, non-inferiority trial. *Lancet* 2022；399：1607-1617.

2) Nakajima D, Ohsumi A, Hamaji M, *et al*：Expanded indications for auto-lung transplant technique. *Gen Thorac Cardiovasc Surg* 2020；68：828-832.

3) Takenaka M, Kuroda K, Tanaka F：Adjuvant and neo-adjuvant therapy for non-small cell lung cancer without EGFR mutations or ALK rearrangements. *Int J Clin Oncol* 2024. doi：10.1007/s10147-023-02459-y.

5 転移性肺腫瘍

津端由佳里

転移性肺腫瘍とは，肺外の臓器を原発とした悪性腫瘍が肺に転移し腫瘍を形成したものを指し，原発性肺がんとは区別される．原発性肺がんが，肺の対側もしくは他肺葉に転移した場合，その腫瘍も定義上は転移性肺腫瘍であるが，本稿では肺外の臓器を原発とする腫瘍に関して述べる．

疫 学

肺は，固形がんの転移部位として肝臓に次いで多い臓器である．転移性肺腫瘍は，大腸がん，乳がん，胃がん，膵臓がん，腎細胞がん，子宮がん，膀胱がんなど，どのような固形がんも起こす可能性があるが，最も多いのはわが国における罹患数を反映して大腸がんであるといわれている．肺への転移経路には血行性とリンパ行性があるが，肺は解剖学的に全身臓器の血流を受けることから，転移性肺腫瘍のほとんどは血行性転移である．自覚症状は乏しく，身体診察上も異常所見を認めないことが多いものの，病状が進むと息切れや血痰，喘鳴などが出現することがある．

検査，診断

原発巣の検査中，経過観察中もしくは治療中に撮影された胸部X線像や胸部CTで発見さ

れることがほとんどである．胸部X線もしくはCTの特徴はさまざまであるが，多発の場合が多い．正確に小結節を検出することが重要なため，CTは検出率の高いHRCTを用いるべきである．とくに原発性肺がんとの鑑別において，CTの特徴は境界明瞭，辺縁滑，球状，気管支との関与を認めない結節影とされ，胸膜直下もしくは外側1/3に位置することが多い．画像の特徴のみで悪性か否か，もしくは原発巣を推測することは困難であるが，がんの既往がある症例において，新規に出現した胸部の孤立性結節影の約80%は悪性であり，うち約40%は転移性肺腫瘍であったと報告されている（表1）[1]．病変が1cm以上ある場合には，補助診断としてPET-CT検査が推奨されるが，画像のみでは確定診断は得られないため内科的・外科的に細胞もしくは組織採取を検討する．病変が胸膜直下に存在する場合はCTガイド下生検も検討されるが，治療として外科切除を検討する場合には検査時に播種が起こらないよう留意する．

治 療

転移性肺腫瘍の治療方針はそれぞれの原発臓器に対して発出されているガイドラインに従うが，転移性肺腫瘍は他臓器転移であるため病期は必然的に進行期となり，多くの場合治療戦

表1 悪性疾患の既往による肺結節の診断

既 往	n	良性（%）	原発性肺がん（%）	転移性肺腫瘍（%）
な し	767	37	63	0.4
肺以外の悪性疾患	288	21	41	38
原発性肺がん	49	16	82	2
計	1,104	32	58	10

[Mery CM, *et al*：*Chest* 2004；125：2175-2181 より作成]

略の基本は薬物療法である．血行性転移をきたしている病態であり，根治を目指した局所治療としての外科切除や放射線治療の意義は限定的とされてきた．一方，以前から大腸がんおよび腎細胞がんの領域では，前向き比較試験の結果はないものの，後方視的解析のメタ解析で生存率が良好であったことからそれぞれの診療ガイドラインに肺転移の切除術が1つの治療方法として記載されている．たとえば，「大腸癌治療ガイドライン」[2]では転移巣が切除可能であれば，原発巣切除のうえ，肺転移巣の切除を考慮すること，原発巣切除後にあらためて肺転移巣を切除する異時切除が一般的であること，が記載されている．「腎癌診療ガイドライン」[3]では「転移巣に対する外科療法は推奨されるか？」というCQに対して「注意深く選択された患者において転移巣切除術は生存率の向上が期待される」として推奨グレードBで転移性肺腫瘍であっても切除が提案されている．さらに，近年の各がん種に対する薬物療法の進歩により，肺以外の臓器の病勢が制御されている場合，積極的に外科切除もしくは放射線治療を検討する場合も増え，生存の延長も報告されている．

専門医への紹介のタイミング

転移性肺腫瘍は，進行が速い場合も多いことから，気管支鏡検査・CTガイド下生検・部分的肺切除などで確定診断を得た後に速やかに当該がん種の専門医へ紹介する．外科切除の基準は，①耐術可能，②原発巣のコントロールが良好，③肺以外に転移を認めない，④病巣が片側，とされているが，とくに④に関しては例外的に手術を検討される場合もあることから，外科医との相談が必要である．一方で，耐術能がないと判断される場合には，局所制御率の向上を目的として，定位放射線治療なども検討される場合があり，選択肢として放射線治療医との連携も検討する．

[COI開示] 津端由佳里：アストラゼネカ(株)，協和キリン(株)，第一三共(株)，大鵬薬品工業(株)，武田薬品工業(株)，中外製薬(株)，ブリストル・マイヤーズ スクイブ(株)

文献

1) Mery CM, Pappas AN, Bueno R, *et al*：Relationship between a history of antecedent cancer and the probability of malignancy for a solitary pulmonary nodule. *Chest* 2004；125：2175-2181.
2) 大腸癌研究会編：大腸癌治療ガイドライン医師用2022年版．金原出版，2022.
3) 日本泌尿器科学会編：腎癌診療ガイドライン2017年版．メディカルビュー社，2017.

6 良性腫瘍

岸　一馬

疫　学

　肺に発生する腫瘍のほとんどは原発性肺がんまたは転移性肺腫瘍で，良性腫瘍はまれである．肺の良性腫瘍として，上皮系では乳頭腫，腺腫，硬化性肺胞上皮腫など，間葉系では過誤腫，軟骨腫などがある．頻度は過誤腫が50％以上を占めて最も多く，次が硬化性肺胞上皮腫である．近年，肺の良性腫瘍におけるさまざまな遺伝子異常が報告されている[1]．

　肺過誤腫は軟骨成分を主体として，脂肪，平滑筋などの間葉系組織がさまざまな割合で混在した良性腫瘍である．男性が女性よりも2〜3倍ほど多く，40歳以上に好発する．肺過誤腫の多くは末梢に発生するが，気管支内腔に発生することもある．

　硬化性肺胞上皮腫は，かつて硬化性血管腫と呼ばれていたが，免疫組織化学的検討などによりⅡ型肺胞上皮由来の良性腫瘍と判明し，名称が変更された．女性が約85％を占め，好発年齢は40歳台で，アジア人に多い．

検査，診断

　無症状で検診などの胸部単純Ｘ線や胸部CTで偶発的に孤立性の結節影として発見されることが多い．肺過誤腫の胸部CT所見は，境界明瞭で辺縁平滑な充実型結節で，時に分葉状の辺縁を呈する[2]．点状〜輪状の石灰化が約30％に認められる（図1）．とくにポップコーン状石灰化は特徴的所見とされる．また，内部に脂肪成分を検出できれば診断に有用である．肺過誤腫は経時的に変化しないか，緩やかに増大をする．気管支内に発生した場合，閉塞性肺炎などの症状で発症することがある（図2）．FDG-PETは，わずかな集積であることが一般的である[3]．

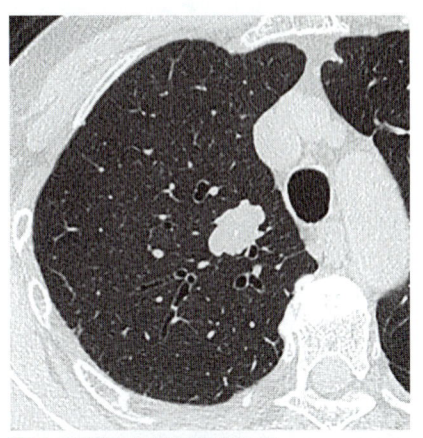

図1　肺過誤腫の胸部CT
境界明瞭・辺縁明瞭な分葉状の充実型結節で，中心部に点状の石灰化が認められる．

　硬化性肺胞上皮腫の胸部CT所見は，境界明瞭で辺縁平滑な球形の充実型結節である[2]．内部構造は均一な軟部組織濃度であるが，微細な石灰化を認めることがある（図3）．時に結節の周囲に気腫状変化をきたす．造影CTでは，腫瘍内部が比較的よく造影される．FDG-PETは平均SUV max 2〜3程度と軽度であることが多い[3]．

　肺良性腫瘍の診断は，経気管支生検，CTガイド下針生検，胸腔鏡下肺生検などにより病理学的に確定される．

治　療

　良性腫瘍の確定診断が得られれば，とくに治療は必要なく経過観察でよい．経気管支生検などで診断が確定せず悪性腫瘍の可能性があれば，診断と治療を兼ねて手術（腫瘍切除，楔状切除など）が行われる．中枢気道に病変があり症状がある場合にも手術の適応となるが，軟性気管支鏡下に高周波スネアを用いて切除することや，硬性気管支鏡下で切除可能なこともある．

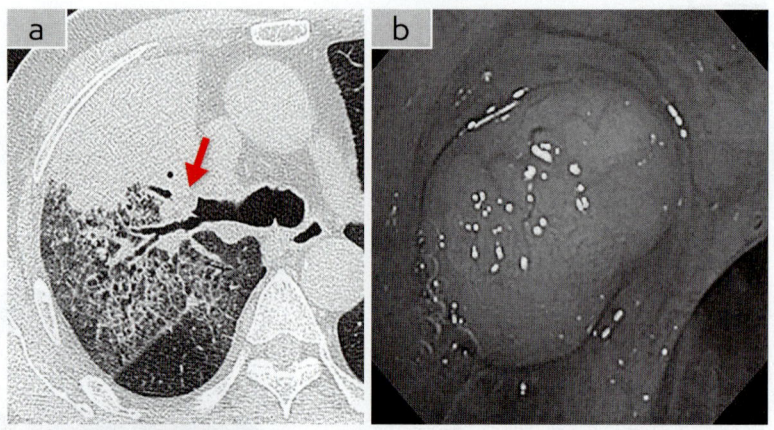

図2　気管支腔内過誤腫
a：胸部CT．右上葉の閉塞性肺炎で発症した症例で，右B3の気管支内腔に類円形の陰影が認められる（矢印）．
b：気管支鏡．右B3内腔はポリープ状の腫瘍でほぼ閉塞している．表面は平滑で，上皮下に小血管が透見される．

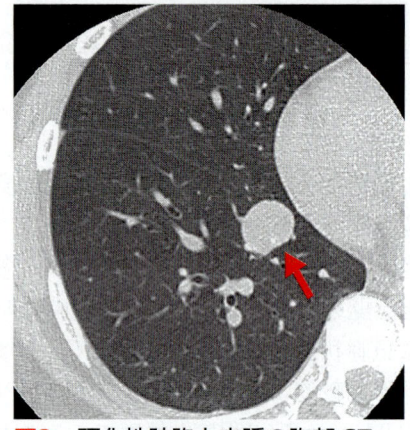

図3　硬化性肺胞上皮腫の胸部CT
境界明瞭・辺縁平滑な円形の充実型結節で，点状の石灰化を認める（矢印）．

専門医への紹介のタイミング

胸部単純X線または胸部CTで結節影を認め，陳旧性病変とは限らない場合には，専門医に紹介する．また，気道の病変が疑われる場合には，気管支鏡検査が必要なため，専門医に紹介する．

[COI開示] 本論文に関して筆者に開示すべきCOI状態はない

文献

1) Boland J：What's new in benign lung tumors? *Histopathology* 2024；84：124-135.
2) 楠本正彦：まれな肺腫瘍の画像診断．肺癌2015；55：1037-1044.
3) 遠藤正浩，藤本　肇，朝倉弘郁：肺腫瘍におけるFDG-PET診断．臨床画像2021；37：574-586.

7 肺がん検診

滝口裕一

がん検診の目的，評価，精度管理

致死率の高いがんを早期に診断・治療することにより死亡を回避するためには，症状が出現する前に検診によってその疾患を検出する必要がある．したがって検診により，①効率よく早期がんが発見できること，②早期診断例では切除などの治癒率の高い治療法が存在することが必須であり，かつ③検診とそれに引き続く精密検査が安全でコストが見合うことも重要である．さらに対策型検診で行う場合には，④当該疾患の罹患率が高く，当該疾患の死亡率低下が全死亡率低下などにも関連し，社会的に重要と見なされることも必要となる．有用性を評価する研究における主要評価項目は死亡率の低下である．肺がん検診の場合は，②と④は十分満たされているため，①と③の条件を満たす検診が行われるかどうかが問題となる．一方，検診が社会実装された後には上記①～④を含めた精度管理指標が良好であることを国全体，地域ごと，施設ごとに継続的にモニタリングする必要がある．

対策型検診と任意型検診

対策型がん検診は厚生労働省の指針に基づいて地方自治体が実施するものであり，公的資金も投入される．検診の効果には科学的裏づけが必要であり，厚労省班会議などによるガイドラインでの推奨が重要である．わが国では，肺がん，胃がん，大腸がん，乳がん，子宮（頸）がんにおいて対策型がん検診が行われており，指針が定める対象者・検診間隔・検診方法などを順守する必要がある．任意型検診は受診者と提供者の合意により行われるものではあるが，科学的根拠に基づかない検診は無益であるだけでなく，（検診に引き続く精密検査を含めて）危険

である可能性もあり，提供者はもちろん受診者もガイドラインの推奨内容などを十分理解する必要があることは言うまでもない．

胸部X線（CXR）検診のエビデンス

わが国で行われた一般住民（喫煙の有無を問わない）を対象としたCXR検診による肺がん死亡の減少効果を調べた4研究の統合解析によれば，性・年齢・喫煙による調整後のCXR検診による肺がん死亡の相対リスクは0.40～0.68であり，4研究中3研究において有意差をもってCXR検診の有用性が示唆された．しかし，症例対照研究の限界も理解する必要がある．一方，米国で行われた2つのランダム化比較試験（RCT）ではいずれもCXR検診による肺がん死亡減少効果を示すことができなかった．しかしこれら2研究（Mayo Lung ProjectおよびPLCO試験）はいずれも研究デザイン上の問題を指摘せざるをえず，CXR検診が無効であると断言できるかというと疑問が残る．わが国では喫煙の有無を問わないCXR検診と重喫煙者に対する喀痰細胞診が対策型検診となっており，2022年に改訂された日本肺がん学会の「肺がん検診ガイドライン」でも引き続き推奨されている．

低線量CT検診のエビデンス

CXRに比べた胸部CTの空間分解能の優越性は圧倒的であり，小さな病変，淡い病変，CXRであれば心・縦隔構造に遮られかねない病変の検出におけるCTの有用性は議論の余地がない．1990年代から始まったわが国における対照群を設けない初期研究では胸部CT検診により肺がん症例が高頻度に発見され，発見された肺がん症例には ground glass nodule（GGN）と呼

ばれるきわめて早期の高分化型腺がんをはじめとした早期症例の割合が高く，その結果，治療成績も良好であることが示された．またこれら一連の研究により，肺がん検出能力に関する限り低線量CT（LDCT）検査でも通常線量CT検査と見劣りがないことが判明した．したがって，放射線被曝低減のために検診ではLDCTを用いる必要がある．

しかし，その後に欧州で行われた主に重喫煙者を対象とした複数の小規模なRCTでは，いずれもLDCT検診により多くの早期症例が診断されることは示されたものの，進行肺がんや肺がん死亡の減少は認められなかった．その理由として，過剰診断，短い観察期間（3〜5年）などが考えられた．観察期間の問題だけであればLDCT検診が有用である可能性が残されるが，過剰診断（たとえ治療しなくてもその個人の寿命に影響しないがんを診断して治療してしまうこと．個々の症例から区別できるものではなく，RCTなどにより対照との比較検討により算出される推定指標）[1] が問題であれば検診の有効性に関わる．

一方，米国で行われたNational Lung Screening Trial（NLST）とオランダとベルギーで行われたNELSON研究はいずれも規定された喫煙指数，禁煙期間，年齢などの諸条件を満たす重喫煙者を対象とし，前者はCXR検診を，後者は無検診をそれぞれ対照として，LDCT検診による肺がん死亡減少効果を検証したものである．LDCT検診により長期観察でNLSTでは7％，NELSON研究では23％の肺がん死亡減少効果が示された．またこれらのメタ解析でもLDCT検診の有用性が確認された[2]．NLSTの結果を受けて米国では2013年に，英国では自国データも含めた検討により2022年に，それぞれLDCTによる肺がん検診が推奨され，すでに社会実装されている．わが国においては日本肺が

ん学会が「肺がん検診ガイドライン」を2022年に改訂し，従来の喫煙の有無を問わないCXR検診とともに，重喫煙者を対象としたLDCT検診をインフラ整備など課題解決の条件付きで推奨するに至った．

今後の課題

LDCTによる肺がん検診の有用性は明らかとなったが，重喫煙者を対象としたエビデンスしかなく，米国，英国，日本のガイドラインも重喫煙者に限って推奨している．わが国では非・軽喫煙者を対象としたRCTが進行中であるが，非喫煙者に対するLDCT検診を行っても顕著な過剰診断をもたらすだけで，肺がん死亡減少が認められないとする台湾女性を対象とした観察研究結果[3] も報告されており，決して楽観はできない．すでに2015年から社会実装されている米国では受診率の伸び悩みが深刻であり，そもそも肺がんのリスクを承知で喫煙している個人に肺がん検診を受ける動機づけの困難さの危惧が浮かび上がる．今後わが国において，LDCT検診のインフラ整備，重喫煙者のみを対象とする肺がんLDCT検診に公的資金を投じることへの社会的理解が得られるか，また従来行ってきたCXR検診との関係がどのようになるかなどの議論が必要である．

［COI開示］本論文に関して筆者に開示すべきCOI状態はない

文献

1) Welch HG, Black WC：Overdiagnosis in cancer. *J Natl Cancer Inst* 2010；102：605-613.
2) Passiglia F, Cinquini M, Bertolaccini L, *et al*：Benefits and harms of lung cancer screening by chest computed tomography：a systematic review and meta-analysis. *J Clin Oncol* 2021；39：2574-2585.
3) Gao W, Wen CP, Wu A, *et al*：Association of computed tomographic screening promotion with lung cancer overdiagnosis among asian women. *JAMA Intern Med* 2022；182：283-290.

1 気 胸

江花弘基

気胸とは，何らかの原因により突然，臓側胸膜に穴が開き，肺内の空気が胸腔内に漏れることによって肺が虚脱した状態を示す．胸腔内は通常−5 cmH$_2$O 程度の陰圧となっているが，気胸を発症すると胸腔内は陽圧となり，さまざまな症状を発症する．

疫 学

気胸を発症する原因により自然気胸，外傷性気胸に分類される．自然気胸には，肺に基礎疾患がなく嚢胞の破綻を原因とする原発性自然気胸と，基礎疾患〔肺気腫，間質性肺炎，肺炎・胸膜炎，嚢胞性肺疾患［リンパ脈管筋腫症（lymphangioleiomyomatosis：LAM），Birt-Hogg-Dubé 症候群（BHD）など］，月経随伴性気胸，腫瘍など〕により生じる続発性自然気胸がある．原発性自然気胸の好発年齢は10歳台後半〜20歳台で，長身，やせ型の男性に多い傾向がある．一方で，続発性自然気胸は，40歳以降から増加し，喫煙の影響が大きい．月経随伴性気胸は，生理開始前後72時間もしくは排卵日周辺で発症する女性特有の気胸で，右側に発症することが多い．好発年齢は35歳以降であり，閉経とともに発症しなくなる．胸腔内（横隔膜，肺胸膜）に存在する異所性子宮内膜組織が月経周期とともに脱落することが原因とされる．

外傷性気胸には，交通事故などによる外傷により胸壁，肺，気管・気管支が破綻することによって生じる気胸のほか，中心静脈カテーテル穿刺，鍼治療，気管支鏡検査などの医療行為の合併症で肺を損傷することによって生じる医原性気胸がある．

特殊な気胸として緊張性気胸がある．これは，急激に発症するⅢ度気胸に加え，縦隔の偏位，バイタルサインに異常をきたす気胸である．

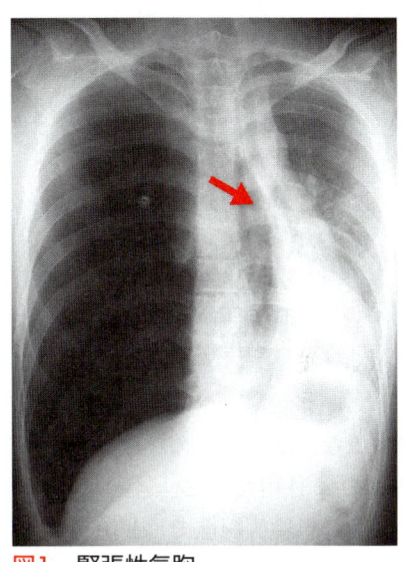

図1　緊張性気胸
右Ⅲ度気胸と縦隔偏位（矢印）を認める．

胸腔内圧上昇による静脈還流障害を起こし，ショック状態となり短時間で心停止となる危険がある．緊急的に脱気もしくは胸腔ドレーンの挿入が必要となり，専門機関へ早急に搬送する必要がある（図1）．

症 状

呼吸困難，胸痛（肩，背中など）が多い症状であり，そのほか咳嗽，頻脈，動悸などを訴える場合もある．しかしながら，症状をまったく認めない患者もいる．これは，肺の虚脱の程度，発症からの時間，もともとの肺機能などが関係している．緊張性気胸や交通外傷などによる両側の外傷性気胸などでは，頸静脈の怒張やショック状態に進行する場合もある．

検査，診断

画像検査（胸部単純X線，胸部CT）がきわめて有用である．とくに胸部単純X線像は，確定

I度（軽度）	肺尖が鎖骨レベルまたはそれより頭側にある
Ⅱ度（中等度）	肺尖が鎖骨より尾側にあり，外側にもエアースペースを認める
Ⅲ度（高度）	完全に肺が虚脱している，またはそれに近いもの

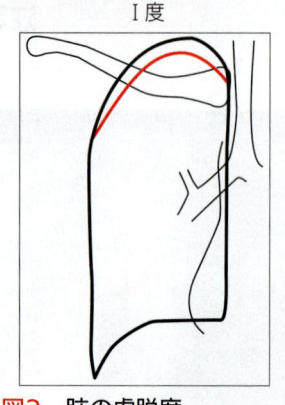 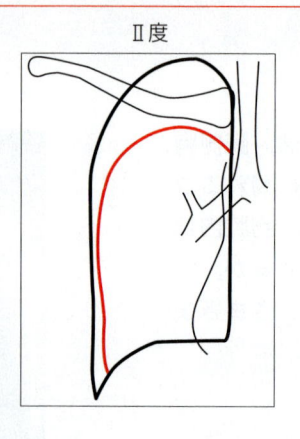 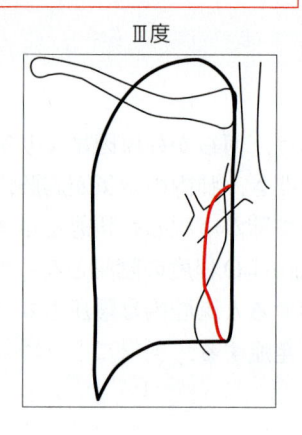

図2 肺の虚脱度

[日本気胸・嚢胞性肺疾患学会編：気胸・嚢胞性肺疾患規約・用語・ガイドライン2009年版. 金原出版, 2009より作成]

診断だけでなく肺の虚脱の程度から治療方針を決定するのに有用である（図2)[1]．胸部CT検査では，胸部単純X線像では発見できない軽度の気胸の発見，嚢胞の検出に優れている．聴診では発症側の呼吸音の減弱を認める場合がある．

治 療

気胸の治療の目的は，虚脱した肺を再膨張させ症状を取り除くこと，そして将来気胸が再発しないようにすることである．前者に対しては初期治療を，後者に対しては手術療法や胸膜癒着療法を行う．

■ 初期治療

肺の虚脱の程度により治療方法が異なる．I度気胸に対しては，安静・経過観察を行う．Ⅱ度以上の気胸に対しては，局所麻酔下に脱気，もしくは胸腔ドレーンを挿入し，低圧持続吸引を行う．基本的に入院治療を行うが，外来ドレナージキットでの外来治療も可能である．エアーリークが消失し肺の拡張が得られ，胸腔ドレーンが抜去可能となれば治療は終了となる．

■ 手術療法

再発を繰り返す気胸，エアーリークが消失しない症例が適応となる．全身麻酔下に原因となる病変を切除または結紮処理する．手術方法に

は，開胸手術と胸腔鏡下手術（video-assisted thoracoscopic surgery：VATS）があるが，近年では1.8～2.0cmの穴1つで行う単孔式胸腔鏡下手術（uniportal VATS）が増えてきている．

■ 胸膜癒着術

胸腔ドレーンから癒着剤［ピシバニール®（OK-432)，50%ブドウ糖液，テトラサイクリン系薬，自己血，フィブリン糊など］を胸腔内に注入し，炎症反応を惹起もしくは，リーク部を閉鎖することで壁側胸膜と臓側胸膜の癒着を促す．ベットサイドでも施行できるなど簡便であるが，治療成績は手術療法に劣る．

専門医への紹介のタイミング

Ⅱ度以上の気胸に関しては原則的に専門医への紹介が必要である．とくにⅢ度気胸，胸水貯留を伴う気胸（血胸の併発が考えられるため）の場合には，緊急に専門施設へ紹介することが必要である．

[COI開示] 江花弘基：コヴィディエンジャパン(株)，ジョンソン・エンド・ジョンソン(株)

文献

1) 日本気胸・嚢胞性肺疾患学会編：気胸・嚢胞性肺疾患規約・用語・ガイドライン2009年版. 金原出版, 2009.

2 細菌性胸膜炎，膿胸

礒部　威

胸膜は肺の表面を直接覆っている臓側胸膜と胸壁の内側を覆っている壁側胸膜に分けられる．臓側胸膜と壁側胸膜の間の空間が胸膜腔（胸腔）である．胸膜炎は，胸膜に炎症が生じた際に，浸出液が肺内から胸膜を通過して胸腔内へ移動し，胸水が貯留した状態である．その原因が細菌感染によるものを細菌性胸膜炎という．胸膜の細菌感染症から，胸腔に膿が貯留した状態が膿胸である．抗菌薬の全身投与と胸腔ドレナージが基本的治療であるが，難治性の場合は外科的治療の検討が必要となる．

疫　学

人口の高齢化，慢性併存疾患の増加，CT検査へのアクセス向上などにより，胸膜感染症は増加傾向にある．肺炎症例の最大50％が胸水を発症し，胸水例の約15％が胸膜感染症に進展する．また，胸水発生は死亡率の3〜6倍の増加に関連している[1]．2022年にはわが国で7万4,002人が肺炎で死亡していることから，呼吸器感染症の注意すべき疾患に位置づけられる．起炎菌は，市中肺炎では *Streptococcus milleri group*，肺炎球菌，ブドウ球菌，嫌気性菌，グラム陰性菌が多く，院内肺炎ではメチシリン耐性黄色ブドウ球菌（methicillin-resistant *Staphylococcus aureus*：MRSA），クレブシエラ，緑膿菌が多い．誤嚥が関与する場合は，口腔内嫌気性菌を含む混合感染となることが多い．

検査，診断

自覚症状としては，初期には咳嗽，吸気時に増強する胸痛や発熱，低酸素血症を認める．細菌性肺炎に随伴する場合は膿性痰を認める．身体所見では患側肺の打診上の濁音，声音振盪音の減弱，呼吸音の減弱を認める．大量胸水では，視診で胸郭の運動制限（左右差）を認める．胸膜炎，胸水貯留を疑う患者には，胸部X線（立位正面，側面，患側を下にした側臥位正面像），CT検査を実施する．胸水貯留が確認可能な量は胸部X線正面像で200mLとされる．胸部CTでは，炎症に伴う線維化が臓側および壁側胸膜に生じると被膜が形成され，肥厚した被膜は造影効果を有し，三日月状の形態（split pleura sign）を呈する．超音波検査は胸水の存在診断や量の評価においては胸部X線より優れており，胸水穿刺の際に超音波を用いれば，より安全に胸水の評価のため胸水穿刺を行うことができる．側臥位正面像のX線または超音波上で10mm以上の厚みのある胸水は穿刺適応となる．

胸水穿刺は座位で23G注射針を用い穿刺部位に局所麻酔を十分浸潤させ，胸壁表面から胸腔までの距離を確認し，16〜18Gの静脈留置針で本穿刺を行う．肋間動静脈や神経を避けるため，肋骨上縁に沿わす形で針を進入させる．

得られた胸水はLDH，タンパク，アルブミン，グルコース，pH，ADA，CEA，細胞数，細胞分画，グラム染色，一般細菌培養，抗酸菌染色，抗酸菌培養，結核PCR，細胞診などを提出する．感染性胸水で肺炎随伴性胸水の場合は，胸水細胞分画で好中球優位となり，リンパ球優位の胸水では結核を疑う．胸水のグラム染色・培養は感染性胸水を疑う患者に強く推奨される．胸水のLDH，グルコース，pH測定には，ドレナージの必要な複雑性肺炎随伴性胸水か否かの判断のために有用である．pH<7.0またはグルコース<40mg/dL，LDH>3×血清LDH上限，グラム染色や培養で細菌の証明，明らかな膿性などの所見を有する場合は胸腔ドレナージを検討する必要がある[2]．胸水中のグルコースの値が低下する（60mg/dL以下）疾患として，膿胸，

複雑性肺炎随伴性胸水，関節リウマチ，結核性胸膜炎，悪性胸水，食道破裂などが挙げられる．結核性胸膜炎は胸水抗酸菌検査（塗沫，培養）の陽性率は低く，胸水中ADA（>40U/L）が用いられることが多い．PCRは培養陰性例でも陽性になることがあるので組み合わせて用いるのがよい．感染性の胸水と常に鑑別が必要な悪性胸水の診断のための細胞診は，迅速で，最低限の侵襲ですむ検査方法であり，その感度は約60%とされる．検体の提出は2回までは感度の上昇が期待できる．またセルブロックと組み合わせると感度が上昇する．

治　療（表1）

　肺炎随伴性胸水の場合，軽度の貯留であれば抗菌薬治療のみで保存的に治療可能な場合もあるが，貯留量が多い場合や膿胸には胸腔ドレナージチューブの留置が必要である．胸腔ドレナージチューブのみでコントロールができない場合には手術療法も検討する．

　肺炎随伴性胸水で，市中肺炎に随伴する場合，肺炎球菌や口腔内連鎖球菌などが原因微生物となることが多いため，市中肺炎に準じて初期治療薬を選択する．院内肺炎に随伴する場合，緑膿菌を含むグラム陰性桿菌も想定して初期治療を開始する．耐性菌リスクがある場合，ESBL産生腸内細菌目細菌，薬剤耐性緑膿菌，薬剤耐性アシネトバクター，MRSAなどの薬剤耐性菌を考慮して抗菌薬を選択する．誤嚥が関与する場合，口腔内嫌気性菌を含む混合感染となることが多いため，抗嫌気性菌活性を有する抗菌薬の選択・併用を考慮する．

　抗菌薬投与を行い，複雑性肺炎随伴性胸水または膿胸であれば，胸腔ドレナージチューブを挿入する．ドレナージチューブは，肺が再膨張し，排液が50〜100mL/日になるまで留置し，クランプテスト後に抜去する．一方で改善傾向に乏しい場合は，線維素溶解薬の胸腔内投与や外科的ドレナージが必要となる場合があるので，できるだけ早い段階で呼吸器外科に相談する（日本呼吸器外科学会の「膿胸治療ガイド

表1　推奨される治療薬（いずれも点滴静注）

耐性菌リスクなし
・第一選択：スルバクタム・アンピシリン
・第二選択：セフトリアキソン，セフォタキシム，ラスクフロキサシン*，レボフロキサシン
・抗嫌気活性を有する抗菌薬の併用：メトロニダゾール，クリンダマイシン
*：ラスクフロキサシンは抗嫌気活性を有するので単剤での使用も可能

耐性菌リスクあり
・第一選択：タゾバクタム・ピペラシリン，メロペネム，イミペネム・シラスタチン，ドリペネム
・第二選択：セフェピム，セフォゾプラン，レボフロキサシン
・併用薬としてメトロニダゾールまたはクリンダマイシン

［日本感染症学会・日本化学療法学会編：JAID/JSC感染症治療ガイド2023．日本感染症学会，2023］

ライン」を参照）．

　抗菌薬による治療期間は状況により異なる．適切なドレナージなどの処置に合わせて，胸水培養陰性の胸膜炎（単純性肺炎随伴性胸水）では1〜2週間，塗抹や培養で胸水培養陽性の胸膜炎（複雑性肺炎随伴性胸水）では2〜3週間，膿胸では4〜6週間の抗菌薬治療を要する．

専門医への紹介のタイミング

　胸水の量が多く，息切れなどの自覚症状が強ければ，原因にかかわらずドレナージのために入院が必要となり，専門医へ紹介する．肺炎随伴性胸水の場合は，市中肺炎であればA-DROPなどの重症度評価法や基礎疾患などを考慮して，入院の適否を決定し，専門医へ紹介する．

［COI開示］本論文に関して筆者に開示すべきCOI状態はない

文献

1) Bedawi EO, Ricciardi S, Hassan M, et al：ERS/ESTS statement on the management of pleural infection in adults. Eur Respir J 2023；61：2201062.
2) Light RW：Pleural Disease. 5th ed, Lippincott Williams & Wilkins, 2007；189.
3) 日本感染症学会，日本化学療法学会編：JAID/JSC感染症治療ガイド2023．日本感染症学会，2023.

1 胸腺上皮性腫瘍

新谷　康

胸腺腫瘍は，病理組織学的に胸腺上皮性腫瘍と胸腺内分泌腫瘍に分けられ，胸腺上皮性腫瘍には胸腺腫，胸腺がんがある．胸腺腫とは，胸腺の上皮細胞から発生する低悪性の腫瘍であり，非腫瘍性未熟Tリンパ球が混在することが特徴で，その腫瘍細胞の形態と随伴する未熟Tリンパ球の多寡から，type A，AB，B1，B2，B3に分類される．さらに，胸腺は免疫系に重要な役割を果たす器官であり，胸腺腫には重症筋無力症など種々の自己免疫疾患を合併することがある．胸腺がんとは，未熟Tリンパ球を伴わない悪性の胸腺上皮性腫瘍であり，明らかな核異型を有し，組織型としては扁平上皮がんが多く，胸腺腫と比較して進行が速い．治療は，進行例を除き外科的治療が第一選択であるが，進行例には集学的治療が必要になる．

疫　学

胸腺腫・胸腺がんは30歳以上に発症することが多く，発症頻度に男女差はない[1]．SEERデータベースでは，胸腺上皮性腫瘍の発症率は10万人あたり胸腺腫0.19人，胸腺がん0.07人である．全縦隔腫瘍のうち胸腺腫は40％を占め，胸腺がんは約5％程度とされている．

症　状

縦隔腫瘍は無症状で発見されることが多いが，進行すれば腫瘍による他臓器への圧迫症状が出現し，胸痛や呼吸困難，上大静脈症候群，胸水貯留，心タンポナーデ，横隔神経麻痺，反回神経麻痺などを呈する．また，胸腺腫症例の30％が重症筋無力症（myasthenia gravis：MG）を合併し，眼瞼下垂，複視，全身脱力などの症状を示す．

検査，診断

縦隔腫瘍は部位により好発する疾患が異なるため，その鑑別診断には腫瘍の存在部位および進展形式を正確に把握することが最も重要である．胸部造影CTは縦隔腫瘍の診断に不可欠であり，腫瘍の位置，周囲臓器との関係だけでなく，嚢胞との鑑別など質的な診断に有用である．その他の画像診断として，胸部MRIやFDG-PETが用いられる．

胸腺上皮性腫瘍の病期分類については，古くから胸腺腫切除例の解析から提案された正岡分類が用いられてきたが，多くの固形がんでUICC TNM分類を提唱する必要性から，2014年にTNM分類第8版に向けての新分類が提案された．新TNM分類では，縦隔胸膜浸潤までがⅠ期，心膜浸潤がⅡ期，肺や血管など隣接臓器浸潤がⅢa期およびⅢb期，胸膜播種とN1リンパ節転移がⅣa期，N2および遠隔転移がⅣb期と定義された．さらには，腫瘍サイズが予後を反映する可能性が指摘され，TNM分類第9版への改訂には腫瘍サイズがとり入れられた[2]．

胸腺腫には，MGのほか，2.5％に赤芽球癆，0.6％に低ガンマグロブリン血症（Good症候群）が合併することから，胸腺上皮性腫瘍が疑われる場合，血清抗アセチルコリン受容体抗体の測定，血球算定，血清γグロブリンの測定が推奨されている[1]．また，縦隔腫瘍は組織型によって治療法や予後が異なるため鑑別診断が重要であり，確定診断のために経皮針生検や外科的組織採取を行う場合がある[1]．一方で，生検後に腫瘍の再発をきたしたとの報告もあり，胸腺上皮性腫瘍が疑われ切除可能であれば外科切除を優先させる．

治 療

■胸腺腫

　胸腺上皮性腫瘍の治療は完全切除が基本であり，手術によってⅠ～Ⅱ期の胸腺腫は手術によってほとんどが治癒する．胸腺腫に対する手術として，正中切開による胸腺胸腺腫切除が標準であるが，近年Ⅰ～Ⅱ期の小病変に対する胸腔鏡下（VATS）やロボット支援下（RATS）の低侵襲手術がアプローチ法の1つとして受け入れられつつある[3]．また，低侵襲手術の普及で，胸腺全切除が必要かどうか議論されており，胸腺全摘例で再発リスクが低い傾向を示した報告や，Ⅰ～Ⅱ期胸腺腫では胸腺部分切除であっても全切除した場合と腫瘍学的予後に差はないとの報告があり，さらなる検討が必要である．

　Ⅲ期胸腺腫に対する手術では，隣接臓器合併切除を伴う胸腺胸腺腫切除が行われる．大血管合併切除が必要な場合などには，術前薬物療法を行った後に切除を考慮する．手術では，腫瘍が浸潤した心膜，肺，左腕頭静脈や上大静脈を切除し，完全切除を得ることが重要であり，上大静脈を合併切除した場合には人工血管や自己心膜で再建を行う[3]．胸腺上皮性腫瘍に対するリンパ節郭清の臨床学的意義や妥当性についてはいまだ確立していないが，比較的腫瘍径が大きくⅢ期以上の隣接臓器浸潤を疑わせる高悪性度の胸腺腫では，正しい病期診断の目的にリンパ節郭清・サンプリングが提案されている[1]．

　MG合併胸腺腫では原則として拡大胸腺摘出術が行われ，術前のMG症状が軽症なほど，また腫瘍サイズが大きいほど，手術による神経学的症状の改善が期待できる．一方で，術後にMG悪化（急性増悪）をきたす場合があり，周術期には注意が必要である．

　Ⅲ期胸腺腫完全切除後や不完全切除となった局所進行胸腺腫に対しては術後放射線治療（PORT）を考慮する．一方で，切除不能なⅢ期，Ⅳ期病変に対して，化学療法や放射線療法，手術による集学的治療が必要である．胸腺腫に対する化学療法は確立されたものはないが，ADOC（ドキソルビシン，シスプラチン，ビンクリスチン，シクロホスファミド）やCAMP（シスプラチン，ドキソルビシン，メチルプレドニゾロン）療法などが行われている[1]．

■胸腺がん

　胸腺がんは発見時点で進行している場合が多いが，完全切除可能な場合には外科的治療の適応であり，完全切除の有無が予後に大きく影響する．正中切開による胸腺切除と前縦隔リンパ節郭清が基本的な術式であるが，早期の胸腺がんに対する低侵襲手術について，従来の切除法と遜色ない成績が示されている．また，Ⅲ期胸腺がんに対して，化学療法や化学放射線療法により術前導入療法を行い，隣接臓器を合併切除することで，完全切除率の改善を図り予後が改善する場合がある[3]．切除断端が陽性の場合やⅢ期胸腺がんに対して，術後補助療法が予後延長に寄与するとされ，術後補助化学療法やPORTが考慮される．さらに，切除不能なⅢ期症例では放射線化学療法，Ⅳ期症例では化学療法が治療の主体であり，カルボプラチン・パクリタキセルの併用療法やS-1が用いられる[1]．わが国で実施された既治療胸腺がんに対するマルチキナーゼ阻害薬レンバチニブの第Ⅱ相試験（REMORA試験）では有望な効果が示され，わが国における切除不能な胸腺がんに対する初めての承認薬剤となった．

専門医への紹介のタイミング

　胸腺上皮性腫瘍の治療は，組織型，進行度や自己免疫疾患などの併存症に基づいて専門医や医療チームによって総合的に行われるべきであることから，胸腺上皮性腫瘍を疑った場合には速やかに専門医へ紹介することが重要である．

[COI開示] 本論文に関して筆者に開示すべきCOI状態はない

文献

1) 日本肺癌学会 編：肺癌診療ガイドライン2023年版：悪性胸膜中皮腫・胸腺腫瘍含む. https://www.haigan.gr.jp/guideline/2023/ （2024年5月27日閲覧）

2) Okumura M, Marino M, Cilento V, *et al*：The International Association for the Study of Lung Cancer Thymic Epithelial Tumor Staging Project：proposal for the T component for the forthcoming (ninth) edition of the TNM Classification of Malignant Tumors. *J Thorac Oncol* 2023；18：1638-1654.

3) Shintani Y, Funaki S, Ose N, *et al*：Surgical management of thymic epithelial tumors. *Surg Today* 2021；51：331-339.

2 縦隔腫瘍
胚細胞腫瘍，神経原性腫瘍など

栁谷典子

疫 学

　縦隔とは，左右の肺と胸骨と胸椎に囲まれた領域で，縦隔内に発生した腫瘍を総称して縦隔腫瘍と呼ぶ．縦隔は，上縦隔・前縦隔・中縦隔・後縦隔に区分されており，上縦隔には甲状腺腫や副甲状腺腫が，前縦隔には胸腺上皮性腫瘍（胸腺腫，胸腺がん），胸腺囊胞，悪性リンパ腫，胚細胞腫瘍が，中縦隔には囊胞性病変（気管支原性囊胞，心膜囊胞），悪性リンパ腫，後縦隔には神経原性腫瘍が好発する．

　縦隔腫瘍はまれな腫瘍であるが，そのなかでは胸腺上皮性腫瘍の頻度が比較的高い．それでも，胸腺腫の罹患率は人口10万人あたり0.44〜0.68人ほどであり，胸腺がんはさらにまれである[1]．胸腺腫・胸腺がんは30歳以上に発症することが多く，男女差はない．縦隔腫瘍の多くは無症状であり，検診や他疾患精査中に偶発的に発見されることが多いが，進行すると腫瘍の圧迫により胸痛や呼吸困難などが出現する．また，傍腫瘍症候群を伴う症例では，胸腺腫における重症筋無力症や赤芽球癆，胸腺カルチノイドにおける多発性内分泌腫瘍に伴う症状などで発見されることもある．

検査，診断

　縦隔腫瘍の診断には，胸部X線検査，CT検査，MRI検査などの画像検査は必須であり，腫瘍の局在や形状，進展形式を正確に把握することで，ある程度疾患を推定することも可能である．さらにFDG-PET/CT検査は，胸腺上皮性腫瘍の組織型，悪性度，病期の診断と予後予測にも有用とされている．

　生検方法には，CTガイド下または超音波ガイド下による経皮針生検，胸腔鏡下生検，縦隔鏡下生検，超音波内視鏡下穿刺吸引法（EUS-FNA），開胸生検などのアプローチ方法がある．完全切除が望める腫瘍であれば，術前に確定診断が得られてなくとも，手術で診断と治療を兼ねることもある．とくに，完全切除が望める胸腺腫を疑う症例では，胸膜播種が懸念されるため，経皮生検は行わないことが「肺癌診療ガイドライン」でも推奨されている[2]．

　血液検査では，疾患特異的マーカーを測定することにより，疾患の鑑別に役立つこともある．胚細胞腫瘍ではβ-hCG，AFP，悪性リンパ腫ではsL2-R，胸腺腫では抗アセチルコリンレセプター（抗AChR）抗体の上昇を認めることが多い．

治 療

　治療については，縦隔腫瘍のなかでも疾患によって方針が異なり，治療法は多岐にわたる．

■ 胸腺腫

　腫瘍の完全切除が可能な症例においては，浸潤臓器の合併切除も含め，積極的に手術を行う．Ⅱ期，Ⅲ期の胸腺腫症例においては，完全切除後の術後放射線治療（post-operative radiotherapy：PORT）の有効性も報告されている．手術不能例や再発例においては，化学療法や放射線治療などの集学的治療を行う．化学療法は，シスプラチン＋アントラサイクリン系抗がん薬の併用療法であるADOC療法（シスプラチン＋ドキソルビシン＋ビンクリスチン＋シクロホスファミド）により治療されることが多い．有害事象は，血液毒性，消化器毒性，心毒性，脱毛などがみられる．また，一般的な悪性腫瘍の治療と異なり，胸腺腫ではⅣ期または再発症例においても胸膜播種病変などの腫瘍減量手術や肉眼的完全切除を行うこともある．ただし，重症

筋無力症を合併した胸腺腫では，切除後に重症筋無力症の悪化をきたすことがあるため，慎重に経過をみる．

胸腺がん

腫瘍の完全切除が可能な症例においては，浸潤臓器の合併切除も含め，積極的に手術を行う．手術不能例や再発例においては，化学療法や放射線治療などの集学的治療を行う．現時点で，切除不能な胸腺がんに対してわが国で承認されている薬物療法はレンバチニブのみであるが[3]，カルボプラチン＋パクリタキセルまたはアムルビシンの併用療法は，わが国で第Ⅱ相試験の結果が報告されており，実地臨床では用いられている．

胚細胞腫瘍（縦隔原発）

胚細胞腫瘍の原発部位の多くは性腺であるが，性腺外原発胚細胞腫の原発部位としては縦郭と後腹膜が多い．胚細胞腫瘍の多くは良性の成熟奇形腫で，手術により治療される．しかし，それ以外の悪性胚細胞腫瘍は，セミノーマと非セミノーマに分類される．セミノーマでは化学療法も放射線治療も有効であり，予後も良好なことが多い．化学療法はBEP療法（ブレオマイシン＋エトポシド＋シスプラチン）が標準治療である．ブレオマイシンは肺障害が懸念される薬剤であり，胸部およびその周辺への放射線治療は禁忌であるため，SVC症候群や閉塞性肺炎を併発している症例などでは注意する．セミノーマでは化学療法後に腫瘍が残存している症例においては，腫瘍サイズと血清腫瘍マーカー値により経過観察の可否を決定する．

一方，非セミノーマでは化学療法後に腫瘍が残存かつ腫瘍マーカーが正常化したら外科切除を行い，切除検体のviable cellの有無を評価する．

悪性リンパ腫

縦隔に発生した悪性リンパ腫では，Hodgkinリンパ腫と原発性縦隔大細胞型B細胞性リンパ腫，T細胞性リンパ芽球性リンパ腫の3つが多い．腫瘍組織から遺伝学的検索と細胞表面マーカーなどの評価も行う必要があるため，組織は十分量確保する．確定診断後は血液腫瘍内科で治療を行うが，速やかに治療開始できるよう，悪性リンパ腫が疑われたら早めに連携を開始する．

神経原性腫瘍

交感神経，肋間神経などの神経から発生する腫瘍で，神経鞘腫が多く，良性のことが多い．治療は手術が主体である．

専門医への紹介のタイミング

縦隔腫瘍はまれな疾患であり，発生部位や組織型や悪性度により診断されるが，その疾患は多様で治療方針も異なる．囊胞性病変や神経鞘腫のように悪性度が低く，すぐに治療を要さない疾患もあるが，胸腺腫・胸腺がんなどのように外科的治療を中心とした集学的治療を要する疾患や，胚細胞腫瘍や悪性リンパ腫などのように早急に診断して薬物療法を導入すべき疾患もある．そのため，縦隔腫瘍を発見したら，詳細な画像診断・組織診断・集学的治療が可能な内科・外科・放射線治療科・画像診断部・病理部が揃った専門施設へ早めに紹介することが望ましいと思われる．

[COI開示] 本論文に関して筆者に開示すべきCOI状態はない

文献
1) 日本肺癌学会編：肺癌診療ガイドライン2023年版：悪性胸膜中皮腫・胸腺腫瘍含む．https://www.haigan.gr.jp/guideline/2023/（2024年4月16日閲覧）
2) 日本癌治療学会：がん診療ガイドライン：胸腺腫瘍．http://www.jsco-cpg.jp/lung-cancer/guideline3/（2024年4月16日閲覧）
3) Sato J, Satouchi M, Itoh S, *et al*：Lenvatinib in patients with advanced or metastatic thymic carcinoma (REMORA)：a multicentre, phase 2 trial. *Lancet Oncol* 2020；21：843-850.

1 リンパ脈管筋腫症（LAM）

瀬山邦明

リンパ脈管筋腫症（lymphangioleiomyomatosis：LAM）は，平滑筋細胞様の形態を示すLAM細胞が肺や体軸リンパ系（肺門・縦隔，上腹部〜骨盤腔までの後腹膜腔）などで増殖し，緩徐に進行する腫瘍性疾患である．ほぼ女性に限って発症する希少疾患で，肺では多発性囊胞を形成し，進行すると呼吸不全を呈する．30〜40歳台での発症が多い．結節性硬化症（tuberous sclerosis complex：TSC）の臓器病変の1つとして発症するTSC-LAMと，単独で発生する孤発性LAM（sporadic LAM）とに分類される．LAMは腫瘍抑制遺伝子である*TSC*遺伝子（*TSC1*あるいは*TSC2*）の機能喪失型変異により発症する．*TSC*変異により細胞内シグナル伝達系で機能するラパマイシン標的タンパク質（mechanistic target of rapamycin：mTOR）の恒常的活性化が起こり，LAM細胞が異常に増殖する．LAM細胞はリンパ管内皮細胞増殖因子であるVEGF-Dを産生してリンパ管に富んだ病変を形成し，乳び胸水やリンパ浮腫などの特徴的臨床像を呈する．

疫 学

LAMは指定難病に含まれ，2020年度のLAMの受給者証所持者数は全国で885人であった．国内における女性100万人あたりのLAM患者数は13.6人と推測され，受給者証をもたない軽症も含めるとさらに高い有病率が見込まれる[1]．

症状，徴候

頻度の高い初発症状・所見は自然気胸と労作性呼吸困難である．気胸は繰り返すことが多く，女性自然気胸の重要な基礎疾患の1つである．血痰を認める（約8%）．リンパ管系機能障

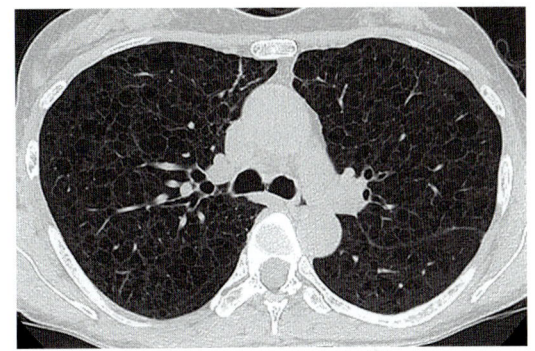

図1 LAMに特徴的な多発肺囊胞像（HRCT）
類円形の薄壁を有する多数の囊胞が，両肺びまん性，均等に散在している．

害による症状・徴候として，乳び胸水や腹水（約10%），リンパ脈管筋腫による疼痛，下肢のリンパ浮腫などを認めることがある．腎血管筋脂肪腫を合併するが，通常は無症状で腎機能障害を呈することは少ない．しかし，周辺臓器の圧迫症状（腰背部痛や腹部膨満感など）や動脈瘤破裂による腫瘍内や腹腔内出血のため突然の腹痛や血尿が起こることがある．

検査，診断

米国胸部医学会（ATS）/日本呼吸器学会（JRS）合同ガイドライン[2]，厚労省難病班による「LAM診療の手引き2022」[1]では，LAMの特徴的な臨床像や胸部CT（HRCT推奨）画像（図1）からLAMを想起し，侵襲性の低い方法から高い方法へと進むアルゴリズムに沿った検査と診断手順を示している（図2）．

治 療

軽症例では定期的な経過観察でよいが，肺機能低下（$FEV_1 < 70\%$ pred）もしくは経年的な低下傾向を認める場合，乳び胸水や腹水の貯留例にはmTOR阻害薬の内服治療を開始するこ

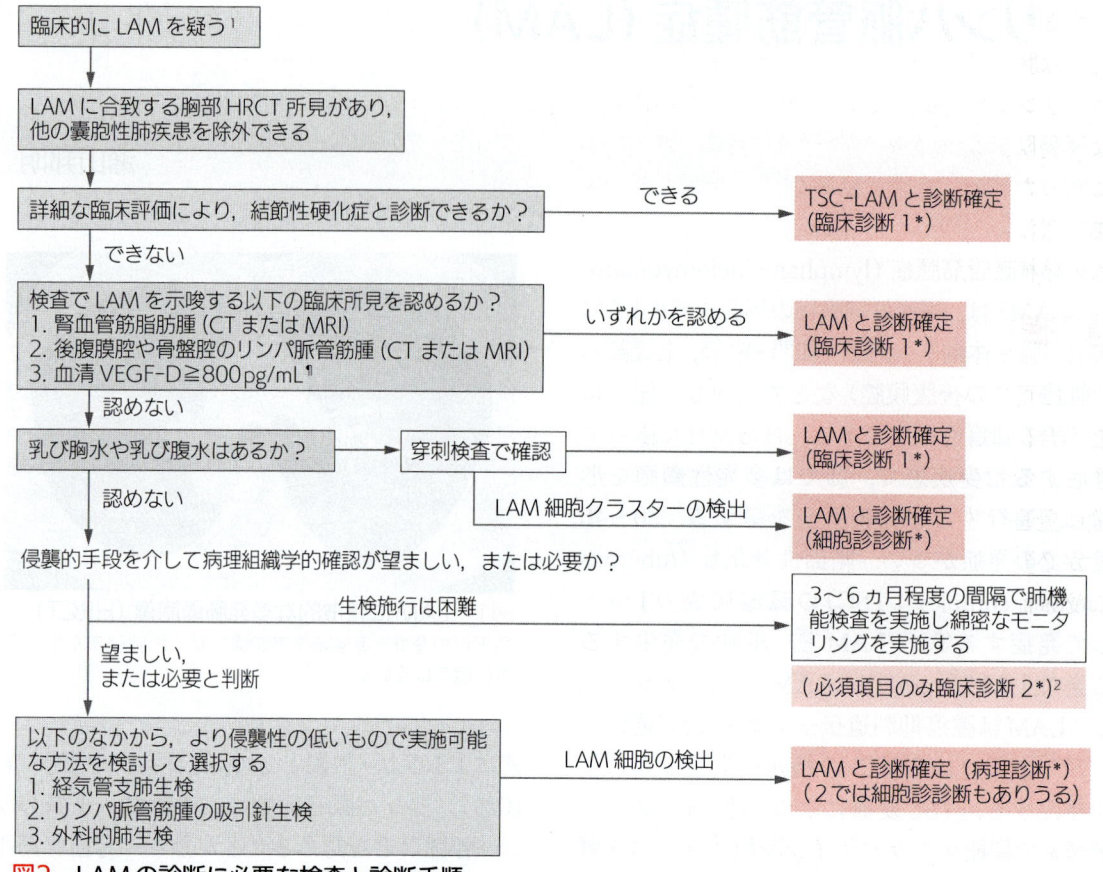

図2　LAMの診断に必要な検査と診断手順

診断は、「臨床的にLAMが疑われ、HRCTでLAMに合致する胸部HRCT所見があり、他の囊胞性肺疾患を除外する」（必須項目）ことから始まる。

* ：難病の診断カテゴリー、¶：わが国では保険未収載
1：若年〜中年女性で、気胸、労作性の息切れ、乳び胸などを認める。
2：HRCT所見のみでLAMと診断確定しないことが推奨されている。一方、LAMの難病カテゴリーでは重症度分類Ⅱ以上であれば、審査のうえ認定される場合がある。

［文献1, 2）より作成。国内の診療状況に則して改変、難病の診断カテゴリーとの対応を提示した］

とが推奨される。mTOR阻害薬はLAM細胞に対する殺細胞効果はないが、肺機能低下を抑制し安定化させる、乳び胸水や腹水を消失あるいは減少させる、腎血管筋脂肪腫を縮小させる、QOLを改善するなどの効果が得られる。シロリムスあるいはエベロリムスの2種類があり、前者はLAMに適用があり、後者は結節性硬化症に適用がある。副作用は、口内炎、皮疹、上気道炎などの感染症、不規則月経、消化器症状、薬剤性肺障害などである。通常、シロリムスは1日1回2mg、エベロリムスは$3mg/m^2$（日本人成人女性ではおおむね4〜5mg）を、それぞれ1日1回投与するが、患者の状態やトラフ血中濃度により適宜増減する。両剤ともトラフ濃度5〜15ng/mLを目標とするが、効果と有害事象のバランスを考慮すれば、2〜5ng/mLのレベルで管理可能な症例が多い。mTOR阻害薬の投与を中止するとLAMの病態が再燃するため、現時点では長期に継続内服することが必要である（一時的な中断はよい）。閉経後は肺機能低下の程度は緩徐になる。閉塞性換気障害により労作性呼吸困難がある症例では、吸入気管支拡張薬が症状改善に有用である[1]。LAMでは気胸の再発が多いため再発防止策を講じる必要がある。ATS/JRS合同ガイドラインでは米国の医療事情がより強く反映され、早期に胸膜癒着術を施

行することが推奨されている[2]．しかし，わが国では胸膜癒着術の弊害を克服する全肺胸膜カバーリング術が開発され，肺機能の温存と良好な再発防止効果が報告されている[3]．呼吸不全に至った症例では，呼吸リハビリテーションや酸素療法を施行し，重症呼吸不全に至った例では肺移植が適応となる．

専門医への紹介のタイミング

妊娠可能年齢の女性にLAMを疑う所見があった場合には，診断のため，呼吸器専門医に相談する．気胸が難治性の場合には，気胸治療に経験の豊富な呼吸器外科医に紹介する．動脈塞栓術が必要な腎血管筋脂肪腫場合には，経験豊富な泌尿器科医あるいは放射線科医に紹介する．

［COI開示］本論文に関して筆者に開示すべきCOI状態はない

文献

1) 厚生労働科学研究費補助金（難治性疾患政策研究事業）難治性呼吸器疾患・肺高血圧症に関する調査研究班リンパ脈管筋腫症診療の手引き作成委員会編：リンパ脈管筋腫症 (LAM) 診療の手引き 2022. https://www.jrs.or.jp/activities/guidelines/file/LAM_GL%202022.pdf（2024年4月16日閲覧）
2) Gupta N, Finlay GA, Kotloff RM, *et al*：Lymphangioleiomyomatosis diagnosis and management：high-resolution chest computed tomography, transbronchial lung biopsy, and pleural disease management. An Official American Thoracic Society/Japanese Respiratory Society Clinical Practice Guideline. *Am J Respir Crit Care Med* 2017；196：1337-1348.
3) 林田美江，和田洋典，北口良晃他：リンパ脈管筋腫症に伴う気胸の再発予防策として胸腔鏡下全胸膜カバリング術は推奨されますか？ 日呼吸会誌2020；9：151-159.

V

各疾患

2 BHD症候群

岡本翔一

Birt-Hogg-Dubé（BHD）症候群は，第17染色体短腕に存在する *FLCN* 遺伝子（フォリクリン遺伝子）の生殖細胞系列遺伝子変異によって生じる，常染色体顕性（優性）の遺伝性疾患である．フォリクリンは全身諸臓器の細胞に発現しているタンパクで，BHD症候群では正常なフォリクリンが約半分しか合成されない．

当初は遺伝性皮膚疾患として報告され，自然気胸（オッズ比50.3）と腎腫瘍（オッズ比6.9）の罹患率が高いことが判明した．80％以上の患者で肺嚢胞がみられ，皮膚の線維毛包腫，腎腫瘍，多発肺嚢胞・自然気胸が3主徴となっている．気胸は胸痛，呼吸困難などで発症して医療機関を受診する場合が多く，高頻度に医療を要する．肺嚢胞の形状や分布，気胸の家族歴など原発性自然気胸と異なった特徴がある．

疫 学

未診断の患者も多く存在すると考えられ，男女差や人種差は認められていない．3主徴の好発年齢は異なる．自然気胸は男性で20〜40歳に多く，女性で20〜60歳頃まで認められやすい[1]．線維毛包腫は25歳以降，腎腫瘍は40歳以降に増加する．気胸の発症が最も早く，BHD症候群が疑われる契機となる．さらに，約12％が同時に両側性気胸を発症している[1]．76％に気胸の家族歴を認め，原発性自然気胸の10％より有意に多い[2]．

検査，診断

European Birt-Hogg-Dubé Consortiumにより提案されている診断基準を**表1**に示す[3]．遺伝子検査と皮膚生検により組織学的に線維毛包腫あるいは毛盤腫を診断することが重要視されている．現在FLCN遺伝子検査は保険診療内で実施できないが，遺伝カウンセリングなど一定の手順を踏めば外部委託機関で検査可能である．

皮膚病変は顔面からとくに鼻部，頬部に好発するが，前胸部や背部，上腕にもみられる．ドーム状に隆起した表面平滑な黄白色から白色の小丘疹で，2〜4mm程度，時に1mm大程度で目立たないこともある．組織学的には索状に増殖した毛包上皮の周囲に線維性結合組織の増生を認める線維毛包腫である．ほかに毛盤腫の組織

表1　BHD症候群の診断基準

major criteriaのうち1項目，あるいはminor criteriaのうち2項目を満たす
＜major criteria＞ ・成人発症の，少なくとも5個の線維毛包腫あるいは毛盤腫があり，少なくとも1つは組織学的診断が確定している ・*FLCN*遺伝子の病的な生殖細胞系列遺伝子変異がある
＜minor criteria＞ ・多発肺嚢胞：両側肺底部優位の嚢胞が多発し，ほかに明らかな原因がない．自然気胸を伴うことも伴わないこともある ・腎がん：早期発症（50歳未満），両側・多発性，あるいは病理学的に嫌色素性とオンコサイトーマの混合した腎がんの組織像を示す ・一親等内にBHD症候群と診断された者がいる

［Menko FH, *et al*：*Lancet Oncol* 2009；10：1199-1206 より作成］

像を示す丘疹もあり，ダーモスコピー所見を参照して皮膚生検を行い，診断を確定させる．

BHD症候群の肺嚢胞は存在部位や形態に大きな特徴がみられ，胸部CTが非常に有用である．肺底部や下肺野の縦隔側寄りの胸膜に接する部位に多く，中枢側の嚢胞は近傍の比較的太い肺動静脈に接するように存在する（図1）．さまざまなサイズの嚢胞が混在しており，嚢胞壁は薄く形は不整である．

腎腫瘍は40歳以降と肺嚢胞や皮膚病変より遅く発症する．両側・多発性であることが多く，病理学的にハイブリッド腫瘍（嫌色素性細胞がんとオンコサイトーマ）の頻度が高い．ハイブリッド腫瘍と嫌色素性細胞がんはBHD症候群に特徴的である．

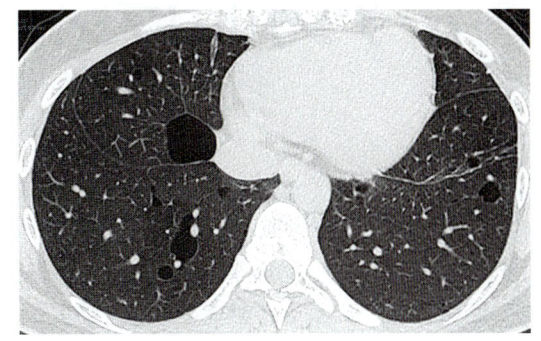

図1　BHD症候群の胸部CT

治　療

肺病変について，肺嚢胞が急速に増加したり増大したりすることはなく，呼吸不全を合併することはまれである．しかし，気胸の保存治療後の再発率は73％，対側気胸の発症率は48％と原発性自然気胸と比べ高率であるため，初回気胸であっても再発予防まで視野に入れた胸腔鏡下手術が検討される．肺と胸壁を癒着させることなく気胸の再発を予防する治療として，再生酸化セルロースシートを用いた全胸膜カバーリング術が行われている．

腎病変は時に悪性腫瘍を合併してBHD症候群の予後規定因子となる．多くは低悪性度の組織型で多発するため，可能であれば腫瘍組織のみを切除して腎機能を温存する手術が選択される．早期発見のため，40歳以降は毎年人間ドックを受けて腹部超音波検査や必要に応じてMRIなどの検査を受けることが勧められる．

皮膚病変は悪性化することはなく，経過観察が基本となる．美容上の問題点が生じた場合，切除やレーザー治療，凍結療法などが行われる．

専門医への紹介のタイミング

自然気胸や胸部CTにおける多発肺嚢胞がBHD症候群を疑う契機となることが多い．嚢胞の形態判断に難渋する場合などは専門医に紹介する必要がある．経過中に線維毛包腫や腎腫瘍が生じる可能性があり，皮膚生検可能な医療機関であればBHD症候群と診断することができる．

[COI開示] 本論文に関して筆者に開示すべきCOI状態はない

文献

1) Namba Y, Ebana H, Okamoto S, *et al*：Clinical and genetic features of 334 Asian patients with Birt-Hogg-Dubé syndrome (BHDS) who presented with pulmonary cysts with or without a history of pneumothorax, with special reference to BHDS-associated pneumothorax. *PLoS One* 2023；18：e0289175.
2) Ebana H, Mizobuchi T, Kurihara M, *et al*：Novel clinical scoring system to identify patients with pneumothorax with suspicion for Birt-Hogg-Dubé syndrome. *Respirology* 2018；23：414-418.
3) Menko FH, van Steensel MAM, Giraud S, *et al*：Birt-Hogg-Dubé syndrome：diagnosis and management. *Lancet Oncol* 2009；10：1199-1206.

V 各疾患

3 α_1-アンチトリプシン欠乏症

佐藤篤靖

α_1-アンチトリプシン（AAT）欠乏症は，AATの欠乏により，若年で肺組織の破壊（肺気腫）を生じ，COPDを発症する希少疾患である．わが国では，難病法に基づいて2015年7月1日に認定された指定難病の1つ（疾病番号231番）である．本症に対する特異的な治療法として，AAT補充療法が開発され，2021年にわが国でも治療薬として承認された．

疫　学

AATは主に肝細胞で産生され，全身に分泌されて循環するタンパクである．AATは血中の主要なタンパク分解酵素（プロテアーゼ）の阻害物質であり，種々のセリンプロテアーゼを阻害する．炎症の急性期などには約4倍の血中濃度に増加する急性相反応物質の1つである[1]．血中AAT濃度の欠乏はSERPINA1遺伝子の変異によるものであり，欧米に比しわが国での有病率は低い．1963年にLaurelとErikssonが，タンパク電気泳動のα_1-グロブリン分画のバンドが不明瞭な患者で，AATの減少と肺気腫を示す症例があることを報告したのが最初である[2]．呼吸不全に関する調査研究班と日本呼吸器学会が共同で行った全国疫学調査では，1,000万人あたり2.03〜2.08人であった[3]．疾患に特徴的ななく，認められる呼吸器症状は咳嗽，喀痰，喘鳴，呼吸困難であり，肺構造の破壊に伴う二次的な障害によるものである．

検査，診断

疾患を疑う際には呼吸機能検査を行う．COPDや喘息と診断される症例において，胸部画像所見で閉塞性換気障害の発症に関与すると推定される気腫病変，気道病変を認めた際に，種々の疾患との鑑別のために採血を検討する（とくに若年）．ネフローゼ症候群，肝硬変，蛋白漏出症を除外し，採血は安定期に行う．AAT欠乏症は血清AAT濃度<90mg/dLと定義され，軽症（50〜90mg/dL），重症（<50mg/dL）に分類される．診断のため，必要に応じて専門機関において遺伝学的検査を行う．診断基準を**表1**に示す．本疾患は進行性であるため，以下を含めた経年的な変化を観察することが推奨されている[2]．

- 胸部X線・CT検査：肺気腫の診断や程度の評価，気管支拡張症の有無，肺炎や肺高血圧などの合併症の診断．
- 呼吸機能検査：スパイロメトリー，肺気量分画，肺拡散能，動脈血液ガス分析，SpO_2測定．
- 心電図・心エコー検査：右心負荷，肺高血圧症の診断．
- 心臓カテーテル検査：肺高血圧症の診断．
- 血液検査：血算，タンパク質および分画，肝機能．

治　療

COPDを発症していなくてもタバコ煙や有害粒子を吸入しないことが重要である．COPDを発症している場合は日本呼吸器学会の「COPD（慢性閉塞性肺疾患）診断と治療のためのガイドライン」に準じた治療を行う．呼吸困難を含めた症状は問診票［COPD assessment test（CAT），mMRC］を用いて評価し，増悪歴があれば記録する．安定期では禁煙，インフルエンザワクチン，全身併存症の管理を行い重症度を総合的に判断し，呼吸リハビリテーション，気管支拡張薬の吸入を中心とした薬物療法，酸素療法，補助換気療法，外科療法などを選択する．吸入ステロイドの使用は明確に必要な場合のみに限定される．

表1　α₁-アンチトリプシン欠乏症の診断基準

A. 症状（発症年齢，発症要因） 　1. 労作時息切れ 　2. 喫煙の影響をその発症要因からはほぼ外すことが可能であり，55歳未満で発症
B. 検査所見 　1. 呼吸機能所見：気管支拡張薬吸入後でもFEV₁/FVC（1秒率）＜70% 　2. 胸部画像所見 　　閉塞性換気障害の発症に関与すると推定される気腫病変，気道病変 　3. 血清α₁-アンチトリプシン濃度 　　α₁-アンチトリプシン欠乏症は血清α₁-アンチトリプシン濃度＜90mg/dL（ネフェロメトリー法）と定義され，軽症（血清AAT 50〜90mg/dL），重症（血清AAT＜50mg/dL）の2つに分類される
C. 鑑別診断 　以下の疾患を鑑別する 　通常のCOPD，気管支喘息，びまん性汎細気管支炎，閉塞性細気管支炎，気管支拡張症，肺結核後遺症，じん肺症，リンパ脈管筋腫症，ランゲルハンス細胞組織球症
D. 遺伝学的検査 　1. α₁-Pi（*SERPINA1*）遺伝子 　2. 閉塞性換気障害の発症に関与していると推定される遺伝子変異
＜診断のカテゴリー＞ ・Definite：症状（A-1, 2）＋検査所見（B-1, 2, 3）を満たし，鑑別診断（C）の鑑別すべき疾患を鑑別しえたものであり，検査所見（B-3）の血清α₁-アンチトリプシンの値が重症（血清AAT＜50mg/dL） ・Probable：症状（A-1, 2）＋検査所見（B-1, 2, 3）を満たし，鑑別診断（C）の鑑別すべき疾患を鑑別しえたものであり，検査所見（B-3）の血清α₁-アンチトリプシンの値が軽症（血清AAT 50〜90mg/dL） ・Possible（AATD類縁疾患）：症状（A-1, 2）＋検査所見（B-1, 2）を満たし，鑑別診断（C）の鑑別すべき疾患を鑑別しえたもの．血清α₁-アンチトリプシンの値は基準を満たさないが，閉塞性換気障害の発症に関与していると推定される遺伝子異常を有するもの
注）AATの計測はネフェロメトリーによる ネフェロメトリー（比濁法）：抗原抗体反応による混濁物に光を照射し散乱強度を測定する方法

［厚生労働科学研究費補助金（難治性疾患政策研究事業）難治性呼吸器疾患・肺高血圧症に関する調査研究班：α₁-アンチトリプシン欠乏症診療の手引き 2021．第2版］

V 各疾患

AATD患者には重症度が4つ存在するが，AAT濃度で軽症とされる重症度2〜3の患者では呼吸機能，動脈血ガス分析，症状から相対的な重症度を決定し，気管支拡張薬を積極的に使用し増悪にも備える．重要度4の患者においては動脈血液ガス分析，呼吸機能検査，症状問診を行い，血清AAT濃度を含めて総合的に評価する．mMRC≧3，PaO₂≦60Torr，%FEV₁＜30%，血清AAT濃度＜50mg/dLなどが基準に含まれるが，なかでも血清AAT濃度を重視する．重症度の判定に合わせて併存症の検索や症状緩和のための治療，専門医のもとでAAT補充療法（リンスパッド™）を検討する．成人ではAATとして60mg/kgを週1回，点滴静注する．

専門医への紹介のタイミング

　比較的若年のCOPD患者では血清AAT濃度を測定することが望ましく，早期の発見は重要である．軽症例ではCTで気腫性変化が指摘されるも，息切れを自覚していない場合もあり，家族歴を含めた問診を丁寧に行う．血清AAT値が異常である場合は専門医への紹介が望ましい．AATの採血に際し，AAT値に異常が出ないが病態が類似する（55歳未満の肺気腫や閉塞性換気障害）未知の発症要因を有する病態があることをあらかじめ患者に説明する．また，結果による診断とその後の治療方針を説明する．

［COI開示］本論文に関して筆者に開示すべきCOI状態はない

文献

1) de Serres F, Blanco I：Role of alpha-1 antitrypsin in human health and disease. *J Intern Med* 2014；276：311-335.
2) 厚生労働科学研究費補助金（難治性疾患政策研究事業）難治性呼吸器疾患・肺高血圧症に関する調査研究班：α_1-アンチトリプシン欠乏症診療の手引き2021. 第2版.

https://www.jrs.or.jp/publication/file/a1_2021.pdf（2024年4月16日閲覧）
3) Seyama K, Hirai T, Mishima M, *et al*；Respiratory Failure Research Group of the Japanese Ministry of Health, Labour, and Welfare：A nationwide epidemiological survey of alpha1-antitrypsin deficiency in Japan. *Respir Investig* 2016；54：201-206.

4 小児関連呼吸器疾患
慢性肺疾患（CLD）など

長谷川久弥

　新生児医療の進歩は超低出生体重児の救命率を向上させた．一方で，より未熟な児の救命が可能となったため，慢性肺疾患（chronic lung disease：CLD）に移行する児も増加している．その病態も従来みられた気管支肺異形成症（bronchopulmonary dysplasia：BPD）やWilson-Mikity症候群（WMS）だけでなく，new BPDやびまん性絨毛膜羊膜ヘモジデローシス（diffuse chorioamniotic hemosiderosis：DCH）といわれる新しい病態も明らかになっている．呼吸機能からみてもCLDの病態には大きな違いがあり，それぞれの病態に応じた管理が重要となる．

疫　学

　厚労省研究班の全国調査によると，超低出生体重児におけるCLD発症率は1995年で46.2％，2000年で54.0％，2005年で59.0％となっている[1]．CLDの発症率は在胎期間が短いほど高く，22〜23週では80％以上であるのに対し，28週以上では15％未満となっている．2003〜2016年において，超早産児の死亡率は19％（2003年）から8％（2016年）に低下したが，重症CLD発症率は41％（2003年）から52％（2016年）に増加した．

検査，診断

　1967年Northwayらは，新生児呼吸窮迫症候群（respiratory distress syndrome：RDS）に引き続いて起こる慢性の呼吸障害をBPDとして報告した．この報告では，日齢28を超えて酸素投与を必要とする例をBPDと定義し，受胎後36週以降で30％以上の酸素投与が必要な例や人工換気が必要な例を重症BPDと定義した．わが国では，1996年に厚生省研究班[2]により

「CLDとは先天性奇形を除く肺の異常により酸素投与を必要とするような呼吸窮迫症状が，新生児期に始まり日齢28を超えて続くもの」と定義され，在胎期間の差を考慮して修正在胎期間36週以降も酸素投与を必要とするものを重症CLDと定義している．CLDはⅠ〜Ⅵ型に病型分類されている（表1）．欧米ではCLDとBPDは同義語として用いられることが多いが，わが国ではCLDのⅠ〜Ⅱ型がBPDに相当し，Ⅲ型がWMSに相当する（Ⅳ型は疑診）．最近では新しいCLD分類も提案され，検討が行われている．

治療，管理

　管理の基本は適切な呼吸管理である[3]．気管挿管例では早期抜管を目指すが，無理な抜管，努力呼吸の持続はかえって病状を悪化させるため，注意が必要である．

　新生児領域においては，1971年のGregoryらによるRDSに対する持続陽圧呼吸療法（CPAP）の報告以来，さまざまな呼吸管理法が報告されてきた．高頻度振動換気（HFO），人工肺サーファクタントなど，新生児領域でいち早く導入され，独自の進化を遂げてきたものも多い．CPAPも新生児領域では，呼気陽圧をかける通常のCPAP以外に特殊なCPAPジェネレーターを用い，ジェット流を用いることによりCPAPを行う独特な方式をとっているものがある．high-flow nasal cannula（HFNC）は，新生児領域においても近年急速な広まりをみせている．通常の換気補助以外に，上気道疾患に対する効果，哺乳に対する効果などがみられ，インターフェイスの違いによる特徴も検討されてきている．人工呼吸器も横隔膜電気活動を使用し呼吸補助のタイミングや補助圧の強度をコントロールするneurally adjusted ventilatory assist

表1　新生児慢性肺疾患の診断基準と疾患分類

> 新生児（の）慢性肺障害（Chronic Lung Disorder in the Newborn）
> 先天性奇形を除く肺の異常により酸素投与を必要とするような呼吸窮迫症状が，新生児期に始まり日齢28を超えて続くもの

Ⅰ．新生児の呼吸窮迫症状群（RDS）が先行する新生児慢性肺障害で，生後28日を超えて胸部Ｘ線上びまん性の泡沫状陰影もしくは不規則索状気腫状陰影を呈するもの

Ⅱ．RDSが先行する新生児慢性肺障害で生後28日を超えて胸部Ｘ線上びまん性の不透亮像を呈するも，泡沫上陰影もしくは不規則索状気腫状陰影には至らないもの

Ⅲ．RDSが先行しない新生児慢性肺障害で，臍帯血のIgM高値，胎盤炎，臍帯炎などの出生前感染の疑いが濃厚であり，かつ，生後28日を超えて胸部Ｘ線上びまん性泡沫状陰影もしくは不規則索状気腫状陰影を呈するもの

Ⅲ′．RDSが先行しない新生児慢性肺障害で，臍帯血のIgM高値，胎盤炎，臍帯炎などの出生前感染の疑いが濃厚であり，かつ，生後28日を超えて胸部Ｘ線上びまん性の不透亮像を呈するも泡沫状陰影もしくは不規則索状気腫状陰影には至らないもの

Ⅳ．RDSが先行しない新生児慢性肺障害で，出生前感染に関しては不明であるが，生後28日を超えて胸部Ｘ線上びまん性泡沫状陰影もしくは不規則索状気腫状陰影を呈するもの

Ⅴ．RDSが先行しない新生児慢性肺障害で，生後28日を超えて胸部Ｘ線上びまん性の不透亮像を呈するも泡沫状陰影もしくは不規則索状気腫状陰影には至らないもの

Ⅵ．上記Ⅰ～Ⅴのいずれにも分類されないもの

左記を表にすると以下

	RDS	IgM高値 絨毛膜羊膜炎 臍帯炎	28日以上 泡沫状/気腫状 陰影
Ⅰ	＋	－	＋
Ⅱ	＋	－	－
Ⅲ	－	＋	＋
Ⅲ′	－	＋	－
Ⅳ		不明	＋
Ⅴ	－	－	－
Ⅵ			

（NAVA；神経調節換気）などの新しい換気補助方式が広まってきている．呼吸管理中の合併症対策も，新生児ではその大きさの制約などから，十分な呼吸器系の検索が困難であった．新生児で使用可能な細径ファイバースコープ，呼吸機能測定装置の開発などにより，適切な呼吸管理が可能となっただけでなく，気道病変に対する治療なども行えるようになった．NICUで長期呼吸管理を必要としている児では，呼吸管理を行ったまま在宅移行する場合も多い．自分で呼吸苦を訴えることのできない児の在宅呼吸管理のために，インターネットとパルスオキシメーターを用いた在宅モニタリングシステムも構築され，より安全な在宅呼吸管理が可能となっている．

薬物療法としては，ステロイド全身投与，吸入ステロイドなどの有用性が報告されているが，消化管穿孔，神経発達予後に対する影響などの報告もあり，適応を適切に判断する必要がある．在宅移行後，呼吸器感染症で悪化する危険性が高いため，マクロライド少量投与，パリビズマブ投与などによる感染予防が行われる．

専門医への紹介のタイミング

CLD児は通常，専門施設でのフォローアップが行われている場合が多いが，呼吸管理を終えた児ではフォローアップが終了している場合もある．しかし，CLD児は元気そうにみえても潜在的肺機能異常が存在している場合も多く，長期にわたり影響を残していることも多い．疲れやすい，運動制限がみられるなどの症状がある場合は，肺機能検査などの精査ができる専門医に紹介する必要がある．

[COI開示] 長谷川久弥：アストラゼネカ（株）

文献
1) 佐野洋子，廣間武彦，中村友彦：超低出生体重児の呼吸器病変と予後．周産期医学 2007；37：515-518.
2) 藤村正哲：新生児慢性肺疾患の予防と治療に関する研究．厚生省心身障害研究班「新生児とケアに関する研究．平成7年度研究報告書」，1996；35-39.
3) 長谷川久弥：新生児呼吸管理の進歩．日新生児成育医会誌 2023；35：24-31.

5 移植後の呼吸器疾患
GVHD関連, 閉塞性細気管支炎を含む

長谷川好規

移植後の肺合併症は, 移植後の免疫系の不全状態による強い易感染性 (肺感染症) と移植片対宿主病 (graft-versus-host disease : GVHD) で代表される免疫異常による肺疾患 (非感染性肺疾患) に分けられる. GVHDは, 造血幹細胞の提供者 (ドナー) のＴリンパ球が移植を受ける人 (レシピエント) の正常細胞を異物として認識し, 組織・臓器に障害を示す病態であり, 一方, 肺, 心臓などの臓器移植では, レシピエントの免疫系が移植片を異物として認識し, 移植片の拒絶を引き起こすことにより移植組織障害を示す病態である. また, 移植後の肺合併症には好発時期があり, 移植後100日以内に起こる早期合併症と100日以後に起こる晩期合併症に分けられる.

疫 学 (図1)

■ 早期合併症における肺感染症

日和見感染として緑膿菌などのグラム陰性菌による細菌性肺炎, カンジダ属やアスペルギルスによる真菌性肺炎, サイトメガロウイルス (CMV) やヘルペスウイルスなどによるウイルス性肺炎, さらにニューモシスチス肺炎 (PCP) がみられる.

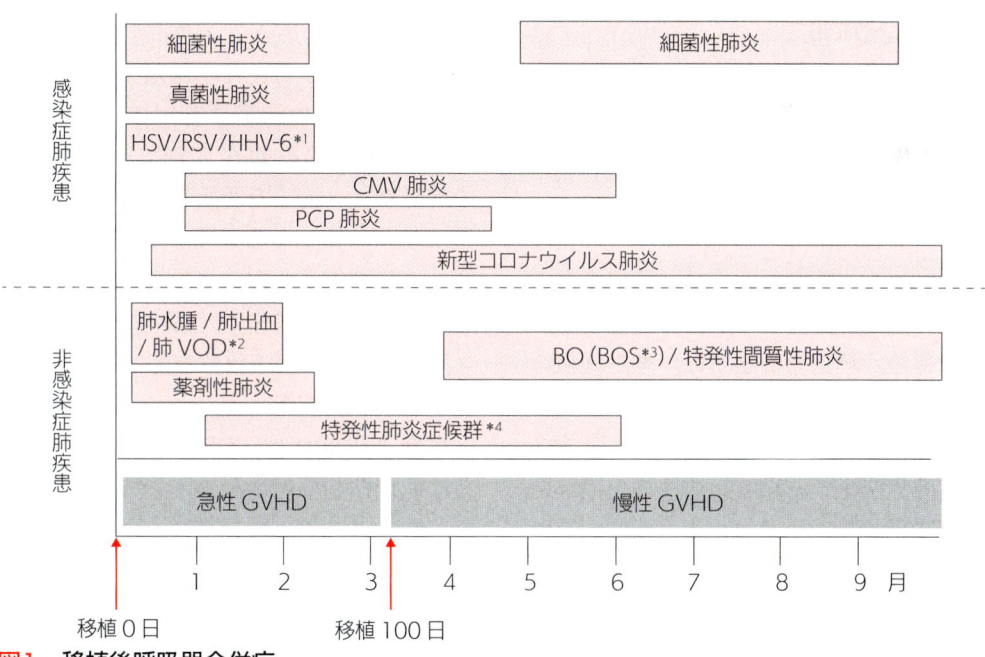

図1 移植後呼吸器合併症

*[1]: 単純ヘルペスウイルス (HSV), RSウイルス (RSV), ヒトヘルペスウイルス-6 (HHV-6) による肺炎.
*[2]: 肺VOD (pulmonary veno-occlusive disease) は, 肺細静脈に内膜の線維性増殖による閉塞をきたし, 著明な肺高血圧を呈するきわめてまれな疾患である.
*[3]: BOS (bronchiolitis obliterans syndrome) は, 肺移植において病理的診断がなくても診断基準に合致する場合に定義される病態である.
*[4]: 特発性肺炎症候群 (idiopathic pneumonia syndrome) は, 造血幹細胞移植において間質性肺炎や特発性肺炎を含む病態の総称である.

早期合併症における非感染性肺疾患

　肺水腫，肺胞出血，薬剤性肺炎，特発性間質性肺炎などが挙げられる．とくに肺胞出血は移植後早い時期に起こることが多く，移植前処置の放射線照射や化学療法に起因すると考えられている．移植技術の進歩により，これらの合併症の頻度は低下した．

晩期合併症における肺感染症

　早期合併症から引き続きCMV肺炎やPCPに注意が必要である．細菌感染は早期合併症と異なり，莢膜を有する肺炎球菌やインフルエンザ菌の感染が増加する．

晩期合併症における非感染性肺疾患

　特発性間質性肺炎，閉塞性細気管支炎（bronchiolitis obliterans：BO）などが挙げられる．BOは肺移植患者の長期予後を左右する重要な合併症として知られているが，造血幹細胞移植においても長期生存移植患者のQOLを著しく悪化させる合併症として着目されている．とくに慢性GVHD発症患者に危険率が高いとされる．

SERS-CoV-2ウイルス

　移植後の免疫不全状態や免疫抑制治療の過程における急性呼吸不全をきたす重要な原因ウイルスとなるので注意が必要である．

検査，診断

　移植後呼吸器合併症の診断では，移植後からの期間とその時期に好発する疾患を考慮することが重要である．早期合併症では，全身状態の不良や血小板低下などのため肺組織診断が困難であることもあり，確定診断は難しいことが多い．気管支肺胞洗浄や誘発喀痰の検体を用いたPCR法による診断や，いくつかの血清学的補助診断（β-D-グルカンや各種真菌抗原の検出）や他病原菌の除外診断を組み合わせながら総合的に診断する．非感染性肺疾患については，前述した感染性疾患との鑑別や急性GVHDの存在を参考に臨床的に診断する．

　晩期合併症の場合は患者の状態も安定する時期であり，原因不明の間質性肺炎に対して経気管支肺生検や胸腔鏡下肺生検による組織診が有用である．BOは進行性の気流制限を特徴とする疾患であり，膜性気管支や呼吸細気管支の気管支壁や気管支周辺の線維化・瘢痕化により細気管支内腔が絞扼されるように閉塞する病態である．病因はわかっていないが，免疫学的な気道傷害であると推測されている．臨床症状として，咳嗽や労作時呼吸困難，喘鳴などの呼吸器症状がみられる．肺移植におけるBOの研究から，病初期には自覚症状や他覚症状がなく，早期の病変を見つけるには，現時点では肺機能検査のみが唯一の手段である．胸部X線像の所見は乏しく，CTにおいても病勢が進行しなければ異常と診断することが困難である．HRCTの吸気相・呼気相での撮影が有用であるとされる．

治　療

肺感染症

　好中球減少と免疫系不全状態のため，患者が発熱をきたした場合には適切な抗菌薬投与が必要である．しかし，投与開始時には起因菌が不明であることが多く，日本臨床腫瘍学会の「発熱性好中球減少症（FN）診療ガイドライン」などが治療方針の決定に有用である．PCPではST合剤の予防投薬がされているが，ST合剤の増量により治療を開始する．CMV肺炎では，抗ウイルス薬による通常のCMV肺炎治療に準ずる．移植は，新型コロナウイルス感染症の重症化リスク因子であり，感染初期より抗ウイルス薬や抗体薬による治療を開始する．

非感染性肺疾患

　早期合併症では，GVHDの発症を予防するため免疫抑制薬とステロイドを使用しているため，ステロイドの増量やステロイドパルス療法が行われる．ステロイドへの反応は比較的良好とされている．晩期合併症では，特発生間質性肺炎に対してステロイドの追加や増量が行われる．BOは一般的には不可逆的病変であり確立された治療法はないが，免疫抑制薬の強化やステロイドの増量が行われ，病勢を安定させることが可能な症例もある．

専門医への紹介のタイミング

移植は専門医療施設で実施され経過観察されることが多いため，早期合併症については専門医療施設で対応することになるが，慢性期の管理において専門医療施設との連携が重要である．慢性期においても免疫抑制治療が持続され

るため，呼吸器感染症による急性呼吸不全には注意が必要である．また，移植患者の長期予後を左右する合併症としてBOが重要であり，自覚症状が乏しくても呼吸機能が低下する場合には，専門医への紹介が必要である．

[COI開示] 長谷川好規:アストラゼネカ(株), 日本ベーリンガーインゲルハイム(株)

V

各疾患

6 Langerhans細胞組織球症（LCH）

平井豊博

Langerhans細胞組織球症（Langerhans cell histiocytosis：LCH）は，組織球の一種であるLangerhans細胞の異常な増殖により組織傷害をきたす原因不明の希少疾患である．1953年にLichtensteinが提唱したhistiocytosis-X（好酸球性肉芽腫症，Hand-Schüller-Christian病，Letterer-Siwe病の3疾患の総称）と呼ばれていたもので，小児から成人まで，骨，皮膚，肝臓，脾臓，リンパ節，肺，中枢神経系（脳下垂体など）などの多臓器にわたる多彩な病態を含んでおり，単一の臓器が傷害される単一臓器型（single-system LCH）と，2つ以上の臓器が傷害される多臓器型（multi-system LCH）に分類される．小児では，小児慢性特定疾病の対象の1つである．肺病変は，他の臓器病変と同時に認めることもありうるが，成人発症のLCHでは肺病変単独で認められることが多いことから肺LCHとして扱われており，本稿では肺LCHについて述べる[1-3]．

疫 学

希少疾患であり，20～40歳の若年を中心として男性に多く（人口10万人あたりおよそ男性0.27，女性0.07）[3]，90％以上が喫煙者（既喫煙を含む）とされている．

症 状

主な自覚症状は，咳嗽，呼吸困難，胸痛（自然気胸を合併）などであるが，約1/3が診断時無症状であり，10～20％が自然気胸による急性の症状で発見されるとされている．

検査，診断

問診では，本症に関連するとされる喫煙歴を十分に確認することが重要である．また，肺外

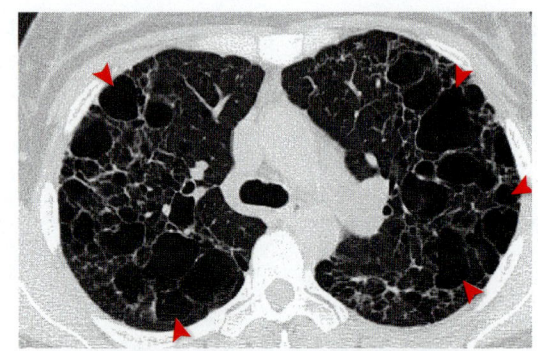

図1 Langerhans細胞組織球症例の胸部CT
大小さまざまな大きさをもつ多数の囊胞影（矢頭）が認められる．

表1 鑑別疾患

- COPD
- リンパ脈管筋腫症（とくに女性の場合）
- Birt-Hogg-Dubé症候群
- 特発性間質性肺炎［通常型間質性肺炎（UIP），リンパ球性間質性肺炎（LIP）］
- 過敏性肺炎
- サルコイドーシス
- 肺抗酸菌感染症
- ニューモシスチス肺炎（空洞形成型）
- 菌血症性肺塞栓症
- じん肺
- 多発血管炎性肉芽腫症（Wegener肉芽腫症）
- 肺がん（invasive mucinous adenocarcinoma）
- 転移性肺がん（空洞形成型）

病変［骨病変（骨痛など），尿崩症（口渇，多尿），皮膚病変など］の症状や所見がないかも確認する．

胸部単純X線検査では，上中肺野優位に網状粒状影・薄壁小輪状影・浸潤影が混在するのが特徴である．本症が疑われたら，精査として胸部CT検査（HRCT）を行い（**図1**），本疾患に特徴的な所見の有無や他疾患の鑑別（**表1**）を行う．典型的な画像所見としては，小結節影，空洞影，

囊胞影が複合した像を示し，これらの病変が限局性で正常とみられる実質で隔てられ，通常，上中肺野優位に分布しており，肋骨横隔膜角には病変がみられないことが挙げられる．進行した症例では，種々の大きさからなる囊胞性陰影が優位となる．

呼吸機能検査は，病変の程度と罹病期間によってさまざまであり，患者の 10〜15% は安静時の肺機能は正常とされ，多くの患者では閉塞性換気障害を認める．また，肺拡散能（$D_{L_{CO}}$）の低下が患者の 70〜90% と最もよくみられる機能異常といわれている．

確定診断に向けてのさらなる精査として，気管支鏡検査が考慮される．通常は気管支肺胞洗浄（BAL）で細胞数の増加を認め，分画では肺胞マクロファージが優位である．リンパ球は正常か減少しており，CD4/CD8 比は低下する．感度は高くはないが（25% 未満），5% 以上の CD1a 陽性細胞が肺 LCH の診断に有用とされている．

病理所見としては，細気管支壁を中心に，大型で深い切れ込みのある核を有し，胞体がエオジンに淡染する Langerhans 細胞が集簇して，肉芽腫を形成する所見が特徴的である．Langerhans 細胞は，免疫染色で S100 タンパク陽性，細胞膜に CDla・CDlc・CD4 などの抗原を発現していることや電子顕微鏡で Birbeck 顆粒を認めることで同定される．病理組織所見を認めれば確定診断となるが，気管支鏡検査による経気管支肺生検では，病変分布が限局性であることを反映して確定診断に至るのは 10〜40% 程度と低く，通常は外科的生検による組織検体で認められる所見である．

治　療

肺 LCH は喫煙との関連が強く，禁煙による病状改善や進行抑制が期待できるため，禁煙指導が重要である．禁煙しても症状が持続し，進行する症例にはステロイド治療が考慮されるが，本症は希少疾患なため十分なエビデンスに基づいた治療法として確立したものはないのが現状である．

LCH 全体のなかで，おおむね成人発症の単一臓器型の肺 LCH は比較的予後良好で，多臓器型は不良とされているが，個々の症例により予後はさまざまである．肺 LCH では，約 50% の患者は自然軽快あるいはステロイド治療で軽快するとされている．

専門医への紹介のタイミング

本症は希少疾患であり，問診や画像所見などから本症が疑われたら，喫煙者にはまず禁煙を勧めたうえ，精査のため専門医へ紹介する．

[COI 開示] 本論文に関して筆者に開示すべき COI 状態はない

文献

1) Vassallo R, Ryu JH, Colby TV, *et al* : Pulmonary Langerhans'-cell histiocytosis. *N Engl J Med* 2000;342:1969-1978.
2) Tazi A : Adult pulmonary Langerhans' cell histiocytosis. *Eur Respir J* 2006;27:1272-1285.
3) Watanabe R, Tatsumi K, Hashimoto S, *et al* : Clinico-epidemiological features of pulmonary histiocytosis X. *Intern Med* 2001;40:998-1003.

V
各疾患

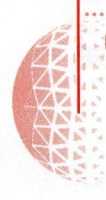

7 肺胞蛋白症
自己免疫性，二次性

石井晴之

肺胞蛋白症 (pulmonary alveolar proteinosis：PAP) は，1958年にRosenらが初めて報告した，肺胞や肺胞道を主体とした気腔内にサーファクタントの異常貯留を認め呼吸器症状を呈する希少肺疾患である．気管支肺胞洗浄液 (bronchoalveolar lavage fluid：BALF) の白濁した外観が特徴的で，病理組織学的には肺胞腔内に無構造物質であるサーファクタントが貯留して進行すると呼吸不全に至る．その肺胞蛋白症は抗GM-CSF (granulocyte macrophage colony stimulating factor) 自己抗体の存在により病型が分類 (表1) されるが，大半は抗GM-CSF自己抗体陽性を示す自己免疫性PAPである．抗GM-CSF自己抗体陰性で基礎疾患を有する二次性PAPは，自己免疫性PAPとは臨床所見や予後が大きく異なる．

疫 学

PAPのうち自己免疫性PAPが90％を占め，二次性が9％，先天性/遺伝性が1％以下とされている．最も多い自己免疫性PAPであっても，わが国では発症率が100万人あたり0.49人，罹患率が6.2人と非常にまれな肺疾患である．発症に地域差はみられていない．自己免疫性PAPが診断されたときの平均年齢は39〜50歳，男女比は，2.1：1とやや男性に多く，57％が喫煙歴あり，26％に粉じん吸入歴を有している．

二次性PAPの大半は血液疾患に続発しており，わが国ではそのうち7割以上を骨髄異形成症候群 (myelodysplastic syndrome：MDS) が占めているが，海外では慢性骨髄性白血病に続発する症例が多い[1]．PubMed掲載されている国内外70例の二次性PAPでは，平均診断年齢は45±15歳，男女比は1.6：1と自己免疫性PAPと同様の傾向である．

検査，診断

PAPはサーファクタント生成や分解過程の障害により，肺胞および末梢気腔内に好酸性のタンパク様物質が異常貯留する疾患群である．そのため，診断は胸部CT所見と，BALFもしくは肺病理組織所見の両方でPAPを支持する所見を認めることである．

胸部CT所見では，両側肺野にすりガラス影やコンソリデーションのびまん性陰影がみられ，すりガラス影に小葉間隔壁肥厚像および小葉内間質肥厚像が伴った特徴的なcrazy-paving appearanceがみられる[2]．自己免疫性PAPでは，すりガラス影が地図状分布や胸膜下領域を回避している分布を呈するが，二次性PAPはこれら

表1 肺胞蛋白症の病型分類

		抗GM-CSF自己抗体	PAP病型
先天性		陰性	先天性PAP (CPAP)
後天性	基礎疾患あり	陰性	続発性PAP (SPAP)
		陽性	自己免疫性PAP (APAP)
	基礎疾患なし	陽性	
		陰性	分類不能PAP（特発性…遺伝性の可能性あり）

の典型的なCT所見がみられないことも少なくない.

自己免疫性PAPおよび二次性PAPともに，BALFでは肉眼的所見として白濁の外観（米のとぎ汁様，ミルク様）を呈し，Papanicolaou染色の細胞診ではライトグリーン好性を示す淡い細顆粒状物質が散見され，それらはPAS染色陽性である．また組織所見は末梢気腔内にヘマトキシリン・エオジン染色で好酸性細顆粒状物質が充満し，それらはPAS染色でも陽性所見を認める.

PAP診断後に重要なのは，病型を決定するために血清中の抗GM-CSF自己抗体と，重症度を評価するためのPaO$_2$（安静時室内気）の測定である．抗GM-CSF自己抗体陽性の自己免疫性PAPでは自覚症状の有無とPaO$_2$で以下の重症度に分類される.

- 重症度1：PaO$_2$≧70Torrかつ自覚症状（−）
- 重症度2：PaO$_2$≧70Torrかつ自覚症状（＋）
- 重症度3：70＞PaO$_2$≧60Torr
- 重症度4：60＞PaO$_2$≧50Torr
- 重症度5：50＞PaO$_2$

また，血清KL-6やSP-Dは著しく高値の症例もあり，PAPを疑う補助的検査にもなる.

治 療

自己免疫性PAPは重症度に合わせた以下の治療方針となる．約3割に自然軽快がみられ，経過観察も重要な方針になる．粉じん吸入などが関与していることもあり，生活環境のアドバイスも有用である.

- 軽症例（重症度1・2）：原則的に経過観察，3〜4ヵ月ごとのフォローとする．去痰薬の処方や，高コレステロール血症の合併例には高脂血症の治療を行う．これらの治療はエビデンスレベルは低いが，自己免疫性PAPを軽快させることもある.
- 中等症（重症度3）：労作時の呼吸不全に対して酸素療法などの支持療法を行う.
- 重症（重症度4・5）：酸素療法による支持療法は必須であり，さらに全肺洗浄を検討していく.

また，重症度3以上を対象に新有効成分含有医薬品としてGM-CSF吸入薬（サルグラモスチム）が薬事承認・発売され，新たな治療法として期待される.

二次性PAPは自己免疫性PAPと比較して，著しく予後不良である[3]．基礎疾患としての血液疾患増悪や感染症合併，さらにはPAP増悪もみられ，診断後の2年生存率は約40％である．血液疾患に対する造血幹細胞移植にてPAPが改善した例もあり，基礎疾患のコントロールが最善の治療法となる．また，ステロイド投与は自己免疫性PAPでも二次性PAPでも予後不良因子となるため注意を要する.

専門医への紹介のタイミング

胸部CTおよび病理学的検査でPAP所見が得られ，血清抗GM-CSF自己抗体が陰性の場合（二次性もしくは遺伝性の疑い）は，自己免疫性PAP以外の病型であり専門医への紹介を勧める．また，自己免疫性PAPとして重症度3以上の場合は，全肺洗浄を含めた治療方針を検討する必要があるため専門医への紹介が望ましい．日本肺胞蛋白症患者会のホームページにおいて地域ごとの専門医を紹介している.

自己免疫性PAPと遺伝性・先天性PAPは厚労省難病情報センターにおいて指定難病（229）とされており，難病医療費助成申請などの情報を確認できる．また，日本肺胞蛋白症患者会ホームページ（https://pap-net.jp/pap/illness/）にて病気に関する説明も記載されており参考になる.

[COI開示] 本論文に関して筆者に開示すべきCOI状態はない

文献

1) Ishii H, Tazawa R, Kaneko C, et al : Clinical features of secondary pulmonary alveolar proteinosis : pre-mortem cases in Japan. Eur Respir J 2011;37:465-468.
2) Ishii H, Trapnell BC, Tazawa R, et al : Comparative study of high-resolution CT findings between autoimmune and secondary pulmonary alveolar proteinosis. Chest 2009; 136:1348-1355.
3) Ishii H, Seymour JF, Tazawa R, et al : Secondary pulmonary alveolar proteinosis complicating myelodysplastic syndrome results in worsening of prognosis : a retrospective cohort study in Japan. BMC Pulm Med 2014;14: 37.

V

各疾患

8　肺高血圧症（PH）

長岡鉄太郎

　肺高血圧症（pulmonary hypertension：PH）は，何らかの原因によって肺動脈圧が上昇し，進行期には右心不全の進行によって死に至る重篤な疾患である．PH発症の要因はさまざまであり，治療法も多岐にわたる．本稿では，PHの臨床分類・疫学・診断・治療について，2022年に改訂された欧州心臓病学会/呼吸器学会編の「肺高血圧症診断・治療ガイドライン」[1]の内容を交えながら解説する．

臨床分類，疫学

　PHは，1群：肺動脈性PH（pulmonary arterial hypertension：PAH）（小肺動脈の異常収縮や血管リモデリングに由来），2群：左心性心疾患に伴うPH（左心疾患に由来し肺動脈楔入圧の上昇を伴う），3群：肺疾患および低酸素血症に伴うPH（慢性肺疾患による肺血管床の減少に由来），4群：慢性血栓塞栓性PH（chronic thromboembolic PH：CTEPH）（器質化した慢性血栓塞栓症に由来），5群：その他の原因に由来するPH，の5群に分類される[1,2]（表1）．疫学的には，2群の発症患者数が最も高く，3群がこれに続く．前述の欧州ガイドラインでは，1群PAH/4群CTEPHの有病率は，それぞれ100万あたり48〜55例/26〜38例と報告されており，2群/3群と比較すると少ない．わが国ではどちらの疾患も厚労省の指定難病に認定されており，2020年の特定疾患医療受給者数はPAH 4,230人/CTEPH 4,608人であった．

検査，診断

　最も多い症状は労作時の呼吸困難であり，そのほかに疲労感，動悸，胸痛，失神，喀血などを呈する．しかし，いずれも非特異的な症状であり，症状出現から診断確定までに平均3年を

表1　肺高血圧症の臨床分類

1群：肺動脈性PH（PAH）
1.1 特発性
1.2 遺伝性
1.3 薬剤または毒素に関連するもの
1.4 各種疾患に伴うもの
1.4.1 膠原病
1.4.2 HIV感染症
1.4.3 門脈圧亢進
1.4.4 先天性心疾患
1.4.5 住血吸虫症
1.5 肺静脈閉塞性疾患（PVOD）および肺毛細血管腫症（PCH）
1.6 新生児遷延性PH
2群：左心性心疾患を伴うPH
2.1 心拡張不全・心収縮不全
2.2 心弁膜症
2.3 後毛細血管性PHにつながる先天性/後天性心疾患
3群：肺疾患および/または低酸素血症に伴うPH
3.1 閉塞性肺疾患または肺気腫
3.2 拘束性肺疾患
3.3 拘束性/閉塞性混合パターンを有する肺疾患
3.4 低喚起症候群
3.5 肺疾患を伴わない低酸素症（高所など）
3.6 肺疾患の発達
4群：肺動脈の閉塞を伴うPH
4.1 慢性血栓塞栓性PH
4.2 その他の肺動脈閉塞症
5群：要因が明らかでない/その他の要因に伴うPH

［Humbert M, et al：Eur Heart J 2022：43：3618-3731，日本循環器学会他：肺高血圧症治療ガイドライン（2017年改訂版）より作成］

要したとの報告もある．聴診所見としては，Ⅱ音肺動脈成分の亢進，三尖弁閉鎖不全に伴う汎収縮期雑音，肺動脈閉鎖不全に伴う拡張早期雑音などがある．PHが進行して右心負荷・右心不全が生じると，脳性Na利尿ペプチド（BNP）やその前駆体（NT-proBNP）が増加する．胸部X線では，中枢側肺動脈（右第1弓と左第2弓）の拡張と末梢肺動脈の狭小化，右心負荷に

伴う右房拡大（右第2号）や右室拡大（左第3号）を認める．心電図もPHの診断には有用であり，肺性P波・右軸変異・右室肥大などの右室負荷の変化が出現する．CT所見で肺動脈本幹/上行大動脈径の比が0.9を超えるとPHの存在が疑われる．CTEPHでは血流低下部分の肺野濃度が区域性に低下し，モザイク様の所見を呈する．肺換気-血流シンチグラムはCTEPHの診断に有用である．呼吸機能検査は基礎肺疾患の診断やPH臨床分類の決定に有用である．PH合併症例ではとくに拡散能が低下することが知られている．肺実質病変を伴う場合，CTで広域な肺病変を認め，一定の呼吸機能障害（%FVC≦70%もしくは%FEV$_1$≦60%）を呈するPHは3群に分類される．

　経胸壁心エコーは，非侵襲的で患者の負担も少なく，PHのスクリーニング検査として非常に重要である．三尖弁逆流速度から算出して肺動脈収縮期圧が推定できる．三尖弁逆流ピーク血流速度が2.8m/秒を超える場合はPHの可能性が疑われる．一方で，心エコーはPHの過小・過大評価のリスクがあり，とくに慢性肺疾患を伴う症例では診断の精度が低下する可能性がある．右心カテーテル検査はPHの診断確定に必須の検査である．肺動脈楔入圧（PAWP），心拍出量および肺血管抵抗（PVR）から臨床分類や予後リスクを評価することができる．従来，安静時平均肺動脈圧（mPAP）≧25mmHgをPHの診断基準としていたが，mPAPが21〜24mmHgの集団の予後が健常者と比較して明らかに不良であることから，前述の欧州ガイドラインから診断基準がmPAP＞20mmHgに変更された．さらにPAWP≦15mmHg，PVR＞2WUの場合，PAHを含む前毛細血管性PHと診断される．PAWPが15mmHgを超える場合は，左心疾患に伴うPH（2群）を含む後毛細血管性PHの要素が疑われる．肺動脈造影はCTEPHの診断確定や治療選択の判断のために実施される[1,2]（図1）．

治　療

1群 (PAH)

　治療薬がなかった1980年代までは，特発性PAHの診断からの平均生存期間は2.8年と，予後はきわめて不良であった．PAHでは，血管内皮細胞由来の血管弛緩因子（一酸化窒素，プロスタサイクリン）および収縮因子（エンドセリン-1）の不均衡により異常な血管収縮が生じる．これらの血管弛緩/収縮因子を標的として，さまざまな選択的肺血管拡張薬が開発され，PAHの予後は著しく改善した．治療プランは，症状，心機能分類，6分間歩行距離，BNP，肺循環動態などでリスク評価を行い決定する．薬効の異なる複数薬剤併用の有効性が示されており，低〜中リスク症例に対しては一酸化窒素経路を介して血管拡張するホスホジエステラーゼ-5阻害薬とエンドセリン受容体拮抗薬の併用，高リスク症例に対してはさらにプロスタサイクリン製剤の持続的静脈/皮下注射の併用が推奨される．一方で，左室拡張機能障害や重喫煙歴など心肺併存症が疑われる症例では併用療法の有効性や忍容性が低下するため，単剤による治療開始が推奨されている[1]．薬物療法による効果が不十分な場合は，肺移植も選択肢となる．

2群 (左心疾患に伴うPH)・3群 (肺疾患に伴うPH)

　複数の臨床試験で2群および3群PHに対する経口肺血管拡張薬の効果が検証されているが，いまだに有効性は示されていない．持続的な低酸素状態は肺動脈の血管攣縮によってPHを助長するため，適切な酸素療法が推奨される．併せて，基礎疾患である心/肺疾患に対して十分な薬物療法を行う．肺病変を有するPH症例に対する肺血管拡張薬の全身投与は，換気血流不均衡によって低酸素血症を生じる可能性があるが，吸入投与は肺の換気良好な領域のみ血管を拡張するので，換気血流不均衡を生じにくい．プロスタサイクリン製剤であるトレプロスチニルの吸入投与は，間質性肺疾患に伴うPH症例の6分間歩行距離を有意に延長した．さらに拘束性換気障害の進行抑制効果も示唆されており，

V

各疾患

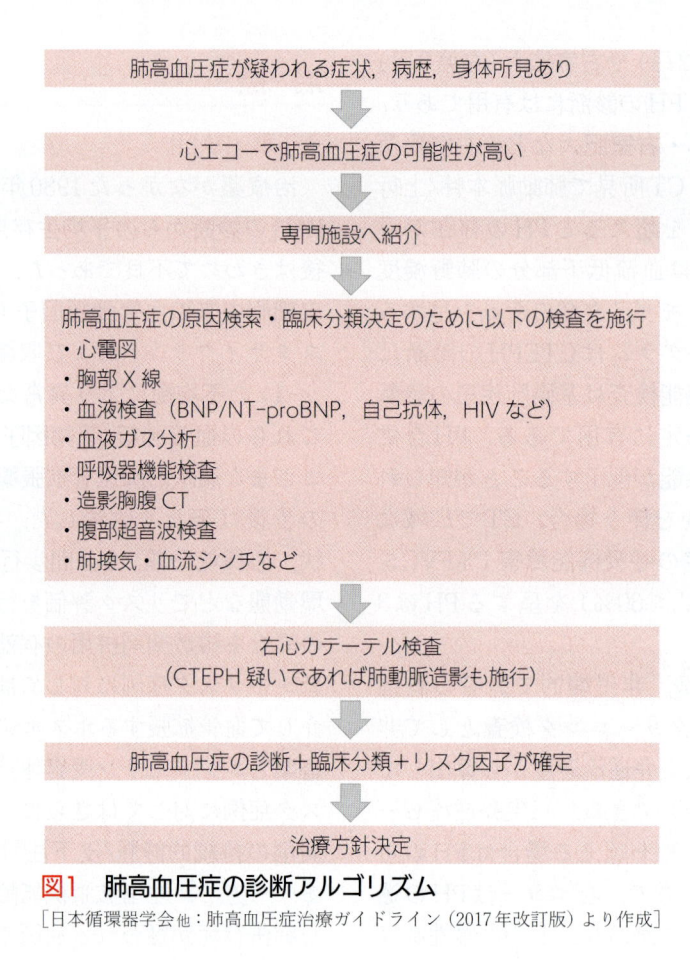

図1　肺高血圧症の診断アルゴリズム
［日本循環器学会他：肺高血圧症治療ガイドライン（2017年改訂版）より作成］

米国では間質性肺疾患に伴うPHに対して適応拡大され臨床使用が可能となっている．わが国でも適応取得が待望される．

■ 4群（CTEPH）

器質化した血栓を外科的に除去する血栓内膜摘除術が治療の第一選択となる．高齢や併存症などで手術適応のない症例に対しては，カテーテルで肺動脈の狭窄部位を広げるバルーン肺動脈形成術が施行される．さらに，一酸化窒素系やプロスタサイクリン系の経路を介した肺血管拡張薬（リオシグアト，セレキシパグ）もCTEPHに対して適応取得している．これらの治療法を併用した集学的な治療も行われる．

専門医への紹介のタイミング

PHの臨床分類や治療適応の決定には，PH診療に習熟した専門医による判断が必要である．画像や心電図，心エコーでPHの存在が疑われた場合は，速やかに専門施設へ紹介することが望ましい．

［COI開示］本論文に関して筆者に開示すべきCOI状態はない

文献

1) Humbert M, Kovacs G, Hoeper MM, *et al*：2022 ESC/ERS Guidelines for the diagnosis and treatment of pulmonary hypertension. *Eur Heart J* 2022;43:3618-3731.
2) 日本循環器学会他：肺高血圧症治療ガイドライン（2017年改訂版）．https://www.j-circ.or.jp/cms/wp-content/uploads/2017/10/JCS2017_fukuda_h.pdf（2024年4月16日閲覧）

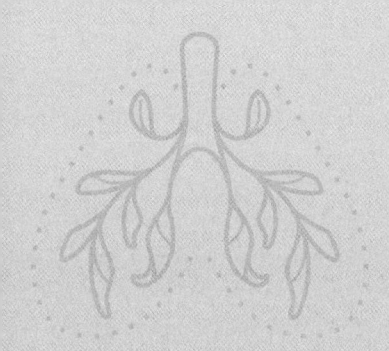

VI章

その他

1 疫 学

石塚　全

肺移植は，ほかに有効な治療法がなく，肺移植によって生命の危険が回避できる可能性が十分にあり，患者が精神的，社会的に安定しており，家族などの協力体制がある患者に対して行われる．脳死ドナーからの臓器提供による脳死肺移植と近親者から肺葉の提供を受ける生体肺移植に分けられる．脳死ドナー肺の不足しているわが国では，脳死肺移植を待てない患者に対して生体肺移植が行われている．1998年10月に岡山大学でわが国初の生体肺移植，2000年3月には東北大学と大阪大学で最初の脳死肺移植が行われ，いずれも成功した．2023年末までに計1,167例の肺移植（うち脳死肺移植871例，心肺同時移植3例，生体肺移植293例）がすでに実施されている．2023年には脳死肺移植が年間100例を初めて上回った（図1）[1]．

脳死肺移植レシピエント審査の現状

肺移植レシピエントの一般適応基準および適応となりうる疾患については肺移植関連学会協議会より示されている．同協議会のホームページを参照されたい．薬物療法によるAIDS患者の予後改善を受けて，2023年にHIV抗体陽性者は除外基準から外れた．

現在，東北大学，獨協医科大学，千葉大学，東京大学，藤田医科大学，名古屋大学，京都大学，大阪大学，岡山大学，福岡大学，長崎大学の計11施設で肺移植が行われている．2006年に肺移植は保険適用となり，2010年改正臓器移植法施行後，脳死肺移植も着実に増加しているものの，移植希望者数に対する提供臓器の不足が続いている．

脳死肺移植レシピエントの適応審査は移植実施施設内，あるいは地区の適応審査委員会で

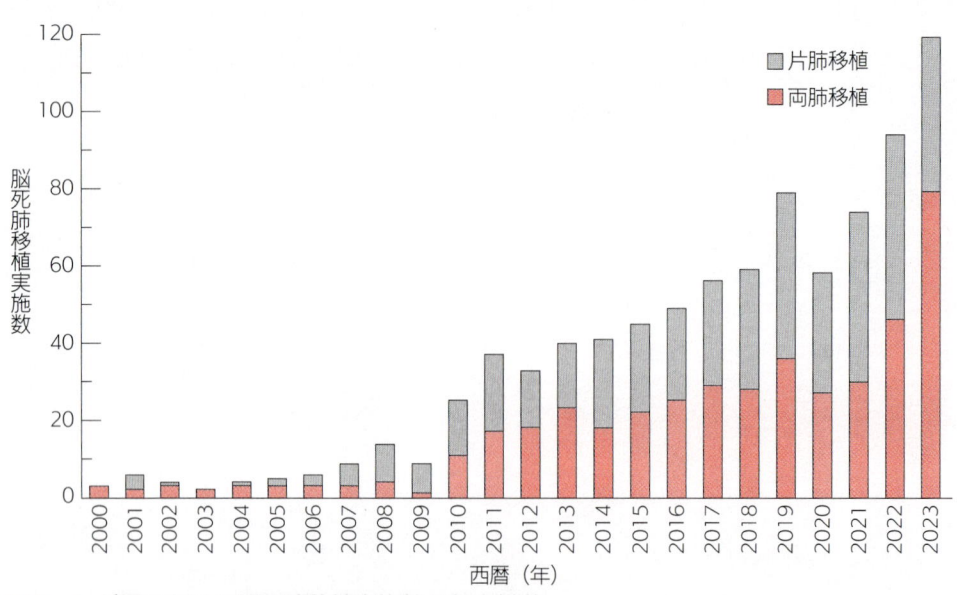

図1　わが国における脳死肺移植実施数の年次推移
2023年には119例の脳死肺移植（生体肺移植は9例）が実施された．

行われ，適応と判定された後，日本呼吸器学会肺移植検討委員会に属する中央肺移植適応検討委員会（事務局は日本呼吸器学会）に申請書が提出される．中央肺移植適応検討委員会において適応検討評価が行われ，適応と判定された後，各実施施設が日本臓器移植ネットワークに登録している．中央肺移植適応検討委員会での個々のレシピエント適応判定においては，国際心肺移植学会（ISHLT）から2021年に発表されたconsensus document[2]を参考にして判定しているが，ドナー肺の不足により待機期間の長いわが国の現状やわが国における疾患の特徴を考慮し，柔軟性をもって対応している．主な疾患について，肺移植実施施設へ紹介する目安，肺移植登録基準に関しては日本呼吸器学会員を対象に肺移植検討委員会から提示している．

中央肺移植適応検討委員会に脳死肺移植レシピエントとして審査が申請された患者数は2021〜2023年の3年間で220人・229人・246人と増加している．2023年に申請された患者の内訳をみると，特発性間質性肺炎99人，その他の間質性肺炎59人，肺高血圧症24人，造血性幹細胞移植後肺傷害15人，肺気腫9人，肺移植後移植片慢性機能不全（CLAD）9人の順に多い．

脳死肺移植登録および待機期間の現状

日本臓器移植ネットワークの2023年12月末のデータ[3]では，脳死肺移植希望登録者数は572人（男性289人，女性283人）であり，両側片肺移植（両肺移植）希望者が223人，片肺移植希望者が349人である．2023年の1年間に肺移植登録された患者数は228人で過去最高数である．待機中患者を原因疾患別にみると，特発性間質性肺炎，その他の間質性肺炎，肺高血圧症，造血幹細胞移植後肺障害，肺気腫，CLADの順となっており，特発性間質性肺炎とその他の間質性肺炎を合計した間質性肺炎が全体の半分を占めている．現状では待機期間中に亡くなる患者数も多いが，2年以上待機中の患者が待機中患者全体の38%，3年以上待機中の患者が

25%を占めている．血液型，術式，ドナー肺の大きさ（体格）などにより個々の症例で待機期間は異なるが，1997年10月〜2022年12月にわが国で脳死肺移植を受けた754人（心肺同時移植3人を含む）の移植までの平均待機期間は925.7日（約2年6ヵ月）である．

わが国における肺移植の成績

2024年1月24日に開催された日本肺および心肺移植研究会において松田によって発表されたデータ[1]が同研究会のホームページ（レジストリーレポート）に公開されている．脳死肺移植では5年生存率73.5%，10年生存率60.3%，生体肺移植においても5年生存率73.4%，10年生存率60.5%と良好な成績が得られている．術式別での5年生存率は心肺同時移植（3例）100%，脳死片側肺移植（438例）70.0%，脳死両側肺移植（433例）77.5%，片側生体肺葉移植（44例）71.5%，両側生体肺葉移植（249例）73.7%である．

肺移植後の息切れの程度は，565人中mMRCグレード0（激しい運動をしたときだけ息切れがある）が277人（49.0%），グレード1（平坦な道を早足で歩く，あるいは緩やかな上り坂を歩くときに息切れがある）が152人（26.9%）であり，多くの患者が一般生活に支障のない程度まで息切れが改善している．移植待機中の多くの患者がグレード2〜4の息切れを自覚していることを考えると，移植後の患者の活動性がいかに向上しているかを理解できる．

[COI開示] 石塚　全：アストラゼネカ(株)，日本イーライリリー(株)

文献

1) 日本肺および心肺移植研究会：レジストリーレポート2024．https://www2.idac.tohoku.ac.jp/dep/surg/shinpai/pg185.html（2024年4月16日閲覧）
2) Leard LE, Holm AM, Valapour M, *et al*：Consensus document for the selection of lung transplant candidates：an update from the International Society for Heart and Lung Transplantation. *J Heart Lung Transplant* 2021；40：1349-1379.
3) 日本臓器移植ネットワーク：移植に関するデータ．https://www.jotnw.or.jp/data/（2024年4月16日閲覧）

VI

その他

2　適応検討のフローと術式

佐藤雅昭

適応検討

　脳死肺移植を受けるためには，まず候補患者を日本臓器移植ネットワークに「脳死肺移植待機登録」する必要があり，そこで初めて脳死肺移植を受ける順番の列に並ぶことができる．このためには，肺移植候補となるかもしれない呼吸不全の患者を肺移植施設に紹介することが第一歩となる（図1-①）．現在国内で600人近い患者が脳死肺移植待機中となっており，毎年200人以上の新規登録がある一方，年間の肺移植件数は全国で120件（2023年）程度である．脳死ドナーが増えているとはいえ，まだ相対的な臓器不足が続いており，肺移植の待機期間は平均約3年，登録患者の3〜4割が移植を受けられずに亡くなっている．したがって，この待機期間を乗り越えられるだけの予後を見越して早めに相談・紹介することが重要となる．日本呼吸器学会から疾患別に肺移植施設への紹介のタイミングが示されている[1]（注：「呼吸器学会_肺移植_紹介_基準」などで検索可能）．

　肺移植実施施設では外来で説明とおよその評価を行い，肺移植適応がありそうであれば，通常は入院での肺移植適応評価（2週間程度）に進む（図1-②）．肺移植適応を決めるうえでは，呼吸不全がある程度進んでおり，かつ内科的治療が尽くされていることが前提となる．また，他臓器に不可逆な臓器障害がないこと（例：Ccr 50 mL/分以上），悪性疾患の既往がないことがとくに重要で，悪性疾患の既往がある場合はそれが根治していることを前提として個別に判断することになる．評価入院での主な検査はこれらの点について行われる．加えて，十分なリハビリができること，十分な家族サポートが得られること，移植医療について十分な理解力

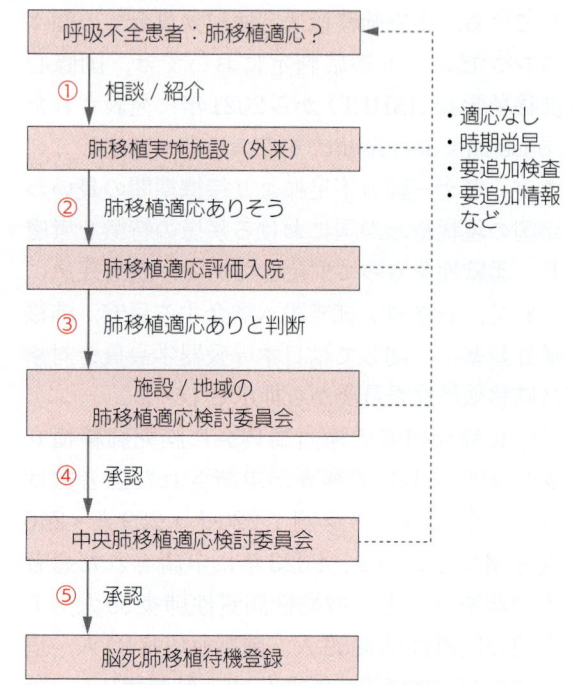

図1　肺移植候補患者の紹介から登録までのフロー

（図内）
呼吸不全患者：肺移植適応？
① 相談／紹介
肺移植実施施設（外来）
② 肺移植適応ありそう
肺移植適応評価入院
③ 肺移植適応ありと判断
施設／地域の肺移植適応検討委員会
④ 承認
中央肺移植適応検討委員会
⑤ 承認
脳死肺移植待機登録

・適応なし
・時期尚早
・要追加検査
・要追加情報
など

があり良好なアドヒアランスが期待できることなどがとくに重要である．また，極端な肥満やるい痩も肺移植適応外となりうることから，とくにBMIが30を超えている場合は30未満を目指した減量が求められる．そのほか，肺移植の登録基準の詳細は日本肺および心肺移植研究会のサイトで確認いただきたい[2]．

　肺移植実施施設の評価で適応ありとなった場合は，施設あるいは地域での審査（たとえば東京大学であれば院内の肺移植適応検討委員会，京都大学であれば大阪大学などと合同で行っている近畿肺移植適応検討委員会での審査）が行われる（図1-③）．ここで承認となれば，日本呼吸器学会の肺移植適応検討委員会に肺移植実施施設から申請を行い（図1-④），ここで承認されて初めて臓器移植ネットワークのリストに

登録されることになる（図1-⑤）．紹介から登録までに要する時間は，患者自身の都合や考える時間，追加検査の要否，内科的治療が不十分あるいは病状がまだ軽症といった理由により審査でいったん保留となった場合など，さまざまな理由で伸びることがある．すべて順調にいった場合でも3ヵ月以上はかかることが多い．

登録ができてから平均3年程度の待機期間に入るが，ここでいかに体力を落とさずに全身状態を維持して肺移植に臨めるかが肺移植成功の鍵となる．一方，登録後も予想外に病状が進行しないケースもあり，この場合は肺移植の順番が回ってきても移植を受けず，本当に肺移植が必要になるまで先延ばしにする「待機保留」とすることもできる（保留の期間も待機期間にはカウントされる）．肺移植の話が出た当初は患者も家族も「肺移植が必要だなんて！」という驚きと受け入れがたい気持ちがあるのは当然であり，肺移植の選択肢を，現実味をもって受け入れられないことが多い．しかし，本当に肺移植が必要だと患者自身が実感する状況というのはすでに登録するには遅すぎるタイミングであることが多いため，「将来の治療選択肢を増やすために今登録したほうがよい」，「肺移植登録は肺移植を受けなければならないという義務ではなく，3年後に肺移植を受ける権利を今のうちに獲得しておくために行う」といった説明が適切と思われる．

術式選択

脳死肺移植の登録時点で肺移植には片肺移植と両肺移植があり，候補となる患者の術式（正確には第一術式）は各移植施設の判断により申請の時点（図1-③④）で決定される．わが国はドナー不足のため，医学的に片肺移植が許容される場合は片肺移植を優先することになっている．多くの疾患・病態がこれに当てはまるが，両肺移植が必要となるケースは主に，1）重症の肺高血圧がある（特発性または二次性），2）難治性感染症がある（アスペルギルス，非結核性抗酸菌症など）の2つである．また，肺移植登録後に上記のいずれかが出現し，当初の片肺移植での登録から両肺移植での登録に切り替える場合もある．これは各移植施設の判断で行われ，新たな審査が行われるわけではない．

なお，登録時（移植実施時ではない）の年齢が術式と関連づけられており，片肺移植の場合は60歳未満での登録，両肺移植の場合は55歳未満での登録が必要となっているので，肺移植実施施設に紹介する際は患者年齢にも注意していただきたい．生体肺移植における年齢制限は施設ごとの判断となっている．

[COI開示] 本論文に関して筆者に開示すべきCOI状態はない

文献

1) 日本呼吸器学会：肺移植紹介の目安について．https://www.jrs.or.jp/activities/reports/lung_transplantation.html（2024年5月27日閲覧）
2) 日本肺および心肺移植研究会：肺移植レシピエント適応基準．https://www2.idac.tohoku.ac.jp/dep/surg/shinpai/recipient_criteria/（2024年5月27日閲覧）

VI

その他

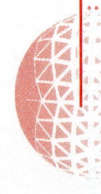

3 移植前後の管理

平間　崇

肺移植前の管理

移植施設への相談

　呼吸器疾患をもつ患者を移植施設へ紹介する場合，かかりつけ医から移植施設の呼吸器外科または臓器移植センターの移植コーディネーターと連絡をとる．事前に臨床経過や検査所見などを移植施設と共有するほうがスムースに話が進みやすい．その際，各種検査データ（血液型，血算・生化学検査，肺機能検査，動脈血ガス分析，6分歩行試験，喀痰培養検査，心エコーなど）や画像データ（胸部X線，胸部CT）も情報提供されることが望ましい．また，肺移植に向けて患者の身体的・社会的・経済的サポートの把握は不可欠であり（紹介時のADLや就労状況，家族構成，身体障害者手帳や難病認定の有無など），具体的な家族支援体制の情報提供も役立つ．これらをもとに肺移植を実施する診療科での検討会が行われる．

移植施設への紹介

　移植施設への紹介イコール登録ではない．この誤解は非常に多い．慢性進行性肺疾患に対して肺移植は考慮されるべきであるが，終末期となってから患者を移植施設へ紹介する必要はない．進行性が明らかな場合や特発性肺線維症といった有効な治療のない疾患では，移植登録に時期尚早であっても移植施設を受診することで，将来，肺移植が必要になる可能性や移植医療について知ってもらえるよい機会となる．肺障害ごとの紹介の目安を参照いただきたい（表1）．移植登録は移植施設で実施する作業であり，患者の病態ごとに適応を決めている．

待機期間

　移植待機患者は，年に1回移植施設を受診する必要がある．かかりつけ医は待機中に生じた合併症などについて診療情報提供書を通して移植施設と共有する．移植施設では待機中に生じた合併症を把握し，周術期の対策を練る．原

表1　肺移植施設へ紹介する目安

1. 閉塞性肺障害（COPDやリンパ脈管筋腫症など）
   - 肺機能検査で%FEV$_1$＜30％，慢性呼吸不全を認める（在宅酸素療法を要する）
2. 肺循環性障害（肺動脈性肺高血圧症など）
   - 肺血管拡張薬内服薬に加えてPGI$_2$持続静注/皮下注製剤を使用し，内科治療がこれ以上の強化は難しい
3. 感染性肺障害（気管支拡張症やびまん性汎細気管支炎など）
   - 肺機能検査で%FEV$_1$＜30％，慢性呼吸不全を認める（在宅酸素療法を要する）
4. 拘束性肺障害（特発性間質性肺炎や膠原病合併間質性肺炎など）
   - 肺機能検査で%努力肺活量＜80％，6分歩行検査でSpO$_2$＜90％を認める
   - 胸部CT検査でUIPパターンを認める
   - 進行性の上葉優位型肺線維症
5. 同種移植後肺障害（造血幹細胞移植後肺障害や慢性移植肺機能不全など）
   - 閉塞性障害：肺機能検査で%FEV$_1$＜30％，慢性呼吸不全を認める（在宅酸素療法を要する）
   - 拘束性障害：肺機能検査で%FVC＜80％，6分歩行検査でSpO$_2$＜90％を認める

表2　肺移植希望者および肺移植患者に使用するワクチン

	接種対象者・方法	移植前	移植後
生ワクチン			
麻疹ウイルス	IgG EIA＜4.0	可能	禁忌
風疹ウイルス	IgG EIA＜4.0	可能	禁忌
水痘ウイルス	IgG EIA＜4.0	可能	禁忌
流行性耳下腺炎ウイルス	IgG EIA＜4.0	可能	禁忌
mRNAワクチン			
新型コロナウイルス	複数回（毎シーズン）	可能	可能
不活化ワクチン			
インフルエンザウイルス	毎シーズン	可能	可能
肺炎球菌 15価結合型	慢性呼吸器疾患	可能	可能
肺炎球菌 23価莢膜多糖型	慢性呼吸器疾患，5年ごと	可能	可能
帯状疱疹	50歳以上の希望者，2回接種	可能	可能
9価ヒトパピローマウイルス	未婚女性，3回接種	可能	可能
B型肝炎ウイルス	HBs抗体陰性，3回接種	可能	可能
髄膜炎菌ワクチン	エクリズマブ投与予定者	可能	可能
RSウイルス	慢性呼吸器疾患	可能	可能

疾患の進行や片側肺の合併症により，片肺移植では移植側を決定する．また，胸膜癒着術や胸郭内手術を要する合併症があれば，癒着の程度に応じて入室時間を早めるなどの対応をとることもできる．耐性菌が検出されている場合，移植施設で有効な抗菌薬が使用可能かを確認する．さらに，待機患者の呼吸器症状や日常生活状況を把握し，待機更新（移植希望の意思）を再確認する．移植の意思がない場合，また，肺移植を受けることのできない医学的な理由（進行がんの発見や他臓器の不可逆的障害）がある場合，待機リストから除外する．

予防接種

肺移植後は，生涯にわたり免疫抑制薬を服用するため，移植前から感染症の予防に努めることは重要である．予防接種は移植患者の感染症リスクを軽減させるだけでなく，移植患者が感染症のリザーバーとなることを防ぐ観点からも重要である．移植適応検査時にウイルス抗体価を確認し，それらが陰性の場合，免疫抑制薬

を使用していなければ生ワクチンを接種する（表2）．生ワクチンは臓器移植後に接種できなくなるため，移植前に抗体獲得されるべきである．不活化ワクチンは移植後も接種可能であるが，慢性呼吸器疾患を考慮すれば，呼吸器感染症をきたすウイルスや細菌のワクチンは接種しておきたい．とくに，新型コロナウイルスに対するmRNAワクチンは，肺移植後の有効性は乏しいため，待機中に抗体を獲得しておくことが望ましい[1]．

肺移植後の管理

移植肺（グラフト）の管理

肺移植患者はグラフト機能に依存しているため，診療においてはグラフト機能維持を最優先とする．グラフトの障害は，不可避なもの（ドナーの年齢や喫煙歴，虚血時間，慢性移植肺機能不全）と，手技や管理によってリスクを軽減できるもの（手術合併症，拒絶反応，感染症）

表3　肺移植患者に使用する免疫抑制薬と感染症予防薬

	代替薬	機序・目的	副作用
免疫抑制薬			
タクロリムス	シクロスポリン	T細胞のサイトカイン抑制	腎機能障害，手指振戦，相互作用（CYP3A4基質）
ミコフェノール酸	アザチオプリン	T細胞・B細胞のDNA合成阻害	骨髄抑制（好中球減少），消化器症状（嘔吐，下痢）
プレドニゾロン		細胞性免疫・液性免疫の制御	耐糖能異常，骨粗鬆症，大腿骨頭壊死，消化性潰瘍，中心性肥満
シロリムス*	エベロリムス*	T細胞・B細胞の増殖抑制	口内炎，にきび様の皮膚炎，相互作用（CYP3A4基質）
感染症予防薬			
バルガンシクロビル	レテルモビル	サイトメガロウイルス感染症の予防	骨髄抑制（好中球減少）
スルファメトキサゾール・トリメトプリム	アトバコン	ニューモシスチス肺炎の予防	血球減少，腎機能障害
アゾール系抗真菌薬	アムホテリシン吸入療法	肺アスペルギルスの予防	肝障害，相互作用（CYP3A4阻害）

*：肺移植では保険適用外であり必要な場合は適応外使用の申請を要する．

がある．肺移植は高難度手術であり，頻度の多い術後合併症は吻合部のトラブルである．一方，手術以外でグラフト機能に影響を及ぼす主な合併症が拒絶反応と感染症である．拒絶反応を予防するため，肺移植患者は免疫抑制薬を生涯にわたり服用する．また，リスクに応じて感染症の予防薬を服用し，さまざまな感染症からグラフトを守るよう努める．グラフトの障害を発症した肺移植患者は無症状のこともあれば，咳嗽，呼吸困難を訴えるものもいる．実臨床ではベースラインより1秒量（FEV$_1$）が10％低下した場合に拒絶反応またはグラフト感染を疑う．そのため，肺移植患者は簡易スパイロメーターでFEV$_1$を自己測定するよう指導されている[2]．かかりつけ医はFEV$_1$の低下を確認すれば，ただちに胸部CTや精密肺機能検査でグラフトの機能障害を確認し，異常を認めれば移植施設へ連絡をすることが望ましい．

免疫抑制療法

肺移植患者の免疫能が，グラフトを非自己と認識し，それを排除するよう作用する現象が拒絶反応である．そのため，T細胞を中心とした細胞性免疫を抑制するよう免疫抑制療法を導入する[3]．肺移植後に用いられている免疫抑制薬は，カルシニューリン阻害薬であるタクロリムスまたはシクロスポリン，代謝拮抗薬であるミコフェノール酸モフェチルまたはアザチオプリン，副腎皮質ステロイドであり，3剤併用療法を基本とする（表3）．肺移植では保険未承認であるがmTOR阻害薬であるエベロリムスは他臓器移植では保険適用であり，リンパ脈管筋腫症であればシロリムスも使用できる．拒絶反応は移植後1年以内に認められることが多いため，この間は免疫抑制薬の投与量は多くなるものの，1年以降は減量することが多い．免疫抑制薬の多くは，血中濃度が高いと感染症や悪性腫瘍のリスクとなり，血中濃度が低いと拒絶反応，グラフト不全のリスクとなるため，血中薬物モニタリングは移植後の管理に不可欠な検査である．かかりつけ医では，タロリムスの血中濃度を受診のたびに測定し，投与量を調整する．

拒絶反応を生じた場合，ステロイドパルス療法（メチルプレドニゾロン）を開始する．ステ

ロイドパルス療法中にカルシニューリン阻害薬の目標トラフ値を高めに設定したり，代謝拮抗薬の増量を検討したりといった対応をとられることが多い．ステロイドパルス療法でもグラフト機能の改善を認めない場合，抗ヒト胸腺細胞グロブリンを投与する．かかりつけ医は，移植施設と相談をしながら対応することが望ましい．

抗菌化学療法

肺移植患者は免疫抑制薬を服用するため，細胞性免疫不全で認められる日和見感染症を発症するリスクを生涯にわたり伴い，また，市中感染症でも罹患後重症化しやすい側面をもつ．そのため，細胞性免疫不全で頻度の高いサイトメガロウイルス，ニューモシスチス，アスペルギルスについては，多くの移植施設で予防薬を投与している（表3）．また，予防接種による重症化予防も欠かせない対策である（表2）．肺移植患者が感染症に罹患した場合，治療薬の選択は非移植患者と同じであるが，カルシニューリン阻害薬を使用しているためCYP3A4の誘導作用または阻害作用のある薬剤は注意が必要である

（クラリスロマイシン，ボリコナゾール，リトナビル）．かかりつけ医は事前に薬剤部や移植施設へ問い合わせることが無難である．肺移植後はグラフトに感染症を生じやすく（移植側の肺炎），時に慢性移植肺機能不全の誘因となる．そのため，グラフト感染においては，抗菌化学療法による治療の必要性が免疫抑制療法による拒絶反応の抑制維持を上回る場合に限り，免疫抑制薬の減量を検討する．かかりつけ医は免疫抑制薬の減量について移植施設へ相談するほうがよい．

[COI開示] 本論文に関して筆者に開示すべきCOI状態はない

文献

1) Ui M, Hirama T, Akiba M, *et al*：Cellular and humoral immune responses after a third dose of SARS-CoV-2 mRNA vaccine in lung transplant recipients in Japan. *Vaccine* 2023；41：4534-4540.
2) 呼吸臨床：呼吸器内科医のための肺移植の診かた：第6回肺移植後の基本的管理（グラフト機能と合併症，呼吸理学療法，栄養食事療法）. https://kokyurinsho.com/surgery/e00161/（2024年4月16日閲覧）
3) 呼吸臨床：呼吸器内科医のための肺移植の診かた：第4回肺移植後の免疫抑制療法（グラフト機能と合併症，呼吸理学療法，栄養食事療法）. https://kokyurinsho.com/surgery/e00159/（2024年4月16日閲覧）

VI

その他

1　禁煙指導と禁煙補助薬

岩永賢司

2022年の国民生活基礎調査によると，日本人の喫煙率は男性25.4％，女性7.7％であり，2001年の結果と比較するとそれぞれ23ポイント，6.3ポイント減少し，20年間でほぼ半減した．2003年に受動喫煙の防止が盛り込まれた健康増進法が施行され，2020年には屋内外とも，よりいっそうの受動喫煙対策を徹底するように改正されたことや，喫煙者自身ががんや脳卒中，心血管系疾患，COPDなどに罹患するリスクが社会に認識されてきたこと，タバコ料金の値上げ，後述する禁煙治療の広まりなどが喫煙率低下の理由であると考える．

しかしながら，呼吸器疾患に罹患しているにもかかわらず喫煙する患者が存在する．このような場合，病状の進行や増悪を招く恐れがあるほか，在宅酸素療法中では引火の恐れもあり大変危険である．

喫煙と呼吸器疾患との因果関係および患者への影響

2016年に発表された厚労省の調査では，呼吸器疾患と喫煙の因果関係についてCOPD，喘息，結核，特発性肺線維症の4疾患がとり上げられ，喫煙とCOPD，呼吸機能低下，結核死亡との関連について，「科学的証拠は，因果関係を推定するのに十分である（レベル1）」と判定された．喫煙と喘息の発症および増悪，結核発症・再発，特発性肺線維症との関連については，「科学的証拠は，因果関係を示唆しているが十分ではない（レベル2）」とそれぞれ判定された．

受動喫煙と呼吸器疾患との関連性

受動喫煙と喘息患者，健常者の急性呼吸器症状（咳嗽，痰，喘鳴，胸部絞扼感，呼吸困難）との関連についてはレベル2と判定された．喘息患者の受動喫煙と急性の呼吸機能低下との関連についてもレベル2と判定された．また，受動喫煙と成人慢性呼吸器症状，呼吸機能低下，喘息の発症・コントロール悪化，COPDとの関連についてもレベル2と判定された．

これらの結果より，能動・受動喫煙ともにレベルの差はあるものの，呼吸器疾患患者へ影響のあることがわかった．したがって，担当医は喫煙する呼吸器疾患患者のみならず，同居家族へも禁煙指導・支援を行うことが求められる．

4学会合同による禁煙治療のための標準手順書

喫煙習慣の本質はニコチン依存症であるため，これを慢性疾患と捉えて，保険適用のもと（ニコチン依存症管理料算定）禁煙治療が進められてきた．「禁煙治療のための標準手順書」が日本循環器学会，日本肺癌学会，日本癌学会，日本呼吸器学会の4学会合同で発行されている（最新版は第8.1版，2021年）[1]．本手順書に従った保険給付のもとで行われる対面での禁煙治療の流れを以下に記す（初診と再診4回目のみ対面診察で，他の再診はオンライン診療でも保険治療が認められている．詳細は本手順書を参照されたい）．

■ 初回診察

【対象者から禁煙治療希望を確認】

何らかの基礎疾患治療中の患者のなかから禁煙に関心がありそうな患者を選び，禁煙治療の説明と勧奨を行って希望を確認する．禁煙治療を希望して新規に受診する場合は，医師から禁煙治療の説明を行う．

【対象者のスクリーニング】

次に手順書の帳票2と3を用いて，希望する患者に以下のスクリーニングを行う．

- ただちに禁煙しようと考えている.
- TDS (Tobacco Dependence Screener) で依存症と診断 (5点以上).
- 35歳以上の場合, Brinkman指数が200以上.
- 禁煙治療を受けることを文書にて同意していること.

さらに, 専用機器を用いて呼気CO濃度 (当日の紙巻きタバコの喫煙状況を反映) を測定して, 喫煙量や喫煙状況を客観的に確認する. ただし, 加熱式タバコにはCOがごく少量しか含まれないため, 呼気CO濃度測定は有用ではなく, 問診で確認する必要がある.

これら4つのスクリーニング条件すべてに該当する場合は保険適用の禁煙治療を開始する. 該当しない条件がある場合は自由診療による禁煙治療を開始し, 禁煙治療の希望がない場合は資料を提供して禁煙支援する.

そして, 禁煙開始日を設定する. 禁煙補助薬としてニコチンパッチを使用する場合は, できるだけ初回診察日から空けずに設定したほうがよい. バレニクリンを使用する場合は, 服用を初回診察日から空けずに開始し, 服用1週間後から禁煙を開始させる. 帳票5の「禁煙宣言書」へ患者自身に署名してもらい, 医師も署名する.

禁煙に関して患者に不安などがあれば, 手順書の資料1「禁煙治療問答集 (初回治療における治療内容)」を参考にして, その解決策を考える.

【初回診察の治療内容 (禁煙補助薬)】

禁煙補助薬には, 保険診療で医師が処方するニコチンパッチ (ただし低・中用量薬は処方箋なしでも購入可能) と処方箋なしで薬局・薬店で自己負担購入となるニコチンガムがある. 経口薬には保険薬として処方されるバレニクリン (脳内の$\alpha_2\beta_2$ニコチン受容体部分作動薬. 部分作動薬として禁煙に伴う離脱症状やタバコへの切望感を軽減する. 本薬服用中の再喫煙時に拮抗薬としても作用し, ニコチンと$\alpha_2\beta_2$ニコチン受容体の結合を阻害して, 喫煙から得られる満足感を阻害する) がある. プラセボ群と比較してニコチン製剤群は1.6倍, バレニクリン群は2.24倍禁煙率が高まる[2].

ニコチンパッチの禁忌は, 非喫煙者, 妊婦, 授乳婦, 不安定狭心症, 発症後3ヵ月以内の急性心筋梗塞, 重篤な不整脈, 経皮的冠動脈形成術直後, 冠動脈バイパス術直後, 脳血管障害回復初期, 本剤の成分に過敏症の既往などである. 副作用には, 貼付部の発赤や瘙痒感, 不眠などがある. バレニクリンは重度の腎機能障害, 血液透析を受けている患者に対しては慎重投与し, 副作用には嘔気 (コップ1杯の水かぬるま湯での服用を指導), 便秘, 鼓腸, 頭痛, 異常な夢, 不眠症, 傾眠, 意識障害などがあり, 自動車の運転など危険を伴う機械の操作に従事させないように指導する. また, 抑うつや自殺念慮・自殺の報告もあるため, 患者の状態を十分に観察しなければならない.

それぞれの禁煙補助薬の投与スケジュールは以下のとおりである.

- ニコチンパッチ (ニコチネル®, 朝起床後に貼り替え):禁煙開始とともにTTS30 1枚/日×4週間→TTS20 1枚/日×2週間→TTS10 1枚/日×2週間の計8週間.
- ニコチンガム:1日の喫煙本数により開始量は4〜12個/日と幅があり, 8〜12週間 (0〜1個/日) で終了する.
- バレニクリン:1〜3日目;1回0.5mg, 1日1回→4〜7日目;1回0.5mg, 1日2回→8日目に禁煙開始して84日目まで;1回1mg, 1日2回が標準.

■ 再 診

再診は初回診察から2・4・8・12週後の計4回行う. 禁煙状況や離脱に関する問診と呼気CO濃度測定により評価する. 禁煙状況や離脱症状によって患者を讃えたり励ましたり, 禁煙がうまくいかない場合は手順書を参考にして適切なアドバイスを行ったりする. 禁煙開始2週間後くらいで離脱症状はある程度治まり, 4週間後には安定し, 8週間後では禁煙も安定し, 12週間後が最終診察日となる.

禁煙1年以内は再喫煙の可能性があるため, 喫煙しないように指導する. もし喫煙してしまった場合は1年後に保険診療での禁煙治療再

開が可能である．

禁煙治療用アプリを用いた禁煙治療プログラム

2020年11月末から，禁煙治療用アプリ（CureApp-SC®）を用いた禁煙治療が保険診療で行われるようになった．バレニクリンを処方し，COチェッカーを併用する場合に限られる．詳細は適正使用方針を参照されたい．

※残念ながら，バレニクリン（チャンピックス®錠）に基準値を超える *N*-ニトロソバレニクリン（バレニクリンに由来するニトロソアミン）が検出されたことにより，2024年7月現在，本剤は出荷停止が続いている．現状では保険診療における禁煙治療にニコチンパッチしか用いることができない．

諸外国における禁煙介入の実情

■ 南アジア

世界の喫煙者の80％以上は南アジア諸国などの発展途上国に住んでいるといわれ，早急な禁煙対策が求められている．南アジアの国々では現状はタバコ煙の曝露から人々を保護することが中心になっており，積極的な禁煙治療はこれからのようである．

■ 米 国

米国では，成人の喫煙率は2016年には15.5％まで低下してきたが，米国の低所得者を対象とした医療保険プログラム（メディケイド）受給者では25.3％と高い．このプログラムでは，50

州すべてとワシントンDCにおいて，FDAが認めた禁煙補助薬7種類を用いた禁煙治療を保障範囲とし，年間約390億ドルを費やしている．

■ 欧 州

欧州諸国では，さまざまなタバコ規制政策（課税，禁煙エリア拡大，禁煙プログラムなど）が行われている．1980年から2010年にかけての大規模集団コホートにおける禁煙率は，他の地域と比較して北欧で高かった（1,000人あたり26.5～32.7人/年 vs. 49.9人/年）[3]．16歳以前に喫煙を始めた被験者は，それ以降に始めた被験者よりも禁煙する可能性が低いことも示された．

専門医への紹介のタイミング

禁煙希望のある人，禁煙希望があって禁煙を試みるが自力で禁煙できない患者などがいれば，ニコチン依存症管理料算定の基準を満たして地方厚生局に申請している医療機関受診を勧める（日本禁煙学会ホームページから参照可能）．

[COI開示] 本論文に関して筆者に開示すべきCOI状態はない

文献

1) 日本循環器学会他：禁煙治療のための標準手順書．第8.1版．https://www.jrs.or.jp/information/file/2c9094826d1c09ee0b08a7ba9d524fd0e1e914a2.pdf（2024年4月16日閲覧）

2) Cahill K, Stevens S, Perera R, *et al*：Pharmacological interventions for smoking cessation：an overview and network meta-analysis. *Cochrane Database Syst Rev* 2013：CD009329.

3) Pesce G, Marcon A, Calciano L, *et al*：Ageing lungs in European cohorts (ALEC) study：time and age trends in smoking cessation in Europe. *PLoS One* 2019：14：e0211976.

2　慢性呼吸不全・在宅酸素療法

佐藤一洋・中山勝敏

呼吸では空気中からO_2を摂取し細胞内に移送するとともに，細胞で産生されるCO_2を体外に排出する．呼吸不全とは，呼吸機能障害などのためにそれら本来の機能を果たせない状態である．室内空気呼吸時の動脈血酸素分圧（PaO_2）が60Torr以下で定義され，それが1ヵ月以上続いた場合を慢性呼吸不全としている．

呼吸不全は動脈血二酸化炭素分圧（$PaCO_2$）45Torrを境界とし，Ⅰ型呼吸不全，肺胞低換気を合併したⅡ型呼吸不全に分類される．

疫　学

わが国には慢性呼吸不全を対象とした疫学調査はないが，在宅酸素療法（home oxygen therapy：HOT）の処方数から約17万人の慢性呼吸不全患者がいると推定される．2010年当時の在宅呼吸ケア白書では，その45％がCOPDであり，次いで間質性肺疾患18％，肺結核後遺症12％，肺がん6％であった[1]．しかし現在では，肺結核後遺症患者が減少し，肺がんなどによる短期のHOTが増えていることから，その割合は変化してきていることが予想される．

病　態

呼吸不全の機序は肺胞におけるガス交換障害と換気障害に大別されるが，複数の機序が組み合わさることもある．

ガス交換障害には，換気血流不均等，拡散障害，右左シャントが関与している．肺毛細血管におけるガス交換が効率よく行われるためには，肺胞換気量と肺血流量の比が肺内の各領域で一致していることが重要である．重力の影響で健常肺でも換気血流比は不均等に分布しているが，肺の障害部位があると換気血流不均等分布が増大する．その結果，ガス交換の効率が悪化し低

酸素血症をきたす．COPDや肺炎，肺塞栓症など気道，肺胞，肺血管系に異常をきたすすべての疾患で起こる．

拡散障害はO_2が肺胞上皮，間質，血管内皮，血漿を通過する過程の障害である．間質性肺炎や肺水腫など肺胞と間質の障害，およびCOPDのような肺胞面積の減少で起こる．拡散障害が高度でなければ安静時の低酸素血症はきたしにくいが，労作で低酸素血症が顕著に現れるのが特徴である．

右左シャントでは，右心系からの血液が肺胞気に接触することなく左心系に戻る．肺動静脈奇形や肝肺症候群などの肺内シャントや無気肺などの肺胞の虚脱で起こる．シャント血流は酸素化を受けないため，酸素投与量に見合ったPaO_2の上昇が得られにくいのが特徴である．

一方，本来必要な換気量が維持できない場合，肺胞内と動脈血中のO_2は低下しCO_2は増加する．肺胞低換気は神経筋疾患や薬物中毒など中枢および末梢神経の異常や筋力低下や，側弯症などの肺や胸郭の変形，COPDなど横隔膜運動の制限などで引き起こされる．

診断検査

呼吸不全の検査では病態の把握，呼吸不全の程度の判断が必要であり，動脈血ガス分析，呼吸機能検査，胸部画像検査は必須である．

■動脈血ガス分析

SpO_2も有用ではあるが，動脈血ガス分析は利点が多く，呼吸不全の病態も推定することができる．ガス交換の障害があれば肺胞気-動脈血酸素分圧較差（$AaDO_2$）が開大する．一方，$PaCO_2$上昇では肺胞低換気と呼吸性アシドーシスの存在を意味する．通常，慢性期には腎性に代償されてpHは正常値近くに保たれているが，

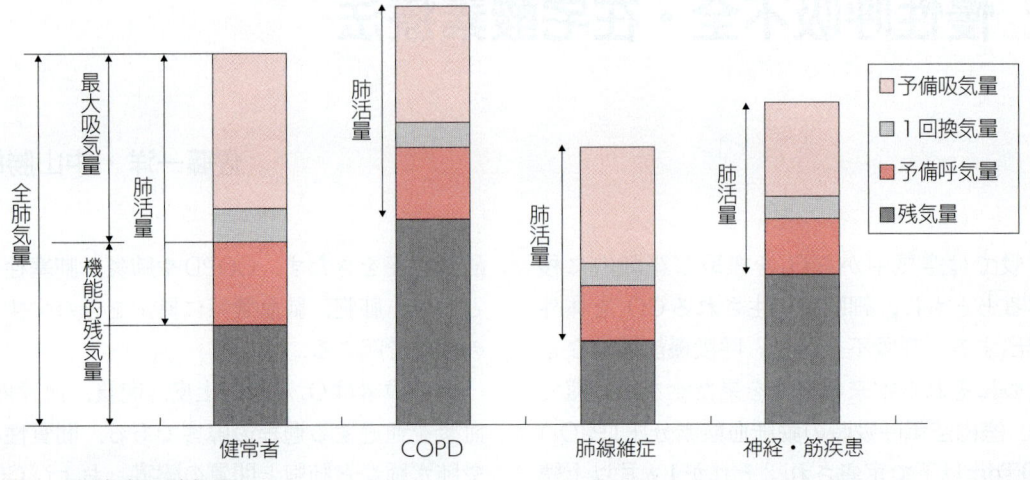

図1 各疾患の肺気量

急性疾患の合併や原疾患の急性増悪では換気が悪化してpHは低下する.

呼吸機能検査

$PaCO_2$が上昇するⅡ型呼吸不全では換気障害の原因を検査する. 換気は肺・胸郭の可能性とも強く関連しており, 呼吸機能検査で評価できる. 肺気量分画は疾患ごとに特徴的なパターンを示し, COPDでは残気量の増加により肺の可動域が減り, 肺線維症では線維化により各肺気量が均等に減少する. 神経筋疾患では肺・胸郭の可動性が減った結果, 全肺気量の減少と残気量の増加をきたす(図1)[2].

画像検査

$AaDO_2$の開大の原因には肺胞におけるガス交換と肺循環が関与しているため, 胸部画像検査や超音波検査が有効である. 多くの疾患は肺炎像や線維化像, 気腫化などの何らかの画像所見を伴うが, 明らかな画像上の変化がないのに$AaDO_2$が開大する場合は, 肺塞栓などの肺循環の異常を疑う必要がある.

治 療

慢性呼吸不全はその原因や病態により薬物療法が行われるが, 酸素療法, 人工呼吸, 胸部理学療法, 運動療法, 栄養指導, 患者教育, 精神的支援を含めた包括的呼吸リハビリテーションも各疾患の特性に応じて行われる. 本稿では酸素療法を中心に記載する(表1).

HOT

$PaO_2 < 55\,mmHg$もしくは$PaO_2 < 60\,mmHg$で睡眠時または運動負荷時に著しい低酸素血症をきたす者で医師が必要と認めたものがHOTの適応である. 組織への酸素供給の改善, 低酸素による換気運動や心拍数の増加を抑制することにより呼吸と心仕事量を軽減させ, 酸素性肺血管攣縮を防止して肺高血圧症や右心負荷の軽減にも寄与する. その結果, 息切れなどの自覚症状が改善し日常生活の拡大, 社会生活への復帰につながる. 生命予後ではCOPDにおいて5年生存率の改善や入院日数の軽減が報告されている.

在宅ハイフロー酸素療法

在宅ハイフロー酸素療法(high-flow therapy:HFT)では, 空気と酸素の混合気を加温加湿し, 安定した濃度の酸素を専用の鼻カニューラを介して投与する. HFTは主に急性期施設で急性期の呼吸不全に使用されるが, 現時点では$PaCO_2$の上昇もしくは夜間の低換気を伴うCOPD患者にのみ在宅治療法で用いられるようになっている. HFTは高流量のガスによるPEEP効果と気道内の空気の洗い出しにより換気効率が上がり, $PaCO_2$の低下に寄与する. また加温加湿による粘液線毛運動の最適化, 気道分泌物のクリアランス促進の効果も有する.

表1 在宅における呼吸補助療法

在宅治療	適 応	特 徴	効 果
酸素療法（HOT）	すべての慢性呼吸不全	・酸素濃縮器，液体酸素，携帯用ボンベから供給 ・持続的に使用 ・外出，旅行も可能 ・食事，会話が容易	・症状の軽減 ・組織低酸素の改善 ・肺高血圧症を予防 ・心負荷の軽減 ・生存率の改善
ハイフロー酸素療法（HFT）	Ⅱ型呼吸不全のCOPD	・加温加湿した酸素と空気の混合ガスを供給 ・高流量で投与 ・頻呼吸でも酸素濃度は安定 ・睡眠時や数時間続けて使用 ・飲食や会話が可能	・酸素化の改善 ・CO_2再呼吸の防止 ・線毛機能の維持 ・排痰の促進 ・呼吸仕事量の減少 ・COPDの急性増悪の減少
非侵襲的陽圧換気療法（NPPV）	Ⅱ型呼吸不全	・吸気圧と呼気圧で換気を補助 ・酸素との併用が可能 ・強制換気が可能 ・睡眠時や日中4時間以上使用 ・使用中の飲食，会話は困難	・酸素化の改善 ・換気の改善 ・睡眠呼吸障害の改善 ・呼吸筋の休息 ・呼吸調節系のリセッティング ・生存率の改善

　HFTはその役割と侵襲性において酸素療法と非侵襲的陽圧換気療法（non-invasive positive pressure ventilation：NPPV）の中間的治療として認識されている．COPDにおいて，急性増悪の減少，入院頻度の低下と症状の緩和，初回増悪までの期間延長，QOLの向上などの効果が報告されている[3]．

■ NPPV

　NPPVは，気管内挿管や気管切開することなくマスクを介して換気を行う治療法である．$PaCO_2$の上昇を伴った慢性Ⅱ型呼吸不全において，補助換気の継続が必要となる場合があり，在宅患者ではCOPD，肺結核後遺症，神経筋疾患が多い．NPPVは換気の改善，睡眠呼吸障害の改善，呼吸筋負荷の改善，呼吸調節系のリセッティングなどに寄与し，動脈血液ガス改善の持続，急性増悪の回避，生存率の向上，QOLの改善が期待できる．

専門医への紹介のタイミング

　慢性呼吸不全患者の多くは原疾患の診断からの経過が長く，また多職種による包括的な治療や在宅治療となることも多い．そのため病診連携がきわめて重要である．かかりつけ医で慢性の肺疾患を疑われた際には専門医療機関で確定診断を受け，適切な薬物治療を受けることになる．また，息切れや低酸素血症，つまり呼吸不全への進行があれば，薬物療法，酸素療法，運動療法や栄養療法を含めた包括的呼吸リハビリテーションが可能な病院への紹介が必要となる．また，呼吸不全が急性増悪した場合は人工呼吸ができる急性期病院，長期療養が必要となった際には療養型病院との連携も必要となる．そのため，地域における医療体系を構築しておくことも重要である．

[COI開示] 本論文に関して筆者らに開示すべきCOI状態はない

文献

1) 日本呼吸器学会 編：在宅呼吸ケア白書2010. 文光堂, 2010.
2) 日本呼吸器学会 編：臨床呼吸機能検査. 第8版, メディカルレビュー社, 2016.
3) Vega Pittao ML, Schifino G, Pisani L, *et al*：Home high-flow therapy in patients with chronic respiratory diseases：physiological rationale and clinical results. *J Clin Med* 2023；12：2663.

VI

その他

3　在宅人工呼吸

富井啓介

在宅人工呼吸療法（home mechanical ventilation：HMV）は，病院外で人工呼吸を継続する治療法であり，在宅酸素療法（home oxygen therapy：HOT）と併用もしくは単独で，主として慢性II型呼吸不全（換気不全）に対する換気補助として行われる．当初は気管切開下陽圧換気療法（tracheostomized positive pressure ventilation：TPPV）が主流であったが，現在ではマスクを用いた非侵襲的陽圧換気療法（non-invasive positive pressure ventilation：NPPV）がまず考慮され，NPPVで管理不能の際にTPPVが行われる．またHMVには含まれないが，在宅ハイフローセラピー（high-flow nasal cannula：HFNC）が2022年度からCOPDの比較的軽症の慢性II型呼吸不全に対して保険承認され，HOTとNPPVの中間的位置づけで使用されるようになった．本稿ではHFNCも含めて記載する．

TPPV

気管切開によって気道を確保した状態で行う人工呼吸である．NPPVでは十分に換気できない重症のII型呼吸不全の患者が対象となるが，咳嗽力低下のため喀痰排出困難で無気肺や窒息リスクのある場合が気管切開の適応を決める重要な因子となる．したがって，神経筋疾患の進行した場合や脊髄損傷，中枢神経障害，脳性麻痺などが多数を占めるが，一部には重度の肺実質障害で抜管困難となったもの，極度の閉塞性睡眠呼吸障害なども含まれる．

TPPVは気管切開チューブに回路を接続して，内部バッテリー搭載の携帯型人工呼吸器で換気を行う．気管切開チューブのカフを膨らませた状態では設定どおりの圧で適切な換気を維持できるが，嚥下や会話は不可となる．カフの空気を抜くと飲食や会話が可能となるが（ただし，スピーチバルブと呼ばれる一方向弁をチューブに装着する），唾液や分泌物誤嚥のリスクが高まる．TPPVの呼吸器回路には3つのタイプがあり，吸気側と呼気側のダブル回路で閉鎖式のため吸気量と呼気量を直接測定できるもの，呼気弁付きのシングル回路で閉鎖式のため吸気量のみ測定できるもの，呼気ポート付きのシングル回路で開放式のため換気量は測定できず推測値を使用するNPPV類似のものがある．モード選択は分泌物貯留などで気道抵抗が変化しやすく，かつ確実な換気量が求められる神経筋疾患などでは量規定換気（VCV）が望ましいが，患者の自発呼吸との同期による快適性が重要でリークによる換気量低下がある程度許容できる肺実質障害などの場合は圧規定換気（PCV）が望ましい．

実施にあたっては，NPPVで管理できないかをまず十分に検討する必要がある．一見，NPPV不成功にみえてもリハビリテーションや理学療法，排痰補助装置［mechanical insufflation-exsufflation（MI-E）など］の導入，吸気時間やトリガー調節などで可能となる場合もある．十分な咳嗽力有無の判断にはピークフローメーターを用いた咳流速（CPF）270 L/分が基準となる．HMV全般，とくにTPPVを在宅に移行するにあたっては，在宅用人工呼吸器や酸素濃度が適切に設定され医学的に患者の状態が安定していること，介護者が患者をケアする意欲と能力のあること，医療機器会社により必要な機器供給と技術サポートが可能であること，専門的な在宅介助者（訪問看護師など）の調整ができていること，自宅での緊急時などにケアへアクセスできることなどの確認が必要である．

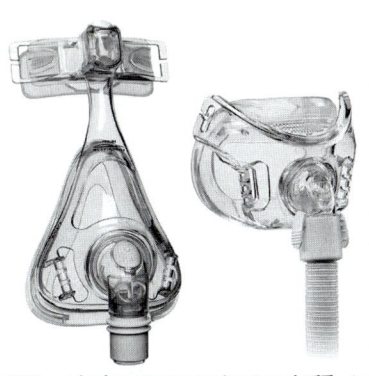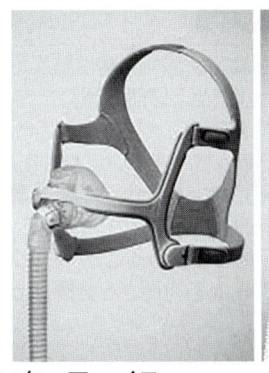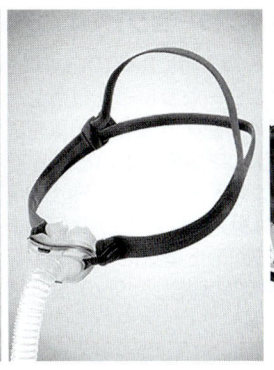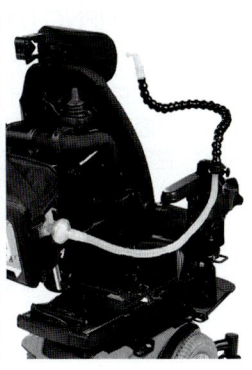

図1　在宅NPPVにおける各種インターフェイス

左から，フィリップス社のフルフェイス（鼻口）マスクover the nose型およびunder the nose型，帝人ヘルスケア社の鼻マスクおよびピローマスク，フィリップス社のマウスピース．

［各社より画像提供］

NPPV

　NPPVはマスクなどの非侵襲的インターフェイスを用いて陽圧換気を行う人工呼吸で，小型・簡便で長期使用でき，患者のQOLも比較的保てるため，HMVの第一選択である．NPPVにおける吸気圧（IPAP）と呼気圧（EPAP）の差は圧補助（pressure support）に相当し，これを大きくすれば一回換気量が増加する．IPAPとEPAPが切り替わるタイミングには3種類のモード，すなわちIPAPとEPAPのタイミングが自発呼吸とは関係なく固定されるTモード，患者の呼吸のタイミングに合わせてIPAPとEPAPが生じるSモード，Sモード作動中に一定期間自発呼吸がなくなると強制的にTモードに切り替わり換気量をバックアップするSTモードがあるが，通常はSTモードが使用される．NPPVは圧規定の人工呼吸であり，吸気時間，患者の呼吸努力，胸郭コンプライアンスや気道抵抗の変化によって一回換気量が変動する．換気量を設定する量規定に近い方法として，目標の換気量に近づくようにIPAP圧を自動的に変動させるVAPS（volume assured pressure support）モードが使用できる機種もある．

　NPPVでは患者に装着する適切なインターフェイス（マスク）の選択とフィッティングが重要である．マスク周囲からの意図しないリークが多いと十分な換気量が保てず，また機器に表示される換気量も不正確で治療失敗の要因となる．一方で，マスクを強く締めすぎると患者の不快の原因となり，鼻根部の医療関連機器圧迫損傷（MDRPU）をきたしやすい．長期間在宅で使用する慢性期では適切なインターフェイスの選択が継続のためにとくに重要であり，個々の患者の嗜好やQOLに応じて口鼻マスク，鼻マスク，ピロー，マウスピースなど（図1）も使用される．在宅用NPPVでは回路に接続したチューブより酸素供給を行う．在宅用のNPPVは毎日の使用状況や圧力，換気量，リークなど長期管理に必要なログデータを解析できる．

　在宅NPPVは，呼吸困難，起床時の頭痛・頭重感，過度の眠気などの自覚症状と日中の高二酸化炭素血症，夜間低換気，急性増悪の繰り返しなどを伴う慢性II型呼吸不全に対して主として睡眠中に使用され，睡眠呼吸障害の改善，呼吸筋負荷軽減による呼吸筋疲労の改善，呼吸調節系のリセッティングなどにより自覚症状や予後，QOL，運動耐用能の改善や急性増悪の減少がもたらされる．ガイドライン[1]上の主な適応疾患の推奨度は下記のとおりである．

- 推奨度A：肺結核後遺症・脊椎後側弯症などの拘束性胸郭疾患
- 推奨度B：神経筋疾患
- 推奨度C1：COPD，CPAPで治療効果不十分な肥満低換気

　COPDについては欧州の臨床試験で20 cmH$_2$O

表1　在宅HFNC（ハイフローセラピー）の適応基準

在宅ハイフローセラピー導入時に以下のいずれも満たす慢性閉塞性肺疾患（COPD）の患者であって，病状が安定し，在宅でのハイフローセラピーを行うことが適当と医師が認めた者
ア　呼吸困難，去痰困難，起床時頭痛・頭重感等の自覚症状を有すること
イ　在宅酸素療法（HOT）を実施している患者であって，次のいずれかを満たすこと
　（イ）HOT導入時又は導入後に45 mmHg≦$PaCO_2$<55 mmHgの高炭酸ガス血症を認める
　（ロ）HOT導入時又は導入後に$PaCO_2$≧55 mmHgの高炭酸ガス血症で，在宅NPPV療法が不適であること
　（ハ）HOT導入後に夜間の低換気による低酸素血症を認めること（終夜睡眠ポリグラフィー又は経皮的動脈血酸素飽和度測定を実施し，SpO_2≦90%となる時間が5分間以上持続する場合又は全体の10%以上である場合に限る）

［2022年度医科診療報酬改定の概要より］

を上回る高いIPAP圧によって$PaCO_2$改善に加えて予後やQOLの改善が示された[2]が，体格の異なる日本人重症患者において同様に有効かは今のところ不明である．なお，COPDでNPPVの適応となる前の段階である$PaCO_2$ 45 Torr以上55 Torr未満の状態，もしくはNPPVが不耐の場合には下記の在宅HFNCが保険適用となっている．

HFNC（いわゆるネーザルハイフロー）

HFNCはNPPVにはない解剖学的死腔の洗い出し効果や加湿による気道浄化作用があり，内因性PEEPに拮抗する軽度のPEEP効果も加わって，肺胞低換気によるⅡ型呼吸不全，とくにCOPDに対する有効性が期待される．COPDについては短期効果で呼吸数の低下とともに口すぼめ呼吸のような呼気延長効果，一回換気量の増加がもたらされ，$PaCO_2$低下が得られることが示されている．

簡便性や快適性からHFNCは長期使用にも耐え，小型で加湿器一体型の機種では在宅使用も可能である．軽度〜中等度の慢性Ⅱ型呼吸不全（$PaCO_2$ 45〜55 Torr）を伴うCOPDに対して夜間睡眠中の長期使用による$PaCO_2$低下

やQOL改善，急性増悪抑制などの有効性が示され[3]，2022年に在宅ハイフローセラピーが保険承認された．適用基準としてはHOT導入時または導入後に$PaCO_2$ 45〜55 Torrの間で在宅NPPV適応の前段階の患者，もしくは$PaCO_2$が55 Torr以上でもNPPV不適の場合，および夜間低換気による低酸素血症の残る場合とされている（**表1**）．導入にあたっては機器の操作や保守に加えて，加湿用水の給水，回路の乾燥などの指導が重要であり，とくに夜間実施中の水切れに伴う"空焚き"を起こさないように細心の注意を払う必要がある．

［COI開示］富井啓介：帝人ファーマ（株），帝人ヘルスケア（株）

文献

1) 日本呼吸器学会編：NPPV（非侵襲的陽圧換気療法）ガイドライン．改訂第2版，南江堂，2015.
2) Köhnlein T, Windisch W, Köhler D：Non-invasive positive pressure ventilation for the treatment of severe stable chronic obstructive pulmonary disease：a prospective, multicentre, randomised, controlled clinical trial. *Lancet Respir Med* 2014；2：698-705.
3) Nagata K, Kikuchi T, Horie T, *et al*：Home high-flow nasal cannula oxygen therapy for stable hypercapnic COPD：a randomized clinical trial. *Am J Respir Crit Care Med* 2022；206：1326-1335.

4　呼吸リハビリテーション

植木　純

呼吸リハビリテーション（以下，リハビリ）は，息切れを軽減，健康関連QOLやADL，不安・抑うつを改善，入院回数・日数を減少するなどの有益な治療である[1]．「呼吸器に関連した病気をもつ患者が，可能な限り疾患の進行を予防あるいは健康状態を回復・維持するため，医療者と協働的なパートナーシップのもとに疾患を自身で管理して自立できるよう生涯にわたり継続して支援していくための個別化された包括的介入である」と定義される[1]．原則としてチーム医療で施設規模に応じて多職種が連携して必要に応じて家族や介護者も参加して行われる．

呼吸不全に関する在宅ケア白書にみる呼吸リハビリの現状

2024年白書では，在宅酸素療法を実施する施設において，入院で実施する施設が71％でとくに日本呼吸器学会の認定施設などの専門施設では94％に達した．一方で，外来実施施設は32％に留まり，前記専門施設で39％，一般病院・診療所では26％であった[2]．患者調査では呼吸リハビリを受けた患者は2010年白書と比較して53％から46％に減少，内訳では在宅酸素・在宅人工呼吸実施群は53％から48％，非実施群も36％から32％と減少した[2]．新型コロナウイルス感染症の蔓延に伴いリハビリ医療，とくに外来の制約が一因の可能性がある．今後の実施施設の増加や遠隔リハビリの導入などアクセス改善が課題である．在宅酸素療法を行う慢性呼吸不全患者の内訳は，2010年と比較してCOPDが45％から37％に減少，間質性肺炎が18％から30％に増加した．重症化する疾患の変化への対応も求められる[2]．

呼吸リハビリ処方と病期別の治療

診療報酬は，2006年に疾患別リハビリ料として呼吸器が新設された．入院または通所（外来）で行われ，医療保険で実施時には保険医療機関として施設基準（Ⅰ）または（Ⅱ）の届け出を行う．処方では理学療法士が実施する理学療法が主に処方されるが，ADLトレーニングに作業療法士が関わる場合は作業療法，咳嗽カトレーニングなどを言語聴覚療法士が実施する場合は言語聴覚療法を加えて処方する．また，施設基準（Ⅰ）に適合するとして届け出た保険医療機関では，医師，看護師，理学療法士などの多職種が共同してリハビリ計画を策定し，計画に基づき呼吸器リハビリ料を算定すべきリハビリを行った場合に，1月に1回総合計画評価料を算定できる．総合実施計画書は患者に説明のうえ交付して，その写しを診療録などに添付する．訪問は医療保険でも利用できるが疾患別とは異なる．また，原則として要介護認定を受ける場合は介護保険が優先される[3]．

表1に呼吸器リハビリ料の適用を示す．（ア）は急性期からの導入で，慢性疾患の増悪で導入または再導入する場合もある．回復とともに回復期の呼吸リハビリに移行するが，急性期から導入する．集中治療後症候群（post intensive care syndrome：PICS）はARDSや敗血症などの重症疾患に伴うことが多く，退院後も評価に応じて維持期の治療を継続する．（ウ）は慢性期の導入で，呼吸器・呼吸器関連疾患は脳卒中などとは異なり進行性に悪化または繰り返して増悪する病態が多くを占めることから，維持期に移行して治療が必要となる場合が多い．（イ）（エ）は周術期の呼吸リハビリである．術前からフレイルやサルコペニアの併存する患者，術後

表1　呼吸器リハビリテーション料の適用対象

（ア）急性発症した呼吸器疾患の患者：肺炎，無気肺などのもの

（イ）肺腫瘍，胸部外傷その他の呼吸器疾患またはその手術後の患者：肺腫瘍，胸部外傷，肺塞栓，肺移植手術，慢性閉塞性肺疾患（COPD）に対するLVRS（肺容量減少術）などの呼吸器疾患またはその手術後の患者

（ウ）慢性の呼吸器疾患により，一定程度以上の重症の呼吸困難や日常生活能力の低下をきたしている患者：COPD，気管支喘息，気管支拡張症，間質性肺炎，塵肺，びまん性汎気管支炎（DPB），神経筋疾患で呼吸不全を伴う患者，気管切開下の患者，人工呼吸管理下の患者，肺結核後遺症などのもので，
　（イ）MRC 2以上の呼吸困難を有する状態
　（ロ）COPDで日本呼吸器学会の重症度分類のⅡ以上の状態
　（ハ）呼吸障害による歩行機能低下や日常生活活動度の低下により日常生活に支障をきたす状態

（エ）食道がん，胃がん，肝臓がん，咽・喉頭がん，大腸がん，卵巣がん，膵がんなどの手術前後の呼吸機能訓練を要する患者：食道がん，胃がん，肝臓がん，咽・喉頭がん，大腸がん，卵巣がん，膵がんなどの患者であって，これらの疾患に係る手術日からおおむね1週間前の患者および手術後の患者で呼吸機能訓練を行うことで術後の経過が良好になることが医学的に期待できる患者

合併症をきたした患者は，退院後も維持期の治療を継続する．また，終末期の有用性も報告されており，シームレスな治療が求められる．

呼吸リハビリのプロセスと実際

評価に基づきコンディショニングを併用した運動療法を中心として，ADLトレーニングを組み入れ，セルフマネジメント教育，栄養指導，心理社会的支援などを含む包括的な個別化プログラムを作成，実施する[1,3]．達成目標や行動計画を患者と協働で作成し，問題解決のスキルを高め，自信をつけることにより健康を増進・維持するための行動変容をもたらすよう支援する[1,3]．継続への指導は再評価に基づき行い，身体活動の向上を重視する．

コンディショニングは運動療法を効率的に行うために，呼吸や身体の状態を整え，運動へのアドヒアランスを高める介入である．運動療法（全身持久力，筋力トレーニング）を安定期に開始する場合は週3〜5回の実施が望ましく，強度に依存するが効果は4〜6週で認められる[1,3]．

運動療法の強度や実施時間，コンディショニング，ADLトレーニングのプログラムに占める時間的配分は，重症度，病態，病期などに応じて異なる．身体活動性はとくにCOPDにおいて運動耐容能よりも生命予後との関係が深く，身体活動性の向上と維持は管理目標の重要な柱に位置づけられる[1]．

［COI開示］植木　純：フクダ電子(株)

文献

1) 植木　純, 神津　玲, 大平　徹他：呼吸リハビリテーションに関するステートメント．日呼ケアリハ学誌2018;27:95-114.
2) 日本呼吸器学会，日本呼吸器財団，日本呼吸ケア・リハビリテーション学会他編：呼吸不全に関する在宅ケア白書2024．メディカルレビュー社，2024.
3) 日本呼吸ケア・リハビリテーション学会，日本呼吸理学療法学会，日本呼吸器学会：呼吸器疾患患者のセルフマネジメント支援マニュアル．日呼ケアリハ学誌2022;32（special suppl）.

C 呼吸器関連の指定難病制度
指定難病を受けている呼吸器疾患と指定難病制度について

早稲田優子

わが国における難病制度は，古くは1972年（昭和47年）に難病対策要綱が策定されたことに始まる．そのなかで難病は，1）原因不明，治療方針未確定であり，かつ後遺症を残すおそれが少なくない疾病，2）経過が慢性にわたり，単に経済的な問題のみならず，介護などに等しく人手を要するために家族の負担が重く，また精神的にも負担の大きい疾病，と定義された．当初はスモン，Behçet病，重症筋無力症，全身性エリテマトーデスの4つの病気が医療費助成の対象としてスタートした．その後，医療費助成の対象疾患は「診断基準が一応確立し，かつ難治度，重症度が高く，患者数が比較的少ないため，公費負担の方法をとらないと原因の究明，治療法の開発などに困難をきたすおそれのある疾患」として56疾患が特定疾患治療研究事業（医療費助成事業）の対象となり，医療費は公費負担となった．その後も対象とする病気の数はさらに増加し，対象患者数も増加の一途をたどったことより，財源の圧迫が生じた．一方で公平性の観点より，医療費助成の対象疾患のさらなる拡大と見直しの声も強く上がった．

このような状況を克服するため，2014年（平成26年）5月23日に「難病の患者に対する医療等に関する法律」（難病法）が成立し，2015年（平成27年）1月1日に施行された．これにより，難病の患者に対する医療費助成に消費税などの財源が充てられることになり，従来の医療費の支給に関する費用は従来の都道府県・指定都市の支弁の半分を国が負担することとなった．この法律のなかでは，医療費助成の対象とする疾患は新たに指定難病と呼ばれることになった．指定難病は，まず第一次実施分として110疾病が指定され，2015年1月1日から医療費助成が開始された．さらに5月13日には第二次実施分

196疾病が決まり，合計306疾病が対象となることになり，これら追加分と合わせて2015年7月1日から医療費助成が開始された．これに伴って，指定難病患者は2015年度末には約94万人となった．その後，指定難病検討委員会では数年おきに指定難病の追加を検討し，今回2023年（令和5年）3月より検討開始され，2024年（令和6年）4月に指定難病は3疾病が追加され，341疾病になっている[1]．

難病法の規定により難病指定医のみが指定難病の新規診断を行う．難病指定医の役割は，1）難病の医療費助成の支給認定に必要な診断書（臨床個人調査票）を作成すること，2）患者データ（診断書の内容）を登録管理システムに登録すること，の二点である．

上記の341の病気については，それぞれの病気の診断基準と重症度分類がすでに決められており，難病指定医は診断書（臨床個人調査票）に診断基準と重症度分類に関する判定結果を記入することになる．

これまでは申請日より助成開始となっていたが，2023年10月1日より医療費助成の開始日を申請日から1ヵ月間遡って「重症度分類を満たしていることを診断した日」に前倒しできるようになった（やむをえない事情がある場合は最長3ヵ月前まで遡ることができる）．また，重症度分類を満たさない場合も，申請月以前の12ヵ月以内にその治療に要した医療費総額が33,330円を超える月が3ヵ月以上あれば軽症高額対象者となり，「その基準を満たした日の翌日」から医療費助成を開始できる[2]．

呼吸器関連の指定難病

表1に呼吸器または呼吸器が関連する指定難病を示す．2024年（令和6年）4月に改正され

表1　呼吸器または呼吸器が関連する指定難病

告示番号	指定難病名	告示番号	指定難病名
43	顕微鏡的多発血管炎	88	慢性血栓塞栓性肺高血圧症
44	多発血管炎性肉芽腫症	89	リンパ脈管筋腫症
45	好酸球性多発血管炎性肉芽腫症	228	閉塞性細気管支炎
49	全身性エリテマトーデス	229	肺胞蛋白症（自己免疫性又は先天性）
50	皮膚筋炎/多発性筋炎	230	肺胞低換気症候群
51	全身性強皮症	231	α_1-アンチトリプシン欠乏症
52	混合性結合組織病	277	リンパ管腫症/ゴーハム病
53	シェーグレン症候群	278	巨大リンパ管奇形（頸部顔面病変）
55	再発性多発軟骨炎	294	先天性横隔膜ヘルニア
84	サルコイドーシス	299	囊胞性線維症
85	特発性間質性肺炎	300	IgG4関連疾患
86	肺動脈性高血圧症	330	先天性気管狭窄症/先天性声門下狭窄症
87	肺静脈閉塞症/肺毛細血管腫症	340	線毛機能不全症候群（カルタゲナー症候群を含む）

た内容としては，主に疾患の概要，治療法，情報提供元，診断基準，重症度分類などが挙げられる．細かな改正はほとんどの疾患でなされているが，本稿では重症度分類が大きく改定となった指定難病85特発性間質性肺炎と新たに3疾患が登録されたうちの1つである，指定難病340線毛機能不全症候群（Kartagener症候群を含む）の2疾患を中心に記載する．残りの疾患は厚労省のホームページなどを参照されたい[1]．

指定難病85：特発性間質性肺炎

特発性間質性肺炎（idiopathic interstitial pneumonias：IIPs）は原因を特定しえない間質性肺炎の総称であり，特発性肺線維症（idiopathic pulmonary fibrosis：IPF）を代表とする9疾患に分類される．IPFは大部分が進行性の線維化をきたし，IPF以外のIIPsも分類により程度は異なるが，進行性の線維化をきたすものも一部存在する．2024年4月の改訂で，IIPsの細分類に特発性胸膜肺実質線維弾性症（pleuroparenchymal fibroelastosis：PPFE）ならびに分類不能が追加され，また外科的肺生検を実施せずにprobable（臨床診断群）として分類できるものが，従来のIPFからそれ以外の

IIPsも可能となったところが大きな改訂点である．また，診断には呼吸器専門医，胸部放射線診断医，肺病理専門医の三者による集学的検討（MDD）が推奨されると明記されている．詳細は表2を参照いただきたいが，probableではIPFとPPFEの臨床診断基準に基づいて，IPF，iPPFE，分類不能（IPFとiPPFEのいずれの臨床診断基準も満たさない）に細分類する（図1）．iPPFEは主要項目として，1）IIPsのprobableの診断基準を満たす，2）胸部高分解能CT所見で，①両側上葉優位の胸膜直下の浸潤影（コンソリデーション），②両側肺門の上方偏位あるいは上葉の体積減少，3）画像上，両側肺病変の経時的な増悪が確認できる，のすべてを満たし，二次性や感染症を除外したものが確実で，主要項目の1と2を満たすものが疑いとなる．参考所見としては理学所見として扁平胸郭を認めること，呼吸機能検査上，残気率の上昇を認めると記載されている．

また，同改訂では重症度分類も変更となっている（表3）．従来の重症度分類では，IPFでは重症度Ⅰにおいても予後のわるい一群があり，それが6分間歩行時の低酸素血症と関連していたことより，従来の重症度Ⅰであった安静時の

表2　特発性間質性肺炎の診断基準

下記の基準で特発性間質性肺炎と診断されたもの
Definite（組織診断群）と Probable（臨床診断群）を対象とする

1. 主要項目
  (1) 主要症状，理学所見及び検査所見
    ①主要症状及び理学所見として，以下の2項目以上を満たす場合に陽性とする
      1. 捻髪音（fine crackles）　/　2. 乾性咳嗽　/　3. 労作時呼吸困難　/　4. ばち指
    ②血清学的検査において，以下の1項目以上を満たす場合に陽性とする
      1. KL-6上昇　/　2. SP-D上昇　/　3. SP-A上昇
    ③呼吸機能検査において，以下の1項目以上を満たす場合に陽性とする
      1. 拘束性障害（%VC＜80%）
      2. 拡散障害（%DLco＜80%）
      3. 低酸素血症（以下のうち1項目以上）
        ・安静時 PaO_2：80 Torr 未満
        ・安静時 $AaDO_2$：20 Torr 以上
        ・6分間歩行時 SpO_2：90%未満
    ④胸部高分解能CT（HRCT）にて，以下の1項目以上を両側性に認める場合，陽性とする
      1. 網状影　/　2. すりガラス影　/　3. 浸潤影（コンソリデーション）
  (2) 組織所見
    外科的肺生検（胸腔鏡下肺生検または開胸肺生検）にて，以下のいずれかの組織パターンを認める
      1. UIPパターン　/　2. NSIPパターン　/　3. OPパターン　/　4. DIPパターン　/　5. RBパターン
      6. DADパターン　/　7. LIPパターン　/　8. PPFEパターン　/　9. 分類不能
  (3) 鑑別診断
    膠原病や薬剤誘起性，環境，職業性など原因の明らかな間質性肺炎や，他のびまん性肺陰影を呈する疾患を除外する

＜診断のカテゴリー＞
以下のDefinite（組織診断群），あるいはProbable（臨床診断群）の条件を満たすものを特発性間質性肺炎と診断する
  ・Definite（組織診断群）：(3)の鑑別診断を除外した上で，「(1)の④」と「(2)」を満たすもの
  ・Probable（臨床診断群）：(3)の鑑別診断を除外した上で，「(1)の①」，「(1)の②と③のいずれか」，「(1)の④」のすべてを満たすもの

2. 参考事項
  ・「Definite（組織診断群）」，「Probable（臨床診断群）」のいずれにおいても，特発性間質性肺炎と診断した後に，細分類を行う
    ①「Definite（組織診断群）」では，組織パターンに基づいて，IPF, idiopathic NSIP, COP, DIP, RB-ILD, AIP, idiopathic LIP, idiopathic PPFE, 分類不能に細分類する
    ②「Probable（臨床診断群）」では，下記のIPFとiPPFEの臨床診断基準に基づいて，IPF, iPPFE, 分類不能（IPFとiPPFEのいずれの臨床診断基準も満たさない）に細分類する
  ・COPは経気管支肺生検（TBLB）あるいは経気管支クライオ生検（TBLC）でOPパターンを認め，臨床・画像所見がCOPに合致すれば診断可能である
  ・診断時にこれらの診断基準を満たしても，例えば膠原病など，後になって原因が明らかになった場合は，その時点で特発性間質性肺炎から除外する
  ・診断には，呼吸器専門医，胸部放射線診断医，肺病理専門医の3者による集学的検討（MDD：multidisciplinary discussion）が推奨される

【特発性肺線維症（IPF）の臨床診断基準】
  1. 主要項目
    ①特発間質性肺炎（IIPs）の「Probable（臨床診断群）」の診断基準を満たす
    ②胸部高分解能CT（HRCT）所見として，以下の所見を認める
      1. 肺底部・胸膜下優位の陰影分布
      2. 牽引性気管支・細気管支拡張を伴う網状影
      3. 蜂巣肺
  2. 診断のカテゴリー
    ・確実：主要項目の「①」と「②の1と3」のすべてを満たすもの
    ・疑い：主要項目の「①」と「②の1と2」のすべてを満たすもの

【特発性胸膜肺実質線維弾性症（idiopathic PPFE）／特発性上葉優位型肺線維症の臨床診断基準】
  1. 主要項目
    ①特発間質性肺炎（IIPs）の「Probable（臨床診断群）」の診断基準を満たす
    ②胸部高分解能CT（HRCT）所見として，以下の2項目を認める
      1. 両側上葉優位の胸膜直下の浸潤影（コンソリデーション）
      2. 両側肺門の上方偏位，あるいは上葉の体積減少
    ③画像上，両側上肺病変の経時的な増悪が確認できる
  2. 鑑別診断
    造血幹細胞移植，肺移植，膠原病，薬剤などによる2次性PPFEや，画像的に類似した所見を呈する肺尖部胸膜肥厚（apical cap），抗酸菌や真菌などの感染症
  3. 診断のカテゴリー
    2. の鑑別診断を除外した上で，
    ・確実：主要項目の「①」と「②」と「③」のすべてを満たすもの
    ・疑い：主要項目の「①」と「②」を満たすもの
  4. 参考事項
    ・理学所見として扁平胸郭を認める
    ・呼吸機能検査上，残気率（RV/TLC）の上昇を認める

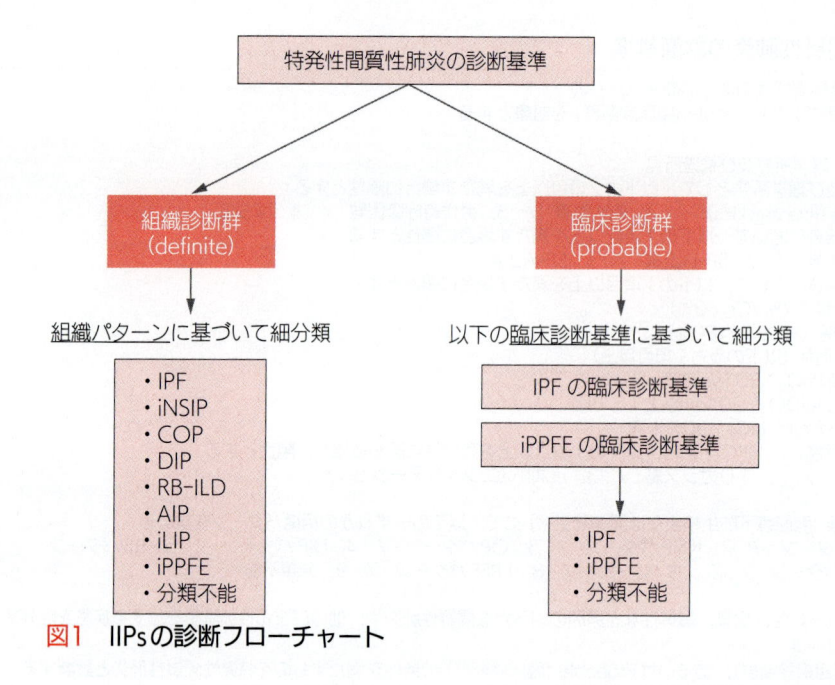

図1　IIPsの診断フローチャート

表3　特発性間質性肺炎の重症度分類

重症度分類Ⅲ度以上を対象とする

下記の重症度分類判定表に従い判定する．安静時動脈血酸素分圧が80 Torr以上をⅠ度，70 Torr以上80 Torr未満をⅡ度，60 Torr以上70 Torr未満をⅢ度，60 Torr未満をⅣ度とする．安静時動脈血酸素分圧がⅠ又はⅡ度の場合，6分間歩行時の最低SpO_2が90％未満となる場合は，重症度をⅢ度とする．また，安静時動脈血酸素分圧がⅢ度の場合，6分間歩行時の最低SpO_2が90％未満となる場合は，重症度をⅣ度とする．ただし，安静時動脈血酸素分圧が70 Torr未満の時には，6分間歩行時SpO_2は必ずしも測定する必要はない

重症度分類判定表

重症度分類	安静時動脈血酸素分圧	6分間歩行時最低SpO_2
Ⅰ	80 Torr以上	90％未満の場合はⅢにする
Ⅱ	70 Torr以上 80 Torr未満	90％未満の場合はⅢにする
Ⅲ	60 Torr以上 70 Torr未満	90％未満の場合はⅣにする（危険な場合は測定不要）
Ⅳ	60 Torr未満	測定不要

動脈血酸素分圧80 Torr以上であっても，6分間歩行時の最低SpO_2が90％未満であれば重症度Ⅲとすることに変更された[3]．

指定難病340：線毛機能不全症候群（カルタゲナー症候群を含む）

　線毛機能不全症候群（primary ciliary dyskinesia：PCD）は，線毛に関連する遺伝子の病的バリアントで起こる遺伝性疾患であり，慢性鼻副鼻腔炎，気管支拡張症，内臓逆位の3徴候とするKartagener症候群を含む．患者の多くは咳嗽を主訴とし，慢性鼻副鼻腔炎，滲出性中耳炎，

気管支拡張症，不妊を発症し，呼吸器感染を繰り返して，時に呼吸不全をきたし，肺移植の適応となる．この20年間に原因遺伝子が次々に解明され，現時点ではおよそ50の原因遺伝子が同定されているが，人種や国により多様である．

　診断基準を表4に示す．主要項目として，①新生児では多呼吸，咳嗽などの呼吸器症状，肺炎，無気肺のいずれか．成人では気管支拡張症，あるいは細気管支炎，②慢性鼻副鼻腔炎，③滲出性中耳炎あるいはその後遺症，④内臓逆位あるいは内臓錯位，⑤男性不妊症，⑥同胞に

表4 線毛機能不全症候群（カルタゲナー症候群を含む）の診断基準

Definite，Probableを対象とする

A 主要項目
1. 新生児では多呼吸，咳嗽などの呼吸器症状，肺炎，無気肺のいずれか
   成人では気管支拡張症，あるいは細気管支炎
2. 慢性鼻副鼻腔炎
3. 滲出性中耳炎あるいはその後遺症
4. 内臓逆位あるいは内臓錯位
5. 男性不妊症
6. 同胞に線毛機能不全症候群を疑う家族歴
7. 線毛機能異常（鼻粘膜または気管支粘膜の生検で上皮細胞を採取して高速ビデオ顕微鏡で線毛の動きの異常を認めるか，あるいは電子顕微鏡で微細構造の異常を認める）

B 遺伝学的検査
線毛機能不全症候群に関連する遺伝子（*ARMC4, CCDC39, CCDC40, CCDC65, CCDC103, CCDC114, CCDC151, CCNO, CFAP57, CFAP221, CFAP298, CFAP300, DNAAF1, DNAAF2, DNAAF3, DNAAF4, DNAAF5, DNAH1, DNAH5, DNAH8, DNAH9, DNAH11, DNAI1, DNAI2, DNAJB13, DNAL1, DRC1, GAS2L2, GAS8, HYDIN, LRRC56, LRRC6, MCIDAS, NEK10, NME5, NME8, RSPH1, RSPH3, RSPH4A, RSPH9, SPAG1, SPEF2, STK36, TP73, TTC12, TTC25, ZMYND10*）の両アレルに病原性変異を認める．あるいは*FOXJ1*では片アレルに病原性変異を認める．あるいは*OFD1, PIH1D3, RPGR*では，女性では両アレルに，男性では1つのアレルに病原性変異を認める

C 鑑別診断
以下の疾患を鑑別する
　嚢胞性線維症，原発性免疫不全症候群

＜診断のカテゴリー＞
Definite：Aの1〜6のうち少なくとも1つを満たし，かつBのうち少なくとも1つを満たし，かつCの鑑別すべき疾患を除外したもの
Probable：Aの1〜6のうち少なくとも1つおよびAの7を満たし，かつCの鑑別すべき疾患を除外したもの

表5 線毛機能不全症候群（カルタゲナー症候群を含む）の重症度分類

以下の重症度分類を用いて，重症度Ⅲ度以上を対象とする

重症度	対標準1秒量（%FEV$_1$）*
Ⅰ	%FEV$_1 \geqq 90$%
Ⅱ	90% > %FEV$_1 \geqq 70$%
Ⅲ	70% > %FEV$_1 \geqq 40$%
Ⅳ	40% > %FEV$_1$

* 対標準1秒量（%FEV$_1$）＝予測1秒量に対する比率
18歳以上の成人では，各医療施設で汎用されている日本呼吸器学会肺生理専門委員会（2001）の予測式をもとに算出する
予測1秒量FEV$_1$（L）の計算式は次の通り（H：身長 cm，A：年齢 歳）
　　男性：$0.036 \times H - 0.028 \times A - 1.178$
　　女性：$0.022 \times H - 0.022 \times A - 0.005$
6歳以上18歳未満の小児では日本小児呼吸器学会肺機能委員会が2008年に策定した日本人小児スパイログラム基準値をもとに算出する
日本人小児のFEV$_1$（L）の基準値は次の通り（A：年齢（歳），H：身長（m））
　　男児：$3.347 - 0.1174 \times A + 0.00790 \times A^2 - 4.831 \times H + 2.977 \times H^2$（自由度修正済み決定係数：0.9189）
　　女児：$1.842 + 0.00161 \times A^2 - 3.354 \times H + 2.357 \times H^2$（自由度修正済み決定係数：0.8572）

線毛機能不全症候群を疑う家族歴，⑦線毛機能異常があり，これらの①〜⑥のうち1つは必須であり，鑑別診断として嚢胞性線維症，原発性免疫不全症候群が除外でき，遺伝学的検査が陽性であればdefinite，主要項目の7が陽性であ

ればprobableとなる．重症度分類を表5に示す．重症度は対標準1秒量のみで決定され，70%未満であれば重症度Ⅲとなる[4]．

2024年4月の改訂にて呼吸器または呼吸器が

関連する指定難病，とくに特発性間質性肺炎が
大きく変更になったことと，線毛機能不全症候
群（カルタゲナー症候群を含む）が新たに追加
となったため，それらの内容について詳細に述
べた．必要な患者が適切に恩恵を受けることが
できるように，われわれも確実に理解し，漏ら
さず登録していくことが必要である．

[COI開示] 早稲田優子：日本ベーリンガーインゲルハイム（株）

文献

1) 難病情報センター：病気の解説・診断基準・臨床調査個人票の一覧 五十音別索引. https://www.nanbyou.or.jp/entry/5461（2024年5月27日閲覧）
2) 難病情報センター：「2015年から始まった新たな難病対策」. https://www.nanbyou.or.jp/entry/4141（2024年5月27日閲覧）
3) 難病情報センター：特発性間質性肺炎. https://www.nanbyou.or.jp/wp-content/uploads/upload_files/File/085-202404-kijyun.pdf（2024年5月27日閲覧）
4) 難病情報センター：線毛機能不全症候群（カルタゲナー症候群を含む）. https://www.nanbyou.or.jp/wp-content/uploads/upload_files/File/340-202404-kijyun.pdf（2024年5月27日閲覧）

索引

（日本医師会生涯教育シリーズ）

呼吸器疾患ペディア

本書は日本医師会生涯教育シリーズ— 107［日本医師会雑誌 第 153 巻・特別号（2）／2024 年 10 月
15 日刊］をそのまま単行本化したものです．

2024 年 11 月 1 日　　第 1 版発行

■監　修	髙橋和久
■編　集	出雲雄大・大曲貴夫・權　寧博 杉浦弘明・宮﨑泰成
■発　行	日本医師会 〒113-8621　東京都文京区本駒込 2-28-16 電話　（03）3946-2121（代表） 会　長／松本吉郎 学術・生涯教育担当 常任理事／今村英仁
■編集・制作	日本医師会生涯教育課　編集企画室
■制作協力	株式会社 南江堂
■発　売	株式会社 南江堂　代表取締役 小立健太 〒 113-8410　東京都文京区本郷 3-42-6 TEL：（出版）03-3811-7236　（営業）03-3811-7239 ホームページ　https://www.nankodo.co.jp/
■印刷・製本	日経印刷株式会社

●日本医師会の生涯教育シリーズは，生涯教育用テキストとして各方面から高い評価を得
ております．
●継続してご購読いただくためには，ぜひ日本医師会への加入をお勧めします．